Ramona Pech

HIV/AIDS-Aufklärungsgespräche in der Dominikanischen Republik

Eine gesprächsanalytische Untersuchung

Logos Verlag Berlin

Dissertation zur Erlangung des Grades eines Doktors der Philosophie (Dr. phil.) durch die Sprach- und Literaturwissenschaftliche Fakultät der Universität Bayreuth

Bibliografische Information der Deutschen Nationalbibliothek

Die Deutsche Nationalbibliothek verzeichnet diese Publikation in der Deutschen Nationalbibliografie; detaillierte bibliografische Daten sind im Internet über http://dnb.d-nb.de abrufbar.

© Copyright Logos Verlag Berlin GmbH 2018

Alle Rechte vorbehalten.

ISBN 978-3-8325-4774-5

Logos Verlag Berlin GmbH
Comeniushof, Gubener Str. 47,
D-10243 Berlin
Germany

Tel.: +49 (0)30 / 42 85 10 90
Fax: +49 (0)30 / 42 85 10 92
http://www.logos-verlag.de

Inhaltsverzeichnis

Abbildungsverzeichnis 7
Tabellenverzeichnis 9
1. Einleitung 11
   1.1. Fragestellung und Ziele der Untersuchung 11
   1.2. Aufbau und Vorgehen 16
2. Gegenstandsbestimmung 21
   2.1. Die Immunschwächekrankheit HIV/AIDS 21
      2.1.1. Biomedizinisches Hintergrundwissen zu HIV/AIDS 22
      2.1.2. HIV/AIDS in der linguistischen Forschung 33
   2.2. Prävention und Gesundheitskommunikation 36
      2.2.1. Präventionsansätze und Präventionsstrategien 36
      2.2.2. Gesundheitskommunikation 49
      2.2.3. Zu den Grundannahmen und Problemen der HIV/AIDS-Aufklärung 72
      2.2.4. Aufklären in der linguistischen Forschung 95
3. Theoretisch-methodische Grundlagen 97
   3.1. Zur linguistischen Gesprächsanalyse 97
      3.1.1. Forschungsgeschichtlicher Hintergrund 98
      3.1.2. Methodisches Vorgehen 103
      3.1.3. Gesprächskonstituierende Eigenschaften und Analyseprinzipien 110
   3.2. Ausgewählte Analyseschwerpunkte 118
      3.2.1. Grundformen sequenzieller Organisation 118
      3.2.2. Phasengliederung im Gespräch 126
      3.2.3. Thematische Organisation 131

		3.2.4.	Soziale Beziehungen und Teilnehmer-konstellationen 138

        3.2.5. Wissen in der Interaktion 142
  3.3. Gespräche in spezifischen Kontexten 155
        3.3.1. Institutionelle Kommunikation 155
        3.3.2. Experten-Laien-Kommunikation 161
        3.3.3. Unterrichtskommunikation 169
4. Datenkorpus 179
  4.1. Ethnographischer Hintergrund der Daten 179
  4.2. Datenerhebung und Korpuszusammensetzung 182
  4.3. Zum Interaktionssetting 189
  4.4. Datenaufbereitung und Transkription 194
5. Grundstruktur des Aufklärungsgesprächs 197
  5.1. Sequenzielle Analyse eines Fallbeispiels 197
  5.2. Zur interaktiven Konstitution des Aufklärungsgesprächs 214
6. Eröffnung des Aufklärungsgesprächs 219
  6.1. Gesprächseröffnung im Klassenzimmer 220
  6.2. Gesprächseröffnung beim Hausbesuch 224
  6.3. Gesprächseröffnung im Gemeinschaftsraum 228
  6.4. Zur institutionellen Ausrichtung des Aufklärungsgesprächs ... 231
  6.5. Einstieg in die Sachverhaltsdarstellung 239
7. Beteiligungsstrukturen im Aufklärungsgespräch 247
  7.1. IRF-Sequenzen 248
        7.1.1. Ankündigung des Musters 248
        7.1.2. Sprachliche Gestaltung der Initiierung 251
        7.1.3. Einfacher Sequenzverlauf 258
        7.1.4. Teilnehmerseitige Initiierung des Musters 259

- 7.1.5. Re-Etablierung der konditionellen Relevanz 263
- 7.1.6. Ausstieg aus dem Muster 265
- 7.1.7. Sammeln von Antworten 270
- 7.1.8. Abschluss des Musters 274
- 7.2. Monologisch-unidirektionale Wissensvermittlungssequenzen 275
- 7.3. Fragerunden und selbstinitiierte Teilnehmerbeiträge 277
  - 7.3.1. Entstehung von Fragerunden 278
  - 7.3.2. Teilnehmerseitige Übernahme der Sprecherrolle 279
- 7.4. Kommunikative Störungen 284
  - 7.4.1. Kurzzeitige Störungen der Sprecherwechselsystematik 284
  - 7.4.2. Unterbrechungen 287
  - 7.4.3. Nebenkommunikation 291
- 7.5. Lehrerbeiträge 304
- 8. Thematische Entwicklung des Aufklärungsgesprächs 311
  - 8.1. Behandelte Sachverhaltskomponenten 312
  - 8.2. Thematische Übergänge 318
    - 8.2.1. Markierte Themenwechsel 319
    - 8.2.2. Fließende Themenentwicklungen 328
  - 8.3. Teilnehmerrelevanzen 330
    - 8.3.1. Teilnehmerantworten und ihre Bearbeitung in IRF-Sequenzen 332
    - 8.3.2. Selbstinitiierte Teilnehmerbeiträge und ihre Bearbeitung 340

9. Verfahren der Wissensvermittlung im Aufklärungsgespräch 367
   9.1. Fachlichkeit und Fachsprachlichkeit im Aufklärungsgespräch 368
      9.1.1. Ablesesequenzen 368
      9.1.2. Zum Umgang mit Fachbegriffen 380
   9.2. Veranschaulichungsverfahren 401
      9.2.1. Metaphern 402
      9.2.2. Konkretisierungen 408
      9.2.3. Szenarios 414
      9.2.4. Zahlen und Statistiken 421
      9.2.5. Redewiedergabe 428

10. Beendigung des Aufklärungsgesprächs 445
   10.1. Ausstieg aus der Sachverhaltsdarstellung 445
   10.2. Zur Initiierung und Durchführung der Gesprächsbeendigung 456

11. Schlussbetrachtung 459

12. Bibliographie 465

13. Anhang 501
   13.1. Aufklärungsbroschüren 501
   13.2. Transkriptionskonventionen 505

Abbildungsverzeichnis

Abbildung 1: Ungefähre Lage der drei Viertel Paraíso Escondido und Punta (links oben) sowie Sabana Perdida (rechts unten) 185

Abbildung 2: Verteilung der Aufklärungsgespräche nach ihrer jeweiligen Dauer 187

Abbildung 3: Bei den Aufklärungsgesprächen verteilte Broschüren „HIV/AIDS" (links) und „Kondomgebrauch" (rechts) 192

Abbildung 4: Transkribierte (in grau) und nicht-transkribierte (in weiß) Gesprächssequenzen 196

Abbildung 5: Inhaltlich-thematische Organisation der Sachverhaltsdarstellung 314

Abbildung 6: Textbausteine „HIV und AIDS" der Aufklärungsbroschüre „HIV/AIDS" 369

Abbildung 7: Textbausteine „Nichtübertragungswege", „Übertragungswege" und „Virologische Grundlagen einer HIV-Infektion" der Aufklärungsbroschüre „HIV/AIDS" 369

Abbildung 8: Außenseite der Aufklärungsbroschüre „HIV/AIDS" 501

Abbildung 9: Innenseite der Aufklärungsbroschüre „HIV/AIDS" 502

Abbildung 10: Außenseite der Aufklärungsbroschüre „Kondomgebrauch" 503

Abbildung 11: Innenseite der Aufklärungsbroschüre „Kondomgebrauch" 504

Tabellenverzeichnis

Tabelle 1: Strategien zur Lösung gesellschaftlich-sozialer Probleme 46-47

Tabelle 2: Vier-Ebenen-Modell der Kommunikation 57-59

Tabelle 3: Leitlinien und Strategien gesundheitlicher Aufklärung 69

Tabelle 4: Zusammensetzung des untersuchten Korpus 185-187

Tabelle 5: Transkriptionskonventionen (nach GAT 2) 505-506

1. Einleitung

> *The scope of HIV prevention and treatment options has never been wider than it is today. The world now has the scientific knowledge and experience to reach people with HIV options tailored to their lives in the communities in which they live.*
>
> Michel Sidibé, UNAIDS-Exekutivdirektor, im Vorwort des World AIDS Day Report 2016 (UNAIDS 2016a: 3)

In den alljährlich zum Welt-AIDS-Tag erscheinenden Berichten zeigt sich UNAIDS seit einigen Jahren zunehmend optimistisch. Das Programm der Vereinten Nationen, das sich die Koordination aller HIV/AIDS-bezogenen Aktivitäten zum Ziel setzt, geht bereits Ende 2011 von einem entscheidenden Durchbruch in der Bekämpfung der Pandemie aus (UNAIDS 2011: 5). Ein Jahr später setzt sich der Trend fort. Der World AIDS Day Report 2012 spricht wiederholt von einer deutlich veränderten HIV/AIDS-Landschaft und historischen Errungenschaften im weltweiten Kampf gegen die Immunschwächekrankheit: „The latest data gathered from countries around the world tell a story of clear success" (UNAIDS 2012b: 15).

Mit fast 37 Millionen Betroffenen leben im Jahr 2015 weltweit zwar mehr Menschen mit dem HI-Virus als jemals zuvor, doch ist dies nicht auf steigende Neuinfektionsraten zurückzuführen, sondern vielmehr auf verbesserte und flächendeckendere Behandlungsmöglichkeiten und den damit verbundenen Rückgang von AIDS-bedingten Todesfällen. Haben im Jahr 2000 weniger als 800.000 Infizierte Zugang zu antiretroviralen Medikamenten, sind es Mitte 2016 bereits mehr als 18 Millionen. Die jährlichen HIV-Neuinfektionen fallen zwischen 2000 und 2015 von 3,2 auf 2,1 Millionen, was einem Rückgang von fast 35 Prozent entspricht (UNAIDS 2016a: 109, UNAIDS 2016b: 6).

So erfreulich diese positiven Entwicklungen hinsichtlich der Neuinfektionsraten, der AIDS-bedingten Todesfälle und des Zugangs zu antiretroviralen Therapien sind, so wenig dürfen sie darüber hinwegtäuschen, dass HIV/AIDS nach wie vor nicht heilbar ist und in weiten Teilen der Welt – insbesondere in Schwellen- und Entwicklungsländern – auch im 21. Jahrhundert ein großes medizinisches und gesundheitspolitisches Problem darstellt (The World Bank 2001: 6, Kelly/ Bain 2005: 13, Barnett/ Whiteside 2006: 30, Dayton/ Merson 2000: 225). Das Virus bleibt eine ernstzunehmende Bedrohung, die sich 35 Jahre nach ihrem ersten Auftreten mit veränderten Rahmenbedingungen und neuen Problemstellungen und Herausforderungen konfrontiert sieht, gerade in den Ländern des südlichen und östlichen Afrika jedoch nach wie vor mit unverhohlener Stärke wütet (Drescher/ Klaeger 2006: 1-2, McKee/ Bertrand/ Becker-Benton 2004: 23).

Angesichts von Prävalenzraten im zweistelligen Bereich richten Medien, Weltöffentlichkeit, Forschung und internationale Entwicklungszusammenarbeit ihr Augenmerk primär auf das subsaharische Afrika. In den Hintergrund der öffentlichen Wahrnehmung treten Länder und Regionen, die keine ähnlich hohen HIV/AIDS-Zahlen aufweisen, in denen die Krankheit aber dennoch omnipräsent ist. Eine dieser Regionen ist der karibische Raum. Mit einer vergleichsweise geringen Prävalenz von durchschnittlich 1,0 Prozent (UNAIDS 2012a: 1) mag die Pandemie keine wirkliche Bedrohung für die karibischen Staaten darstellen. Daraus zu schließen, dass sich in der Karibik keine ernstzunehmende AIDS-Problematik manifestiert, ist dennoch ein gefährlicher Trugschluss. Staaten wie die Bahamas, Barbados, Belize, Haiti und Jamaika weisen Prävalenzraten von 1,5 bis 3,2 Prozent auf, und selbst die Dominikanische Republik mit ihrer derzeitigen Prävalenz von 1,0 Prozent rückt in ein anderes Licht, führt man sich den europäischen Schnitt von weniger als 0,2 Prozent und die deutsche Prävalenz von lediglich 0,1 Prozent vor Augen (zu den jeweils aktuellen Zahlen siehe UNAIDS 2017a). Die Karibik ist seit vielen Jahren die nach dem subsaharischen Afrika am zweitstärksten von HIV/AIDS betroffene Region, wobei die Dominikanische Republik zusammen mit Haiti mehr als drei Viertel aller HIV-Infektionen stellt (Kelly/ Bain 2005: 35, PANCAP/ Lehmann 2008: 10, Halperin/ Moya/ Pérez-Then/ Pappas/ Garcia Calleja 2009: 57, Padilla 2007: 169, Hankins/ Stanecki/ Ghys/ Marais 2006: 27-28, UNAIDS 2012a: 1, McKee/ Bertrand/ Becker-Benton 2004: 23).

1.1. Fragestellung und Ziele der Untersuchung

HIV/AIDS ist seit Bekanntwerden der ersten Fälle zu Beginn der 1980er Jahre „zu einem festen Bestandteil gesellschaftlicher Realität geworden und wird diese auf absehbare Zeit nachhaltig prägen" (Dilger 2000: 165, siehe hierzu auch Hankins/ Stanecki/ Ghys/ Marais 2006: 21). Ein entscheidender Durchbruch im Kampf gegen die Immunschwächekrankheit gelingt im Jahr 1996 mit der Einführung der antiretroviralen Therapie, doch stellt diese aus verschiedenen Gründen keine grundlegende Lösung des Problems dar. Die Medikamente bewirken keine vollständige Heilung und sind mit teils starken Nebenwirkungen verbunden, die zu einer Minderung der Lebensqualität Betroffener führen. Angesichts ihrer hohen Kosten und der fragilen medizinischen Infrastruktur in vielen Ländern ist die antiretrovirale Therapie bislang nur einem kleinen Teil der Weltbevölkerung zugänglich (Edgar/ Noar/ Freimuth 2008: XI, Dilger 2000: 165). Damit bleiben Maßnahmen der Gesundheitsinformation gerade in Entwicklungs- und Schwellenländern die oftmals einzige Möglichkeit, die Verbreitung des Virus in der Bevölkerung einzudämmen. Der Kampf gegen die Immunschwächekrankheit konzentriert sich hier nach wie vor auf die Vermeidung von Neuinfektionen durch gesundheitliche Aufklärung (Cáceres 2003: 1, Weitkunat/ Schlipköter 2009: 156, Higgins/ Norton 2010: 10). Dieser liegt ein vermeintlich einfaches Prinzip zugrunde: Gesundheitliche Aufklärung geht davon aus, dass risikobehaftetes Handeln auf fehlendes Wissen zurückzuführen ist und dass die Verfügbarmachung von Informationen zur Aufgabe des gesundheitsgefährdenden Verhaltens führt (Drescher 2008b: 119-120). Ziel entsprechender Maßnahmen ist es, der jeweils anvisierten Zielgruppe biomedizinisches und gesundheitsbezogenes Wissen zu Infektionswegen und Schutzmöglichkeiten zu vermitteln, Rat zu geben und die Rezipienten zu einem gesundheitsbewussten und präventionskonformen Handeln zu motivieren (Brünner 2011: 7).

Die Vermittlung relevanter Inhalte kann die unterschiedlichsten Formen annehmen. Aufklärungsbotschaften können massenmedial oder persönlich sowie schriftlich oder mündlich verbreitet werden und sowohl inhaltlich als auch konzeptionell verschiedenartig gestaltet sein. Sie können auf Graphiken, Symbole, Gespräche oder Texte zurückgreifen, doch ist Wissen als kognitive Größe immer in irgendeiner Form zu kodieren, um kommuniziert zu werden. In den seltensten Fällen wird die Kodierung ganz ohne Sprache auskommen (siehe beispielsweise Becker-Mrotzek 2011: 31, Kreps 1990: 188, Kreps/ Thornton 1992: 196-197, Drescher 2008a: 2).

Die vorliegende Untersuchung beschäftigt sich mit HIV/AIDS-Aufklärungsgesprächen als einem spezifischen Format der gesundheitlichen Aufklärung, das in der HIV/AIDS-Prävention in der Dominikanischen Republik eine wichtige Rolle spielt.[1] Sie versteht sich als eine empirische Annäherung an einen Gesprächstyp, dessen kommunikativ-interaktive Konstitution bislang nicht erforscht ist. Als Hauptuntersuchungsmaterial fungieren dreiunddreißig Interaktionen mit einer Gesamtlänge von neun Stunden, in denen Gesundheitsinformationen zu HIV/AIDS von ehrenamtlich tätigen Gesundheitspromotorinnen nach dem Prinzip der *Peer Education* an ein heterogenes Publikum vermittelt werden. Die im Rahmen eines Feldforschungsaufenthalts erhobenen und nach GAT 2 verschrifteten Aufnahmen werden gesprächsanalytisch ausgewertet.

Die HIV/AIDS-Aufklärungsgespräche werden einer deskriptiv-systematischen Betrachtung unterzogen, die darauf abzielt, sie als interaktives Geschehen in ihrer Gesamtheit zu erfassen, als eigenständige Form der mündlichen Wissensvermittlung zu beschreiben und in ihren komplexen kommunikativen Strukturen, Abläufen und Prozessen zu analysieren. Die Untersuchung wählt einen theoretisch orientierten, dabei jedoch stark explorativen Zugang. Sie bleibt dicht am Material und entwickelt Fragestellungen und Beobachtungen an den Daten.

Im Mittelpunkt der empirisch-induktiven Untersuchung stehen die Charakteristika und Dynamiken des Aufklärungsgesprächs und seine sprachlich-kommunikative Herstellung. Die Analysen gehen der Frage nach, wie die Interaktanten handeln, um die Gesprächsrealität zu erzeugen und gesundheitliche Aufklärung zu betreiben. Sie gehen davon aus, dass sich das Aufklärungsgespräch als ein Gesprächsformat mit wiederkehrenden interaktiven Verfahren, kommunikativen Mustern und sprachlichen Darstellungsformen

---

[1] Die in der vorliegenden Arbeit untersuchten Aufklärungsgespräche unterscheiden sich von Aufklärung, wie sie vor medizinischen Eingriffen und/oder als Bestandteil ärztlicher Gespräche stattfindet (zu entsprechenden Aufklärungsgesprächen siehe Löning 2001: 1585, Wiese 1994 sowie insbesondere Mann 1984 und Hindelang 1986). Entsprechende Aufklärungsgespräche vor beispielsweise Operationen verfolgen einen anderen Zweck als die hier beschriebenen Interaktionen. Sie zielen nicht primär auf die Vermittlung von Informationen, sondern die Herbeiführung eines Konsens zwischen Arzt und Patient bezüglich Diagnose und Behandlung sowie die Schaffung einer partnerschaftlichen und vertrauensvollen Arzt-Patient-Beziehung (Mann 1984: 100).

sozial verfestigt. Es bildet sich als ein weitgehend konventionalisiertes Interaktionsmuster heraus, das unabhängig vom jeweiligen Kontext Regelhaftigkeiten aufweist, einem relativ stabilen inhaltlich-thematischen und gesprächsorganisatorischen Ablauf folgt und sich durch eingespielte Routinen und Praktiken der Wissensvermittlung kennzeichnet. Das emergente Gesprächsformat wird von den Interaktanten auf eine bestimmte Art und Weise interaktiv realisiert und reproduziert und dient den Mitgliedern der Sprach- und Kulturgemeinschaft als Bezugsrahmen zur Bearbeitung der rekurrenten kommunikativen Aufgabe der gesundheitlichen Aufklärung im Rahmen eines *face-to-face*-Gesprächs.

Die vorliegende Arbeit setzt sich zum Ziel, ein umfassendes Bild von den sprachlich-kommunikativen Verhaltensweisen der Interaktanten sowie den interaktiven Prozessen im HIV/AIDS-Aufklärungsgespräch zu gewinnen. Sie beschreibt typische und wiederkehrende sprachlich-kommunikative Phänomene, Verfahren, Formen und Handlungsmuster und analysiert sie in ihrer Vielfalt und hinsichtlich ihrer Funktionen, Wirkungen und Leistungen. Ausgehend von der personalen Grundkonstellation des Aufklärungsgesprächs und dem zugrundeliegenden Ziel, das jeweilige Publikum über HIV/AIDS aufzuklären und es zu gesundheitsförderlichem Verhalten zu motivieren, stellen sich die folgenden Fragen:

- Wie eröffnen die Gesundheitspromotorinnen und die Teilnehmer die Interaktion und stellen dabei die Bereitschaft zur Durchführung eines Aufklärungsgesprächs intersubjektiv her?
- Welche sequenzielle Grobstruktur liegt den Gesprächen zugrunde und welche kommunikativen Aufgaben und Ziele verfolgen die Gesprächsteilnehmer in den einzelnen Phasen?
- In welcher Form partizipieren die einzelnen Gesprächsteilnehmer am Aufklärungsgespräch und wie verteilen sie Rederecht und Sprecherrolle?
- An welchen Gesprächsmustern, Formaten und Routinen orientieren sich die Gesprächsteilnehmer in der Verwirklichung des Vorhabens der gesundheitlichen Aufklärung und unter Rückgriff auf welche kommunikativen Strategien und sprachlichen Mittel erfüllen sie ihre Aufgaben und Ziele?

- Wie steuern die Gesprächsteilnehmer die thematische Entwicklung des Aufklärungsgesprächs und welche Inhalte bringen sie im interaktiven Zusammenspiel in die Interaktion ein?
- Wie gestalten die Gesprächsteilnehmer die Vermittlung aufklärungsrelevanter Inhalte und welcher sprachlich-kommunikativer Strategien und Verfahren bedienen sie sich, um die für ihre Gesprächspartner notwendigen Zusammenhänge herzustellen?
- Wie signalisieren sich die Gesprächsteilnehmer wechselseitig ihre Bereitschaft, das Aufklärungsgespräch zu beenden, und unter Rückgriff auf welche Aktivitäten führen sie die Gesprächsbeendigung interaktiv-sequenziell durch?

Die Untersuchung wird zeigen, dass die Durchführung des Aufklärungsgesprächs ein stark auf die Gesundheitspromotorinnen zentrierter Prozess ist und diese nicht nur die gesprächsstrukturell-organisatorische, sondern auch die inhaltlich-thematische Ausrichtung in entscheidender Weise steuern. Die analysierten Aufklärungsgespräche lassen sich als ein Gesprächsformat beschreiben, das deutlich sichtbare Züge von Unterrichtskommunikation trägt und in dem die Vermittlung aufklärungsrelevanter Inhalte einem propositionalen Gesamtplan folgt, den es sukzessive abzuarbeiten gilt.

1.2. Aufbau und Vorgehen

Die vorliegende Arbeit gliedert sich in insgesamt elf Kapitel sowie eine Bibliographie und einen Anhang. Der Inhalt der sich anschließenden Kapitel wird im Folgenden kurz umrissen:

Kapitel 2 versteht sich als eine Annäherung an den Gegenstandsbereich, in dem die untersuchten Aufklärungsgespräche angesiedelt sind. Die Ausführungen grenzen das zu analysierende Gesprächsformat von zwei Seiten ein: Kapitel 2.1 liefert wichtige Hintergrundinformationen zu HIV/AIDS und damit zum Inhalt der Aufklärungsgespräche. Die Darstellungen zur nosologischen Seite der Krankheit, zu ihren Übertragungswegen und Infektionsrisiken sowie zum Status Quo der biomedizinischen Forschung und der antiretroviralen Therapie sollen den Leser in die Lage versetzen, die Analysen der vorliegenden Untersuchung nachvollziehen, inhaltlich beurteilen und in den Gesamtkontext HIV/AIDS einordnen zu können. Kapitel 2.2 verortet die untersuchten Aufklärungsgespräche im Kontext von Prävention und Gesundheitskommunikation. Die Ausführungen stellen zentrale Präventionsansätze vor und beschreiben das Konzept der Gesundheitskommunikation, als deren Teil sich die untersuchten Aufklärungsgespräche verstehen. Sie diskutieren die Grundannahmen von gesundheitlicher Aufklärung im Allgemeinen und der HIV/AIDS-Aufklärung im Speziellen und zeigen auf, in welchem komplexen Umfeld sich die untersuchten Gespräche bewegen. Ein kurzer Überblick über einschlägige linguistische Forschungsarbeiten schließt jedes der beiden Teilkapitel ab.

Das sich anschließende Kapitel 3 gibt einen Einblick in die theoretischen und methodischen Zugänge zur Beschreibung und Analyse des Datenmaterials. Die Untersuchung bedient sich der Theorien und Methoden der linguistischen Gesprächsanalyse, eines in der Tradition der ethnomethodologischen Konversationsanalyse stehenden Forschungsansatzes. Ein gesprächsanalytisches Herangehen erscheint als geeignet, das Aufklärungsgespräch als prozessualdynamisches Ereignis zu beschreiben und in seiner Vollzugswirklichkeit zu rekonstruieren und damit dem Anspruch der vorliegenden Arbeit gerecht zu werden. Kapitel 3.1 zeichnet den forschungsgeschichtlichen Hintergrund, das methodische Vorgehen und zentrale Analyseprinzipien der linguistischen Gesprächsanalyse nach. Das sich anschließende Kapitel 3.2 präsentiert Analyseschwerpunkte, die sich für die vorliegende Untersuchung als relevant erweisen, darunter Grundformen der sequenziellen Organisation von Gesprächen, die Untergliederung eines Gesprächs in verschiedene Phasen, die inhaltlich-thematische Entwicklung, die Herstellung von sozialen Rollen und Beziehungen sowie der interaktive Umgang mit Wissen. Kapitel 3.3 beleuchtet Gespräche, denen aufgrund bestimmter äußerer Rahmenbedingungen spezifische Charakteristika zugeschrieben werden. Die Ausführungen widmen sich zunächst der Frage, wann ein Gespräch als institutionell gewertet werden kann und inwiefern es sich bei bestimmten Gesprächssituationen um Experten-Laien-Konstellationen handelt. Eine kurze Darstellung der Merkmale von Unterrichtskommunikation schließt Kapitel 3 ab.

Gegenstand von Kapitel 4 ist das der Untersuchung zugrundeliegende Materialkorpus. Kapitel 4.1 skizziert den ethnographischen Hintergrund der Daten und geht dabei insbesondere auf die HIV/AIDS-Situation in der Dominikanischen Republik ein. Das sich anschließende Kapitel 4.2 beschäftigt sich mit dem Feldzugang, der Datenerhebung in Zusammenarbeit mit den beiden Organisationen MOSCTHA und Profamilia und der quantitativen und qualitativen Zusammensetzung des Korpus. Kapitel 4.3 beschreibt die in der vorliegenden Arbeit analysierten Aufklärungsgespräche mit Blick auf die beteiligten Interaktanten, die räumlichen Gegebenheiten sowie situationsspezifische und gesprächstypische Besonderheiten. Kapitel 4.4 informiert über die Art und den Umfang der angefertigten Transkriptionen.

Die sich anschließenden Kapitel 5 bis 10 widmen sich der Analyse der Aufklärungsgespräche. Eine detaillierte und umfassende Beschreibung des Gesprächsformats macht eine analytische Differenzierung verschiedener Dimensionen der Gesprächsgestaltung erforderlich, weshalb die Analysekapitel jeweils unterschiedliche Schwerpunkte setzen. Sie betrachten das Untersuchungsmaterial auf verschiedenen Ebenen, die wechselseitig miteinander verbunden sind und in einem engen Zusammenhang zueinander stehen. Im Vordergrund der einzelnen Kapitel steht jeweils eine bestimmte Fragestellung, die umfassend behandelt wird, während andere Betrachtungsperspektiven und Analyseebenen in den Hintergrund treten, sich aber selten vollständig ausblenden lassen.

Kapitel 5 gibt ausgehend von der sequenziellen Analyse eines repräsentativen Vertreters einen ersten Einblick in die Gestaltung des Aufklärungsgesprächs. Es deckt seine Grundstruktur auf und rekonstruiert die Abfolge von inhaltlichen und gesprächsorganisatorischen Elementen, aus denen sich das Gesprächsformat typischerweise zusammensetzt. Zugleich schärft es den Blick für charakteristische Interaktionsweisen, Möglichkeiten der Partizipation sowie Strategien und Verfahren der Wissensvermittlung und dient damit als Vorschau auf die Themen, Untersuchungsfragen und Analysen der sich anschließenden Kapitel.

Kapitel 6 befasst sich mit der Phase der Gesprächseröffnung und beschreibt die Startsequenz in ihren zentralen Charakteristika und Mechanismen. Ausgehend von je einem Fallbeispiel gehen die Kapitel 6.1, 6.2 und 6.3 der Frage nach, ob sich die unterschiedlichen kontextuellen Gegebenheiten auf die interaktiven Handlungen der Gesprächsteilnehmer und die Strategien und Verfahren der Eröffnung des Aufklärungsgesprächs auswirken. Kapitel 6.4

zeichnet darauf aufbauend nach, inwiefern die Gesprächsteilnehmer der Interaktion unabhängig von den jeweiligen situativen Gegebenheiten einen institutionellen Charakter geben. Das abschließende Kapitel 6.5 zeigt, wie die Interaktanten den Übergang von der vorthematischen Eröffnungsphase zum inhaltlich determinierten Hauptteil gestalten.

Gegenstand von Kapitel 7 sind die Beteiligungsstrukturen im Hauptteil des Aufklärungsgesprächs, der sogenannten Sachverhaltsdarstellung. Das Kapitel betrachtet das Zusammenspiel der Gesprächsteilnehmer in interaktiv-sequenzieller Hinsicht und geht der Frage nach, wer sich wann und in welcher Form am Aufklärungsgespräch beteiligt und wie die Interaktanten ihre eigenen Gesprächsaktivitäten und die Beiträge ihrer Gesprächspartner miteinander koordinieren, Sprecherrolle und Rederecht aushandeln und die interaktiv-sequenzielle Ordnung bei Störungen oder Zusammenbrüchen wiederherstellen. Kapitel 7.1 befasst sich mit einem Muster, das unter der Bezeichnung IRF-Sequenz bekannt ist und als typisch für Unterrichtskommunikation gilt. Kapitel 7.2 umreißt ein Gesprächsformat, das als monologisch-unidirektionale Wissensvermittlungssequenz bezeichnet wird und sich dadurch kennzeichnet, dass die Gesundheitspromotorinnen das Rederecht über längere Zeit nicht verlieren. Gegenstand von Kapitel 7.3 sind teilnehmerseitige Beiträge, die spontan und ohne promotorenseitige Initiierung formuliert werden. Kapitel 7.4 setzt sich mit kommunikativen Störungen und den Strategien und Verfahren ihrer Behebung auseinander und umreißt dabei auch die in den untersuchten Aufklärungsgesprächen zutage tretende Sprecherwechselsystematik. Das sich anschließende Kapitel 7.5 beleuchtet die Beiträge, mit denen sich die zum Teil anwesenden Lehrkräfte an der Interaktion beteiligen.

Kapitel 8 widmet sich der thematischen Entwicklung des Aufklärungsgesprächs und beschreibt das Zusammenspiel der Interaktanten in inhaltlicher Hinsicht. Im Mittelpunkt des Kapitels stehen die Fragen, welche Themen im Gesprächsverlauf behandelt werden und wie die Interaktanten die eingebrachten Inhalte koordinieren. Das Kapitel zeigt, dass sich die Sachverhaltsdarstellung inhaltlich-thematisch strukturiert und die thematische Organisation ein auf die Gesundheitspromotorinnen zentrierter und von diesen weitestgehend kontrollierter Prozess ist. Kapitel 8.1 richtet den Blick auf primär inhaltliche Kriterien und zielt darauf ab, die im Aufklärungsgespräch bearbeiteten Themen zu systematisieren. Komplementär dazu beschreibt Kapitel 8.2, wie die Gesundheitspromotorinnen thematische Übergänge gestalten und mittels welcher formalsprachlicher Mittel und Strategien sie einzelne Sachverhaltskomponenten voneinander abgrenzen. Kapitel 8.3 stellt schließlich dar, welche Inhalte von den Teilnehmern in die Interaktion eingebracht werden und wie die Gesundheitspromotorinnen Teilnehmerrelevanzen in der thematischen Entwicklung des Aufklärungsgesprächs berücksichtigen.

Kapitel 9 zeichnet unter Berücksichtigung ausgewählter Phänomene und Verfahren nach, wie die Gesundheitspromotorinnen die Vermittlung aufklärungsrelevanter Inhalte sprachlich-kommunikativ gestalten und die für die Rezipienten notwendigen Zusammenhänge herstellen. Kapitel 9.1 beleuchtet den Grad an Fachlichkeit und Fachsprachlichkeit und zeigt dabei auf, wie die Promotorinnen mit den in den Aufklärungsbroschüren fixierten konzeptionell schriftlichen Textbausteinen sowie mit Fachbegriffen umgehen. Das sich anschließende Kapitel 9.2 gibt einen Einblick in die Verfahren, mittels derer die Promotorinnen die zu vermittelnden Inhalte unter Bezug auf die Lebenswelt der Teilnehmer veranschaulichen und damit für eine größtmögliche Verständlichkeit sorgen.

Kapitel 10 geht der Frage nach, wie die Interaktanten aus der Sachverhaltsdarstellung aussteigen und die Gesprächsbeendigung einleiten und durchführen. Kapitel 10.1 zeigt anhand verschiedener Analysen, welche Gesprächsaktivitäten sich als Angebote zum Gesprächsabschluss identifizieren lassen, von wem sie ausgehen und wie die jeweiligen Gesprächspartner auf sie reagieren. Kapitel 10.2 fasst die Strategien und Mechanismen der Gesprächsbeendigung zusammen.

Die Arbeit endet mit einem Fazit in Kapitel 11, das die im Verlauf der Untersuchung gewonnenen Erkenntnisse resümiert und zu den Ansprüchen und Zielsetzungen gesundheitlicher Aufklärung in Verbindung setzt.

2. Gegenstandsbestimmung

Die der Untersuchung zugrundeliegenden Aufklärungsgespräche thematisieren HIV/AIDS, eine den Menschen betreffende, weltweit verbreitete und potenziell tödliche Immunschwächekrankheit. Sie verstehen sich als Teil öffentlicher Gesundheitskommunikation, die sich zum Ziel setzt, der Bevölkerung medizinisches und gesundheitsbezogenes Wissen zu vermitteln und sie zu gesundheitsförderlichem Handeln anzuleiten.

Das sich anschließende Kapitel grenzt den Untersuchungsgegenstand von zwei Seiten ein. Kapitel 2.1 liefert wichtige biomedizinische Hintergrundinformationen zu HIV/AIDS und damit zum Inhalt der Aufklärungsgespräche. Kapitel 2.2 verortet die Gespräche im Kontext von Prävention und Gesundheitskommunikation und diskutiert die beiden Konzepte unter Berücksichtigung ihrer unterschiedlichen Ausrichtungen und Zielsetzungen. Anschließend stellt es die Grundannahmen und Schwierigkeiten gesundheitlicher Aufklärung im Allgemeinen sowie im Kontext von HIV/AIDS dar und zeigt, in welchem komplexen gesellschaftlichen, soziokulturellen und gesundheitspolitischen Feld sich die untersuchten Interaktionen bewegen. Ein kurzer Abriss einschlägiger linguistischer Forschungsarbeiten schließt jedes der beiden Teilkapitel ab.

2.1. Die Immunschwächekrankheit HIV/AIDS

Die folgenden Ausführungen umreißen die nosologische Seite der Krankheit, ihre Übertragungswege und Infektionsrisiken sowie den Status Quo der biomedizinischen Forschung und der antiretroviralen Therapie. Sie sollen den Leser in die Lage versetzen, die Analysen der vorliegenden Untersuchung nachvollziehen, inhaltlich beurteilen und in den Gesamtkontext HIV/AIDS einordnen zu können. Das Kapitel basiert, sofern nicht anders angegeben, auf einer Monographie zu HIV/AIDS im 21. Jahrhundert (Barnett/ Whiteside 2006: 27-67), je einer Informationsbroschüre des Bayerischen Staatsministeriums für Umwelt und Gesundheit (Bayerisches Staatsministerium für Umwelt und Gesundheit 2012) und der „Grupo de Trabajo sobre Tratamientos del VIH" (Grupo de Trabajo sobre Tratamientos del VIH 2013) sowie den Internetauftritten der Deutschen AIDS-Hilfe (Deutsche AIDS-Hilfe 2017), der Kampagne „Mit Sicherheit besser" des Bayerischen Staatsministeriums für Gesundheit und Pflege (Bayerisches Staatsministerium für Gesundheit und Pflege 2017) und des Informationsportals „Gib Aids keine Chance" der Bundeszentrale für gesundheitliche Aufklärung (Bundeszentrale für gesundheitliche Aufklärung 2017). Ein kurzer Abriss zu sprachwissenschaftlichen Forschungsarbeiten zu HIV/AIDS schließt sich an.

2.1.1. Biomedizinisches Hintergrundwissen zu HIV/AIDS

Erste Krankheitsbeschreibungen

Die Ursprünge von HIV/AIDS gehen auf die Jahre 1979 und 1980 zurück, als US-amerikanische Ärzte einen deutlichen Anstieg zweier Krankheiten beobachten, die bis dato äußerst selten auftraten und/oder für Menschen mit einem intakten Immunsystem als verhältnismäßig harmlos galten: eine durch einen spezifischen Pilz ausgelöste Form der Lungenentzündung sowie eine bestimmte Art der Krebserkrankung. Die Beobachtungen werden im Juni 1981 erstmalig in Fachkreisen in einem wöchentlichen Bulletin der US-Gesundheitsbehörde publiziert (siehe auch Edgar/ Noar/ Freimuth 2008: XI). In der Folgezeit erkranken immer mehr Menschen, allen voran junge und bislang kerngesunde Männer in den Großräumen San Francisco und New York. Die stetig steigende Zahl an neuen Fällen bestätigen die Ärzte in ihrem aufkeimenden Verdacht, es mit einem noch nie dagewesenen Krankheitsbild zu tun zu haben. Als wahrscheinlichste Ursache wird schon sehr früh ein schwerwiegender Immundefekt diskutiert.

Ersten Beobachtungen zufolge betrifft die Krankheit nur homosexuelle Männer, weshalb sie zunächst als *Gay-Related Immune Deficiency Syndrome* bezeichnet wird. Als weitere epidemiologische Untersuchungen in den USA zeigen, dass auch andere Bevölkerungsgruppen wie heterosexuelle Drogenabhängige und Empfänger von Bluttransfusionen erkranken, kann nicht länger von einer Schwulenkrankheit gesprochen werden; das Krankheitsbild erhält 1982 seinen heutigen Namen *Acquired Immunodeficiency Syndrome*, abgekürzt AIDS. Die drei Komponenten der Bezeichnung spiegeln wider, dass AIDS aus der Ansteckung mit einem Erreger resultiert (*acquired*), der zu einer allmählichen Schwächung des menschlichen Immunsystems führt (*immunodeficiency*) und sich in Form eines Bündels verschiedener Krankheitsbilder manifestiert (*syndrome*).

Zeitgleich zu den dargestellten Entwicklungen in den USA treten die einschlägigen Krankheitsbilder auch in Afrika vermehrt auf. Entsprechende Fälle werden in Sambia, Uganda, Tansania, Kongo und Ruanda beschrieben, von den lokalen Ärzten jedoch nicht in der gleichen Weise systematisch untersucht und publiziert, wie dies in den Vereinigten Staaten der Fall ist. Aus den meisten westlichen Ländern sowie einigen lateinamerikanischen Staaten kommen ähnliche Meldungen. Bereits 1981 wird die neue Krankheit von der Weltöffentlichkeit als globale Bedrohung wahrgenommen. Das Schreckgespenst AIDS ist geboren und entwickelt sich sehr schnell zu einem Motor gesellschaftlicher Stigmatisierung (siehe hierzu auch Farmer 1992/2006, Hahn 1991: 607-608).

1983 entdeckt eine Forschergruppe unter Führung des französischen Virologen Luc Montagnier ein zuvor unbekanntes Retrovirus, das als Ursache für AIDS diskutiert und unter dem Namen HIV-1 bekannt wird.[2] Zwei Jahre später wird HIV-2 isoliert, das HIV-1 hinsichtlich seiner genetischen Struktur, seiner Symptomatik und seiner pathogenen Eigenschaften ähnelt, insgesamt jedoch seltener auftritt und einen langsameren Infektionsverlauf nimmt.[3]

Das Akronym HIV steht für *Human Immunodeficiency Virus*. Die Komponenten bezeichnen einen Krankheitserreger (*virus*), der nach der Ansteckung ein Leben lang im Körper des Menschen bleibt (*human*) und unbehandelt im Lauf der Jahre zur Schwächung und schließlich zum Zusammenbruch des Immunsystems führt (*immunodeficiency*).

Das HI-Virus ist eng verwandt mit Virenstämmen, die bei afrikanischen Menschenaffen vorkommen. Wann und wie der Erreger die Artgrenze überspringen und vom Affen auf den Menschen übergehen kann, ist nach wie vor heftig umstritten (siehe hierzu auch Hohmann 2006). Diskutiert werden die verschiedensten Möglichkeiten und Wege, beispielsweise der Verzehr von Buschfleisch und die Herstellung von Polioimpfstoffen in Affennierenzellkulturen. Selbst skurrile Theorien wie die Freisetzung des Virus als biologische Kriegswaffe haben ihre Anhänger (siehe hierzu auch Dilger 2000: 170-

---

[2] Viren sind Parasiten ohne eigenen Stoffwechsel, die sich nur mit Hilfe von Wirtszellen vermehren können. Das HI-Virus gehört zur Gruppe der Retroviren, einer Familie von Viren, die über lange Zeit im menschlichen und tierischen Erbgut schlummern und für eine große Anzahl verschiedenartiger Krankheiten verantwortlich sind.
[3] Während HIV-1 weltweit verbreitet ist, kommt HIV-2 hauptsächlich in Westafrika vor.

171 sowie zwei Artikel aus ZEIT Online: Klein/ Bahnsen 2000 und Zinkant 2006). Am wahrscheinlichsten gilt heute, dass sich der Mensch beim Schlachten und Verspeisen kontaminierter Schimpansen infizierte. Keineswegs klar ist hingegen, ob dies an einem Ort der Fall war oder es möglicherweise sogar mehrere über den afrikanischen Kontinent verbreitete Ausbruchsherde gab. Die Existenz verschiedener genetisch unterschiedlicher HIV-Stämme legt nahe, dass der Sprung über die Artgrenze bei mehr als einer Gelegenheit gelang und sich der Erreger in seinem neuen Wirt jeweils unterschiedlich entwickelte. Als der wahrscheinlichste Zeitraum des Übertritts gelten die 1930er Jahre. Einmal im menschlichen Organismus angekommen, verbreitet sich das HI-Virus durch sexuelle Kontakte und möglicherweise auch die Verwendung verunreinigter Spritzen bei breit angelegten Impfkampagnen. Eine wichtige Rolle spielen dabei die zunehmende Mobilität der afrikanischen Bevölkerung und die stetig steigenden Migrationsbewegungen. Mitte der 1960er Jahre gelangt der Erreger von Afrika nach Haiti, von wo ihn vermutlich wenige Jahre später ein Flugbegleiter unwissentlich in die USA bringt (siehe hierzu auch Dilger 2000: 169-170).

Übertragungswege

HIV gilt verglichen mit anderen Krankheitserregern als verhältnismäßig schwer übertragbar. Bei alltäglichen sozialen Kontakten wie beispielsweise dem Husten und Niesen, dem Händeschütteln, Umarmen und Küssen sowie dem gemeinsamen Benutzen von Küchenutensilien sowie Schwimmbädern und Toiletten besteht kein Infektionsrisiko. Gleiches gilt für Insektenstiche und den Kontakt mit Tieren. Und auch bei Arzt- und Zahnarztbesuchen, bei medizinischen und pflegerischen Tätigkeiten, bei der Hand- und Fußpflege sowie bei der Akupunktur, beim Tätowieren oder Piercen und beim Leisten erster Hilfe kann eine HIV-Übertragung ausgeschlossen werden, sofern alle geltenden Hygienevorschriften konsequent eingehalten werden.

Voraussetzung für eine Übertragung des HI-Virus ist eine infektiöse Körperflüssigkeit mit einer hohen Viruskonzentration, die direkt oder indirekt in die Blutbahn eines Nichtinfizierten gelangt. Zu den infektiösen Körperflüssigkeiten zählen Blut, Samenflüssigkeit und Scheidensekret sowie die Flüssigkeitsfilme der Schleimhäute von Penis, Scheide und Darm. Körperflüssigkeiten wie Speichel, Schweiß, Urin und Tränen enthalten eine zu geringe

Virusmenge und sind nicht infektiös. Eintrittspforten für das HI-Virus sind wiederum die Schleimhäute von Penis, Scheide und Darm sowie offene Wunden und entzündete Hautflächen. Eine Übertragung ist möglich, wenn eine infektiöse Körperflüssigkeit in ausreichender Menge auf eine entsprechende Schleimhaut oder direkt in eine offene Wunde gerät oder es zu einem intensiven Kontakt zwischen den Schleimhäuten kommt.

Häufigster Übertragungsweg des HI-Virus sind ungeschützte Sexualkontakte, die sowohl homosexueller als auch heterosexueller Natur sein können. Besonders hoch ist das Risiko beim Analverkehr,[4] gefolgt vom Vaginalverkehr.[5] Ein deutlich geringeres Risiko besteht beim Oralverkehr.[6] Das Infektionsrisiko ist beim Vorliegen einer anderen sexuell übertragbaren Krankheit bei allen Arten des ungeschützten sexuellen Kontakts wesentlich erhöht, denn die dadurch verursachten Entzündungen, Geschwüre und Schleimhautverletzungen stellen eine für das HI-Virus leicht zu passierende Eintritts- und Austrittspforte dar. Hinzu kommt, dass sich an den entsprechenden Stellen besonders viele Helferzellen befinden – und damit genau die Zellen, die vom HI-Virus bevorzugt befallen werden. Das Infektionsrisiko hängt darüber hinaus maßgeblich von der Höhe der Viruslast des infizierten Partners ab. So kann eine erfolgreiche HIV-Therapie die Viruslast in den Körperflüssigkeiten und Schleimhäuten so weit senken, dass für den nicht-infizierten Partner nahezu kein Ansteckungsrisiko mehr besteht (siehe hierzu auch die Abschnitte zu den Behandlungsmöglichkeiten).

Eine zweite Gefahr der Ansteckung liegt im intravenösen Drogengebrauch. Ein Infektionsrisiko besteht hier beim Aufteilen der Drogen unter Verwen-

---

[4] Das erhöhte Risiko einer HIV-Infektion beim Analverkehr geht darauf zurück, dass die Zellen der Darmschleimhaut das Virus sehr leicht aufnehmen können und die Viruskonzentration in der Darmschleimhaut besonders hoch ist. Die Gefahr einer Ansteckung besteht sowohl für den eindringenden als auch für den aufnehmenden Partner. Hinzu kommt, dass Analverkehr häufig zu winzigen Verletzungen führt, die den Eintritt des Virus und damit eine HIV-Übertragung begünstigen.
[5] Eine Übertragung von HIV ist sowohl vom Mann zur Frau als auch umgekehrt möglich, wenngleich Frauen ein leicht höheres Risiko haben, sich bei ihrem Partner anzustecken.
[6] Oralverkehr ist deutlich risikoärmer als Anal- und Vaginalverkehr, da die Mundschleimhaut widerstandsfähiger gegen HIV ist als andere Schleimhäute. Hinzu kommt, dass der Speichel Erreger von der Schleimhaut abspült und dadurch verdünnend wirkt. Ein Infektionsrisiko besteht insbesondere dann, wenn Sperma oder Menstruationsblut in den Mund des nicht-infizierten Partners gelangen und dieser Verletzungen an der Mundschleimhaut aufweist.

dung von gebrauchtem Spritzbesteck und Zubehör, insbesondere jedoch beim Injizieren mit Hilfe verunreinigter Spitzen. In den feuchten Blutresten im Inneren einer Spritze kann sich das HI-Virus mehrere Tage lang halten; beim Injizieren dringt es dann zusammen mit der Droge direkt in die Blutbahn des Nichtinfizierten ein.

Bluttransfusionen und Organtransplantationen HIV-positiver Spender stellten in den Anfangsjahren von HIV/AIDS ein großes Risiko dar. Mittlerweile werden Blut- und Organspenden in aller Regel auf eine ganze Reihe von Erkrankungen hin untersucht, so dass in den meisten Ländern nur noch ein äußerst geringes Restrisiko einer Ansteckung mit HIV über Blut, Blutprodukte und/oder Spenderorgane besteht.

Ein letzter Übertragungsweg wird als vertikale Transmission bezeichnet und bezieht sich auf die Übertragung des Virus von einer HIV-positiven Mutter auf ihr Kind.[7] Eine Ansteckung ist sowohl in der Schwangerschaft als auch bei der Geburt und beim Stillen möglich, lässt sich heutzutage jedoch auf weniger als ein Prozent senken. Die entsprechende medizinisch-fachgerechte Betreuung sieht neben der Behandlung der Mutter mit antiretroviralen Medikamenten in der Regel auch die Durchführung eines Kaiserschnitts sowie die antiretrovirale Behandlung des Neugeborenen vor. Heftig umstritten ist die Empfehlung, auf das Stillen zu verzichten, denn gerade in Schwellen- und Entwicklungsländern haben Frauen oftmals keinen Zugang zu sauberen Trinkwasser und zu qualitativ hochwertiger industriell hergestellter Säuglingsmilch. Als schlechteste Alternative gilt es, einem Säugling sowohl die Muttermilch seiner HIV-infizierten Mutter als auch minderwertige Ersatzprodukte zu geben.

Infektions- und Krankheitsverlauf

Gelangt das HI-Virus in den Körper eines Menschen, dockt es an wichtigen Zellen des körpereigenen Abwehrsystems an. In erster Linie sind dies CD4-Zellen (auch T-Helferzellen, T4-Helferzellen oder CD4-Lymphozyten genannt) und Fresszellen oder Makrophagen. Es dringt in sie ein und nutzt den Stoffwechsel der Wirtszelle, um sich massenhaft zu vermehren. Hierzu schreibt das Virus sein eigenes Erbgut zunächst um, denn dieses liegt als

---

[7] Die vertikale Transmission wird gelegentlich auch als *Mother-To-Child-Transmission* (MTCT) oder *Parent-To-Child-Transmission* (PTCT) bezeichnet.

sogenannte virale RNA vor, das heißt als einfacher, spiralförmiger Strang, der nicht zur doppelsträngigen menschlichen DNA passt. Mittels spezieller Enzyme schleust es sein eigenes Erbmaterial dann in die Erbinformationen der Wirtszelle ein, die mit der Integration des viralen Erbguts abstirbt. Aus verschiedenen Viruspartikeln werden anschließend mit Hilfe des Enzyms Protease neue Viren zusammengesetzt, die ins Blut gelangen und weitere Zellen befallen; die Infektion breitet sich im Körper aus.

Der Infektions- und Krankheitsverlauf lässt sich in verschiedene Phasen einteilen:

(1) Akute HIV-Infektion: In den ersten Wochen nach einer HIV-Infektion kommt es zu einer massiven Vermehrung des Virus im Körper. Die Viruslast ist zu diesem Zeitpunkt sehr hoch und erreicht Werte von zum Teil mehreren Millionen HI-Viren pro Milliliter Blut.[8] Dies geht mit einer besonders großen Ansteckungsgefahr für andere Personen einher. Das Immunsystem des Neuinfizierten bildet verstärkt Antikörper, um den Eindringling unschädlich zu machen. Es kommt zu heftigen Auseinandersetzungen zwischen dem körpereigenen Abwehrsystem und dem Virus, in deren Verlauf kontinuierlich große Mengen an Viren produziert und vernichtet sowie CD4-Zellen zerstört und durch neue CD4-Zellen ersetzt werden. Betroffene leiden in dieser Phase oftmals unter unspezifischen Symptomen wie Fieber, Halsschmerzen, Durchfall, Abgeschlagenheit, Kopf- und Gliederschmerzen, Hautausschlag und Lymphknotenschwellungen. Da die Symptome sich nach kurzer Zeit von selbst zurückbilden, werden sie nicht selten als grippale Infekte oder Darminfektionen fehlgedeutet.

(2) Asymptomatische Phase: An die akute Infektion schließt sich eine asymptomatische Phase an, in der sich eine Art Gleichgewicht zwischen Viruslast und Helferzellen einstellt; beide Werte pendeln sich auf einem stabilen Niveau ein. Die Viruslast ist relativ niedrig, die Anzahl an CD4-Zellen liegt im Normalbereich. Betroffene sind in dieser zum Teil viele Jahre

---

[8] Die Viruslast bezieht sich auf die Virusmenge pro Milliliter Blutplasma. Sie gilt als wichtiger Indikator für den Zustand des Immunsystems und wird bei Betroffenen regelmäßig gemessen. Da die Viruslast durch antiretrovirale Medikamente relativ schnell gesenkt werden kann, ist sie ein aussagekräftiges Maß für die Wirksamkeit der entsprechenden Therapie. Ein Wiederanstieg der Viruslast kann beispielsweise ein Indiz dafür sein, dass das Virus Resistenzen gegen die eingenommenen Substanzen entwickelt.

andauernden Phase beschwerdefrei und voll leistungsfähig. Fünf Prozent aller HIV-Infizierten leben zwanzig Jahre und länger mit ihrer Infektion, ohne zu erkranken. Bei den meisten Betroffenen nimmt die Zahl der Helferzellen jedoch deutlich schneller ab.

(3) Symptomatische Phase: Mit fortschreitendem Immundefekt gewinnen die Viren die Oberhand. Die Zahl an CD4-Zellen sinkt, während die Viruskonzentration im Blut steigt. Das körpereigene Abwehrsystem ist immer weniger in der Lage, Infektionskrankheiten erfolgreich zu bekämpfen; die HIV-Infektion wird symptomatisch. Betroffene leiden immer wieder unter diversen Beschwerden wie Durchfall, Fieber, Nachtschweiß und Appetitlosigkeit.

(4) Vollbild AIDS: Die zunehmende Schwächung des körpereigenen Abwehrsystems mündet in seinem weitgehenden Zusammenbruch und damit dem Vollbild AIDS. In dieser Phase kann das Immunsystem Krankheitserregern kaum mehr etwas entgegensetzen, mit der Folge, dass sich schwerwiegende Erkrankungen wie Lungenentzündungen und bestimmte Krebsarten nahezu ungebremst entwickeln. Die schiere Flut an Erkrankungen, ihre zunehmende Häufigkeit und die immer schwereren und länger andauernden Verläufe führen unbehandelt innerhalb weniger Jahre zum Tod des Betroffenen.

Behandlungsmöglichkeiten

HIV/AIDS ist trotz jahrelanger weltweiter Forschungsbemühungen und zahlreicher medizinischer Fortschritte nach wie vor nicht heilbar. Es gibt bislang weder eine vorbeugende Impfung zum Schutz vor einer HIV-Infektion noch eine therapeutische Impfung zur Stärkung des Immunsystems bei bereits erfolgter Ansteckung. Seit den 1990er Jahren stehen verschiedene präventive und therapeutische Maßnahmen zur Verfügung, mittels derer sich die Wahrscheinlichkeit einer HIV-Infektion zumindest vermindern und ein Fortschreiten der Krankheit bei erfolgter Ansteckung aufhalten lassen. Im Vordergrund steht die antiretrovirale Therapie.[9]

---

[9] Auf die Möglichkeit einer Verminderung des Infektionsrisikos mittels Prä- und/oder Postexpositionsprophylaxe soll hier ebenso wenig eingegangen werden wie auf die zumeist erfolgreiche Behandlung von opportunistischen Infektionen, Tumoren und anderen HIV-bedingten Begleiterkrankungen mittels entsprechender Therapien. Ausführliche Informationen hierzu finden sich beispielsweise in der vom Bayerischen Staatsministerium

Ziel der antiretroviralen Therapie ist es, hohe Viruslastwerte zu senken, und zwar im Optimalfall auf Werte unterhalb der Nachweisgrenze. Die Vermehrung des Virus soll möglichst vollständig gebremst werden, um die fortschreitende Zerstörung von CD4-Zellen aufzuhalten und den körpereigenen Abwehrkräften die Möglichkeit zu geben, sich mit der Bildung neuer CD4-Zellen zu erholen.[10] Dies versetzt das Immunsystem wieder in die Lage, Krankheitserreger wirksam zu bekämpfen und HIV-bedingten Erkrankungen vorzubeugen. Die heute eingesetzten antiretroviralen Substanzen lassen sich in mehrere Klassen einteilen, die an unterschiedlichen Stellen in den Replikationszyklus des HI-Virus eingreifen.[11]

Die wohl größte Herausforderung für die antiretrovirale Therapie liegt in der Fähigkeit des HI-Virus, Mutationen zu bilden. Bei ausschließlicher Gabe eines einzigen Wirkstoffs besteht immer die Gefahr, dass sich im Verlauf mehrerer Wochen oder Monate genau die Virusvariante stark vermehrt, die gegen das eingesetzte Medikament widerstandsfähig ist, bis schließlich der Großteil der Viren im Körper des Infizierten den mutierten Bauplan aufweist und nicht mehr auf die Therapie anspricht. Verhindern lassen sich derartige

---

für Umwelt und Gesundheit veröffentlichten Broschüre „Informationen zu HIV und AIDS" (Bayerisches Staatsministerium für Umwelt und Gesundheit 2012: 31).

[10] Die Anzahl an CD4-Zellen im Blut gilt als wesentlicher Indikator zur Beurteilung des Immunsystems und wird bei HIV-Positiven in regelmäßigen Abständen gemessen. Hierbei gilt: Je mehr CD4-Zellen, desto stärker und widerstandsfähiger das Immunsystem. Eine Abnahme der CD4-Anzahl ist ein aussagekräftiges Maß für ein Fortschreiten der Immunschwäche.

[11] (1) Reverse-Transkriptase-Inhibitoren hemmen die Reverse Transkriptase, das für die Umschreibung der viralen Erbinformation entscheidende Enzym. Ohne Übersetzung der viralen RNA in menschliche DNA lässt sich das Erbgut des Virus nicht in das Erbmaterial der befallenen Zelle einbauen. Die Wirtszelle wird nicht dauerhaft mit HIV infiziert und ist damit nicht in der Lage, weitere Viren zu produzieren. (2) Integrase-Inhibitoren hemmen das viruseigene Enzym Integrase, das nach erfolgter Umschreibung der viralen RNA für deren Integration in die DNA der Wirtszelle erforderlich ist. Auch dies verhindert eine dauerhafte Infizierung einer Zelle mit HIV und damit die Bildung neuer Viren. (3) Entry-Inhibitoren wirken nicht in der Zelle, sondern auf deren Oberfläche. Sie hemmen auf unterschiedliche Art und Weise die Interaktion des HI-Virus mit der Zellwand. Das Virus kann sich nicht an der Zelle festsetzen und folglich nicht eindringen, was eine Infektion der Wirtszelle verhindert. (4) Protease-Inhibitoren wirken in bereits infizierten Zellen, wo sie das für die Virusproduktion entscheidende Enzym Protease hemmen. Ohne Protease können aus Viruspartikeln keine neuen funktionstüchtigen Viren zusammengesetzt werden. Es entstehen lediglich unreife Viren, die nicht in der Lage sind, weitere Helferzellen zu infizieren. Der Replikationszyklus des Virus ist unterbrochen und die Neuinfektion von Zellen wird verhindert.

Resistenzbildungen durch eine möglichst vollständige Unterdrückung der Virusvermehrung mit Hilfe der Gabe verschiedener Wirkstoffe. Bewährt haben sich dabei insbesondere Dreierkombinationen: Entzieht sich eine HIV-Mutation dem Zugriff eines Wirkstoffs, verhindern die beiden anderen die Bildung neuer Viren; werden wiederum keine neuen Viren produziert, können auch keine Mutationen mehr entstehen.

Die medizinischen Fortschritte der vergangenen Jahre und allen voran die Entwicklung der modernen Kombinationspräparate im Jahr 1996 vereinfachen die Medikamenteneinnahme enorm. Wird das Leben Betroffener in den Anfangsjahren der antiretroviralen Therapie von zumeist schwierigen Therapieschemata mit hohen Tablettenzahlen und mitunter stark ausgeprägten Nebenwirkungen bestimmt, können die heute verabreichten Wirkstoffe oft in einer einzigen und gut verträglichen Tablette kombiniert werden. Doch auch wenn die Medikamente gerade in der Homosexuellenszene verharmlosend als leichtes Lifestyleprodukt beworben werden (Schuster 2006: 283-284) – sie greifen tief in den menschlichen Organismus ein. Hinzu kommt, dass die Wirksamkeit in entscheidender Art und Weise von der Komplianz des Patienten abhängt. Die Therapie muss gut geplant und spezifisch auf den jeweils Betroffenen, seinen individuellen Infektionsverlauf und seine persönlichen Lebensumstände abgestimmt werden. Der Betroffene wiederum muss sich konsequent an das jeweilige Therapieschema halten und die therapeutischen Anweisungen und ärztlichen Ratschläge strikt befolgen, denn nur durch eine gewissenhafte Medikamenteneinnahme lassen sich der Medikamentenspiegel im Blut konstant halten und damit Resistenzen vermeiden.

Wird eine HIV-Infektion rechtzeitig erkannt und medikamentös behandelt, lassen sich schwere Krankheitsverläufe vermeiden, die Lebensqualität HIV-Positiver verbessern und ihre Lebenszeit deutlich verlängern. Gerade in Industrienationen führen die Erfolge in der Behandlung HIV-Positiver zu einem neuen und veränderten Bild von AIDS. Die Immunschwächekrankheit hat viel von ihrem Schrecken der Anfangsjahre verloren und gilt heute mehr denn je als chronische Krankheit. Das Therapieren möglichst vieler Betroffener hat nicht nur positive Auswirkungen auf deren individuelle Gesundheit, sondern auch auf die HIV-Inzidenz in einer Gesellschaft. Der in Fachkreisen als primärpräventive Relevanz der antiretroviralen Therapie bezeichnete Effekt kommt dadurch zustande, dass die Viruslast HIV-Positiver im Zuge einer erfolgreich verlaufenden antiretroviralen Behandlung auf Werte von oftmals unterhalb der Nachweisgrenze sinkt und in der Folge auch potenziell gefährliche Körperflüssigkeiten eine derart geringe Viruskonzentration aufweisen, dass sie kaum oder nicht mehr infektiös sind. Dies wiederum reduziert das Ansteckungsrisiko für Nicht-Infizierte und wirkt damit einer Verbreitung des Virus in der Bevölkerung entgegen. Wie groß der primärpräventive Nutzen der medikamentösen Behandlung ist und welche Probleme mit der kurativen Medizin als primärpräventiver Maßnahme einhergehen, zeigt auch Kapitel 2.2.3.

HIV/AIDS im Kontext der Biomedizin

HIV/AIDS ist wie viele Krankheitsbilder sehr stark von der biomedizinischen Sichtweise bestimmt (Fromm/ Baumann/ Lampert 2011: 16, Higgins/ Norton 2010: 9-10). Die Krankheit manifestiert sich zweifelsohne als subjektives Leiden mit individueller, sozialer und kultureller Bedeutung, und doch ist sie zunächst einmal ein objektives, wissenschaftlich-medizinisches Phänomen mit klarer klinischer Diagnose selbst bei anfänglicher Symptomfreiheit.

Die Biomedizin bezeichnet eine am naturwissenschaftlich-objektivierenden Paradigma orientierte Medizinform, die darauf abzielt, Krankheiten durch eine kausal-analytische Auseinandersetzung mit pathophysiologischen Prozessen effektiv vorzubeugen und/oder ursächlich zu behandeln.[12] Unter Rückgriff auf beispielsweise virologische Erklärungsmodelle strebt die Biomedizin nach einer wissenschaftlich-systematischen Beschreibung von Krankheiten, Krankheitsursachen und Krankheitssymptomen. Krankheit wird als Störung einer Organfunktion oder pathologisch veränderte Organstruktur verstanden, wohingegen Gesundheit sich als die Abwesenheit von Krankheit

---

[12] Die Ursprünge der Biomedizin liegen in der sogenannten wissenschaftlichen Medizin, einer Medizinform, die traditionell an Universitäten und medizinischen Hochschulen gelehrt wurde und gemäß deren Verständnis von Krankheit und Gesundheit Heilung nach wissenschaftlichen Grundsätzen zu erfolgen hat. Die wissenschaftliche Medizin war bis in die zweite Hälfte des 19. Jahrhunderts heillos zersplittert, doch stand sie seit jeher im Gegensatz zu einem breiten Spektrum an medizinischen Richtungen und Systemen wie der Homöopathie, der alternativen Medizin, der Naturheilkunde und der ganzheitlichen Medizin sowie deren jeweiligen Krankheitslehren, Therapieangeboten und Heilverfahren (Jütte 2004).

definiert (Fromm/ Baumann/ Lampert 2011: 15-16). Mittels objektiver Daten und Messwerte lassen sich pathologische Merkmale und organische Veränderungen quasi im Labor erkennen und Krankheiten damit (natur-) wissenschaftlich erfassen. Die Therapie zielt in einfachen Fällen auf die Behebung der Funktionsstörung und in schwerwiegenden Fällen auf die Kontrolle der Symptomausbreitung und Symptomverstärkung. Das Ergebnis einer erfolgreichen biomedizinischen Krankheitsbekämpfung liegt in der (weitgehenden) Wiederherstellung des Gesundheitszustandes (siehe hierzu insbesondere Jütte 2004, Franzkowiak 2015).

Die Dominanz der biomedizinischen Sichtweise liegt bei HIV/AIDS in der Natur der Krankheit, denn schon die Ansteckung ist ein einfacher und wissenschaftlich exakt erfassbarer virologischer Vorgang. Das HI-Virus gelangt durch infektiöse Körperflüssigkeiten in den Körper eines nicht-infizierten Menschen. Die betreffenden Körperflüssigkeiten lassen sich dabei genauso eindeutig beschreiben wie die genauen Ansteckungswege. Anders als viele andere Krankheiten beruht eine HIV-Infektion nicht auf einem komplexen Zusammenspiel von multiplen körperlichen, psychoemotionalen und sozialen Aspekten, sondern auf einem biomedizinisch erklärbaren Ursache-Wirkungskonzept (Leppin 2009: 31). HIV/AIDS ist weder genetisch bedingt noch kann es auf äußere Faktoren zurückgeführt werden wie beispielsweise Zivilisationskrankheiten auf sich verändernde Lebensumstände oder sich verschlechternde Umweltbedingungen (siehe hierzu beispielsweise Brünner/ Lalouschek 2010: 315). Klassische Risikofaktoren wie innere Spannungen und Belastungen sowie seelische Ängste und Stress spielen bei der Ansteckung keine Rolle. Psychosoziale Faktoren wie stabile Persönlichkeitseigenschaften, ein seelisches Gleichgewicht und ein positives emotionales und soziales Umfeld beeinflussen die Infektionsgefahr nur insofern, als dass sie die Basis für ein überlegtes und präventionskonformes Handeln schaffen und das Individuum dazu befähigen, die Präventionsbotschaften gegebenenfalls auch gegen Kritik und Widerstand aus seinem persönlichen Lebensumfeld umzusetzen.

Biomedizinische Erklärungsansätze spielen nicht nur bei der Beschreibung von Ansteckungsrisiken, sondern auch bei der Diagnose eine entscheidende Rolle. Eine HIV-Infektion lässt sich wenige Wochen nach der Ansteckung über Labortests und klinische Nachweise eindeutig feststellen oder ausschließen.[13] Das Individuum ist dabei entweder seropositiv (HIV-positiv) oder seronegativ (HIV-negativ). Die große Bedeutung des HIV-Tests als biomedizinischem Messverfahren beruht insbesondere darauf, dass eine HIV-Infektion zunächst symptomfrei oder symptomatisch unauffällig verläuft und viele Betroffene über Monate oder sogar Jahre hinweg nicht manifest krank werden. HIV geht nicht zwangsläufig mit körperlichen Leiden einher, sondern äußert sich gerade in der Anfangsphase zumeist nur in Form abweichender Blutwerte. Ohne biomedizinische Erfassung bleibt HIV/AIDS oftmals lange Zeit unbemerkt (siehe hierzu auch Lalouschek 2005: 18).

Biomedizinische Sichtweisen dominieren schließlich auch bei den auf ein positives Testergebnis folgenden Maßnahmen. Im Mittelpunkt steht hier die antiretrovirale Therapie, mittels derer sich die Virusvermehrung über teils lange Zeiträume nahezu vollständig unterdrücken lässt. Die Medikamente beugen einer Verschlechterung des Gesundheitszustandes vor und ermöglichen Betroffenen ein weitgehend normales Leben. Faktoren und Einflüsse wie ein stabiles psychisch-emotionales Gleichgewicht, ein gesunder Lebensstil, ein positives soziales Umfeld und gesellschaftliche Akzeptanz spielen dabei eine nicht zu unterschätzende Rolle. In der Sekundärprävention leisten Medizinformen, die das HIV-positive Individuum in seiner leibseelischen Einheit betrachten, einen wichtigen Beitrag. Alternative, ganzheitliche, spirituelle und esoterische Ansätze können die biomedizinischen Behandlungsmöglichkeiten komplementieren und optimieren.

2.1.2. HIV/AIDS in der linguistischen Forschung

HIV/AIDS stellt als Krankheitsbild ein medizinisches Problem dar, weshalb intensive Forschungsbemühungen seitens der Medizin und der ihr zuarbeitenden Naturwissenschaften wie beispielsweise der Biologie und der Infektiologie unmittelbar einleuchten. Über die biomedizinische Dimension hinausgehend hat HIV/AIDS vielschichtige Auswirkungen auf mannigfaltige

---

[13] Der Zeitraum, in dem eine Person bereits HIV-infiziert ist, sich die Infektion jedoch noch nicht (sicher) feststellen lässt, wird als diagnostisches Fenster bezeichnet. Mit den meisten Testverfahren lässt sich eine HIV-Infektion etwa zwölf Wochen nach der Ansteckung definitiv nachweisen oder ausschließen. Mittels moderner Kombinationstests kann das diagnostische Fenster von zwölf auf sechs Wochen verkürzt werden (Bock/Schafberger 2015).

menschliche Lebensbereiche, und zwar nicht nur im Leben einzelner Betroffener und ihres persönlichen Umfeldes, sondern auch auf gesamtgesellschaftlicher, nationaler und supranationaler Ebene. Die gesellschaftlich-soziale Relevanz des Themas ist hoch, mit der Folge, dass sich neben der Medizin und den ihr nahestehenden Naturwissenschaften auch zahlreiche weitere wissenschaftliche Disziplinen mit HIV/AIDS auseinandersetzen: Epidemiologische Untersuchungen richten ihren Blick auf Zahlen wie Neuinfektionsraten und HIV/AIDS-bedingte Todesfälle, um die Pandemie zu überwachen und in ihrer Verbreitung zu kontrollieren. Politikwissenschaftliche Studien eruieren Möglichkeiten und Maßnahmen eines politischen Eingreifens, während wirtschaftswissenschaftliche Studien die ökonomischen Konsequenzen von HIV/AIDS auf die Wirtschaftskraft einzelner Individuen, Familien und Dorfgemeinschaften sowie auf die Gesamtwirtschaft einzelner Länder, auf überregionale Wirtschaftsstrukturen und auf die Weltwirtschaft untersuchen. Die Psychologie widmet sich den individuellen psychosozialen Folgen von HIV/AIDS bei Betroffenen und ihnen nahe stehenden Menschen. Die Kultur- und Sozialanthropologie setzt sich mit den soziokulturellen Auswirkungen der Pandemie auseinander und beurteilt mögliche Konsequenzen für Gesellschaftsstrukturen und daraus erwachsende demographische Verschiebungen.

Kommunikation spielt im Kontext von HIV/AIDS eine wichtige Rolle. Kommunikative Prozesse finden in der kurativen und therapeutischen Medizin ebenso statt wie in Maßnahmen der HIV/AIDS-Aufklärung. Sie prägen die öffentliche Wahrnehmung und soziokulturelle Verarbeitung der Krankheit und die mediale Aufarbeitung der Pandemie und ihrer Folgen. HIV/AIDS ist im Alltagsdiskurs der Menschen allgegenwärtig, mit der Folge, dass auch die Sprachwissenschaft das Phänomen für sich entdeckte und zu einem prominenten Untersuchungsgegenstand machte. Linguistische Forschungsarbeiten zu HIV/AIDS fokussieren die unterschiedlichsten Dimensionen des Sprechens über die Krankheit und stehen häufig an der Schnittstelle verschiedener Disziplinen, Forschungsfelder und Themenbereiche.

Dem Forschungsbereich der medizinischen Kommunikation lassen sich Untersuchungen zurechnen, die kommunikative Vorgänge zwischen Gesundheitsprofessionellen und ihren von HIV/AIDS betroffenen Klienten beleuchten (siehe beispielsweise Peräkylä/ Silverman 1991, Silverman/ Peräkylä 1990, Groß 2015). Die Arbeiten begreifen ihren Untersuchungsgegenstand als einen Spezialfall medizinischer Kommunikation und zielen darauf ab, interaktive Dynamiken und kommunikative Praktiken zu beschreiben und auf die thematische Verankerung im Bereich HIV/AIDS zu beziehen. Sprachlich-interaktive Theorien, Gesprächsstrukturen und Phänomene werden auf HIV/AIDS-typische Besonderheiten untersucht und im spezifischen Kontext des Sprechens über die Immunschwächekrankheit differenziert und weiterentwickelt.

Ein zweites Untersuchungsfeld im Kontext von HIV/AIDS stellt die öffentlich-mediale Darstellung der Immunschwächekrankheit dar. Forschungsarbeiten gehen davon aus, dass Berichte, Reportagen und Meldungen in Print- und audiovisuellen Medien die öffentliche Wahrnehmung maßgeblich prägen. Sie nehmen einen häufig diskursanalytischen Blick ein und setzen sich zum Ziel, die mediale Repräsentation von HIV/AIDS zu beschreiben und HIV/AIDS-typische Deutungsmuster medialer Diskurse zu analysieren (siehe zum Beispiel Knuchel (erscheint) und Jann (erscheint), eine stärker soziologisch-medienwissenschaftliche Ausrichtung hat unter anderem Lupton 1994).

Metaphern erfahren im Kontext von HIV/AIDS eine neue Aktualität und stellen einen prominenten Untersuchungsgegenstand nicht nur mit Blick auf die mediale Darstellung, sondern auch mit Blick auf das generelle Sprechen über die Immunschwächekrankheit dar. Sie sind im Lauf der Jahre immer wieder Thema sozialwissenschaftlicher und linguistischer Forschungsarbeiten (Sontag 2005, Biere/ Liebert 1997, Dilger 2000, Liebert 1995). In einer kürzlich erschienenen Monographie beschäftigt sich beispielsweise Vlassenko mit den Fragen, auf welche multimodalen Metaphern Betroffene in Krankheitsdarstellungen zurückgreifen und wie deren Modifikationen unterschiedliche Aspekte von HIV/AIDS-bezogenen subjektiven Krankheitstheorien transportieren (Vlassenko 2015).

Mit der Rolle, die Sprache und Kommunikation in der Konstruktion von HIV/AIDS-bezogenem Wissen spielen, beschäftigen sich die Beiträge eines vor wenigen Jahren erschienenen Sammelbandes (Higgins/ Norton (Hrsg.)

2010). Unter Rückgriff auf verschiedene Methoden wie diskursanalytische, semiotische, semantisch-pragmatische, ethnographische und konversationsanalytische sowie interaktionslinguistische Ansätze geben die einzelnen Untersuchungen einen Einblick in die Frage, wie lokales Wissen zu HIV/AIDS diskursiv erzeugt wird und welche Spuren lokale Wissensbestände in HIV/AIDS-Diskursen hinterlassen. Die untersuchten Kommunikationen umfassen eine große Bandbreite an Formaten, die von autobiographischen AIDS-Narrativen, Internetforen und Chats über Theaterstücke und Zeichnungen bis hin zu Interviews und schulischen Interaktionen reichen.

Eine entscheidende Rolle spielen kommunikative Prozesse schließlich im Kontext der HIV/AIDS-Aufklärung. Entsprechende Untersuchungen fokussieren die unterschiedlichsten Formate und Medien. Sie richten ihren Blick auf die sprachliche Ausgestaltung der jeweiligen Aufklärungsbotschaft und beschreiben die Strategien und Verfahren der Vermittlung biomedizinischen Wissens. Einen Forschungsüberblick über linguistische Arbeiten im Kontext der gesundheitlichen Aufklärung liefert Kapitel 2.2.4.

2.2. Prävention und Gesundheitskommunikation

Die der Untersuchung zugrundeliegenden Interaktionen verstehen sich als Format der gesundheitlichen Aufklärung und lassen sich im weiten Feld von Prävention und Gesundheitskommunikation verorten. Das sich anschließende Kapitel umreißt die beiden Konzepte in ihren unterschiedlichen Ansätzen, Ausrichtungen und Zielen und setzt sie zueinander in Verbindung. Es stellt die Grundzüge gesundheitlicher Aufklärung vor und positioniert diese im Spektrum von Prävention und Gesundheitskommunikation. Ein kurzer Abriss zu sprachwissenschaftlichen Arbeiten zu gesundheitlicher Aufklärung rundet das Kapitel ab.

2.2.1. Präventionsansätze und Präventionsstrategien

Entsprechend der spätlateinischen Wortherkunft definiert sich Prävention als vorausschauende Problemvermeidung. Der Begriff umfasst im allgemeinsten Sinne sämtliche Maßnahmen, die der Vorbeugung unangenehmer Sachverhalte und Zustände dienen und das Auftreten unerwünschter Ereignisse verhindern sollen (Leppin 2009: 31). Er ist bis ins 19. Jahrhundert fest in der Rechtswissenschaft verankert, wo er Maßnahmen der Verbrechensverhütung bezeichnet (Stöckel 2009: 24). Heute kommen Präventionsaktivitäten in den unterschiedlichsten Praxisfeldern zur Anwendung. In der Medizin und dem Gesundheitswesen lässt sich Prävention als das Bemühen beschreiben, „durch gezielte Interventionsmaßnahmen das Auftreten von Krankheiten oder unerwünschten physischen oder psychischen Zuständen weniger wahrscheinlich zu machen bzw. zu verhindern oder zumindest zu verzögern" (Leppin 2009: 31).[14]

Krankheitsprävention und Gesundheitsförderung

Krankheitspräventive Maßnahmen gehen auf die Sozialmedizin des späten 19. Jahrhunderts zurück, wo sie sich im Kontext einer verstärkt geführten Diskussion um soziale Hygiene und Volksgesundheit entwickeln. Sie beschreiben das „gezielte Eingreifen von öffentlich und/oder professionell autorisierten Handelnden, um sich abzeichnende Entwicklungen von Morbidität und Mortalität bei Einzelnen oder ganzen Bevölkerungsgruppen zu beeinflussen" (Hurrelmann/ Klotz/ Haisch 2009: 11-12) und damit einen Gesundheitsgewinn auf sowohl individueller als auch kollektiver Ebene zu erreichen. Im späten 20. Jahrhundert tritt an die Seite der Krankheitsprävention – inspiriert durch die 1986 erlassene Ottawa-Charta der WHO (Schnabel 2009: 50) – das Konzept der Gesundheitsförderung. Wie auch die Krankheitsprävention zielt die Gesundheitsförderung auf eine Verbesserung von gesundheitsrelevanten Lebensweisen und Lebensbedingungen sowie eine Erhöhung der gesundheitlichen Lebensqualität von Gesunden wie auch Kranken ab (Hurrelmann/ Richter 2013: 148-149). Die beiden Begriffe werden in der deutschen wie auch internationalen Literatur nicht immer einheitlich verwendet und teilweise sogar synonym gebraucht. Sie lassen sich häufig nur schwer voneinander abgrenzen, und doch bezeichnen sie zwei grundsätzlich ver-

---

[14] Präventive Bemühungen zur Verhütung von Krankheiten reichen in unterschiedlichen kulturellen Ausprägungen bis in die Antike zurück. Was sich im Lauf der Zeit geändert hat, ist zum einen das Spektrum an Krankheitsbedrohungen. Stehen in früheren Zeiten die unterschiedlichsten Infektionskrankheiten im Zentrum krankheitspräventiver Maßnahmen, gewinnen chronische Leiden vor allem in westlichen Ländern heute mehr und mehr an Bedeutung. Hinzu kommt zum anderen, dass die Wahrnehmung von Erkrankungen und Krankheitsrisiken mit den naturwissenschaftlichen Fortschritten des 19. und insbesondere 20. Jahrhunderts gewachsen ist. Das immer detailliertere Wissen über Wirkungszusammenhänge hat nicht nur dazu geführt, dass heute deutlich mehr Präventionsmaßnahmen durchgeführt werden, sondern auch, dass die entsprechenden Strategien viel differenzierter und weitreichender sind (Stöckel 2009: 21-22).

schiedene Interventionsformen, denen eine jeweils andere Eingriffslogik zugrunde liegt (Hurrelmann/ Klotz/ Haisch 2009: 11, Leppin 2009: 33, Altgeld/ Kolip 2009: 41). Die konzeptionelle Trennung von Krankheitsprävention und Gesundheitsförderung stellt eine grundlegende Differenzierung im komplexen Feld gesundheitsbezogener Interventionen dar. Sie geht auf ein Modell des amerikanisch-israelischen Medizinsoziologen Aaron Antonovsky zurück, das der Diskussion um die Verhinderung von Krankheiten und die Förderung von Gesundheit und Wohlbefinden neue Impulse bringt und zu einem bahnbrechenden Perspektivenwechsel in der Gesundheitsforschung führt (Antonovsky 1979, Antonovsky 1987). Für Antonovsky sind Individuen kontinuierlich Risiken ausgesetzt, die sie in ihrer körperlichen und psychischen Gesundheit gefährden. Die entscheidende Frage ist für ihn nicht diejenige, wie Krankheiten entstehen und was Menschen krank macht, sondern diejenige, was sie trotz der sie umgebenden potenziell gesundheitsgefährdenden Risiken und belastenden Faktoren gesund hält und wie es ihnen gelingt, Störungen ihrer Gesundheit erfolgreich auszugleichen.[15]

Um seinen Gedanken Ausdruck zu verleihen, prägt Antonovsky zunächst den Begriff der Salutogenese. Der aus dem lateinischen Wort „salus" und dem griechischen Wort „genese" zusammengesetzte Neologismus kann sinngemäß mit „Gesundheitsentstehung" übersetzt werden. Er fokussiert im Gegensatz zur Pathogenese nicht die Entstehung und Entwicklung von Krankheiten, sondern die Entstehung und Aufrechterhaltung von Gesundheit und Wohlbefinden. Darüber hinaus entwickelt Antonovsky ein Modell, das die Dichotomie zwischen Gesundheit und Krankheit auflöst. Es konzipiert Krankheit und Gesundheit als die zwei Pole eines Kontinuums und positioniert jedes Individuum an wechselnden Stellen zwischen den beiden Endpunkten. Die genaue Position hängt im Sinne Antonovskys davon ab, welchen Risikofaktoren ein Individuum ausgesetzt ist und über welche

---

[15] Die Merkmale, Eigenschaften und Fähigkeiten, die einem Menschen ermöglichen, mit Risikofaktoren und Belastungen effektiv umzugehen, bezeichnet Antonovsky als Widerstandsressourcen. Er unterteilt sie in physikalische und biochemische, materielle, kognitive und emotionale, motivationale und soziale sowie makrostrukturelle Faktoren. Faltermaier (2005) schlägt eine Einteilung in drei Gruppen vor und differenziert körperlich-konstitutionelle, personal-psychische und soziale Widerstandsressourcen (siehe hierzu Hurrelmann/ Richter 2013: 122-123).

Schutzfaktoren oder Ressourcen es verfügt, um gegen diese anzugehen. Krankheit und Gesundheit sind damit keine statischen Zustände mehr, sondern dynamische Prozesse: Ein Individuum ist mehr oder weniger krank oder mehr oder weniger gesund (Altgeld/ Kolip 2009: 41, Fromm/ Baumann/ Lampert 2011: 16-17, Hurrelmann/ Richter 2013: 120-128).[16]

Auf Antonovskys salutogenetischem Modell basiert nun die Differenzierung von Krankheitsprävention und Gesundheitsförderung: Unter Krankheitsprävention oder Prävention im engeren Sinne fallen sämtliche Maßnahmen, die nach krankmachenden Faktoren fragen und zu verhindern versuchen, dass das Individuum näher an den Krankheitspol rutscht. Sie zielt darauf ab, das Auftreten von Erkrankungen durch eine Zurückdrängung oder Ausschaltung von Krankheitsursachen und Risikofaktoren einzudämmen.[17] Dies dient einerseits dazu, die Verbreitung der entsprechenden Krankheit in der Bevölkerung zu verringern; andererseits sollen ihre Auswirkungen auf Morbidität und Mortalität einzelner Personen oder ganzer Bevölkerungsgruppen vermindert werden (Altgeld/ Kolip 2009: 41, Hurrelmann/ Klotz/ Haisch 2009: 11). Als Beispiele können die Beseitigung pathogener Bedingungen am Arbeitsplatz genannt werden, aber auch Maßnahmen zugunsten einer Aufgabe gesundheitsschädigenden Verhaltens wie beispielsweise Anti-Raucher-Programme und Safer-Sex-Kampagnen (Leppin 2009: 34).

Die der Krankheitsprävention zugrunde liegende Dynamik ist die der Entstehung von Krankheit. Interventionen beruhen auf einer möglichst umfassenden Kenntnis pathogenetischer Faktoren: Je präziser das Wissen über die Risikofaktoren und ersten Anzeichen einer Krankheit sowie die Entwicklungsstadien einer Erkrankung und den entsprechenden Krankheitsverlauf, desto gezielter die Intervention zur Abwendung des Krankheitseintritts oder Abschwächung der gesundheitlichen Schädigung (Hurrelmann/

---

[16] Die beiden Pole der völligen Gesundheit und völligen Krankheit sind nach Antonovsky faktisch nicht zu erreichen. Ein Mensch hat immer auch kranke Anteile, egal wie gesund er sich fühlt. Umgekehrt müssen zumindest Teile des Menschen gesund sein, solange er am Leben ist (Hurrelmann/ Richter 2013: 125).
[17] Die Risikofaktoren lassen sich in drei Gruppen einteilen: (1) Genetische, physiologische und psychische Faktoren (Arterienverengungen, psychische Überlastungen), (2) umweltbezogene Faktoren (hohe Ozonwerte), (3) behaviorale Faktoren (ungeschützter Geschlechtsverkehr, Tabakkonsum, Bewegungsmangel) (Hurrelmann/ Klotz/ Haisch 2009: 12-13).

Klotz/ Haisch 2009: 12). Die Krankheitsprävention wird von der Hoffnung getragen, in einer Weise in die Dynamik der sozialen, psychischen und/oder körperlichen Pathogenese einzugreifen, dass diese einen anderen Verlauf als den ursprünglich zu erwartenden nimmt (Hurrelmann/ Richter 2013: 151). Ihr Erfolg misst sich daran, in welchem Ausmaß erwartbare Krankheitsausbrüche verhindert und/oder schlimme Krankheitsverläufe vermieden werden (Hurrelmann/ Klotz/ Haisch 2009: 12). Ein zentrales Problem liegt darin, dass die meisten krankheitspräventiven Maßnahmen auf Wahrscheinlichkeitsaussagen beruhen und viele Risikofaktoren nicht zwangsläufig zu einer Erkrankung führen. Ihr Ausschalten ist kein Garant dafür, ein Leben lang gesund zu bleiben, und so bleiben Adressaten entsprechender Interventionen häufig mit der Frage zurück, inwiefern Strategien der Krankheitsprävention tatsächlich zum Abbau einer Krankheitslast führen (Hurrelmann/ Klotz/ Haisch 2009: 13).

Maßnahmen der Gesundheitsförderung stellen die zentrale Frage, was den Menschen gesund hält. Im Gegensatz zur Krankheitsprävention liegt ihnen keine Strategie der Vermeidung zugrunde. Sie setzen an den Abwehrkräften an und propagieren eine Stärkung gesundheitsförderlicher Ressourcen und Lebensbedingungen, um das Individuum näher in Richtung des Gesundheitspols zu schieben. Durch eine Erhöhung von individuellen und sozialen Schutzfaktoren sollen sein Wohlbefinden verbessert und seine gesundheitlichen Entfaltungsmöglichkeiten optimiert werden.[18] Als Beispiele lassen sich Aktionen zugunsten einer gesunden Ernährungsweise und Programme zur Stärkung des Selbstwertgefühls anführen (Altgeld/ Kolip 2009: 43, Hurrelmann/ Richter 2013: 151).

Die der Gesundheitsförderung zugrunde liegende Dynamik ist die der Entstehung von Gesundheit. Voraussetzung für ein erfolgversprechendes Inter-

---

[18] Wie die Risikofaktoren lassen sich auch die Schutzfaktoren in verschiedene Gruppen einteilen: (1) Soziale und wirtschaftliche Faktoren (Bedingungen am Arbeitsplatz, sozioökonomische Lebenslagen), (2) Umweltfaktoren (Luft- und Wasserqualität, Wohnbedingungen), (3) Faktoren des Lebensstils (Ernährungs- und Bewegungsgewohnheiten, Möglichkeiten der Stressbewältigung), (4) psychologische Faktoren (Kontrollüberzeugungen, Eigenverantwortung), (5) Zugang zu gesundheitsrelevanten Leistungen und Institutionen (Bildungs- und Sozialeinrichtungen, Transport- und Freizeitmöglichkeiten, Krankheitsversorgung, Pflege und Gesundheitsberatung) (Hurrelmann/ Klotz/ Haisch 2009: 13-14).

venieren ist eine möglichst genaue Identifizierung von gesundheitsförderlichen Schutzfaktoren. Maßnahmen der Gesundheitsförderung konzentrieren sich nicht auf spezifische Erkrankungen und konkrete Risiken. Sie richten ihren Blick auf eine Vielzahl an persönlichen und sozialen Ressourcen und können damit als wesentlich komplexer gelten als die meisten Krankheitspräventionsansätze (Hurrelmann/ Klotz/ Haisch 2009: 11-13, Altgeld/ Kolip 2009: 41-43, Hurrelmann/ Richter 2013: 151).

Wie die Ausführungen gezeigt haben, ist Gesundheitsförderung keine Facette von Krankheitsprävention oder gar mit ihr identisch. Die begriffliche Trennung impliziert vielmehr „einen radikalen Perspektivenwechsel, der nicht die Krankheiten in den Blick nimmt, sondern die Determinanten für Gesundheit und Wohlbefinden" (Altgeld/ Kolip 2009: 42). Dennoch sind Gesundheitsförderung und Krankheitsprävention nicht als gegensätzliche und sich ausschließende Ansätze zu verstehen (Fromm/ Baumann/ Lampert 2011: 16). Sie ergänzen sich in der Verfolgung eines übergeordneten Zwecks, denn beide wollen einen Gesundheitsgewinn erzielen, wenngleich auf unterschiedliche Art und Weise (Hurrelmann/ Richter 2013: 154): Der pathogenetisch orientierten Krankheitsprävention geht es um die Zurückdrängung oder Ausschaltung von Krankheitsrisiken; der Gesundheitsgewinn liegt im Abbau einer zu erwartenden individuellen oder kollektiven Krankheitslast. Der salutogenetisch orientierten Gesundheitsförderung geht es hingegen um den Aufbau und/oder die Stärkung von Gesundheitsressourcen und gesunderhaltenden Schutzfaktoren; der Gesundheitsgewinn liegt in der (Wieder-) Herstellung einer höheren als der ursprünglich erwartbaren Gesundheitsqualität (Hurrelmann/ Klotz/ Haisch 2009: 12-14, Hurrelmann/ Richter 2013: 151, 154). Je nach Ausgangslage erweist sich einmal die eine und einmal die andere Strategie als angemessener und erfolgversprechender (Hurrelmann/ Richter 2013: 152). Moderne Interventionen beinhalten meist sowohl Elemente von Krankheitsprävention als auch von Gesundheitsförderung, und so können die beiden Begriffe gerade in der Praxis oft nicht trennscharf voneinander verwendet werden (Altgeld/ Kolip 2009: 42).

Primärprävention, Sekundärprävention und Tertiärprävention

Richtet man den Blick auf Prävention im engeren Sinne, so stößt man schnell auf eine weit verbreitete Differenzierung, und zwar die von Gerald Caplan

(1964) entlang einer Zeitachse vorgenommene Einteilung in Primär-, Sekundär- und Tertiärprävention (zu den folgenden Abschnitten siehe insbesondere Amort/ Kuderna 2007: 444, Escobar Pinzón/ Sweers 2007: 454, Hurrelmann/ Richter 2013: 150, Leppin 2009: 31-32).

Maßnahmen der Primärprävention setzen vor dem Auftreten eines unerwünschten Zustandes wie beispielsweise dem Ausbruch einer Erkrankung ein und stellen den Prototyp von Krankheitsprävention dar. Sie sollen pathogenetische Prozesse und damit das Neuauftreten von Krankheiten durch ein frühzeitiges Ausschalten aller bekannter Risikofaktoren verhindern. Adressaten sind Personen, von denen anzunehmen ist, dass sie gesund sind. Im Kontext von HIV/AIDS zielen primärpräventive Maßnahmen darauf ab, die Zahl an Neuinfektionen durch eine Minimierung biomedizinisch klar definierbarer Risiken zu reduzieren. Im Mittelpunkt steht dabei die Vermittlung von Wissen im Rahmen von Aufklärungskampagnen: Die Bevölkerung wird über Ansteckungswege und die Möglichkeiten einer Infektionsvermeidung in Kenntnis gesetzt und zu einem präventionskonformen Verhalten motiviert. Der Erfolg lässt sich – zumindest auf Ebene eines Individuums – klinisch eindeutig messen: Die Ansteckungsvermeidung gelingt, solange das Individuum HIV-negativ ist. Ein zweiter Weg zur Verhinderung von Neuinfektionen liegt in einer möglichst umfassenden und flächendeckenden antiretroviralen Behandlung Betroffener. Mit dem erfolgreichen Therapieren vieler Infizierter lässt sich die Verbreitung des Virus in der Bevölkerung selbst bei Nichtbeachten der Aufklärungsbotschaften erheblich bremsen (zum primärpräventiven Nutzen der antiretroviralen Therapie siehe Kapitel 2.1.1).

Als Sekundärprävention werden Maßnahmen bezeichnet, die im Anfangsstadium einer Gesundheitsstörung oder Krankheit zur Anwendung kommen, ihrer Früherkennung dienen und/oder das Fortschreiten oder Chronischwerden einzudämmen versuchen. Im Mittelpunkt stehen diagnostische Test- und Messverfahren, mit deren Hilfe festgestellt wird, ob ein bestimmter pathogenetischer Prozess seinen Anfang genommen hat. Adressaten sekundärpräventiver Strategien sind zum einen Personen, die erste (unspezifische) Anzeichen einer Krankheit zeigen, zum anderen solche, die ohne manifeste Symptomatik an der jeweiligen Maßnahme teilnehmen, durch die diagnostischen Tests jedoch möglicherweise zu Betroffenen werden. Sekundärpräventive Maßnahmen zielen im Kontext von HIV/AIDS darauf ab, Neuinfektionen über flächendeckende HIV-Testungen frühzeitig zu erkennen und den drohenden Krankheitsausbruch durch eine gesundheitsförderliche Lebensweise und entsprechende Therapieangebote so weit wie möglich hinauszuzögern.

Maßnahmen der Tertiärprävention setzen nach der Manifestation einer Krankheit oder einer medizinischen Akutbehandlung ein. Sie richten sich an Patienten und zielen darauf ab, die Konsequenzen einer Erkrankung in ihrer Intensität zu mildern, Funktionseinschränkungen und Begleitkrankheiten zu reduzieren, Folgeschäden zu verhindern und Rückfällen vorzubeugen. Im Zusammenhang mit HIV/AIDS geht es insbesondere darum, die Lebenszeit Betroffener mittels geeigneter antiretroviraler Therapien zu verlängern und ein möglichst hohes Maß an Lebensqualität zu sichern. Als problematisch erweist sich – und zwar nicht nur im Kontext von HIV/AIDS – die begriffliche Überschneidung zwischen Maßnahmen der Tertiärprävention und Eingriffen der medizinisch-therapeutischen Behandlung und Rehabilitation: Wann kann eine konkrete Intervention als präventive und wann als kurative Strategie verstanden werden? Eine eindeutige Antwort scheint es auf die Frage nicht zu geben, mit der Folge, dass teilweise Forderungen laut werden, den Begriff der Tertiärprävention aufzugeben.

Die Grenzen zwischen Primär-, Sekundär- und Tertiärprävention sind fließend. Maßnahmen lassen sich in der Praxis häufig keinem konkreten Präventionsansatz zurechnen, wobei sich insbesondere die Abgrenzung von Primär- zu Sekundärprävention als schwierig erweist (Leppin 2009: 33). Auch die in der vorliegenden Untersuchung betrachteten Aufklärungsgespräche sind sowohl primär- als auch sekundärpräventiv ausgerichtet. Die Veranstaltungen wenden sich an die dominikanische Gesamtbevölkerung, die sich als größtenteils HIV-negative, sexuell jedoch aktive Bevölkerungsgruppe einem mehr oder weniger hohen Risiko aussetzt. Ziel der Gespräche ist die Vermeidung von Neuinfektionen und demzufolge ein primärpräventiver Ansatz. Sekundärpräventiv sind die untersuchten Aufklärungsgespräche insofern, als dass sie immer auch die Notwendigkeit von HIV-Tests zur Kenntnis des eigenen serologischen Status thematisieren und aufgrund der hohen Dunkelziffer davon auszugehen ist, dass sich im Publikum auch HIV-positive

Zuhörer befinden, die nichts von ihrer Infektion wissen. Gerade die oftmals gegebene Möglichkeit, den HIV-Test direkt im Anschluss an die Veranstaltungen kostenlos in einer mobilen Klinik durchführen zu lassen, zeugt von der schwierigen Grenzziehung zwischen primär- und sekundärpräventiven Aktivitäten.

Verhaltensprävention und Verhältnisprävention

Quer zur konzeptionellen Trennung von Krankheitsprävention und Gesundheitsförderung sowie zur Unterteilung in Primär-, Sekundär- und Tertiärprävention findet sich eine weitere Differenzierung. Ausgehend von der Frage nach dem Ansatzpunkt einer konkreten Interventionsmaßnahme unterscheidet Ernst von Kardorff zwischen Verhaltens- und Verhältnisprävention (Kardorff 1995).

- Die Verhaltensprävention oder personale Prävention setzt am Individuum an. Durch Aufklärung und Information, Maßnahmen zur Stärkung der Persönlichkeit und teilweise auch Sanktionen nimmt sie Einfluss auf seinen individuellen Gesundheitszustand und sein individuelles Gesundheitsverhalten. Sie zielt darauf ab, ihm die erforderlichen Kompetenzen und Motivationen für einen gesundheitsbewussten Lebensstil zu vermitteln. Klassische Beispiele sind das Propagieren von Kondomen im Rahmen der HIV/AIDS-Aufklärung, Vorträge zu den Gefahren des Rauchens und Programme zur Förderung positiver Lebenskompetenzen (Leppin 2009: 36, Altgeld/ Kolip 2009: 42). Nach Hurrelmann und Richter ist es insbesondere die Krankheitsprävention, die verhaltenspräventiv agiert (Hurrelmann/ Richter 2013: 153-154).

- Die Verhältnisprävention oder strukturelle Prävention setzt am sozialen Umfeld und/oder den gesellschaftlichen oder rechtlichen Rahmenbedingungen an und zielt auf die Herstellung gesundheitsförderlicher Verhältnisse ab. Durch eine Veränderung der ökologischen, politischen, sozioökonomischen, kulturellen und medizinisch-hygienischen Lebensbedingungen einer Bevölkerungsgruppe und eine positive und möglichst risikoarme Gestaltung der Umwelt wird die Entstehung und Entwicklung von Krankheiten indirekt beeinflusst. Prominente Beispiele sind flächendeckende Maßnahmen zur Trinkwasseraufbereitung, gesetzliche Verbote gesundheitsschädigender Baustoffe und die ergonomische Gestaltung von Arbeitsplätzen in Behörden und Betrieben (Leppin 2009: 36, Altgeld/ Kolip 2009: 42). Nach Hurrelmann und

Richter steht die Verhältnisprävention in enger Nähe zu Maßnahmen der Gesundheitsförderung (Hurrelmann/ Richter 2013: 153).

Die Zuordnung konkreter Aktivitäten zur Verhaltens- oder Verhältnisprävention ist ebenso wenig eindeutig wie die beschriebene Unterscheidung zwischen primär- und sekundärpräventiven Interventionen, was sich nicht zuletzt auch mit Blick auf die in der vorliegenden Arbeit untersuchten Aufklärungsgespräche zeigt. Eine Tendenz in Richtung Verhaltensprävention zeichnet sich insofern ab, als dass die Gespräche in erster Linie darauf abzielen, das Gesundheits- und Sexualverhalten des Einzelnen zu beeinflussen und die Verbreitung des HI-Virus durch das öffentlich vermittelte Erlernen richtiger Verhaltensweisen zu stoppen. Als verhältnispräventiv können die Veranstaltungen dann gelten, wenn die erfolgreiche Umsetzung des propagierten Handelns beim Individuum das soziale und kulturelle Lebensumfeld einer Gesellschaft im positiven Sinne verändert, wenn also beispielsweise Appelle zum Unterlassen von stigmatisierendem Verhalten auf fruchtbaren Boden fallen und die Rezipienten HIV-positive Menschen nicht mehr diskriminieren und aus dem gesellschaftlichen Leben ausgrenzen.

Präventionsstrategien

Genauso vielfältig wie die unterschiedlichen Präventionsansätze sind die Methoden und Strategien, mit deren Hilfe präventive Zielsetzungen verfolgt werden. Nach Leppin (2009) lassen sich normativ-regulatorische Verfahren, ökonomische Anreiz- und Bestrafungssysteme sowie edukative Maßnahmen unterscheiden. Normativ-regulatorische Verfahren bedienen sich gesetzgeberischer Vorschriften, Gebote und Verbote sowie entsprechender Sanktionen bei Missachtung, um ihre Ziele durchzusetzen. Klassische Beispiele sind die Anschnallpflicht, das Festlegen einer Promillegrenze im Straßenverkehr sowie das Erlassen von Rauchverboten, Emissionsschutzgesetzen, Schadstoffverordnungen und Vorschriften zur Lebensmittelüberwachung. Ökonomische Strategien streben an, das Verhalten des Einzelnen mittels unterschiedlicher Anreiz- und Bestrafungssysteme zu beeinflussen und damit indirekt zu steuern. So soll beispielsweise die Erhöhung der Tabaksteuer zu einer Verteuerung von Tabakwaren führen und in eine letztlich geringere Nachfrage nach entsprechenden gesundheitsschädlichen Produkten münden. Umgekehrt bieten verminderte Krankenkassenbeiträge für Nichtraucher einen

Anreiz, das Rauchen zu unterlassen oder gar nicht erst damit zu beginnen. Edukative Verfahren zielen schließlich darauf ab, ihre jeweiligen Adressaten zu Verhaltensänderungen durch Einsicht zu bewegen. Die Zielgruppe soll dazu motiviert werden, gesundheitsschädliches Handeln zu reduzieren und gesundheitsförderliche Verhaltensweisen anzunehmen (Leppin 2009: 37-38). Zu den edukativen Verfahren gehören neben Beratungsgesprächen und Verhaltens- und Selbstmanagementtrainings insbesondere Maßnahmen der gesundheitlichen Aufklärung und damit gerade die Art der Kommunikation, die den Gegenstand der vorliegenden Untersuchung bildet.

Eine ähnliche Einteilung wie Leppin nehmen Bonfadelli und Friemel vor, die vier verschiedene Strategien zur Lösung gesellschaftlich-sozialer Probleme unterscheiden und mit Beispielen aus dem Bereich der Gesundheitsförderung und Prävention verdeutlichen:

Medium	Strategie	Beispiele aus dem Bereich der Gesundheitsförderung und Krankheitsprävention
Technik: Technische Problemlösungen (insbesondere in den 1960er Jahren)	Ursachenvermeidung, Folgenabschwächung und Risikominderung	Entwicklung von Medikamenten und Impfstoffen, Erarbeitung von Hygienemaßnahmen
Macht: Gesetzgeberische Strategien (insbesondere in den 1970er Jahren)	Staatlich sanktionierte Maßnahmen wie Gebote und Verbote	Einführung von ärztlichen Meldepflichten, Durchsetzung von Rauch- und Drogenverboten, Einführung von Impfzwängen
Geld: Ökonomische Strategien (insbesondere in den 1980er Jahren)	Lenkungsabgaben (negativ) und finanzielle Anreize (positiv)	Einführung der Tabaksteuer, Absenkung von Krankenkassenbeiträgen für Nichtraucher

| Kommunikation: Kommunikationskampagnen (schwerpunktmäßig seit den 1980er Jahren) | Information, Kommunikation und Persuasion, Sensibilisierung für Gesundheitsthemen und Motivation zu gesundem Verhalten | Verteilen von Informationsbroschüren, Einführung von Gesundheitserziehung an Schulen, Durchführen von Gesundheitskampagnen |

Tabelle 1: Strategien zur Lösung gesellschaftlich-sozialer Probleme
(in Anlehnung an Bonfadelli/ Friemel 2006: 16-17, siehe auch Bonfadelli 2014a: 361)

Die Tabelle zeigt wie auch die von Leppin vorgenommene Einteilung, dass edukativ-kommunikative Strategien – darunter Ansätze wie die Gesundheitsaufklärung, die Gesundheitsberatung, die Gesundheitsbildung und die Gesundheitserziehung (Hurrelmann/ Richter 2013: 193) – nur einen Teil eines umfangreichen Spektrums an präventiven und gesundheitsförderlichen Maßnahmen darstellen. Kommunikation spielt eine zweifelsohne wichtige, aber bei Weitem nicht die einzige Rolle, wenn es darum geht, ein gesundheitliches Problem zu lösen. Ein Blick in die Praxis des weltweiten Kampfes gegen HIV/AIDS bestätigt dies: Die HIV/AIDS-Prävention basiert auf verschiedenen kommunikativen wie auch nicht-kommunikativen Ansätzen, die abhängig von der jeweiligen epidemiologischen Situation und den vorherrschenden Rahmenbedingungen und Kontextfaktoren mehr oder weniger Beachtung erfahren und sich als mehr oder weniger erfolgversprechend erweisen (zu den Strategien der HIV/AIDS-Prävention siehe beispielsweise Elder 2001: 96-97 und Strathdee/ Neweill/ Inacio Bastos/ Patterson 2006: 67-79 sowie mit Blick auf Schwellen- und Entwicklungsländer Dayton/ Merson 2000: 232-241 und mit Blick auf Lateinamerika und die Karibik Cáceres 2003: 13-14):[19]

- Ein wichtiger Baustein der HIV/AIDS-Prävention ist es, Blutkonserven konsequent und gründlich zu testen und verseuchte Blutprodukte aus dem Verkehr zu ziehen.

---

[19] Dass die HIV/AIDS-Prävention aus einem umfassenden Set an Maßnahmen kommunikativer und nicht-kommunikativer Art besteht, wird auch im Titel eines vor einigen Jahren erschienenen Sammelbandes deutlich, der unterschiedliche Ansätze und Strategie ausführlich diskutiert: „HIV Prevention: A Comprehensive Approach" (Mayer/ Pizer (Hrsg.) 2009).

- Das Risiko einer Mutter-Kind-Ansteckung während der Schwangerschaft und der Geburt sowie beim Stillen lässt sich durch Maßnahmen wie die antiretrovirale Behandlung von HIV-positiven Schwangeren, das Durchführen von Kaiserschnitten und die Bereitstellung von Muttermilchersatzprodukten deutlich vermindern.
- Konsumenten intravenöser Drogen werden über die Risiken des gemeinsamen Benutzens von Nadeln aufgeklärt und erhalten Zugang zu sterilem Spritzbesteck, zu Anlauf- und Beratungsstellen und gegebenenfalls auch zu Drogenersatztherapien.
- Ein wichtiger Pfeiler im Kampf gegen HIV/AIDS besteht in der Prävention und umfassenden Behandlung sexuell übertragbarer Krankheiten wie der Syphilis, denn liegen entsprechende Erkrankungen vor, stecken sich Betroffene leichter mit HIV an.
- Die antiretrovirale Therapie – ein nach Bonfadelli und Friemel technisches Lösungskonzept – wird konstant weiterentwickelt. Flächendeckend angewandt dient sie nicht nur der Behandlung HIV-Positiver, sondern hat auch eine entscheidende primärpräventive Bedeutung (siehe hierzu auch Kapitel 2.1.1).
- Mikrobizide sollen Frauen die Möglichkeit bieten, das Risiko einer Ansteckung zu senken und sich ohne die Zustimmung oder Mitwirkung des Partners besser vor einer Infektion zu schützen. Einen ähnlichen Zweck erfüllen Frauenkondome.
- Die Impfstoffforschung tritt gegenwärtig auf der Stelle, doch hat gerade sie das Potenzial, die Verbreitung des HI-Virus entscheidend einzudämmen.
- Eine wichtige Rolle spielt schließlich auch die gesundheitliche Aufklärung: Individuen werden im Rahmen massenmedialer Kampagnen und/oder interpersoneller Aktivitäten über das Wesen von HIV/AIDS sowie Ansteckungswege und Schutzmöglichkeiten informiert und zu einem verantwortungsvollen Umgang mit Gesundheitsrisiken motiviert.

Kommunikative Maßnahmen zielen nach Hurrelmann und Richter auf eine unmittelbare Beeinflussung des gesundheitsbezogenen Handelns eines Individuums. Sie werden häufig unter dem Begriff der Gesundheitskommunikation subsummiert, und zwar ungeachtet ihrer unterschiedlichen Vorgehensweisen und Einsatzgebiete (Hurrelmann/ Richter 2013: 193, 195). Gesundheitskommunikative Aktivitäten können „ein effektives Instrument zur Steuerung des Wissens, der Leistungsinanspruchnahme und des Gesundheitszustandes der gesamten Bevölkerung sein" (Ose/ Hurrelmann 2009: 405). Zielgerichtet eingesetzt sind sie „ein unverzichtbarer Bestandteil moderner Präventionspolitik" (Ose/ Hurrelmann 2009: 405). Im Umkehrschluss bedeutet dies:

> Für Gesundheitsförderung und Prävention, die auf einen Ausbau von gesundheitlichen Kompetenzen abzielen, bedeutet das Nichtvorhandensein einer umfassenden und strukturierten Gesundheitskommunikation, dass ihnen ein wichtiges Instrument für ein präventionsorientiertes Gesundheitsverhalten fehlt. (Ose/ Hurrelmann 2009: 405)

Die große Bedeutung edukativ-kommunikativer Maßnahmen ist offensichtlich und liegt nicht zuletzt auch in ihrem Potenzial zur Fundierung und Legitimierung nicht-kommunikativer Maßnahmen und zum Publikmachen technischer, gesetzgeberischer und ökonomischer Lösungsansätze. Bei all dem darf nicht vergessen werden, dass Kommunikation ein gesundheitliches Problem wohl kaum alleine zu lösen vermag und sich die Wirksamkeit gesundheitskommunikativer Strategien durch flankierende Aktivitäten nicht-kommunikativer Art oft deutlich erhöhen lässt.[20] Die nachhaltige Lösung eines gesellschaftlich-sozialen Problems im Allgemeinen und eines gesundheitlichen Problems im Speziellen erfordert die Kombination verschiedener Ansätze (Bonfadelli/ Friemel 2006: 16-17).

Das sich anschließende Kapitel wird sich eingehend mit dem komplexen Feld der Gesundheitskommunikation sowie den Grundannahmen, Zielsetzungen, Problemen und Formen der gesundheitlichen Aufklärung befassen.

2.2.2. Gesundheitskommunikation

Gesundheitskommunikation ist ein auf den ersten Blick leicht zu greifendes und eindeutig zu bestimmendes Phänomen. Geht man von der Wortbedeutung aus, so handelt es sich bei Gesundheitskommunikation um Kommuni-

---

[20] Kapitel 2.2.2 greift diesen Aspekt erneut auf, denn insbesondere in den Entstehungsjahren der Forschungsdisziplin der Gesundheitskommunikation ist die Ansicht weit verbreitet, dass Gesundheitsprobleme (fast) ausschließlich Kommunikationsprobleme sind.

kation über Gesundheit, doch bereits an dieser Stelle endet der definitorische Konsens. Jegliche Versuche einer detaillierteren Bestimmung oder Abgrenzung des Gegenstandbereichs führen auf unsicheres Terrain, denn Gesundheitskommunikation zeigt sich als vielschichtiges Phänomen mit einem breiten Themenspektrum, einer Mannigfaltigkeit an unterschiedlichen Facetten und einer starken interdisziplinären Ausrichtung. Eine der entscheidenden Fragen ist, ob sich der Begriff ausschließlich auf Kommunikation über Gesundheit bezieht oder auch Kommunikation über Krankheit(en) einschließt (Fromm/ Baumann/ Lampert 2011: 15, 19).

Dabei ist Gesundheitskommunikation zunächst einmal zweierlei: Unter Gesundheitskommunikation wird zum einen ein Forschungs- und Praxisfeld verstanden, zum anderen aber auch die Art der Kommunikation, mit der sich dieses befasst. In einschlägigen Veröffentlichungen verschwimmen die beiden Facetten häufig oder gehen ineinander über.

Gesundheitskommunikation als Forschungsfeld

Gesundheitskommunikation ist ein breites und lebendiges Forschungsfeld, dem sich unterschiedliche Disziplinen aus unterschiedlichen Perspektiven und mit unterschiedlicher Schwerpunktsetzung widmen. Beteiligt sind seit Anfang an die Kommunikationswissenschaften und in deutlich geringerem Ausmaß auch die Medizin mit den ihr zuarbeitenden Naturwissenschaften (Schulz/ Hartung 2014: 29, Schnabel 2014: 52). Während die Kommunikationswissenschaften Kommunikation im Zusammenhang mit Gesundheit und Krankheit zunächst nur exemplarisch als ein Anwendungsfeld unter vielen mitbehandeln und Wissen über Kommunikation auf gesundheitsbezogene Themen beziehen, stellen Kommunikationsprozesse in der Medizin anfangs ein allenfalls randständiges und beiläufig erforschtes Phänomen dar (Baumann/ Hurrelmann 2014: 8, siehe hierzu auch Signitzer 2001: 25, Fromm/ Baumann/ Lampert 2011: 23). Erst mit der Zeit wird man sich der gesellschaftlichen Relevanz des Themas Gesundheit und der Bedeutung von Kommunikationsprozessen im Gesundheitswesen bewusst und widmet sich in immer größerem Umfang ihrer systematischen Erforschung. Dies führt in vielen Fällen dazu, dass ein Zusammenhang zwischen Gesundheit und Kommunikation gar nicht mehr zur Diskussion gestellt wird, sondern man unhinterfragt in einer überraschenden Schärfe und Vehemenz davon ausgeht, dass Kommunikationsprozesse eine, wenn nicht sogar die entscheidende Rolle in Bezug auf Krankheit und Gesundheit spielen (Signitzer 2001: 26): „We advocate communication is *the* critical variable, essential for effective health care, and around which the other variables must revolve" (Donohew/ Ray 1990: 8, Hervorhebung im Original). Jedes Problem – und damit auch jedes Gesundheitsproblem – wird als ein Kommunikationsproblem gesehen, das mittels Kommunikation zu lösen ist (Bonfadelli 2014b: 28). In diesem Sinne betont auch Signitzer in einem ursprünglich 1989 erschienenen Beitrag, dass „Kommunikation eine zentrale Rolle im gesamten Gesundheitswesen spielt, dass sie möglicherweise zum wichtigsten Instrument sowohl der Gesundheits-Professionals als auch der Klienten zur Gestaltung einer erfolgreichen Gesundheitsfürsorge geworden ist" (Signitzer 2013: 307-308). Er kritisiert, dass Kommunikation „in der tagtäglichen Praxis der Gesundheitsarbeit [...] nicht jenen Stellenwert hat, der ihr aufgrund ihrer Bedeutung zukommt" (Signitzer 2013: 308). Der Kommunikations- und Medienwissenschaftler Roski formuliert es einige Jahre später nicht mehr ganz so drastisch, doch auch er schreibt Kommunikation einen großen Einfluss zu: „Kommunikation gehört zu den Kernaktivitäten des Gesundheitswesens. Sie ist im Gesundheitssystem [...] ein wesentlicher Erfolgs- und Effizienztreiber" (Roski 2014: 348). Ein grundsätzlicher Zusammenhang zwischen Gesundheit und Kommunikation scheint unbestreitbar, über die tatsächliche Bedeutung kommunikativer Prozesse sagt dies jedoch noch nichts aus. Signitzer plädiert inzwischen für eine verstärkte Rückbesinnung auf die Fragen, ob Gesundheitsprobleme wirklich in erster Linie Kommunikationsprobleme sind, welche weiteren Faktoren sich identifizieren lassen und inwieweit Gesundheitsprobleme (allein) durch kommunikative Maßnahmen gelöst werden können (Spatzier/ Signitzer 2014: 39-40, Signitzer 2001: 26). Ähnliches fordert auch Bonfadelli, wenn er schreibt, dass die Disziplin „bescheidener bzw. vorsichtiger werden und auch medizinische, ökonomische, sozialstrukturelle und gesetzgeberische Einflussfaktoren mitberücksichtigen und in die Forschung integrieren" muss (Bonfadelli 2014b: 28).[21]

---

[21] Siehe hierzu auch Kapitel 2.2.1: Edukativ-kommunikative Strategien spielen eine zweifelsohne wichtige, aber bei Weitem nicht die einzige Rolle, wenn es um die Lösung gesellschaftlich-sozialer Probleme im Allgemeinen und gesundheitlicher Probleme im Speziellen geht.

Der Begriff der Gesundheitskommunikation ist eine Übernahme des anglo-amerikanischen Begriffs *Health Communication*, der ein in der nordamerikanischen Kommunikationswissenschaft seit mehr als vierzig Jahren fest etabliertes Forschungs- und Praxisfeld bezeichnet (Spatzier/ Signitzer 2014: 34, Nöcker 2010b, Hurrelmann/ Leppin 2001: 9, Jazbinsek 2000: 12).[22] In Europa dauert es länger, bis sich der Begriff der Gesundheitskommunikation durchsetzt und seine Verankerung in Forschung und Lehre findet (Baumann/ Hurrelmann 2014: 8, Rossmann/ Hastall 2013: 10). Erst mit deutlicher Verzögerung kann sich die Gesundheitskommunikation hierzulande als eigenständiges akademisches Teilgebiet entwickeln und gegenüber anderen Teildisziplinen behaupten (Schulz/ Hartung 2014: 20, 30, Rossmann/ Hastall 2013: 10).[23]

Die Gesundheitskommunikationsforschung ist nach wie vor kommunikationswissenschaftlich dominiert, doch gewinnen Themen und Fragestellungen mit Bezug zur Kommunikation im Gesundheitsbereich gerade in den vergangenen Jahren auch über die engen Fachgrenzen hinaus an Bedeutung (Signitzer 2001: 25, Schorr 2014: 21-22). Sie finden sichtbaren Eingang in Disziplinen wie die Psychologie, die Soziologie, die Ökonomie in Form des Sozialen Marketings, die Epidemiologie und zuletzt auch die Linguistik; selbst in die Aus- und Weiterbildung im Rahmen medizinischer und gesundheitswissenschaftlicher Studienprogramme wirken gesundheitskommunikationswissenschaftliche Forschungsansätze inzwischen hinein (Spatzier/ Signitzer 2014: 37-39, Nöcker 2010b). Forschungsarbeiten der Gesundheitskommunikation sind überwiegend empirisch-quantitativ ausgerichtet, verein-

---

[22] Im Mittelpunkt der amerikanischen *Health Communication* stehen zunächst die direkte Kommunikation zwischen Arzt und Patient sowie Kampagnen der öffentlichen Gesundheitsinformation und schulischen Gesundheitserziehung. In den 1980er Jahren wird das Forschungsspektrum um Untersuchungen zum Einfluss der Massenmedien auf das Gesundheits- und Krankheitsverhalten der Bevölkerung sowie zu den Möglichkeiten einer gezielten Nutzung moderner Massenmedien erweitert. In den 1990er Jahren werden die verschiedenen Forschungsstränge ausgebaut und zunehmend zueinander in Beziehung gesetzt (Hurrelmann/ Leppin 2001: 9, Schorr 2014: 18-19, zu einer genauen Darstellung der Entwicklungslinien der nordamerikanischen *Health Communication* und einschlägigen Veröffentlichungen siehe Signitzer 2001: 23-25, Schorr 2014: 17-20, Kreps/ Query/ Bonaguro 2014: 38-45, Bonfadelli 2014b: 16).
[23] Einen kurzen Abriss über die Entwicklung der Gesundheitskommunikationsforschung im deutschsprachigen Raum liefern Rossmann und Hastall (2013: 10-12). Zu den wichtigsten einschlägigen Publikationen siehe beispielsweise Bonfadelli (2014b: 15-16).

zelt finden sich jedoch auch qualitative Ansätze. Sie stützen sich auf Theorien, Konzepte und Methoden aus den Kommunikations- und Medienwissenschaften, gefolgt von der Psychologie, der Medizinsoziologie und der Medizin. Eine Rolle spielen darüber hinaus Theorien und Konzepte aus Fachgebieten wie den Gesundheitswissenschaften, der medizinischen Anthropologie, der Gesundheitsökonomie, der Epidemiologie und der medizinischen Informatik und nicht zuletzt auch praktische Erfahrungen aus der Sozialarbeit und der Krankenpflege (Kreps/ Query/ Bonaguro 2014: 30, 36-37, Fromm/ Baumann/ Lampert 2011: 24, Kreps 2003: 354).

Die Gesundheitskommunikationsforschung erfreut sich allerbester Gesundheit, wie Rossmann und Hastall bildlich festhalten (Rossmann/ Hastall 2013: 14). Und auch Kreps betont: „There is a bright future ahead for concerted study of health communication that can help improve the quality of health care and health promotion across the globe" (Kreps 2003: 360). Die unbestrittene gesellschaftlich-soziale Relevanz gesundheitlicher Themen deutet darauf hin, dass die Gesundheitskommunikation als akademische Disziplin wie auch als Praxisfeld weiter expandieren wird (Schulz/ Hartung 2014: 31, Rossmann/ Hastall 2013: 14). Von einem großen Interesse am Thema zeugen nicht nur die gerade im deutschsprachigen Raum stetig steigende Zahl an einschlägigen Publikationen, Fachtagungen und Forschungsnetzwerken, sondern auch die Entstehung entsprechender Studiengänge und Institute und die zunehmende Vernetzung von Wissenschaft und Praxis (Fromm/ Baumann/ Lampert 2011: 23-24, Bonfadelli 2014b: 15).

Eines der größten Probleme der Gesundheitskommunikationsforschung ist ihre sich länderübergreifend manifestierende Theorieschwäche. Forschungsarbeiten sind in ihrer theoretischen Ausrichtung sehr uneinheitlich und es gelingt ihnen häufig nicht, sich wechselseitig wahrzunehmen und ihre verschiedenen Perspektiven miteinander zu verknüpfen. Publikationen aus dem Feld der Gesundheitskommunikation sind nach wie vor stark in ihrer jeweiligen Disziplin verankert und wagen nur punktuelle Blicke über den Tellerrand (Fromm/ Baumann/ Lampert 2011: 23). Auch wird die Gesundheitskommunikation in aller Regel als angewandtes Forschungsfeld wahrgenommen, das seine zentralen Untersuchungsfragestellungen aus der Praxis erhält.[24] Die Forschungsergebnisse der zumeist empirischen Arbeiten kommen häufig weder einer Weiterentwicklung bestehender Konzepte noch einer theoretischen Grundlagenforschung zugute (Fromm/ Baumann/ Lampert 2011: 24-25). So bleibt festzuhalten, „dass es unzählige Fragestellungen im Bereich der Gesundheitskommunikation gibt, die auf eine fundierte Antwort warten, und dass der Weg dahin noch einige theoretische, methodische und forschungsethische Reflektionen erforderlich machen wird" (Rossmann/ Hastall 2013: 14). Die Zukunft wird zeigen, ob die Gesundheitskommunikation eine solide theoretische Fundierung und eine stärkere Standardisierung erfährt und ob es ihr gelingt, ihr interdisziplinäres Profil zu stärken und damit ihrem Anspruch als nicht nur kommunikationswissenschaftliches Forschungsfeld gerecht zu werden (Rossmann/ Hastall 2013: 10, 14).

Genauso mannigfaltig wie die sich mit Kommunikationsereignissen im Gesundheitsbereich auseinandersetzenden Forschungsrichtungen sind die diesbezüglich kursierenden Begrifflichkeiten. Zentrale Begriffe wie Gesundheitskommunikation, Gesundheitsförderung, Gesundheitsinformation, Gesundheitskampagne, Gesundheitsbildung, Gesundheitsberatung, Gesundheitserziehung und Gesundheitsaufklärung sind zweifelsfrei eng miteinander verwandt und werden nicht selten bunt durcheinandergewürfelt, unterscheiden sich aber dennoch in inhaltlichen Nuancen. Gerade über Disziplingrenzen hinweg werden die Begriffe keineswegs einheitlich gebraucht, und so halten auch die Medien- und Kommunikationswissenschaftlerin Baumann und der Sozialisations-, Bildungs- und Gesundheitswissenschaftler Hurrel-

---

[24] Im Mittelpunkt der zumeist problemfokussierten Forschung stehen die Eigenschaften und Dynamiken von Prozessen der Wissensvermittlung und der Ausdruck von Erfahrungen, Einstellungen, Gefühlen und Meinungen. Dabei geht es immer wieder um die Bedingungen gelingender oder gestörter Kommunikation (Nöcker 2010b). Untersuchungen zielen auf die Identifikation, Beschreibung und Lösung von Problemen im Kontext von Gesundheitsvorsorge und Gesundheitsversorgung ab (Kreps/ Query/ Bonaguro 2014: 29-30, Kreps 2003: 353). Der Anspruch der Forschung besteht darin, durch eine Optimierung von Kommunikationsprozessen erfreuliche Ergebnisse für das gesundheitliche Wohlergehen der Bevölkerung zu erzielen (Rossmann/ Hastall 2013: 12), und zwar sowohl in Bezug auf die Diagnose und Behandlung akuter Krankheiten und das Zurechtkommen mit chronischen Erkrankungen als auch im Kontext der Krankheitsverhinderung oder Prävention. Beides zusammen soll zu einer Absenkung von Gesundheitskosten auf gesamtgesellschaftlicher Ebene beitragen (Schulz/ Hartung 2014: 20, 31, siehe hierzu auch Kreps/ Query/ Bonaguro 2014: 30).

mann fest: „Die zentralen Begriffsverständnisse sind einschließlich der konstituierenden Schlüsselbegriffe noch im Fluss" (Baumann/ Hurrelmann 2014: 10-11). Zu einem ähnlichen Ergebnis kommt die Bundeszentrale für gesundheitliche Aufklärung in einem Glossar zu Leitbegriffen der Krankheitsprävention und Gesundheitsförderung: „Allerdings besteht auch heute noch weithin Uneinigkeit darüber, was unter dem Begriff [Gesundheitskommunikation] konkret gefasst werden soll. Dies gilt für die begriffliche Definition wie auch die konkreten Interaktionen, die unter diesem Begriff subsumiert werden können" (Nöcker 2010b). Nach Hurrelmann und Leppin steckt der Begriff der Gesundheitskommunikation ein breites Forschungsfeld ab, „in dessen Rahmen die unterschiedlichsten Formen der Kommunikation über Gesundheit und Krankheit mit Hilfe verschiedener Vermittlungskanäle in einer Fülle unterschiedlicher sozialer Kontexte untersucht werden" (Hurrelmann/ Leppin 2001: 9). Eine umfassende und tiefgreifende Darstellung aller disziplin- und sprachraumspezifischen Begriffsdefinitionen und Verwendungsweisen ist im Rahmen der vorliegenden Arbeit weder möglich noch nötig, doch sollen die folgenden Ausführungen zumindest einen Einblick in ihre Heterogenität und ihren oftmals unsauberen und/oder uneinheitlichen Gebrauch geben.

Gesundheitskommunikation als Untersuchungsgegenstand

Unter Gesundheitskommunikation als Untersuchungsgegenstand verstehen Baumann und Hurrelmann

> die Vermittlung und den Austausch von Wissen, Erfahrungen, Meinungen und Gefühlen, die sich auf Gesundheit oder Krankheit, Prävention oder den gesundheitlichen Versorgungsprozess, die Gesundheitswirtschaft oder Gesundheitspolitik richten. Die Kommunikation kann auf interpersonaler, organisationaler oder gesellschaftlicher Ebene stattfinden und direkt-persönlich oder medienvermittelt erfolgen. (Baumann/ Hurrelmann 2014: 13, siehe auch Hurrelmann/ Leppin 2001: 11)

Mit dieser viel zitierten Definition zeichnen Baumann und Hurrelmann ein sehr weit gefasstes Bild von Gesundheitskommunikation, das im Sinne einer *all-inclusive*-Verwendung (Nöcker 2010b, ähnlich auch Hurrelmann/ Leppin 2001: 11, Bonfadelli 2014b: 18) jegliche Form der Kommunikation über Gesundheit und Krankheit einschließt, die im Gesundheitswesen zu den unterschiedlichsten Themen zwischen Dienstleistern, Patienten und Klienten sowie gesundheitspolitisch interessierten Bürgern stattfinden (Nöcker 2010b).[25]

Gesundheitskommunikation umfasst in diesem sehr weiten Sinne eine Vielzahl an Aktionsfeldern, zu denen neben öffentlichen Gesundheitskampagnen, der Gesundheitsberichterstattung der Massenmedien und Werbung für gesundheitsdienliche Produkte und Dienstleistungen auch die öffentlich vertretene Meinung zu Gesundheitsfragen und die Diskussion gesundheitspolitischer Themen sowie alle Formen der Kommunikation im Kontext der kurativen und therapeutischen Medizin und zum Zweck der Pflege und Rehabilitation zählen (Spatzier/ Signitzer 2014: 45, Schulz/ Hartung 2014: 22, 24).[26] Ein derart weites Verständnis wird dem Umstand gerecht, dass Kommunikation über Gesundheit „nicht nur ununterbrochen in medizinischen und therapeutischen Versorgungseinrichtungen [stattfindet], sondern [...] fast ebenso kontinuierlich auch ihren Platz im Alltag der Menschen [hat]" (Baumann/ Hurrelmann 2014: 8, siehe hierzu auch Kreps 1990, der zwischen *Health Education* in formellen und informellen Kontexten unterscheidet). Führt man sich die Vielzahl an Kommunikationsereignissen vor Augen, die in irgendeiner Form mit Gesundheit oder Krankheit zu tun haben, so wird jedoch schnell klar, dass eine lediglich thematische Fixierung des Gegenstandsbereichs auf gesundheitsbezogene Inhalte wenig zweckdienlich ist, wenn es darum geht, konkrete Interaktionssituationen in ihren jeweils spezifischen Charakteristika und Dynamiken zu untersuchen. So hat ein familiäres Tischgespräch zur Bedeutung einer gesunden Ernährungsweise wenig mit einem

---

[25] In gleicher Weise umreißt beispielsweise auch Rogers den Gegenstandsbereich: „Health communication is any type of human communication whose content is concerned with health" (Rogers 1996: 15). Northouse und Northouse definieren *Health Communication* als „subset of human communication that is concerned with how individuals deal with health-related issues" (Northouse/ Northouse 1998: 3). Roski versteht unter Gesundheitskommunikation „die gesamte interne und externe Kommunikation des Gesundheitssystems" (Roski 2014: 348). Und auch die Bundeszentrale für gesundheitliche Aufklärung beschreibt Gesundheitskommunikation unter Bezug auf die Arbeiten des amerikanischen Kommunikationswissenschaftlers Kreps als die Untersuchung menschlicher und medialer Kommunikation im Kontext von Gesundheit, Gesundheitsversorgung und Gesundheitsförderung (Nöcker 2010b, siehe auch Kreps/ Query/ Bonaguro 2014: 29).

[26] Siehe hierzu auch die folgende Definition: „Health communication inquiry is a broad research area that examines human and mediated communication in a wide range of social contexts, at many different levels of interaction, and through a wide array of communication media and channels" (Kreps 2003: 353).

ärztlichen Anamnesegespräch bei wiederholt auftretenden Kopfschmerzen und noch weniger mit einer breit angelegten medialen Aufklärungskampagne gegen das Rauchen zu tun, um nur einige Beispiele zu nennen. Anders ausgedrückt: Bezeichnet ein Begriff zu viel, so läuft er Gefahr, an Schärfe und Aussagekraft zu verlieren. Er droht, an Konturen einzubüßen, und erfordert eine Präzisierung, zumindest jedoch eine gewisse Kategorisierung.

Einen ersten Anhaltspunkt für eine Systematisierung einzelner Forschungsfelder im Bereich der Gesundheitskommunikation liefert das Vier-Ebenen-Modell der Kommunikation, das in den Kommunikationswissenschaften eine breite, aber durchaus auch kritische Akzeptanz gefunden hat (nach Spatzier/ Signitzer 2014: 42-44, Nöcker 2010b, ausführlicher bei Signitzer 2001: 28-31, Fromm/ Baumann/ Lampert 2011: 26-28, Kreps/ Query/ Bonaguro 2014: 32-33, Kreps 2003: 355-356):

Ebene der intra- personalen Kommunikation	Im Vordergrund stehen mentale und psychische Prozesse im Individuum, die mit Gesundheit und Krankheit zusammenhängen, so zum Beispiel die innerpsychische Wahrnehmung und Verarbeitung gesundheitsbezogener Botschaften. Prominente Untersuchungsfragestellungen der vorwiegend psychologisch ausgerichteten Forschung sind zum Beispiel, welche Bedeutung eine Person den Dimensionen Krankheit und Gesundheit generell und bezogen auf das eigene Leben zuschreibt, welche Vorstellungen sie sich zu gesundheits- und krankheitsbezogenen Themen macht und inwiefern sich dies auf das unmittelbare Gesundheitsverhalten (zum Beispiel Arztbesuch) auswirkt, wie ein Individuum mit Gesundheit und Krankheit umgeht und ob bestimmte Persönlichkeitsmerkmale die Empfänglichkeit und Aufnahmebereitschaft für gesundheitsbezogene Botschaften und gesundheitsfördernde Maßnahmen beeinflussen oder das Individuum für bestimmte ungesunde Lebensweisen und/oder inadäquate Strategien der Krankheitsbewältigung anfällig machen.

Ebene der interpersonalen Kommunikation	Im Vordergrund stehen Interaktionen zwischen mindestens zwei Personen. Untersucht wird in erster Linie der direkte Austausch von Informationen zur Evaluierung des Gesundheitszustandes und/oder Diagnoseerstellung und Therapieplanung. Die Quantität und Qualität zwischenmenschlicher kommunikativer Prozesse wird dabei als unmittelbare Einflussgröße für den medizinischen Erfolg gesehen. Im Zentrum des Forschungsinteresses steht die Arzt-Patient-Interaktion, aber auch Kommunikationsprozesse wie beispielsweise Arzt-Arzt und Patient-Patient sowie Gespräche im Familien- und Freundeskreis erfahren Beachtung. Prominente Untersuchungsfragen sind, welche hierarchischen Verhältnisse in der Arzt-Patient-Kommunikation erkennbar werden, wie sich diese auf den Kommunikationsprozess auswirken und über welche kommunikativen Kompetenzen Ärzte verfügen sollten, damit die Interaktion mit dem Patienten dessen Gesundheitszustand positiv beeinflusst.
Ebene der Organisationskommunikation	Im Vordergrund stehen die internen und externen kommunikativen Dynamiken in den zentralen Einrichtungen und Institutionen des Gesundheitswesens: Krankenhäuser und Kliniken, Arztpraxen und Praxisgemeinschaften, Alters- und Pflegeheime, Kuranstalten, Krankenversicherungen, Selbsthilfegruppen und Konsumentengruppierungen. Zentrale Forschungsfragestellungen sind, wie die jeweiligen Organisationen räumlich, sozial und personal aufgestellt sind, wie sie innerhalb ihrer bürokratischen Strukturen (zum Beispiel Abteilungen) miteinander kommunizieren, wie sie sich nach außen präsentieren und wie sich dies auf die Erfüllung ihrer Aufgaben – insbesondere die Versorgung von Patienten – auswirkt. Zweck ist die Optimierung der Kommunikation zwischen beispielsweise Krankenhäusern und Arztpraxen bei der stationären und sich anschließenden ambulanten Behandlung von Patienten.

Ebene der Massen- kommuni- kation und/oder gesellschaft- liche Ebene	Im Vordergrund stehen die Medien als die wichtigste Informationsquelle der Bevölkerung, was gesundheitsbezogene Themen und medizinische Fragen angeht. Untersucht wird, in welcher Form und mit welcher Absicht Medien wie Fernsehen, Kino, Radio, Zeitungen und Zeitschriften gesundheitliche Themen aufgreifen – und zwar in den Sektoren Nachrichten, Unterhaltung und Ratgeberjournalismus – und wie sich gesellschaftliche, kulturelle und mediale Einflüsse auf gesundheitsbezogene Einstellungen und Verhaltensweisen auswirken. Zentrale Fragestellungen sind die Erzeugung, Verbreitung und Nutzung relevanter Gesundheitsinformationen, die Art ihrer Darstellung, die Art und Weise der Wissensvermittlung und des Propagierens von Verhaltensempfehlungen sowie die Wirkungsweise entsprechender Botschaften.

Tabelle 2: Vier-Ebenen-Modell der Kommunikation
(nach Spatzier/ Signitzer 2014: 35, 42-44, Nöcker 2010b, Fromm/ Baumann/ Lampert 2011: 26-28)

Auch wenn sich nicht alle gesundheitsbezogenen Kommunikationsereignisse einer Ebene eindeutig zurechnen lassen, da Kommunikation über Gesundheit in der Realität oft nebeneinander und auf verschiedenen Ebenen stattfindet (Fromm/ Baumann/ Lampert 2011: 29), so sensibilisiert das Modell doch für die Tatsache, dass Kommunikation im Gesundheitsbereich in den unterschiedlichsten Kontexten stattfinden und dabei die unterschiedlichsten Formen annehmen kann.[27] Es weist auf mehrere Unterscheidungskriterien hin, die zum Teil bereits in der Definition von Baumann und Hurrelmann angeklungen sind. So kann Gesundheitskommunikation im Inneren des Individuum stattfinden, aber auch *face-to-face* zwischen wenigen – möglicherweise nur zwei – Interaktanten. Sie kann sich an einzelne und persönlich bekannte Individuen richten oder aber an große, heterogene und anonyme Gruppen. Gesundheitskommunikation kann auf Aufklärung abzielen und damit der Minimierung von Erkrankungsrisiken und der Verhinderung von Krankheiten

---

[27] Zu den verschiedenen Kommunikationsebenen, Kommunikationskontexten und Kommunikationskanälen von Gesundheitskommunikation siehe auch Kreps, Query und Bonaguro (2014: 33-34).

dienen, sie kann aber auch im Kontext der Diagnose und Behandlung bestehender Erkrankungen stehen. Sie kann intendiert oder spontan, öffentlich oder privat sowie direkt-personal oder indirekt-medienvermittelt erfolgen.[28] Einem weiten Begriffsverständnis zufolge liegt ihr einziger gemeinsamer Nenner in der thematischen Verankerung im Bereich Gesundheit und Krankheit.

Als zwei zentrale Untersuchungsfelder haben sich die Kommunikation zwischen Experten und Laien zum Zweck der Verhinderung von Krankheiten und Förderung von Gesundheit sowie diejenige zwischen Gesundheitsprofessionellen und Patienten zur schnellstmöglichen Beseitigung von Krankheitsfolgen etabliert: „the study of health communication focuses on the interaction of people involved in the health care process and the elucidation and dissemination of health-related information" (Jackson/ Duffy 1998: IX-X, siehe auch Schnabel 2014: 59, Schnabel 2009: 41). In ähnlicher Weise differenziert auch Kreps die beiden Kontexte der Gesundheitsvorsorge und Gesundheitsversorgung, wenngleich er darauf hinweist, dass die zwei Bereiche gerade im modernen Gesundheitswesen eng miteinander verwoben sind und es vielfältige Überlappungen gibt: „Health communication inquiry focuses both on health care delivery and the promotion of public health. These areas of health communication inquiry are distinct in many ways, yet are also increasingly interrelated within the modern health care system" (Kreps 2003: 357).

Neben das dargestellte weite Verständnis von Gesundheitskommunikation gesellen sich in der Literatur restriktivere Begriffsbestimmungen, die ihren

---

[28] Untersuchungen zur personalen Kommunikation fokussieren das Kommunikationsverhalten des Individuums: Ärzte und Gesundheitsexperten wie beispielsweise Ernährungsberater und Fitnesstrainer, Patienten und deren Angehörige, Freunde, Nachbarn und Arbeitskollegen, das Pflegepersonal in Krankenhäusern und Alters- und Pflegeheimen, Mitarbeiter in Kliniken, Ambulanzen, Ärztezentren und Krankenkassen sowie in Ämtern, Ministerien und Stiftungen. Der Schwerpunkt liegt im Bereich der Patientenbehandlung und der Betreuung ihrer gesundheitsbezogenen Anliegen, während kommunikative Ereignisse mit präventivem und gesundheitsförderlichem Charakter eine nachgeordnete Bedeutung haben. Die Forschung zu Aspekten massenmedialer Kommunikation richtet ihren Blick hingegen auf Maßnahmen der Gesundheitsvorsorge, aber auch auf gesundheitsbezogene Berichterstattung, Unterhaltung und Werbung. Der Schwerpunkt liegt hier in der gesundheitlichen Aufklärung der Bevölkerung und der Prävention von Krankheiten. Konkret geht es um die inhaltliche Gestaltung von Botschaften und ihre Wirkung auf das Gesundheitshandeln der Gesellschaft (Schorr 2014: 15-16).

Fokus auf intendierte und zielorientierte Maßnahmen der Gesundheitsvorsorge legen und den Bereich der Gesundheitsversorgung weitestgehend ausklammern (siehe hierzu auch Bonfadelli 2014b: 17). So verstehen Rossmann und Ziegler unter Gesundheitskommunikation beispielsweise „jegliche Kommunikation über Gesundheit und Krankheit, die entweder bewusst zur Aufklärung, Gesundheitsförderung oder Prävention initiiert wird, oder nebenbei, z. B. in medialen Unterhaltungsangeboten, stattfindet" (Rossmann/ Ziegler 2013: 385). Einen ähnlichen Schwerpunkt legen Donohew und Ray, wenn sie festhalten: „*Health communication* is the dissemination and interpretation of health-related messages" (Donohew/ Ray 1990: 4, Hervorhebung im Original). Und auch Krause, Eisele, Lauer und Schulz äußern sich entsprechend: „Unter Gesundheitskommunikation sollen hier alle kommunikativen Aktivitäten verstanden werden, die im Rahmen von Projekten zur Gesundheitsförderung durchgeführt werden" (Krause/ Eisele/ Lauer/ Schulz 1989: 13). Derartige Definitionen stellen Kommunikationsereignisse mit präventiv-informativem Charakter in den Mittelpunkt, während sie Interaktionen im Kontext der kurativen und therapeutischen Medizin an den Rand drängen. Gesundheitskommunikation verfolgt einem engen Verständnis zufolge einen bestimmten Zweck, und zwar das Informieren der Bevölkerung mit dem Ziel einer Verhaltensanpassung und damit zusammenhängend der Verhinderung des Auftretens von Krankheiten: „Health communication is the study of the process by which individuals acquire and convert event data about health into meaningful or consumable information, the ends of which are those of adaptation" (Costello 1977, zitiert nach Signitzer 2001: 26).[29]

---

[29] Siehe hierzu auch: „Mit dem Begriff der Gesundheitskommunikation werden häufig strategische Versuche bezeichnet, Individuen oder soziale Systeme auf kommunikativem Wege zur Förderung der Gesundheit zu motivieren" (Rossmann/ Hastall 2013: 9). Und: Gesundheitskommunikation umfasst „die Gesamtheit aller mehr oder weniger organisierten Bemühungen, die *Botschaft* der Gesundheit auf allen vermittlungsrelevanten *Ebenen* (Individuen, Organisationen, ganze Gesellschaften), durch den Einsatz möglichst vieler zielführender *Strategien* (Beratung, Organisationsentwicklung, Aufklärungs- und Informationskampagnen) und unter Verwendung einer Mischung geeigneter *Medien* (Buch, Presse, Funk, Fernsehen, Internet) zu verbreiten, um dadurch die *Einstellungen* und *Verhaltensweisen* der Menschen in einer Weise zu beeinflussen, die diese zu einer möglichst *selbst bestimmten*, auf die Vermeidung von Krankheits*risiken* und die Stärkung von Gesundheits*ressourcen* ausgerichteten Lebensführung befähigt, was bei Bedarf auch die

Eine entsprechende Gegenstandsbestimmung findet sich nicht zuletzt auch in der Linguistik. Lalouschek beschreibt den Begriff der Gesundheitskommunikation „prototypisch als Diskurs zwischen Gesundheitsvermittlern und Personen, die nicht unbedingt aktuell erkrankt sind" (Lalouschek 2005: 198). Dabei geht es „primär um Prävention und Gesundheitsförderung, also um die Vermittlung von Wissen über Krankheitszusammenhänge und gesundheitsförderliche Lebensweisen" (Lalouschek 2005: 160).

Wie die bisherigen Ausführungen gezeigt haben, sind die in der Literatur zu findenden Auffassungen bezüglich einer Umgrenzung des Gegenstandsbereichs von Gesundheitskommunikation keinesfalls einheitlich. Die Liste an Begriffsbestimmungen ließe sich beliebig fortsetzen, doch würde dies zu keiner substanziellen Klärung führen. Viele Definitionen sind wenig konkret und lassen großen interpretativen Handlungsspielraum hinsichtlich der Frage, welche Interaktionen unter den Begriff der Gesundheitskommunikation zu subsummieren sind (Hurrelmann/ Leppin 2001: 9-11). Gesundheitskommunikation lässt sich nur schwer in allen Dimensionen greifen, und so scheinen viele Versuche einer genauen Bestimmung des Gegenstandes bewusst vage gehalten zu werden.

Zu erkennen sind zwei Richtungen: Ein weites Begriffsverständnis spiegeln Definitionen wider, die Gesundheitskommunikation lediglich thematisch beschränken. Zu Gesundheitskommunikation gehören damit alle kommunikativen Ereignisse, die sich in irgendeiner Form mit gesundheitsbezogenen Inhalten auseinandersetzen, das heißt nicht nur Kommunikationsereignisse mit gesundheitsförderlichem oder krankheitspräventivem Charakter, sondern auch Interaktionssituationen im Bereich der therapeutischen und kurativen Medizin und die Medienberichterstattung zu gesundheitsbezogenen Themen. Vertreter einer eher engen Auffassung verstehen unter Gesundheitskommunikation vorrangig Kommunikationsprozesse, die zum Zwecke der Gesundheitsförderung und/oder Krankheitsprävention stattfinden und auf eine primärpräventive Verbesserung des Gesundheitsverhaltens abzielen (Signitzer 2001: 28).

Fähigkeiten mit einschließen muss, die eigenen Gesundheitsinteressen gegen *Widerstand* durchzusetzen" (Schnabel 2009: 39, Hervorhebung im Original, ähnlich auch Schnabel 2014: 59-60).

Bei aller Vielfalt und Uneinheitlichkeit lässt sich im Gebrauch des Begriffs der Gesundheitskommunikation eine gewisse Präferenz in Richtung einer *Public-Health*-Verwendung beobachten (Signitzer 2001: 28): Medizinische Kontexte treten in den Hintergrund und lassen Gesundheitskontexten den Vortritt (Fromm/ Baumann/ Lampert 2011: 26). Einer entsprechenden Orientierung folgt auch die vorliegende Arbeit. Sie schließt sich einem engen Begriffsverständnis an und versteht unter Gesundheitskommunikation nur Interaktionssituationen, die darauf ausgerichtet sind, für Gesundheitsrisiken zu sensibilisieren, das Wissen der Bevölkerung über gesundheits- und krankheitsbezogene Themen sowie über Risiken und Schutzmöglichkeiten zu vergrößern und falsche Vorstellungen zu berichtigen, gesundheitsförderliche Empfehlungen zu geben sowie zu gesundheitsbewusstem Handeln anzuleiten und zur Prävention von Krankheiten zu motivieren (Brünner 2011: 70, Hastall 2014: 399). Entsprechende Kommunikationsereignisse richten sich im Gegensatz zur medizinischen Versorgung nicht an aktuell oder chronisch erkrankte Individuen und/oder deren Angehörige, sondern an die Gesamtbevölkerung oder einzelne Gesellschaftsgruppen (Lalouschek 2005: 156). Die dahinter stehende Grundidee ist die der Primärprävention: Eine größtmögliche Anzahl an Individuen ist frühestmöglich über Krankheitszusammenhänge und gesundheitsförderliche Lebensweisen zu informieren und von entsprechenden Verhaltensänderungen zu überzeugen, um ein Auftreten von Krankheiten zu verhindern – auch oder gerade wenn sie (noch) keiner Risikogruppe angehören (Lalouschek 2005: 157).

Die Entscheidung zugunsten eines engen Begriffsverständnisses steht nicht nur im Sinne einer Präzisierung eines andernfalls (zu) breiten Gegenstandsbereichs; es entspricht insbesondere auch dem Versuch, Gesundheitskommunikation gegen einen Forschungsbereich abzugrenzen, auf den man fast zwangsläufig stößt, sobald man sich gesundheitsbezogenen Kommunikationsprozessen auf linguistischem Wege nähert: die medizinische Kommunikation.

Gesundheitskommunikation vs. medizinische Kommunikation

Bei medizinischer Kommunikation handelt es sich um ein Untersuchungsfeld, mit dem sich die sprachwissenschaftliche wie auch medizinsoziologische Forschung seit mehr als fünfunddreißig Jahren intensiv beschäftigt.[30] Wie auch der Gesundheitskommunikation geht es der medizinischen Kommunikation um Kommunikationsereignisse im Kontext von Krankheit und Gesundheit. Im Mittelpunkt stehen seit jeher Arzt-Patient-Interaktionen, das heißt *face-to-face*-Gespräche zwischen Ärzten und Patienten im Krankenhaus oder in ambulanten medizinischen Einrichtungen (Bowles 2006: 50). Untersucht werden in erster Linie Gespräche im Zusammenhang mit der individuellen Diagnose und Behandlung einer aktuellen oder chronischen Erkrankung: Erst- und Anamnesegespräche, Informations- und Aufklärungsgespräche vor oder nach Spezialuntersuchungen und Operationen, Beratungsgespräche, Diagnosemitteilungen, Visitengespräche und Therapieplanbesprechungen sowie Entlassungsgespräche. Die medizinische Kommunikation zielt auf typische Charakteristika der ärztlichen Gesprächsführung und den Einfluss des institutionellen Settings auf die interaktiven Möglichkeiten der Beteiligten, doch auch die ethische Qualität der ärztlichen Gesprächsführung spielt immer wieder eine Rolle. Prominente Untersuchungsgegenstände sind das ärztliche Fragen, die thematische Steuerung des Gesprächsverlaufs, die hierarchische Rollen- und Machtverteilung und die Verteilung von Gesprächsaufgaben und Rederecht (Löning 2001, Lalouschek 2005: 92-93).[31]

Das schulmedizinische Gespräch zwischen Arzt und Patient gilt als der Prototyp medizinischer Kommunikation, ist gerade im Klinikalltag jedoch mit einer Vielzahl an unterschiedlichen Gesprächsereignissen vernetzt, mit der Folge, dass auch andere Formen klinischer Kommunikation immer wieder Beachtung finden. Zu nennen sind fachinterne Gespräche des medizinischen Personals in ihren unterschiedlichsten Ausprägungsformen wie beispielsweise Arzt-Arzt-Gespräche im Rahmen von Visiten und Teamgespräche zwischen Ärzten und Pflegern, aber auch über Einzelgespräche

---

[30] Die Begriffe „medizinische Kommunikation" und/oder „Medizinkommunikation" sind zum Teil auch in den Kommunikations- und Gesundheitswissenschaften verbreitet und treten dort häufig in Konkurrenz zur Bezeichnung „Gesundheitskommunikation" (Signitzer 2001: 22).
[31] Zu medizinischer Kommunikation siehe beispielsweise Redder/ Wiese (Hrsg.) (1994), Neises/ Ditz/ Spranz-Fogasy (Hrsg.) (2005), Lalouschek/ Menz/ Wodak (1990), Löning/ Rehbein (Hrsg.) (1993), Löning (2001), Sator/ Spranz-Fogasy (2011), Busch/ Spranz-Fogasy (Hrsg.) (2015). Einen Überblick über zahlreiche Forschungsarbeiten im Kontext der Arzt-Patient-Interaktion gibt Bowles (2006: 50-51).

hinausgehende Interaktionszusammenhänge in Kliniken und Arztpraxen. Eingang in die medizinische Kommunikation fanden in den vergangenen Jahren vermehrt auch Untersuchungen zu Krankheits- und Schmerzerzählungen von Patienten, zu gedolmetschten Interaktionen sowie zu Gesprächen unter Patienten und medizinischen Laien (Bowles 2006: 51-52, Lalouschek 2005: 93, einen Überblick über Untersuchungen im Forschungsfeld der medizinischen Kommunikation geben auch Higgins/ Norton 2010: 2-6).

Den Unterschied zwischen medizinischer Kommunikation und Gesundheitskommunikation im engeren Sinne – und in einem solchen wird der Begriff in der vorliegenden Arbeit verwendet – sieht Lalouschek insbesondere im Grad der Öffentlichkeit von Letzterer sowie ihrer oft medialen Vermittlung und der anvisierten Zielgruppe (Lalouschek 2005: 160). Während sich die prototypische medizinische Kommunikation auf den ärztlichen und/oder klinischen Alltag beschränkt und sich dort mit überwiegend nicht-öffentlichen *face-to-face*-Gesprächen zwischen in der Regel wenigen Individuen befasst, hat es Gesundheitskommunikation mit einem tendenziell eher großen, heterogenen und anonymen Publikum zu tun. Im Mittelpunkt steht die Interaktion zwischen Gesundheitsvermittlern und ihren Klienten, die häufig vom biomedizinischen Diskurs als der sozial dominanten Medizinform geprägt wird. Bei den Rezipienten von Gesundheitskommunikation handelt es sich im Gegensatz zur Medizinkommunikation nicht zwangsläufig um Erkrankte oder deren Angehörige, sondern vielmehr um die Gesamtbevölkerung oder einzelne Gesellschafts- oder Risikogruppen. Gesundheitskommunikation zielt anders als die medizinische Kommunikation nicht auf die Diagnose, Behandlung und Kuration bestehender Krankheiten ab, sondern auf die Verbreitung von Informationen zu gesundheitsbezogenen Themen zum Zwecke der Initiierung oder Bestärkung von gesundheitsförderlichen Verhaltensänderungen. Der Versuch einer eindeutigen Grenzziehung zwischen medizinischer Kommunikation und Gesundheitskommunikation stößt an seine Grenzen, wenn beispielsweise Ärzte in Sequenzen eines ärztlichen Gesprächs aus ihrer rein kurativen Rolle heraustreten und in die Rolle von Gesundheitsförderern wechseln (Lalouschek 2005: 160).

Formate und Zielsetzungen

Gesundheitskommunikation im engeren Sinne bedient sich einer Reihe von Strategien und Formaten, um ihr primäres Ziel (Verhaltensänderung durch Information) zu verwirklichen. In der Literatur wird eine Vielzahl an Begrifflichkeiten diskutiert, die jeweils unterschiedliche Aspekte und Facetten der Informationsweitergabe betonen und unterschiedliche Schwerpunkte setzen, aber dennoch in einem engen inhaltlichen Zusammenhang zueinander stehen:

- Als Gesundheitskampagne wird eine konkrete Intervention bezeichnet, wenn sie systematisch und zielgerichtet geplant und durchgeführt wird, über einen vorab festgelegten und meist längeren Zeitraum geht und sich aus einem komplexen Spektrum an aufeinander abgestimmten Einzelmaßnahmen zusammensetzt (Nöcker 2010b, Ose/ Hurrelmann 2009: 399, Rogers 1996: 16).[32]
- Das Konzept der Gesundheitserziehung gilt heute als veraltet. Es zielt in erster Linie auf Kinder und Jugendliche ab, die in ihren Wertvorstellungen und Verhaltensweisen sowie ihrer Motivation zu gesundheitsförderlichem Verhalten der Wortbedeutung nach erzogen werden sollen (Nöcker 2010a).
- Der Begriff der Gesundheitsbildung bezeichnet zwar ebenfalls organisierte Lern- und Entwicklungsprozesse, betont dabei jedoch die Selbstbestimmung von informiert entscheidenden und handelnden Individuen (Blättner 2014).
- Das Konzept der Gesundheitsberatung definiert sich als professionelle Beratungsleistung, die über die reine Informationsvermittlung hinausgeht. Entsprechende Aktivitäten unterstützen die Entwicklung persönlicher Kompetenzen und befähigen Menschen, mehr Einfluss auf ihre Gesundheit auszuüben und mit gesundheitlichen Veränderungen, psychischen Belastungen, chronischen Erkrankungen und Behinderungen umzugehen (Krane 2015).

---

[32] Siehe hierzu auch Flay und Burton: „Applied to public health, communication campaigns can be defined as an *integrated* series of communication activities, using *multiple operations* and *channels*, aimed at populations or *large target audiences*, usually of *long duration*, with a clear *purpose*" (Flay/ Burton 1990: 130, Hervorhebung im Original).

- Der Begriff der Gesundheitsaufklärung bezeichnet Interventionsmaßnahmen, die danach streben, der Bevölkerung oder bestimmter Gruppen innerhalb der Bevölkerung fachlich-medizinisches Wissen zu vermitteln und sie durch sachlich begründete Information von Verhaltensänderungen zu überzeugen (Nöcker 2010a).

Die gesundheitliche Aufklärung definiert sich in erster Linie als das Informieren über Gesundheit und Krankheit, über den menschlichen Körper und seine Funktionen, über gesundheitliche Risiken und die Möglichkeiten ihrer Ausschaltung sowie über konkrete Krankheiten, ihre Entstehung, die jeweiligen Ansteckungswege, Symptome, Diagnoseverfahren und Therapiemöglichkeiten (Nöcker 2010a). Mitkommuniziert, wenn auch häufig implizit, wird ein breites Spektrum an medizinischen, psychologischen und soziokulturellen Bedeutungen und Werthaltungen, an gesellschaftlich relevanten Konzepten und Normen von Erkrankungen und Beschwerden, an Betrachtungsweisen zu Krankheiten und deren individuelle Bedeutung sowie an angemessenen und abweichenden Verhaltensweisen und gesunden und kranken Körperzuständen und Lebensstilen (Lalouschek 2005: 195). Ein zweites Anliegen gesundheitlicher Aufklärung ist es, Wissen zur Funktionsweise des Gesundheitssystems zu vermitteln und die Bevölkerung zur Beanspruchung von Versorgungsdienstleistungen zu motivieren. Die Gesundheitsaufklärung zielt darauf ab, das Bewusstsein der Bevölkerung über soziokulturelle, politische, ökologische, ökonomische und medizinisch-hygienische Umweltbedingungen und deren Einfluss auf die menschliche Gesundheit zu schärfen und die Bereitschaft und Fähigkeit des Individuums zu fördern, eigenverantwortlich für Krankheitsverhütung und die eigene Gesundhaltung zu sorgen und eine gesundheitsförderliche Lebensführung zu pflegen (Lalouschek 2005: 157, Nöcker 2010a, siehe hierzu auch Kreps 1990: 187, Kreps/ Thornton 1992: 197-199). Angeboten wird gesundheitliche Aufklärung von einer Vielzahl an staatlichen, halbstaatlichen, nichtstaatlichen, gemeinnützigen, privaten, kommerziellen, religiösen und politischen Trägern (Nöcker 2010a).

Das Aufgabenspektrum der gesundheitlichen Aufklärung stellt sich als weitreichend und komplex dar und tangiert viele persönliche und gesellschaftliche Bereiche (siehe hierzu Lalouschek 2005: 158, Brünner/ Lalouschek

2010: 318): Ein Gesundheitsproblem ist in der Öffentlichkeit zunächst als relevantes Thema zu etablieren. Eine Maßnahme muss das Interesse der Bevölkerung wecken, ein entsprechendes Problembewusstsein schaffen und eine öffentliche Diskussion stimulieren. Die anvisierte Zielgruppe ist für die jeweilige Gefährdungssituation zu sensibilisieren und muss anfangen, die eigene Lebensführung zu reflektieren. Die Maßnahme muss die Risiken und Folgewirkungen eines problematischen Verhaltens darstellen und ein Verständnis der Zusammenhänge fördern. Dies geht damit einher, Wissen über das betreffende Gesundheitsthema zu vergrößern, falsche und damit behindernde Vorstellungen zu überkommen und internalisierte Normen zu korrigieren. Falsches Wissen ist vor dem Hintergrund aktuellen wissenschaftlichen Wissens zu berichtigen oder differenzieren, altes Wissen durch neues Wissen zu ersetzen. Die Zielgruppe ist auf Vorstellungen und Einstellungen hinzuweisen, die ein gesundheitsförderliches Verhalten bisher unterbunden haben. Die Maßnahme hat alternative Lebensstile und die persönlichen und sozialen Vorteile des gewünschten Verhaltens aufzuzeigen; neue Verhaltensweisen und Fertigkeiten sind gegebenenfalls beizubringen. Sie muss die Zielgruppe zu dauerhaften Veränderungen im Sinne einer gesundheitsförderlichen Lebensführung motivieren. Hierzu gehört es auch, Selbstmanagementtechniken zur Aufrechterhaltung der Veränderungen zu lehren und Unterstützung anzubieten, vor allem durch persönliche Kommunikationsangebote. Die Zielgruppe muss ihr Verhalten in Richtung Krankheitsvermeidung verändern und die Umstellung langfristig und stabil im Alltag etablieren. Im Kontext von HIV/AIDS müssen beispielsweise Kondome zu einem festen Bestandteil des individuellen Lebensstils werden (Weitkunat/ Schlipköter 2009: 159). Gelingt dies, trägt es zu einer weitreichenden Veränderung sozialer Normen im Sinne einer Abkehr von überholten und kontraproduktiven sozialen Verhaltensweisen und kulturellen Stereotypen bei.

Bonfadelli und Friemel versuchen, die mannigfaltigen Aufgaben gesundheitlicher Aufklärung zu systematisieren, indem sie sie auf drei Ebenen anordnen:

Kognitive Ebene	Problematisieren	Nicht-sensibilisierte Zielgruppen auf ein Problem aufmerksam machen
	Informieren	Wissen über Ursachen und Zusammenhänge vermitteln
	Orientieren	Neue Sicht auf ein bestehendes Problem kommunizieren
Affektive Ebene	Sensibilisieren	Akzeptanz für empfohlene Handlungen schaffen
	Motivieren	Zur Ausführung von Verhaltensweisen motivieren
Verhaltensebene	Kanalisieren	Bestehende Verhaltensweisen in eine bestimmte Richtung lenken
	Mobilisieren	Zur Ausführung konkreter (neuer) Verhaltensweisen anregen

Tabelle 3: Leitlinien und Strategien gesundheitlicher Aufklärung
(in Anlehnung an Bonfadelli 2014b: 24 und Bonfadelli/ Friemel 2006: 35)

Angesichts des breiten Aufgabenfeldes, dem sich die gesundheitliche Aufklärung stellen muss, liegt eine nicht zu unterschätzende Entscheidung in der Wahl des geeigneten Formats und/oder Medienkanals. Das Spektrum an Formen zur Vermittlung von Gesundheitsinformationen ist groß. Es umfasst nicht nur Aufklärungsbroschüren und Aufklärungsbücher, einschlägige Zeitschriften und Artikel in Zeitungen und Zeitschriften sowie Gesundheitsportale im Internet, sondern auch Vortrags- und Diskussionsreihen, Veranstaltungen des Eventmarketings und Maßnahmen der Erlebnispädagogik wie Parcours, Ausstellungen und Theateraufführungen sowie Gesundheitssendungen in Radio und Fernsehen und Plakate und Werbespots (Brünner 2011: 19, Kreps/ Thornton 1992: 199, Reifegerste 2014: 175).

Die Wahl des geeigneten Formats hängt von verschiedenen Faktoren ab, insbesondere vom konkreten Ziel der jeweiligen Maßnahme oder Gesundheitsbotschaft und der anvisierten Zielgruppe und ihrer Involviertheit, Betroffenheit und Motivation. Unterschiede bestehen hinsichtlich der Reichweite und Interaktivität der einzelnen Medien, ihrer Aktualität und den Möglichkeiten der Aktualisierung von Informationen, ihrer Informationstiefe und Informationsqualität sowie ihres Unterhaltungswerts. Die verschiedenen Formate stehen zum Teil in intertextuellen Beziehungen und nehmen bewusst aufeinander Bezug. Sie können systematisch vernetzt sein und werden häufig in einer umfassenden Gesundheitskampagne miteinander kombiniert (Kreps/ Thornton 1992: 202-203, Brünner 2011: 20).

Eine grundsätzliche Unterscheidung differenziert zwischen direkt-persönlich und indirekt-medial vermittelter Gesundheitsaufklärung. Im erstgenannten Fall erfolgt die Informationsweitergabe unmittelbar zwischen den Kommunikationspartnern. Die Interaktanten sind sich wechselseitig gegeben und verwenden sprachliche, parasprachliche und nichtsprachliche Mittel, um sich zu verständigen. Im zweiten Fall bedienen sich die Interaktanten technischer Hilfsmittel. Sie greifen auf unterschiedliche Medien als Träger sprachlicher und/oder bildlicher Zeichen zurück, wobei gerade massenmediale Formate eine wichtige Rolle spielen (Hurrelmann/ Richter 2013: 194-195, Baumann/ Hurrelmann 2014: 10).

Zentrales Merkmal persönlich vermittelter Gesundheitsaufklärung ist die Möglichkeit, mit dem Gegenüber in einen direkten Dialog zu treten. Die Interaktanten nehmen sich wechselseitig wahr, und zwar nicht nur in ihrem rein verbalen Ausdruck wie beispielsweise bei Telefonaten oder Chatgesprächen. Sie können über die bloße Sprachverwendung hinaus auch auf nonverbale Ausdrucksformen ihres jeweiligen Gegenübers reagieren, beispielsweise auf dessen Gestik, Mimik und Körperhaltung. Die Gesprächsteilnehmer können den Gesprächsverlauf unmittelbar beeinflussen, individuelle Wissensstände berücksichtigen und gezielt auf sich ergebende Probleme eingehen. *Face-to-face*-Gespräche sind im Gegensatz zu technisch vermittelter medialer Kommunikation keine Einwegkommunikation. Sie machen ein direktes Feedback möglich und erlauben im Unterschied zu den traditionellen Medien mehr Partizipation (Bonfadelli/ Friemel 2006: 33, 39, 91-92, 99, Nöcker 2010b).

Eine beliebte und verbreitete Strategie persönlich vermittelter Gesundheitsaufklärung ist das Prinzip der *Peer Education* (McKee/ Bertrand/ Becker-Benton 2004: 252). In entsprechenden Maßnahmen geht es darum, dass Mitglieder einer Gruppe anderen Mitgliedern derselben Gruppe ein bestimmtes gesundheitsförderndes Verhalten nahebringen und zu seiner Umsetzung motivieren (UNAIDS 1999: 5-6, Adamchak 2006: 5, McKee/ Bertrand/ Becker-Benton 2004: 252).[33] Interventionen zielen dabei nicht nur auf das Wissen, die Einstellungen und das Handeln von Individuen, sondern auch auf Normen und Verhaltensweisen innerhalb ganzer Gemeinschaften oder Gesellschaften:

> Peer education is often used to effect change at the individual level by attempting to modify a person's knowledge, attitudes, beliefs, or behaviours. However, peer education may also effect change at the group or societal level by modifying norms and stimulating collective action that leads to changes in programmes and policies. (UNAIDS 1999: 6, siehe auch McKee/ Bertrand/ Becker-Benton 2004: 254)

Das Prinzip der *Peer Education* liegt unzähligen Maßnahmen der gesundheitlichen Aufklärung in den unterschiedlichsten Bereichen zugrunde (UNAIDS 1999: 6).[34] Als Gründe für seine große Beliebtheit geben Programmmanager in Afrika, Asien und Lateinamerika in einer Ende der 1990er Jahre durchgeführten Befragung an, dass es sich um eine lange bewährte Programmstrategie handelt, mittels derer die jeweilige Zielgruppe und insbesondere schwer zugängliche und häufig stigmatisierte Bevölkerungsteile verhältnismäßig leicht zu erreichen sind. Sie äußern weiterhin, dass es in der Regel nicht wissenschaftliche Fakten und Erkenntnisse sind, die Individuen zum Umdenken bewegen, sondern die Verhaltensweisen und Normen in ihrem jeweiligen Umfeld. Insofern sei es wichtig, für Ansprechpartner und Identifikationsfiguren innerhalb der jeweiligen Gemeinschaft zu sorgen, die als glaubhafte Kommunikatoren wahrgenommen und von der Zielgruppe eher als Vorbilder und Identifikationsfiguren akzeptiert werden als Außen-

---

[33] Das Konzept beruht sich auf zentrale Annahmen verschiedener Verhaltenstheorien wie beispielsweise der sozialkognitiven Lerntheorie nach Albert Bandura, der Theorie des vernünftigen Handelns nach Martin Fishbein und Icek Ajzen und der Diffusionstheorie nach Everett Rogers, die dem Verhalten der Gemeinschaft und insbesondere demjenigen bestimmter Leitfiguren einen starken Einfluss auf das Handeln von Individuen zuschreiben (UNAIDS 1999: 6, Adamchak 2006: 6).

[34] *Peer-Education*-Programme kommen in der Regel nicht isoliert zum Einsatz, sondern werden mit zahlreichen anderen Ansätzen kombiniert. Zielen Interventionen der HIV/AIDS-Prävention beispielsweise auf eine Steigerung von Testraten und auf die Durchsetzung von Kondomen ab, so nehmen Maßnahmen der *Peer Education* eine Art Querschnittfunktion ein: „the peer programme cuts through [...] programmatic elements [such as STD services and social marketing of condoms] in the sense that it is the peer educators who promote the clinical services provided by medical personnel and sell the condoms of the social marketing component" (UNAIDS 1999: 12).

stehende. Als positiv erweist sich schließlich, dass *Peer-Education*-Programme relativ kostengünstig zu implementieren und bei Bedarf einfach zu erweitern sind (UNAIDS 1999: 9-11, siehe auch McKee/ Bertrand/ Becker-Benton 2004: 252-255).

Effektivitätsstudien gehen von einer überwiegend positiven Wirkung von Maßnahmen der *Peer Education* aus, wenngleich sich nicht abschließend festhalten lässt, ob entsprechende Programme effektiver als alternative Ansätze der HIV/AIDS-Aufklärung sind (UNAIDS 1999: 33, siehe hierzu auch Adamchak 2006: 7-11). Hinzu kommt, dass das Prinzip der *Peer Education* bestimmte Herausforderungen mit sich bringt, die mit der Auswahl geeigneter Multiplikatoren und ihrer Aus- und Weiterbildung beginnen und bis in die Methoden der Evaluation und Wirksamkeitsmessung entsprechender Maßnahmen reichen. Kritische Punkte sind unter anderem, wie im Zuge der Ausbildung mit dem oft bildungsfernen Hintergrund der Multiplikatoren umzugehen ist, wie die zumeist freiwillig tätigen Multiplikatoren motiviert werden können, inwieweit geschlechterspezifische und soziokulturelle Themen zur Sprache kommen sollen, wie eine hohe Zielgruppenorientierung und eine aktive Partizipation der Zielgruppe zu erreichen sind und wie sich Stakeholder und Interessensgruppen in Regierung, Justiz, Polizeiwesen, Gesundheitssystem, Schulsystem und/oder Wirtschaft einbeziehen lassen (McKee/ Bertrand/ Becker-Benton 2004: 255-259, UNAIDS 1999: 13-31).

2.2.3. Zu den Grundannahmen und Problemen der HIV/AIDS-Aufklärung

Die HIV/AIDS-Aufklärung beruht wie alle Maßnahmen der gesundheitlichen Aufklärung auf der Annahme, dass risikobehaftetes Handeln auf fehlendes Wissen zurückzuführen ist und dass die Verfügbarmachung von Informationen zur Aufgabe des gesundheitsgefährdenden Verhaltens führt. Sie strebt tiefgreifende, zeitstabile und freiwillige Verhaltensänderungen und insbesondere einen bewussten Umgang mit Sexualität und Gesundheitsrisiken an und greift dabei auf Aufklärungs- und Lernangebote zurück, die Informationen über Ansteckungswege und Schutzmöglichkeiten vermitteln, einfache Schutzmaßnahmen wie Abstinenz, Treue oder die Verwendung von sauberen Einmalspritzen und Präservativen propagieren und dabei vor allem die Kondomnutzung als (neue) soziale Norm zu etablieren versuchen (Marcus 2007a: 413-414, Pott 2007: 423, Amort/ Kuderna 2007: 445). Durch die Vermittlung klarer und rationaler Aufklärungsbotschaften sollen Individuen auf kognitiver Ebene Infektionsrisiken und ungefährliche Situationen richtig einschätzen sowie auf Handlungsebene den korrekten Kondomgebrauch erlernen (Amort/ Kuderna 2007: 448). Sie sollen befähigt werden, „informiert, selbstbestimmt und verantwortungsvoll mit den Risiken einer Übertragung von HIV [...] umzugehen, damit sie sich und andere in möglichst vielen Situationen schützen wollen, können und dies auch tun" (Escobar Pinzón/ Sweers 2007: 454).

Die positiven Tendenzen im weltweiten Rückgang von HIV-Prävalenz und Inzidenz deuten darauf hin, dass die Informationsarbeit der vergangenen dreißig Jahre Früchte trägt. Vergleicht man diese offensichtlichen Erfolge der HIV/AIDS-Aufklärung mit denen anderer Aufklärungsmaßnahmen, so kommt man leicht zu dem Schluss, sie sei „eine positive Ausnahme in der Präventionslandschaft" (Rosenbrock 2007: 432). Wissen über die Immunschwächekrankheit scheint trotz vereinzelter Unklarheiten, Irrtümer und Fehlvorstellungen weit verbreitet zu sein, doch darf dies nicht darüber hinwegtäuschen, dass sich nach wie vor jedes Jahr unzählige Menschen neu mit dem Immunschwächevirus anstecken (Stillwaggon 2006: 56).[35] Dies verwundert umso mehr, als dass HIV schwerer übertragbar ist als viele andere Krankheitserreger und die im Allgemeinen propagierten Schutzmöglichkeiten des sogenannten Präventions-ABC – insbesondere der Kondomgebrauch – vermeintlich einfach umzusetzen sind. An einem Mangel an Aufklärungsbotschaften kann es ebenfalls nicht liegen, denn nach wie vor werden vor allem in Hochprävalenzregionen horrende Summen in Informationsmaßnahmen gesteckt. Weshalb also infizieren sich immer noch Menschen mit HIV? Und weshalb sehen Experten die bislang durch Aufklärung erzielten Fortschritte mittlerweile als gefährdet an und befürchten Rückschläge im Kampf gegen die Immunschwächekrankheit (siehe beispielsweise Spiegel Online 2013)?

---

[35] Siehe hierzu auch Brünner und Lalouschek: „In Bezug auf Gesundheitshandeln finden wir eine paradoxe Situation vor: Das medizinische Wissen über Krankheiten, ihre Prävention und Therapie wird immer umfangreicher und differenzierter, es ist auch für Laien, für normale Bürger, immer besser verfügbar und sie nehmen auch immer mehr davon zur Kenntnis. Dennoch fallen Prävalenzraten nicht in dem Umfang, wie zu erwarten wäre" (Brünner/ Lalouschek 2010: 315, siehe hierzu auch Brünner 2011: 64).

Die implementierten Aufklärungskampagnen greifen trotz der positiven Tendenzen nicht immer in dem Maße, wie dies intendiert und gewünscht ist (siehe hierzu auch Beck 2009: 294, 297). Wer dies auf die Qualität der Maßnahmen zurückführt, macht es sich angesichts des breiten Spektrums an unterschiedlichen Ansätzen und Strategien zu einfach. Und auch der Versuch, die Verantwortung dem menschlichen Leichtsinn zuzuschreiben und Neuinfektionen ins Licht der allgegenwärtigen Schuldfrage zu stellen, greift zu kurz. Die Gründe für das Scheitern von Aufklärungskampagnen sind wesentlich komplexer und tiefgreifender. Sie betreffen nicht nur die Grundprinzipien von Aufklärung an sich, sondern auch die diversen Rahmenbedingungen, unter denen diese stattfindet, sowie die generelle Dynamik des menschlichen Handelns und Zusammenlebens. Nach Rompel sind die Verhaltensprävention im Allgemeinen und die HIV/AIDS-Aufklärung im Speziellen hochgradig voraussetzungshafte Unterfangen, deren Erfolg oder Misserfolg sich nicht auf die bloße Wissensvermittlung reduzieren lässt (Rompel 2006: 232). Relevant ist beispielsweise auch, „inwiefern individuelle Barrieren, strukturelle Zwänge oder normativer Druck Verhaltensänderungen begünstigen oder hemmen" (Bonfadelli/ Friemel 2006: 33).

Das größte Hindernis gesundheitlicher Aufklärung liegt gerade in ihrer grundlegenden Annahme, Wissen mit Verhaltensänderung gleichzusetzen und das menschliche Verhalten als Ergebnis rationaler und aufgeklärter Entscheidungsfindung zu verstehen (Amort/ Kuderna 2007: 442-443, Nöcker 2010a). Gesundheitliche Aufklärung schreibt jedem Individuum ein Recht auf vollständige und angemessene Gesundheits- und Krankheitsinformation zu (Nöcker 2010a). Sie basiert auf einem linearen Informations-Wirkungs-Zusammenhang, einem sogenannten *Hypodermic-Needle*-Modell (Brünner 2011: 63-64). Diesem liegt die Vorstellung zugrunde, dass ein Individuum nur dann angemessene Entscheidungen in Bezug auf sein Gesundheitsverhalten treffen kann, wenn es über das entsprechende Wissen verfügt (Nöcker 2010a). Das Modell – von Drescher unter dem Begriff der Wissenskluft-hypothese diskutiert (siehe beispielsweise 2008b: 119-120)[36] – geht davon

---

[36] Nicht zu verwechseln mit dem Begriff der Wissensklufthypothese (*knowledge gap hypothesis*) im gesundheitswissenschaftlichen Sinne, die Folgendes besagt: „members with more education acquire knowledge faster than do those with relatively less education. Consequently, the gap in knowledge between the two social groups increases rather than

aus, dass allein die Vermittlung von Informationen über Krankheiten und die Möglichkeiten ihrer Vermeidung sowie die Darstellung gesundheitsförderlicher Lebensstile ausreicht, um einen Menschen dazu zu bringen, sein gesundheitsschädigendes Handeln aufzugeben und gesundheitsbewusste Verhaltensweisen anzunehmen (Bonfadelli/ Friemel 2006: 37, Kreps/ Thornton 1992: 199). Die Informationen werden einem Rezipienten quasi injiziert und entfalten dann automatisch ihre Wirkung (Brünner/ Lalouschek 2010: 319). Die richtige Information führt zu einer richtigen Einstellung und diese fördert wiederum das richtige Verhalten (Lalouschek 2005: 164).

Ausgehend von dieser vereinfachten Annahme strebt die gesundheitliche Aufklärung eine möglichst umfassende und gründliche Information des Rezipienten an. Sie ist primär wissensorientiert und verfolgt das Ziel, ein Individuum durch sachlich begründete Information von Verhaltensänderungen oder Verhaltensanpassungen zu überzeugen (Nöcker 2010a, Barnett/ Whiteside 2006: 73, Cáceres 2003: 21). Der Schwerpunkt liegt auf der Vermittlung naturwissenschaftlich-biomedizinischen Wissens und der Darstellung der sich daraus ergebenden gesundheitsbezogenen Empfehlungen. Im Vordergrund stehen die Entstehung, Diagnose und Behandlung von Krankheiten sowie die Möglichkeiten ihrer Vermeidung. Hintergrundinformationen und Erklärungen stützen sich auf medizinische Erkenntnisse und Entwicklungen und wissenschaftliche Standards (Brünner/ Lalouschek 2010: 319-321). Der Vorteil liegt in der Vermittlung umfassender, differenzierter, aktueller und wissenschaftlich abgesicherter Informationen. Vereinzelt finden sich auch Hinweise zu Unterstützungsangeboten, sehr reduziert werden hingegen Aspekte thematisiert, die die Lebenswelt des Rezipienten betreffen. Hierzu gehören nicht nur sein soziokulturelles Umfeld und die darin dominierenden gesellschaftlichen Normen, sondern auch sein persönlicher Alltag mit den dort verankerten Gewohnheiten (Barnett/ Whiteside 2006: 78). Genau hier liegt eines der Grundprobleme: Die Wissensvermittlung bleibt auf einer zumeist abstrakten und generalisierten Ebene. Die gegebenen Informationen sind kaum handlungsorientiert und wenig individualisiert. Vom Rezipienten erfordert dies ein hohes Maß an eigenen Umsetzungs- und Anpassungs-

---

decreases" (Freimuth 1990: 174, siehe auch Nöcker 2010b, Reifegerste 2014: 170, Bonfadelli 2014a: 370).

leistungen. Er muss die zur Verfügung gestellten biomedizinischen Hintergrundinformationen aufnehmen und aktiv nachvollziehen sowie eigenverantwortlich an seine persönliche Situation, seine spezifischen Lebensumstände und seine eigenen Problematiken, Bedürfnisse und Möglichkeiten anpassen und in individuelles gesundheitsförderliches Handeln umsetzen (Edgar/ Noar/ Freimuth 2008: XIII, Brünner/ Lalouschek 2010: 319-321, 332-336, 341-342).

Die gesundheitliche Aufklärung geht von Rezipienten aus, die einerseits schlecht, falsch oder gar nicht informiert sind, andererseits jedoch willens und in der Lage, die propagierten Verhaltensänderungen selbstständig und eigenverantwortlich umzusetzen, sobald sie die dazu notwendigen Informationen erhalten und sich der entsprechenden Risiken bewusst werden (Brünner/ Lalouschek 2010: 319, 343-344, Lalouschek 2005: 164). Nicht selten offeriert sie allzu simple Lösungen und suggeriert damit zum einen, dass sich tradierte Verhaltensweisen problemlos ändern lassen (Lalouschek 2005: 164). Zum anderen zeichnet sie ein Menschenbild, in dem jedes Individuum ein vernünftiges Wesen ist, das allein aufgrund sachlicher Einsichten richtig zu handeln vermag (Bonfadelli/ Friemel 2006: 37). Die Gesundheitsaufklärung appelliert an die Selbstverantwortung des Einzelnen, gesundheitliche Entscheidungen rational und überlegt zu treffen, doch ist gerade diese „einfach scheinende Verbindung zwischen angemessener Information und eigenständigem Handeln [...] in Wirklichkeit eine der größten Hürden der öffentlichen Gesundheitsinformation: Gesundheitsinformation führt keineswegs zwangsläufig auch zu Gesundheitshandeln" (Brünner 2011: 39).[37]

Aufklärung geht von gelebter Eigenverantwortung für gesundheitsförderliche Verhaltensänderungen aus und erwartet damit möglicherweise mehr vom Individuum, als dieses zu leisten vermag oder bereit ist (Dennin/ Doese/ Lafrenz 2007: 458-459, Stillwaggon 2006: 458-459). Dass das menschliche Handeln nicht nur von rationalem Denken und vernunftbasierten Entschei-

---

[37] Siehe hierzu auch Kreps und Thornton: „Campaign planners must realize that exposure to campaign messages may lead to audience awareness only when messages are heeded; audience awareness may lead to changes in knowledge only when campaign messages are comprehended; changes in audience knowledge may lead to changes in beliefs only if the arguments made in the messages are accepted; and even then, changes in audience beliefs might or might not lead to changes in attitudes, intentions, and ultimately behaviors" (Kreps/ Thornton 1992: 200).

dungen gesteuert wird und kognitives Wissen allein nicht ausreicht, um Verhaltensänderungen hervorzurufen, ist ebenso bekannt wie die Tatsache, dass das Verhalten eines Individuums in einen komplexen gesellschaftlichen Kontext eingebunden ist. Verhaltensgewohnheiten sind Teil des Lebensstils und sozialen Milieus, in dem sich ein Individuum bewegt. Sie unterliegen mannigfaltigen psychosozialen Dynamiken und sozioökonomischen und kulturellen Faktoren und sind einer bewussten und rationalen Steuerung in vielen Fällen nur begrenzt zugänglich (Hirschmann 2006: 263, Beck 2009: 294, Brünner/ Lalouschek 2010: 343-344). Das sogenannte kognitive Bias der meisten Aufklärungsmaßnahmen wird immer wieder bemängelt, trägt es doch dem Umstand zu wenig Rechnung, dass das menschliches Verhalten auch affektiv motiviert, bedürfnisorientiert und sozial verankert ist (Bonfadelli/ Friemel 2006: 37, 123-128). Es genügt nicht, auf Verhaltensänderungen durch rationale Einsichten und Entscheidungen zu setzen, denn zwischen Wissen, Einstellungen und tatsächlichem Verhalten klafft oftmals eine schier unüberbrückbare Lücke (Brünner 2011: 71, Bonfadelli/ Friemel 2006: 51). Die Kluft ist umso größer, wenn das gewünschte Verhalten einen geringen subjektiven Wert und Nutzen hat, wenn es sich nur schwer und unter großen Kosten und Mühen umsetzen lässt und wenn es nicht konfliktfrei mit anderen Interessen zu vereinbaren ist – Schwierigkeiten, die gerade in der Gesundheitsförderung und Prävention gegeben sind (Nöcker 2010b). Und so sieht sich die Gesundheitsaufklärung immer wieder mit Fragen wie den folgenden konfrontiert (siehe hierzu Brünner/ Lalouschek 2010: 316-317, 344): Welchen Wert hat die Vermittlung medizinischen Wissens, wenn die Leute nicht danach handeln? Was hindert sie daran, das vermittelte Wissen in gesundheitsförderliches Verhalten umzusetzen? Wie motiviert man sie zu einem gesundheitsbewussten Lebensstil? Welche Rolle kann das Wissen dabei spielen und welche nicht? Wie wirksam kann ein kognitiv orientierter Einfluss auf affektiv bestimmte Bedürfnisse überhaupt sein? Lassen sich tief sitzende Gewohnheiten speziell durch Kommunikation verändern? Welche Maßnahmen und Strategien versprechen den größten Erfolg und in welchem Maße müssen die konkreten individuellen Voraussetzungen bekannt sein und berücksichtigt werden?

Die Vermittlung rein kognitiven Wissens ist längst nicht mehr das vordringlichste Problem, dem sich die HIV/AIDS-Aufklärung zuzuwenden hat, denn gerade wenn es um gravierende Einschränkungen des eigenen Lebensstils geht, lässt sich das menschliche Verhalten nicht nur durch Informationen und Appelle ändern (Beck 2009: 297, Rompel 2006). Zwischen Wissen, Handlungsintention und eigentlicher Handlung können verschiedene psychologische Abwehrstrategien und/oder soziale Barrieren wirksam sein. So können nicht nur inkompatible Gewohnheiten und dissonante Einstellungen, sondern auch Verdrängungsmechanismen und mangelhafte Fähigkeiten dazu führen, das Gesundheitsinformationen zwar aufgenommen und verstanden werden, aber trotzdem nicht die gewünschte Wirkung entfalten (Weitkunat/ Schlipköter 2009: 160, Reifegerste 2014: 173). Die deutschen AIDS-Hilfen haben beispielsweise immer wieder betont,

> dass etwa ungeschützter Sex [...] Ergebnis komplexer, auch situationsabhängiger Dynamiken ist, in denen Faktoren wie die aktuelle Lebenssituation, die Persönlichkeiten, Werte und Normen, die Dynamik zwischen den Beteiligten und die Art der Beziehung, Unverletzlichkeitsfantasien, optimistische Fehlschlüsse, Nicht-, Halb- oder Falschwissen eine Rolle spielen. (Escobar Pinzón/ Sweers 2007: 457)

Die Aussage zeigt, dass die kognitive Ebene nur ein Aspekt unter vielen ist, die das menschliche Verhalten beeinflussen (siehe hierzu auch Amort/ Kuderna 2007: 446).

Die Vermittlung von Informationen im Rahmen der gesundheitlichen Aufklärung ist ein komplexer Prozess, der mit einer Fülle an Schwierigkeiten zu kämpfen hat (Hurrelmann/ Leppin 2001: 13). Für die unterschiedlichsten kulturellen, sozialen und politischen Kontexte wird eine Vielzahl an Faktoren diskutiert, die auf den Erfolg von Aufklärungsmaßnahmen einwirken und dazu führen, dass der Wissenstransfer scheitert, weil die zu vermittelnden Informationen die relevante Zielgruppe gar nicht erreichen, oder das Vorhandensein von korrektem Wissen nicht in ein langfristiges gesundheitsförderliches Handeln mündet (McKee/ Bertrand/ Becker-Benton 2004: 26). Einige Hemmnisse sind dabei kulturell stark verankert, während andere sich kulturübergreifend manifestieren oder gar als allgemeine Dynamiken des menschlichen Verhaltens zutage treten (Drescher/ Klaeger 2006: 11).

Eine erste Schwierigkeit liegt in der Art und Weise der Wissensvermittlung: Die meisten Maßnahmen der gesundheitlichen Aufklärung verfolgen ein traditionelles Sender-Empfänger-Modell, in dem sich zwei Interaktantengruppen in einer asymmetrischen Experten-Laien-Konstellation mit klarer Trennung von Wissenden und Unwissenden begegnen: Auf der einen Seite stehen die Experten, die als Wissende konzeptualisiert sind. Sie verfügen über das relevante, hegemoniale und akzeptierte naturwissenschaftlich-medizinische und epidemiologische Wissen und haben die Aufgabe, es den Laien als vermeintlich unwissenden Rezipienten zu vermitteln. Der Wissenstransfer verläuft häufig autoritär und starr von oben nach unten (*top-down*, siehe hierzu auch Bonfadelli 2014b: 28) und trägt stark normativ-patriarchalische Züge. Die Empfänger der jeweiligen Aufklärungsbotschaft geraten in eine hierarchisch untergeordnete Rolle. Sie sind keine gleichberechtigten Partner im Austausch von Informationen, sondern werden zu Objekten der Expertise anderer (Lalouschek 2005: 163, Brünner 2011: 64). Hinzu kommt, dass die gesundheitliche Aufklärung allzu oft von prototypischen Rezipienten mit stereotypen (Laien-) Vorstellungen ausgeht und dabei den Einfluss ignoriert, den Faktoren wie das Lebensalter, das Geschlecht, die ethnische, kulturelle und soziale Zugehörigkeit, der Ausbildungsstand und der sozioökonomische Status auf die Bereitschaft zur Informationssuche und Wissensaufnahme sowie auf individuelle gesundheitsbezogene Einstellungen und Verhaltensweisen haben (Reifegerste 2014: 173). Kommunikation ist kein einfacher, linearer Prozess der Informationsübertragung, sondern hängt ganz wesentlich von den Aufnahme- und Interpretationsfähigkeiten des jeweiligen Rezipienten ab: „Kommunikation beginnt [...] erst mit dem Verstehen und nicht, wie oft angenommen wird, bereits mit der Verbreitung einer Mitteilung" (Nöcker 2010b). Problematisch ist dies vor allem im Hinblick auf die sich vergrößernde Wissenskluft in der Bevölkerung: Personen, die ohnehin schon mehr wissen und eher bereit sind, dieses Wissen in gesundheitsförderliches Handeln umzusetzen, stehen einem neuen Wissenserwerb offener gegenüber. Personen hingegen, die über einen geringen Kenntnistand verfügen und weniger Gesundheitsmotivation aufweisen, sind auch weniger bereit, neue Informationen aufzunehmen, zu akzeptieren und in positives Gesundheitshandeln umzusetzen (Reifegerste 2014: 170, siehe hierzu insbesondere auch die bei Freimuth 1990 beschriebene Wissensklufthypothese).[38]

---

[38] Menschen mit einer höheren Bildung und/oder einem höheren Sozialstatus verfügen

Bevölkerungsgruppen, die der Gesundheitsförderung in der Regel am meisten bedürfen, werden häufig als schwer erreichbar und/oder Risikogruppen klassifiziert (Schnabel 2014: 56, Reifegerste 2014: 170). Die Ursachen für die mangelhafte Erreichbarkeit sind vielfältig, und so werden in der Praxis die unterschiedlichsten Gruppierungen entsprechend eingestuft: sozial Benachteiligte und gesellschaftlich Ausgegrenzte wie beispielsweise Migranten, Menschen mit Behinderung und Ältere; Minderheiten und Personen mit gesellschaftlich wenig anerkannten Eigenschaften und/oder mit stigmatisierten oder optisch entstellenden Krankheiten und Beeinträchtigungen; Arbeitslose, Geringverdiener und Personen mit einem wenig anerkannten Beruf oder einem niedrigen Bildungsgrad; Personen, die in der Anonymität leben und nicht identifiziert werden wollen; Personen, die aus Zeitmangel oder aufgrund von Sprachbarrieren und fehlenden Sprachkenntnissen nicht kontaktiert werden können; Personen, die bereits schlechte Erfahrungen mit dem Gesundheitswesen gemacht haben (Reifegerste 2014: 170-172). Das Label der schweren Erreichbarkeit trägt zum einen dazu bei, die entsprechenden Bevölkerungsgruppen als unverantwortlich, irrational und präventionsavers zu stigmatisieren (siehe auch Reifegerste 2014: 172). Es impliziert zum anderen, dass es nur darum geht, in irgendeiner Form mit ihnen in Kontakt zu treten und sie mit Gesundheitsinformationen zu versorgen (Lalouschek 2005: 164). Dies trägt wiederum dem Umstand zu wenig Rechnung, dass Gesundheitsaufklärung sich um mehr als die reine Wissensvermittlung zu bemühen hat, will sie erfolgreich sein.

Mit weiteren Problemen der HIV/AIDS-Aufklärung beschäftigt sich beispielsweise Rompel in einem von der Deutschen Forschungsgemeinschaft finanzierten Projekt zu den sozialen Folgen von AIDS im südlichen Afrika (Rompel 2006). Seine Ausführungen beziehen sich auf Namibia und

---

nicht nur über eine bessere Grundkenntnis gesundheitlicher Themen, sondern nehmen in der Regel auch mehr Gesundheitswissen auf und können dieses adäquater in gesundheitsförderliches Handeln umsetzen (Hurrelmann/ Leppin 2001: 16). Männer und Jugendliche weisen eine tendenziell eher geringe Gesundheitsmotivation auf, wobei Gesundheitsbotschaften vor allem unter jungen Menschen mit konfligierenden Interessen wie etwa dem Streben nach Anerkennung im Freundeskreis in Konkurrenz treten (Reifegerste 2014: 173). Ein schwach ausgeprägtes Interesse an gesundheits- und krankheitsbezogenen Themen wird nicht zuletzt auch Personen zugeschrieben, die selbst (noch) keine gesundheitlichen Probleme haben (Fromm/ Baumann/ Lampert 2011: 128, Hastall 2014: 399).

Botswana, erfahren jedoch auch in anderen kulturellen Kontexten in unterschiedlichem Ausmaße Geltung. Als ein erstes entscheidendes Hemmnis nicht nur im HIV/AIDS-Kontext identifiziert er die Risikoabstraktion und damit die Tatsache, dass eine potenziell gefährliche Situation aus verschiedenen Gründen nicht (ausreichend) als Bedrohung wahrgenommen wird und es demzufolge nicht zu einer Aufgabe des risikobehafteten Handelns kommt. Ein Risiko definiert sich dabei als ein in der Zukunft liegendes und in der Regel negativ konnotiertes Ereignis mit mehr oder weniger gravierenden Folgen (Früh 2014: 414, Ruhrmann/ Guenther 2014). Bis heute ist nicht vollständig geklärt, welche psychologischen Prozesse bei der individuellen Risikowahrnehmung eine Rolle spielen (Weitkunat/ Schlipköter 2009: 160). Im Allgemeinen gilt jedoch: Ob ein bestimmtes Verhalten als risikobehaftet bewertet wird, hängt vom Schweregrad des möglichen Schadens multipliziert mit dessen Eintrittswahrscheinlichkeit ab (Ruhrmann/ Guenther 2014, Bonfadelli 2014a: 370). Je eher ein Risiko als solches wahrgenommen wird, desto wahrscheinlicher ist eine Verhaltensänderung (Früh 2014: 419).[39]

Die Schwierigkeit gesundheitlicher Aufklärung liegt nun darin, dass Menschen zwar grundsätzlich danach streben, positive Werte wie Gesundheit zu maximieren und negativ bewertete Zustände zu vermeiden (Bonfadelli/ Friemel 2006: 51). Sie tendieren häufig jedoch dazu, eigene Risiken zu unterschätzen und ihre Mitmenschen als (noch) stärker betroffen anzusehen, unabhängig davon, ob sie ihre subjektive Betroffenheit realistisch beurteilen oder nicht (Früh 2014: 415, Hurrelmann/ Leppin 2001: 13). Ein Gefühl des Überoptimismus hinsichtlich der eigenen Gesundheitsrisiken und/oder der Therapierbarkeit von Erkrankungen führt zu einer auch emotional verzerrten Risikowahrnehmung (Weitkunat/ Schlipköter 2009: 162). Hinzu kommt, dass ein Großteil des in Aufklärungsbotschaften vermittelten biomedizinischen Wissens auf statistischen Mittelwerten, Häufigkeiten und Wahrscheinlichkeiten beruht, die sich nur schwer individualisieren und auf die jeweils aktuelle Gefährdungssituation übertragen lassen (Hurrelmann/ Leppin 2001: 13). So führt ungeschützter Geschlechtsverkehr nicht zwangsläufig und immer zu einer HIV-Infektion, selbst mit einem HIV-positiven Partner. Die

---

[39] Risiken können auf unterschiedliche Art und Weise wahrgenommen werden, so zum Beispiel als Reaktion menschlicher Sinnesorgane auf äußere Reize, als kognitive Denkprozesse oder als diffuse und unbestimmte Einschätzungen (Früh 2014: 414).

lediglich mögliche Gefahr einer Ansteckung kann das Individuum leicht als unwahrscheinlich und demzufolge vernachlässigbar ausblenden; die mit einer wiederholten Exposition einhergehende Risikoakkumulation wird häufig konzeptionell überhaupt nicht erfasst (Weitkunat/ Schlipköter 2009: 162). Erschwerend kommt hinzu, dass die biomedizinischen Prozesse der Infektion wie auch das Virus selbst für den Laien unsichtbar sind und als sinnlich nicht wahrnehmbare Ereignisse kein konkretes Gesundheitsrisiko darzustellen scheinen. Dies gilt insbesondere vor dem Hintergrund, dass eine Infektion sich erst Jahre später körperlich bemerkbar macht und das aktuelle Handeln damit keine unmittelbar spürbaren Konsequenzen hat (Rompel 2006: 222-223, Barnett/ Whiteside 2006: 20). Der Nutzen positiven Gesundheitshandelns – beispielsweise der Gebrauch eines Kondoms – liegt deutlich in der Zukunft, während negatives Gesundheitsverhalten – die Nichtnutzung von Kondomen – mit einer sofortigen Belohnung wie dem vermeintlich intensiveren Erleben des Sexualkontakts einhergeht (Weitkunat/ Schlipköter 2009: 162). Generell gilt: Ein Risiko erscheint umso bedeutender, je unmittelbarer es bevorsteht (Weitkunat/ Schlipköter 2009: 162). So ist die Angst vor einer Schwangerschaft als einer mittelfristigen Folge ungeschützten Geschlechtsverkehrs häufig größer als die vor einer Ansteckung mit HIV (Beck 2009: 302).

Dass die Folgen des gegenwärtigen risikobehafteten Verhaltens in ferner Zukunft liegen, führt häufig zu einer Risikoabwägung im Sinne einer bewussten Inkaufnahme einer Infektion. Gerade in Entwicklungs- und Schwellenländern leben viele Menschen in sogenannten Risikoumgebungen, das heißt unter sozialen und ökonomischen Lebensumständen, die sie anfällig machen, sich trotz vorhandenen Wissens mit HIV anzustecken (Barnett/ Whiteside 2006: 88, Dayton/ Merson 2000: 227). Betroffen sind insbesondere Frauen, deren einzige Ressourcen oftmals nur ihr Körper, ihre Sexualität und ihre Fruchtbarkeit sind. Zur Sicherung ihres täglichen Auskommens oder unmittelbaren Überlebens sind sie darauf angewiesen, in einer Partnerschaft zu leben oder mindestens einen Sexualpartner zu haben, der sie finanziell unterstützt – ganz zu schweigen von der Notwendigkeit zur Prostitution (Barnett/ Whiteside 2006: 22, Dayton/ Merson 2000: 227). Mit Blick auf Afrika hält Beck fest, was in gleichem Maße auch für viele karibische Kontexte gilt (siehe hierzu beispielsweise Stillwaggon 2006: 56-57):

> In den Armutsvierteln in ganz Afrika stellt die Kommerzialisierung von Sexualität, zudem gerade für junge Frauen, eine wesentliche Überlebensstrategie dar [...]. Abstinenz würde die jungen Frauen ihrer Existenzgrundlage [...] berauben. In einer Situation, in der Handlungsoptionen auf ein Minimum eingeschränkt sind [...], ist die Forderung[,] weitere Einschränkungen wie z. B. Abstinenz oder Kondomgebrauch hinzunehmen[,] eine Zumutung. (Beck 2009: 322-323)

Die ökonomisch-materielle Abhängigkeit und die sozialen Machtverhältnisse machen Frauen verwundbar und erlauben es ihnen häufig nicht, Nein zum sexuellen Verlangen des Mannes zu sagen, insbesondere vor dem Hintergrund, dass dieser sie oftmals als sein Eigentum betrachtet. Die Forderung nach einem Kondom käme einem Vertrauensbruch gleich und würde als Eingeständnis der eigenen Seropositivität oder Anschuldigung des Partners und Untreuevorwurf gewertet. In derartigen Lebenssituationen beurteilen Frauen Handlungen wie das Bestehen auf einem Kondom als riskanter als Unterlassungen. Sie treffen die kurzfristig und angesichts ihrer unmittelbaren sozioökonomischen Not durchaus rationale und nachvollziehbare Entscheidung, eine HIV-Infektion und damit einen weit entfernten Krankheitsausbruch zu riskieren (Rompel 2006: 223-224, Weitkunat/ Schlipköter 2009: 162, Hirschmann 2006: 266-268).

Wirtschaftlich prekäre Lebenslagen und Abhängigkeitsstrukturen in Verbindung mit sexueller Ausbeutung und Diskriminierung sind jedoch – wie auch gewaltsamer Sex und Vergewaltigungen – nur das Extrem in einem Geflecht an sozialen Bezügen und Beziehungsmustern, in dem sich die HIV/AIDS-Aufklärung bewegt und die sie oftmals nicht thematisiert. Viele Aufklärungsbotschaften verengen das Infektionsrisiko auf den technischen Vorgang des Geschlechtsverkehrs und blenden soziale Dimensionen und emotionale Bindungen aus. Sie ignorieren die soziale Wirklichkeit, wenn sie das Individuum als selbstbestimmtes und frei von gesellschaftlichen und sozialen Zwängen handelndes Wesen ansprechen, das eigenverantwortlich Entscheidungen hinsichtlich seiner Lebensplanung und Lebensgestaltung treffen kann. Im reellen Leben ist der Mensch eingebunden in Machtstrukturen und Rollenbeziehungen, in soziale Interdependenzen und emotionale und ökonomische Abhängigkeiten und nicht zuletzt in Geschlechterverhältnisse und

Genderkonflikte, die ihn in seinem Entscheidungsspielraum einschränken. Die Forderung nach einem Kondom kann schnell unangenehme Situationen oder gar Spannungen und Kontroversen provozieren. Erschwerend kommt hinzu, dass sie in der Regel eingebunden ist in einen Moment größter Intimität und Emotionalität, in dem häufig keine rationale Reflektion mehr stattfindet. Im sprichwörtlichen Eifer des Gefechts wird das Kondom dann schnell vergessen und sachliche und vernunftbasierte Aufklärungsbotschaften treten – gerade auch unter Alkohol- und Drogeneinfluss – in den Hintergrund (Rompel 2006: 227-229, McKee/ Bertrand/ Becker-Benton 2004: 26).

Hinzu kommt, dass das Thematisieren von HIV/AIDS und insbesondere die Forderung nach einem Kondom ein gewisses zwischenmenschliches Vertrauen und viel sprachliches und kommunikatives Fingerspitzengefühl erfordern. Solange sich der Kondomgebrauch nicht als allgemein akzeptierte soziale Norm etabliert, wird es in vielen Beziehungskonstellationen schwierig bleiben, das Thema überhaupt anzusprechen. Dies betrifft insbesondere Partnerschaften mit einem Machtgefälle, in denen der jeweils schwächere Partner die Verwendung eines Kondoms gegenüber dem dominanten Part wenn überhaupt nur schwer durchsetzen kann. Doch auch in ausgewogenen Beziehungen fällt es häufig nicht leicht, über HIV/AIDS zu sprechen, handelt es sich doch um ein Thema, das an fundamentale menschliche und traditionell tabubesetzte Lebensbereiche rührt. Es impliziert Sprechen über Sexualität in Verbindung mit einer unheilbaren und oftmals tödlich verlaufenden Krankheit und wird damit in vielen Kulturen *per se* zu einem schwierigen Unterfangen. Als problematisch erweist sich jedoch insbesondere die Tatsache, dass HIV/AIDS seit Anbeginn auch etwas Moralisierendes und Verwerfliches anhaftet (Pittam/ Gallois 2002: 209). Als Krankheit, die sich primär auf sexuellem Wege überträgt, sich durch korrektes Schutzverhalten jedoch vermeiden lässt, wird HIV/AIDS häufig mit einem ausufernden Sexualleben und Promiskuität, mit persönlichem Versagen und Schuld in Verbindung gebracht (Barnett/ Whiteside 2006: 71-72). Die Forderung nach einem Kondom kann damit schnell in ein falsches Licht rücken. Sie ist dann nicht mehr der neutrale Wunsch nach Schutz, sondern negativ konnotiert. Das Beharren auf der Verwendung eines Kondoms kann als Schuldeingeständnis oder Angriff auf die Integrität des Partners gewertet werden. Wer insistiert, ist entweder selbst HIV-positiv oder wirft dem Partner Seropositivität und damit ein vergangenes Fehlverhalten vor; er ist entweder selbst untreu oder bezichtigt den Partner der Untreue. Ungeschützter Geschlechtsverkehr gilt nicht selten als Beleg des Negativ-Seins, der Verzicht auf Kondome als Treue- und Liebesbeweis (Cameron/ Kulick 2006: 154, 162, siehe auch Dilger 2005: 282, Padilla 2007: 200). Und so erfährt die folgende Aussage gerade im Kontext von HIV/AIDS eine große Aktualität:

> In einzelnen Themenfeldern kommt der gesundheitlichen Aufklärung nicht nur die Vermittlung von Informationen zu, sondern sie dient auch der Enttabuisierung von Tabus durch öffentliches Ansprechen, der Entmystifizierung falscher und veralteter Vorstellungen und der öffentlichen Thematisierung von Verdrängungs- und Vermeidungsverhalten. (Nöcker 2010a)

Das Aushandeln des Kondomgebrauchs verlangt den Gesprächsteilnehmern kommunikativ einiges ab. Die HIV/AIDS-Aufklärung sollte demnach nicht nur die Weitergabe von Sach- und Handlungswissen fokussieren, sondern insbesondere auch kommunikative Kompetenzen vermitteln. Cameron und Kulick verweisen auf die Schwierigkeiten, die vor allem weibliche Jugendliche und Frauen haben, wenn es darum geht, ungeschützten Geschlechtsverkehr abzulehnen und/oder ihren (Sexual-) Partner zum Tragen eines Kondoms zu bewegen (Cameron/ Kulick 2006: 154-155, siehe auch Barnett/ Whiteside 2006: 83). Der Verzicht auf Kondome beruht demnach häufig nicht auf fehlendem Wissen oder einer zu geringen Risikowahrnehmung, sondern vielmehr auf der Unsicherheit oder dem Unvermögen, das Thema anzusprechen. Cameron und Kulick kommen zu dem Schluss:

> What needs to change is not only the state of young people's knowledge about sex but also their norms for communicating about it [...]. Language, therefore, is not just a medium for sex and health education but something that must be discussed explicitly as part of the process. (Cameron/ Kulick 2006: 154)

Will die HIV/AIDS-Aufklärung erfolgreich sein, so muss das gesellschaftliche Klima ein offenes und moralisch und weltanschaulich wertfreies Sprechen über traditionell tabuisierte Themen wie Sexualität, Krankheit und Tod erlauben. Wird die Problematik geleugnet oder totgeschwiegen, stoßen Aufklärungsbotschaften schnell an ihre Grenzen.[40] Soziale Tabus, Stigmatisierungen, starre Moralvorstellungen und Mythen verhindern, dass Informationen eingeholt, Testangebote wahrgenommen und gegebenenfalls notwendige antiretrovirale Therapien begonnen werden (Hirschmann 2006: 272). Betroffen hiervon sind insbesondere Risikogruppen wie homosexuelle Männer, Sexarbeiter(innen) und Drogenkonsumenten, die in vielen Gesellschaften ausgegrenzt und oft sogar in die Illegalität gezwungen werden. Solange sie und andere marginalisierte Bevölkerungsgruppen nicht aus ihrem Schattendasein befreit werden, sind sie für Aufklärungsangebote kaum erreichbar. Bestärkt werden präventionsaversive Tendenzen oft durch Kirchen und Glaubensgemeinschaften. So verurteilt beispielsweise die katholische Kirche Homosexualität und Prostitution und lehnt Kondome kategorisch ab. Sie sieht AIDS in ihrer fundamentalsten Ausprägung als Strafe Gottes für sexuelle Verfehlungen und untermauert damit stigmatisierende Denkmuster und Überzeugungen, statt einen verantwortungsvollen Umgang mit Sexualität und Infektionsrisiken zu lehren (Hirschmann 2006: 273).

Eine entscheidende Problematik der HIV/AIDS-Aufklärung liegt des Weiteren darin, dass viele Kampagnen in westlichen Industrienationen entwickelt und von dort aus in alle Welt exportiert werden (Barnett/ Whiteside 2006: 79-80). In der Regel sind es internationale Organisationen und Institutionen, die für die Finanzierung und Durchführung von Aufklärungsmaßnahmen in Entwicklungs- und Schwellenländern wie der Dominikanischen Republik verantwortlich sind (Padilla 2007: 202-203). Sie erheben zwar den Anspruch, kultursensitiv zu arbeiten; die Praxis zeigt jedoch immer wieder, dass die implementierten Aktivitäten den jeweiligen lokalen Anforderungen und Lebensumständen der Adressaten nicht ausreichend gerecht werden.

Eine erste Schwierigkeit liegt diesbezüglich in der sprachlichen Adaptation von Aufklärungsbotschaften. Mit Blick auf die zumeist mehrsprachigen afrikanischen Gesellschaften verweist beispielsweise Rompel auf die Problematik, dass biomedizinische Begriffe und Konzepte in lokale Sprachen zu übertragen sind; andernfalls könnten die Adressaten nicht in ihrer jeweiligen Muttersprache angesprochen werden und Aufklärungsbotschaften und bio-

---

[40] Siehe hierzu auch: „Sex education was long taboo in the Dominican Republic" (Beasley/ Valerio/ Bundy 2008: 12).

medizinische Inhalte schwer oder falsch verstehen (Rompel 2006: 231-232). Und auch Drescher betont in ihren Forschungen zur HIV/AIDS-Aufklärung im westafrikanischen Burkina Faso immer wieder, dass allein die Entscheidung für eine Sprache eine nicht zu unterschätzende Rolle spielt (Drescher 2008a: 3-5, Drescher 2008b: 118-119).[41] Doch nicht nur in mehrsprachigen Gesellschaften droht der Wissenstransfer an sprachlichen Kommunikationsbarrieren zu scheitern. Die Verwendung von ungeeigneten sprachlichen Formulierungen und unverständlichen Fachbegriffen können die Verstehensleistung der Zielgruppe auch in einsprachigen Gesellschaften beeinträchtigen, und so gilt auch dort: Die vermittelten Informationen sind dem Sprachniveau der anvisierten Zielgruppe anzupassen (Reifegerste 2014: 173, 175).

Doch ist es nicht nur die Wahl der richtigen Sprache oder Sprachvarietät, die für den Erfolg gesundheitlicher Aufklärung entscheidend ist:

> Organisationen, die Kommunikationskampagnen durchführen, müssen sich bewusst sein, dass sie eine spezifische Sicht auf das anstehende Problem haben, und zwar sowohl hinsichtlich dessen Ursachen als auch hinsichtlich der präferierten Lösungen. Diese gewählte Rahmung deckt sich unter Umständen aber nur bedingt mit der Problemsicht der Zielgruppen, was die Wirkungschancen einer Kampagne beeinträchtigen kann. (Bonfadelli/ Friemel 2006: 48-49)

Mit Blick auf Afrika schreibt beispielsweise Drescher, dass „Maßnahmen nur dann Erfolg haben können, wenn sie stärker kulturspezifisch zugeschnitten sind und die Werte und Traditionen der Zielgruppe respektieren" (Drescher

---

[41] Fällt die Wahl auf eine der großen europäischen Sprachen, können die in der Regel internationalen Geldgeber und Nichtregierungsorganisationen die Aufklärungsmaßnahmen überregional einsetzen. Hinzu kommt, dass die entsprechenden Sprachen über eine ausreichend ausgebaute medizinisch-naturwissenschaftliche Terminologie und differenzierte Begrifflichkeiten zur Vermittlung biomedizinischer Zusammenhänge verfügen. Umgekehrt verfügt ein Großteil der Bevölkerung insbesondere im afrikanischen Kontext nur über rudimentäre Kompetenzen in der jeweils offiziellen Sprache, was eine Übertragung der Aufklärungsbotschaften in lokale Sprachen wünschenswert macht. Eine solche ist wiederum mit einem erheblichen finanziellen Aufwand verbunden und bei der Fülle an Idiomen wohl kaum zu bewerkstelligen. Erschwerend kommt hinzu, dass sich biomedizinische und zum Teil hochgradig fachsprachliche Begriffe zu abendländischen Körper- und Krankheitskonzepten nicht ohne weiteres in afrikanische Sprachen übersetzen lassen und das Entlehnen aus einer der großen europäischen Sprachen gerade bei Begrifflichkeiten für abstrakte Inhalte zu kurz greift (Drescher 2008a, 2008b).

2004: 123-124). So geht das westlich basierte Konzept der gesundheitlichen Aufklärung davon aus, dass der Mensch seiner Gesundheit einen hohen Wert beimisst und bereit ist, gesundheitliche Schädigungen schon im Vorfeld zu verhindern und sein Wohlbefinden rational handelnd zu erhalten. Es präsentiert Gesundheit als anzustrebendes Konsumgut und betrachtet die Kontrolle des Körpers als wünschenswertes Ideal (Lalouschek 2005: 293). Aufklärungsbotschaften betonen, dass der Mensch (fast) immer etwas tun kann, um Krankheiten vorzubeugen oder sie zu bekämpfen (Brünner 2011: 40, Barnett/ Whiteside 2006: 73, 77). Im Kontext von HIV/AIDS setzt dies zum einen voraus, dass ihm die dafür erforderlichen technischen Möglichkeiten zur Verfügung stehen, er also in erster Linie in den Besitz von Kondomen gelangt. Über die rein logistische Schwierigkeit der Verfügbarkeit von Kondomen hinausgehend setzen entsprechende Botschaften zum anderen ein Menschenbild voraus, in dem der Einzelne seine Zukunft als individuell steuerbar ansieht und in der Lage ist, sie gezielt zu beeinflussen. Der Glaube an ein aktives Eingreifen in die Zukunft findet sich jedoch nicht in allen Kulturen gleichermaßen stark ausgeprägt wie in den westlichen Industrienationen; gerade die abendländische Idee des autonom und rational handelnden Subjekts stößt immer wieder an ihre Grenzen. In afrikanischen Gesellschaften spielt beispielsweise Ahnendenken eine große Rolle und gegenwärtiges Handeln orientiert sich oftmals stärker an der (kollektiven) Vergangenheit als an der (eigenen) Zukunft. Auch kann in vielen Kontexten von keinem hohen Individualismus wie im Westen ausgegangen werden. Das Verhalten des Individuums richtet sich häufig stärker nach den Normen und Werten der Gemeinschaft, in die es eingebunden ist (Barnett/ Whiteside 2006: 24). Im Mittelpunkt steht weniger der einzelne Mensch als vielmehr die Gruppe, so dass die in Aufklärungsbotschaften vermittelte Idee eines eigenverantwortlichen, egozentrischen und vernunftbasierten Handelns zur Steuerung der eigenen Zukunft nur schwer mit vielen sozialen und kulturellen Wirklichkeiten in Einklang zu bringen ist (Rompel 2006: 224-227).

Die meisten Aufklärungsbotschaften präsentieren den Menschen als gesundheitsbewusst, diszipliniert und zivilisiert handelndes Individuum und schreiben ihm die Fähigkeit zu, Verantwortung für die eigene Gesundheit zu übernehmen (Lalouschek 2005: 165, Brünner 2011: 40). Damit implizieren sie immer auch, dass selbst schuld sei, wer die Aufklärungsbotschaften ignoriert und sich unangemessen und inkonsequent verhält (Brünner 2011: 40). Wer seine Gesundheit bewusst riskiert, wird als irrational und unverantwortlich verurteilt (Lalouschek 2005: 165). Aufklärungsbotschaften erhalten damit schnell einen moralisierenden Unterton, der die Komplexität des menschlichen (Gesundheits-) Handelns ausblendet (Brünner 2011: 40). Krankheiten wie HIV/AIDS markieren ein individuelles Fehlverhalten und werden zu moralischen Kategorien (Lalouschek 2005: 293). Die HIV/AIDS-Aufklärung muss ihren Adressaten einerseits vermitteln, dass sie ihre Gesundheit selbst in der Hand haben und durch rationales und verantwortungsvolles Handeln schützen können. Da es ihr jedoch immer auch darum geht, gegen die gesellschaftliche Ausgrenzung Betroffener vorzugehen und diesen ein diskriminierungsfreies Leben zu ermöglichen, dürfen die vermittelten Botschaften HIV-Positive andererseits nicht als unverantwortlich und schuldbehaftet stigmatisieren.

Als problematisch erweist sich weiterhin, dass die meisten Aufklärungsbotschaften auf abendländischen Körper- und Sexualitätskonzepten beruhen und ein okzidental orientiertes Verständnis von Krankheit und Heilung zu vermitteln versuchen. Größtes Hindernis ist hierbei in vielen Kontexten die Trennung von Sexualität und Fruchtbarkeit. Das westlich-biomedizinische Erklärungsmodell geht davon aus, dass Geschlechtsverkehr ohne fertile Bedeutung möglich ist. Der Austausch von Körperflüssigkeiten wird als potenziell gefährlich dargestellt, denn er kann zu einer Schwangerschaft oder HIV-Infektion führen. In vielen Gesellschaften jedoch sind Sexualität und Fruchtbarkeit aufs Engste miteinander verwoben. Geschlechtsverkehr dient hier gerade der Fortpflanzung, denn Kinder werden nicht als Last oder Karriererisiko verstanden, sondern spiegeln den Reichtum einer Familie oder den Status einer Person wider. Der Austausch von Körperflüssigkeiten ist folglich nicht negativ konnotiert. Er wird nicht als Bedrohung empfunden, sondern erfährt eine lebenserzeugende und damit notwendige und ausdrücklich erwünschte Funktion (Rompel 2006: 229-230, Barnett/ Whiteside 2006: 23-24).

Polygamie und Promiskuität stellen ebenfalls ein großes Problem dar. In vielen afrikanischen, aber auch lateinamerikanischen und karibischen Kulturen ist es üblich, dass Männer ihre Dominanz durch eine große Anzahl an

Frauen, Freundinnen und Kindern unter Beweis stellen. Verstärkt wird diese Tendenz durch Migrationsbewegungen und Wanderarbeit und das Gründen von Zweit- oder Drittfamilien an unterschiedlichen Orten. Frauen und junge Mädchen hingegen schwören auf mehrere (Sexual-) Partner, um ihre materiellen Bedürfnisse abzudecken und als Gegenleistung für Sex Geld oder Aufmerksamkeiten wie Kleidung oder Schmuck zu bekommen. Besonders beliebt sind dabei sogenannte *sugar daddies*, also ältere, oft verheiratete und finanziell besser gestellte Männer, die als sehr spendabel gelten (Hirschmann 2006: 267-270).

Viele der bislang dargestellten Probleme beziehen sich auf nicht-westliche Kulturen und deren jeweilige Lebensumstände und Normen, doch ist die HIV/AIDS-Aufklärung auch in den westlichen Industrienationen kein leichtes Unterfangen (Pott 2007: 422). Die Psychodynamik des menschlichen Verhaltens spielt auch hier eine gewichtige Rolle und beeinflusst in entscheidender Weise das präventionskonforme Handeln des Individuums, das in mannigfaltige Beziehungskonstellationen und Gruppenzwänge eingebunden ist. Bedrohlich für die Gesundheitsaufklärung ist in den westlichen Industrienationen jedoch vor allem die Tatsache, dass HIV/AIDS heute anders wahrgenommen wird als in den Anfangsjahren. Nachdem das Krankheitsbild 1981 zum ersten Mal beschrieben wurde,

> befand sich nicht nur die deutsche Bundesrepublik […] in Angst und Aufregung; da gab es eine neue, medizinisch nicht beherrschbare Infektionskrankheit, nachdem man sich seit den 1940er-Jahren so angenehm daran gewöhnt hatte, dass die Medizin für alle Infektionskrankheiten wirksame Mittel bereithält bzw. schnell bereitstellen kann. Keiner wusste, wie groß die AIDS-Gefahr war, welche Gruppen in welchem Ausmaß betroffen waren bzw. sein würden. Zudem berührte AIDS wie keine zweite Krankheit angst- und deshalb auch demagogieträchtige Bedeutungsfelder, es ging um Sex, Promiskuität, Homosexualität, Prostitution, es ging um Drogen, Blut und vorzeitiges Sterben, HIV-Infizierte wurden auch schon mal als lebende Zeitbomben und unerkannte Feinde bezeichnet und angesehen. Sowohl unter gesundheitlichen als auch unter bürgerrechtlichen Aspekten herrschte

Angst bis hin zur Panik, und auf jeden Fall gab es großen Handlungsdruck. (Rosenbrock 2007: 433)

Die Aufklärungskampagnen der Anfangsjahre streben danach, Informationen zu vermitteln, Wissenslücken zu schließen und den Kondomgebrauch als allgemeine Norm zu implementieren (Amort/ Kuderna 2007: 442, Edgar/ Noar/ Freimuth 2008: XI). Dieselben Ziele sind noch heute der Mittelpunkt präventiver Bemühungen, doch stehen sie neuen Herausforderungen gegenüber, denn das Schreckgespenst der alten Tage ist weitgehend verschwunden. Das HI-Virus wird kaum mehr als die Bedrohung wahrgenommen, die es in der ersten Zeit ist. Vielmehr dominiert die Auffassung von HIV als einer überwundenen Krise, was zu einem Abbröckeln präventiven Verhaltens und einer wachsenden Kondommüdigkeit führt und damit unmittelbare Konsequenzen für die Aufklärungsarbeit hat. Auslöser für diese Entwicklung sind insbesondere die Erfolge der antiretroviralen Therapie, durch die HIV/AIDS bei erfolgreicher Behandlung von einer tödlich verlaufenden Immunschwächekrankheit zu einer gut behandelbaren chronischen Erkrankung wird (McKee/ Bertrand/ Becker-Benton 2004: 26, Rosenbrock 2007: 438, Marcus 2007a: 419, Amort/ Kuderna 2007: 442-443, Hankins/ Stanecki/ Ghys/ Marais 2006: 22, Edgar/ Noar/ Freimuth 2008: XI-XII).

Die medizinischen Fortschritte haben zur Folge, dass mittlerweile von altem und neuem AIDS die Rede ist (Amort/ Kuderna 2007: 442). Das AIDS-Bild der Anfangsjahre ist hysterisch aufgeladen und geprägt von einer permanenten unterschwelligen (Todes-) Angst, wenngleich diese selten explizit als Motiv in Aufklärungsbotschaften eingesetzt wird. Die guten Behandlungsmöglichkeiten und der sich daraus ergebende Therapieoptimismus führen nun dazu, dass das Problembewusstsein in Richtung Bagatellisierung und Verharmlosung umschlägt und sich ein Wechsel von Risikovermeidungs- auf Risikominimierungs- oder Risikomanagementstrategien beobachten lässt. Verstärkt wird die veränderte gesellschaftliche Wahrnehmung von AIDS durch Werbebotschaften für antiretrovirale Medikamente sowie Kampagnen gegen die Stigmatisierung und Ausgrenzung HIV-Positiver, die mittels Bilder von glücklichen Familien und Paaren zum Teil den irrtümlichen Eindruck erwecken, HIV sei eine leichte Infektionskrankheit und die antiretrovirale Therapie ein Lifestyleprodukt, mittels dessen sich alle Probleme in den Griff bekommen lassen (McKee/ Bertrand/ Becker-Benton 2004: 26, Marcus 2007a: 419, Schuster 2006: 283-284).

Amort und Kuderna sprechen von einer wachsenden Medizinalisierung im Kontext von HIV/AIDS, und tatsächlich gewinnen flächendeckende Testangebote und die antiretrovirale Therapie auch hinsichtlich der Vermeidung von Neuinfektionen immer mehr an Bedeutung und treten damit zunehmend in Konkurrenz zu traditionellen wissenstransferbasierten Aufklärungskampagnen (Amort/ Kuderna 2007: 445). Die primärpräventive Relevanz der kurativen Medizin liegt in der Tatsache begründet, dass sich die Viruslast HIV-Positiver durch die regelmäßige und ärztlich überwachte Einnahme entsprechender Medikamente soweit senken lässt, dass eine Ansteckung des HIV-negativen Partners unwahrscheinlich wird. Die erfolgreich verlaufende Therapie eines HIV-Positiven erhöht damit nicht nur als sekundärpräventive Maßnahme dessen Lebensqualität und Lebenserwartung, sondern vermindert auch im primärpräventiven Sinne die von ihm ausgehende Infektionsgefahr. Bezogen auf die Gesellschaft bedeutet dies, dass sich die Neuinfektionsraten durch die erfolgreiche Behandlung möglichst vieler HIV-Positiver senken lassen (siehe hierzu auch Kapitel 2.1.1).

Die unbestreitbaren Erfolge der antiretroviralen Therapie dürfen nicht über die Probleme und Risiken hinwegtäuschen, die die medikamentöse Behandlung sowohl als primärpräventiver als auch sekundärpräventiver und therapeutischer Ansatz mit sich bringt. Die Medikamente greifen zunächst einmal tief in den menschlichen Organismus ein. Zwar ist die moderne Kombinationstherapie deutlich verträglicher als die antiretrovirale Behandlung der Anfangsjahre, doch erweist sich die Annahme eines komplikationslosen und nebenwirkungsfreien Therapieverlaufs nach wie vor oft als ein zu optimistischer Trugschluss. Hinzu kommt, dass die Behandlung eine sehr hohe Therapietreue erfordert, da sich sonst schnell Resistenzen entwickeln. Negativ ins Gewicht fallen schließlich auch die extrem hohen Kosten für die Gesundheitssysteme und die gerade in ärmeren Ländern anzutreffende fragile medizinische Infrastruktur mit ihrer oft unzureichenden Verfügbarkeit der entsprechenden Medikamente (Barnett/ Whiteside 2006: 48, 82-83). All dies hat zur Folge, dass eine Ausweitung der Behandlungsmöglichkeiten in Entwicklungs- und Schwellenländern, aber auch in den westlichen Industrienationen nur dann realisierbar ist und auf Dauer finanzierbar bleibt, wenn sie mit einer drastischen Reduzierung der Neuinfektionsraten einhergeht (Marcus 2007b: 500, Cáceres 2003: 1, Hankins/ Stanecki/ Ghys/ Marais 2006: 33).[42] Am wirksamsten sind Interventionen, „wenn Therapie und Prävention nicht gegeneinander ausgespielt werden, sondern als sich notwendig ergänzende Elemente einer umfassenden Strategie begriffen werden" (Marcus 2007b: 512). Auf den Punkt wird dies bei der XVI. Internationalen AIDS-Konferenz im August 2006 in Toronto gebracht: „Wir können uns aus der HIV-Epidemie nicht heraustherapieren" (Marcus 2007b: 512).

Ein letztes, sich länder- und kulturübergreifend manifestierendes Problem liegt schließlich darin, dass die HIV/AIDS-Aufklärung in einer großen Masse an Gesundheitsbotschaften unterzugehen droht. Fachleute warnen vor einem Überangebot an Gesundheitsinformationen, das zu einer eingeschränkten Wahrnehmung einzelner Aufklärungsbotschaften seitens der anvisierten Zielgruppe führt und sich im schlimmsten Falle in einer spürbaren Präventionsmüdigkeit niederschlägt. Die Bevölkerung steht angesichts der hohen Informationsflut vor einem großen Selektionsdruck. Sie muss – wenngleich unterbewusst – entscheiden, welche der zahlreichen Botschaften für sie und ihre Bedürfnisse relevant sind und ob die jeweils vermittelten Informationen aus einer vertrauensvollen und verlässlichen Quelle stammen. Kampagnenverantwortliche sehen sich mit der schwierigen Aufgabe konfrontiert, aus der Masse an Gesundheitsinformationen herauszustechen, sich als glaubwürdige Absender zu positionieren und die jeweilige Botschaft als qualitativ hochwertig, wissenschaftlich abgesichert und wirtschaftlich neutral darzustellen. Sie wetteifern mit anderen Gruppen, Institutionen und Lobbyisten um das öffentliche Interesse und die Gunst der Rezipienten (Hurrelmann/ Leppin 2001: 16). Dabei müssen sie sich insbesondere gegenüber finanzstarken privaten Anbietern von Gesundheitsinformation behaupten, die mit ihrer Kundenorientierung und ihren Vermarktungsinteressen eine Dynamik erzeugen, die die öffentlich finanzierte Gesundheitsaufklärung zunehmend an den Rand drängt und traditionelle Akteure an Autorität verlieren lässt (Nöcker 2010a).

---

[42] Siehe hierzu: „it is far less costly to prevent HIV than to treat people with AIDS" (Dayton/ Merson 236).

Die bisherigen Ausführungen haben ein breites Spektrum an Problemen und Schwierigkeiten dargestellt, mit denen sich die gesundheitliche Aufklärung im Allgemeinen und die HIV/AIDS-Aufklärung im Speziellen konfrontiert sehen. Sie haben gezeigt, dass entscheidende handlungsleitende Bezüge von Individuen eine oftmals zu geringe Beachtung erfahren und vor allem soziokulturellen Faktoren zu wenig Rechnung getragen wird (Brünner 2011: 64). Kampagnen der Gesundheitsaufklärung basieren allzu oft

> auf einem idealistischen Menschenbild und setzen Rezipienten voraus, die trotz hierarchisch ausgerichteter, distanzierter und meist anonymer Vermittlung von oben herab zu Veränderungen bereit sind, sobald sie angemessene Informationen erhalten; die die Informationen exakt so rezipieren, wie sie gemeint sind, und in eigenes Gesundheitshandeln umsetzen können; die in der Lage sind, selbstständig ihren Lebensstil zu verändern, obwohl dieser von vielfältigen und komplexen äußeren Bedingungen und Beschränkungen bestimmt sind. (Brünner 2011: 64)

Ziel erfolgreicher Gesundheitsaufklärung muss es sein, die Kluft zu überwinden, die zwischen dem Vorhandensein von Wissen und seiner praktischen Umsetzung in gesundheitsförderliches Verhalten und/oder seiner langfristigen und dauerhaften Etablierung als handlungsleitendes Element oftmals besteht (Brünner/ Lalouschek 2010, 316-317, 326, 329). Dabei sind eine Unmenge an Faktoren wirksam, die mit der Art und Strategie der jeweiligen Maßnahme, dem soziokulturellen Umfeld des Adressaten und seinen spezifischen Persönlichkeitsmerkmalen zu tun haben (Lalouschek 2005: 165). Eine große Gefahr besteht darin, die Verhaltensspielräume eines Individuums zu überschätzen und die in seinem persönlichen Umfeld herrschenden strukturellen Restriktionen zu wenig zu beachten (Bonfadelli/ Friemel 2006: 35-37). Die gesundheitliche Aufklärung muss von sehr komplexen, aber kaum vorhersagbaren Wirkungszusammenhängen ausgehen und kann allein deshalb kein Allheilmittel für die Lösung gesundheitlicher Probleme sein.

Will die HIV/AIDS-Aufklärung (weiterhin) erfolgreich sein, so hat sie sich den unterschiedlichen und zum Teil wandelnden Rahmenbedingungen anzupassen und kultursensitiv die diversen Kontextfaktoren in den Blick zu nehmen (McKee/ Bertrand/ Becker-Benton 2004: 27). Die gesundheitliche Aufklärung muss angesichts der veränderten Wahrnehmung von AIDS und des insbesondere in westlichen Sphären zu beobachtenden Abbröckelns von Schutzverhalten ein selbstverständlicher und kontinuierlicher Bestandteil von Prävention und Gesundheitsförderung werden. Amort und Kuderna betonen, dass Aufklärung langfristig nur dann funktioniert, wenn sie kein Einmalerlebnis bleibt (Amort/ Kuderna 2007: 447). In diesem Sinne sind nicht nur Wissenslücken zu schließen, sondern vor allem das Schutzverhalten zu stabilisieren und das Bewusstsein für ein gesundheitliches Problem dauerhaft wachzuhalten (Pott 2007: 430). Am effektivsten scheint gesundheitliche Aufklärung zu sein, wenn sie vielfältige Informationsfacetten unterschiedlicher Herkunft wiederholt vermittelt und dabei verschiedene Wege und Kommunikationskanäle wählt. Untersuchungen zeigen beispielsweise, dass massenmediale Kampagnen die größte Wirkung haben, wenn sie mit Formen interpersonaler Kommunikation kombiniert werden (Lalouschek 2005: 165, Brünner 2011: 64, Bonfadelli/ Friemel 2006: 90, Nöcker 2010b).

2.2.4. Aufklären in der linguistischen Forschung

Die bisherigen Ausführungen haben gezeigt, dass Forschungsarbeiten zur Gesundheitskommunikation und gesundheitlichen Aufklärung nach wie vor in erster Linie dem kommunikationswissenschaftlichen Paradigma zuzurechnen sind. Einen linguistischen Blick auf gesundheitliche Aufklärung nehmen insbesondere Brünner und Lalouschek ein, die sich mit Gesundheitssendungen im Fernsehen als einem medialen Format öffentlicher Gesundheitsinformation beschäftigen und zwei thematisch einschlägige und umfangreiche Monographien veröffentlichten (Brünner 2011, Lalouschek 2005). Hinzu kommen diverse Beiträge in Sammelbänden und Zeitschriften, darunter auch gemeinsam verfasste Artikel (Brünner 2013, Brünner/ Lalouschek 2010, Lalouschek/ Brünner 2010). Während Lalouschek einen stärker kulturwissenschaftlichen Fokus verfolgt und sich der medialen Inszenierung medizinischer Themen, der Darstellung unterschiedlicher Medizinformen und der Macht der medialen Diskurse widmet, richtet Brünner den Fokus auf Strategien und Spezifika der Vermittlung und interaktiven Aushandlung medizinischen Wissens. Mit medizinischer Aufklärung in Gesundheitssendungen befassen sich auch Partheymüller (1994) und Furchner (1999).

Die vorliegende Arbeit erweitert das Spektrum gesundheitlicher Aufklärung auf nichtmediale Formate. Sie versteht sich als komplementär zu den beiden umfangreichen Monographien von Lalouschek und Brünner, und zwar nicht nur mit Blick auf das Vermittlungsformat, sondern auch auf den gesetzten thematischen Schwerpunkt.[43]

Gesundheitsaufklärung im Kontext von HIV/AIDS rückte bislang nur vereinzelt in den Blick linguistischer Forschungsarbeiten. Untersuchungsergebnisse werden zumeist in Form von Aufsätzen in Sammelbänden und Zeitschriften veröffentlicht und beziehen sich auf eine Vielzahl an unterschiedlichen Vermittlungsformaten. Ein von der Deutschen Gesellschaft für Technische Zusammenarbeit im Jahr 2007 in Kenia implementiertes und durchgeführtes Aufklärungsspiel betrachtet beispielsweise Beck (2009). Ein 2006 von Drescher und Klaeger herausgegebener Sammelband vereint zahlreiche thematisch einschlägige Beiträge zur HIV/AIDS-Aufklärung in verschiedenen medialen und nicht-medialen Kontexten des subsaharischen Afrika und beleuchtet dabei auch kulturelle und soziale Aspekte gesundheitlicher Aufklärung (Drescher/ Klaeger (Hrsg.) 2006). Den Medien Radio, Film und Plakat widmen sich die Beiträge von Klaeger, Fendler und Wolf, während Drescher, Horstmann, Schindler, Becker-Mrotzek und Charmillot mit unterschiedlicher Schwerpunktsetzung Formen personaler Kommunikation untersuchen. Die Beiträge von Gronemeyer, Hirschmann, Rompel und Schuster nehmen eine primär sozialwissenschaftliche Perspektive ein.

Mit sprachlichen Spezifika von Ausbildungskursen für HIV/AIDS-Multiplikatoren im westafrikanischen Burkina Faso beschäftigt sich seit vielen Jahren Drescher. Im Mittelpunkt ihrer linguistisch ausgerichteten Forschungstätigkeit stehen lange Zeit Fragen der Adaption und Kultursensitivität von Prozessen der Wissensvermittlung und die Wahl der richtigen Sprache in mehrsprachigen Gesellschaften (Drescher 2004), die Identifizierung globaler und lokaler Diskurse und die Verwendung sprachlicher Mittel in der Wissensvermittlung (Drescher 2007, 2008c und 2010) sowie der Umgang mit Tabus (Drescher 2008b und 2012). In einer neueren Arbeit widmet sich Drescher dem Medium Plakat als einem Format öffentlicher Gesundheitskommunikation (Drescher 2015).

---

[43] Bei Brünner und Lalouschek stehen Herz-Kreislauf- und Gefäßerkrankungen, Allergien, Überempfindlichkeiten, Asthma und Hautkrankheiten sowie Übergewicht und Ernährungsgewohnheiten im Fokus.

3. Theoretisch-methodische Grundlagen

Die vorliegende Untersuchung stützt sich auf die Theorien und Methoden der linguistischen Gesprächsanalyse, einer Disziplin der qualitativen Sozialforschung. Die Gesprächsanalyse hat sich in den vergangenen vierzig Jahren zu einem eigenständigen produktiven Forschungszweig entwickelt, der die Erforschung gesprochener Sprache und mündlicher Kommunikation maßgeblich geprägt und insbesondere in der Linguistik neue Akzente gesetzt und neuartige Untersuchungsfragestellungen eröffnet hat.

3.1. Zur linguistischen Gesprächsanalyse

Das Erkenntnisinteresse der Gesprächsanalyse liegt in der systematischen Beschreibung natürlicher, zumeist dialogisch realisierter Gesprächskommunikation (Brinker/ Sager 2001: 7, 18, Linke/ Nussbaumer/ Portmann 2004: 297). Zentrales Anliegen ist die empirisch-systematische Erforschung der Bedingungen und Regelhaftigkeiten, nach denen sich sprachliches Handeln in verschiedenen sozialen Bereichen bestimmt. Die Gesprächsforschung sucht Antworten auf die zunächst banal klingende Frage, wie Menschen Gespräche führen, denn diese gelten als „Grundform sozialer Interaktion" und als prototypischer Ort „des sozialen Lebens, der Aufrechterhaltung sozialer Ordnung, der Sozialisierung und auch des Spracherwerbs" (Gülich/ Mondada 2008: 14, siehe auch Linke/ Nussbaumer/ Portmann 2004: 297).[44] Im Einzelnen geht es darum, nach welchen in der Regel unbewussten Prinzipien und mit welchen zumeist automatisierten sprachlich-interaktiven Methoden und routinierten Gesprächspraktiken die Gesprächsteilnehmer ihren Austausch gestalten und abwechselnd Gesprächsbeiträge in den Gesprächsverlauf einbringen, Gesprächsaufgaben, Probleme und Ziele unterschiedlichster Art bearbeiten, einem Gespräch Sinn verleihen und seinen Verlauf koordinieren und organisieren (Deppermann 2008: 9-10, Linke/ Nussbaumer/ Portmann 2004: 295). Dabei zielt die Gesprächsanalyse auf die Herausarbeitung derjenigen Aspekte, die für die Gesprächsteilnehmer selbst relevant sind. Im Mittelpunkt stehen die Prinzipien und Mechanismen, nach denen sich die Interaktanten ihre jeweiligen Handlungen und Intentionen gegenseitig ver-

---

[44] Eine Diskussion der begrifflichen Kategorie „Gespräch" liefern beispielsweise Henne und Rehbock (2001: 6-9) sowie Brinker und Sager (2001: 9-14).

deutlichen und wechselseitiges Verstehen etablieren: Wie zeigen sich die Gesprächsteilnehmer gegenseitig an, was sie meinen und wie sie ihr Gegenüber verstehen, welche interaktionalen Aufgaben sie für relevant halten und welche sprachlich-interaktiven Handlungen sie aktuell vollziehen, welche lokalen und globalen Absichten sie verfolgen und wie sie ihre eigene Rolle und die des Interaktionspartners interpretieren (Harren 2015: 7)?

Die Gesprächsanalyse basiert auf der zentralen Annahme, dass Gespräche als prozessual-dynamisches Ereignis einer sukzessiven Konstituierung zu verstehen sind. Die zu untersuchende Gesprächsrealität besteht nicht *per se*, sondern wird durch das sprachlich-interaktive Handeln der Gesprächsteilnehmer erst hervorgebracht (Brinker/ Sager 2001: 19-20, 116, Brinker/ Hagemann 2001: 1252). Die linguistische Gesprächsanalyse richtet ihr Augenmerk zwar auf das Handlungsresultat, immer jedoch vor dem Hintergrund des Handlungsvollzugs.[45] Sie beschreibt Gespräche als Herstellungsleistung der Interaktanten und rekonstruiert die interaktiven Verfahren und Prozeduren der Gesprächskonstitution und die ihnen zugrundeliegenden kommunikativen Prinzipien. Methodisch leitend ist die Frage, wie Menschen die soziale Wirklichkeit herstellen, in der sie leben (Deppermann 2008: 9).

3.1.1. Forschungsgeschichtlicher Hintergrund

Die linguistische Gesprächsanalyse steht in der Tradition der ethnomethodologischen Konversationsanalyse, die sie in ihrem Gegenstandsverständnis und ihrer empirischen Vorgehensweise entscheidend prägt.[46]

Die Konversationsanalyse entwickelt sich als eigenständiger soziologisch orientierter induktiv-empirischer Untersuchungsansatz in den 1960er und 1970er Jahren.[47] Ihre theoriegeschichtlichen und methodologischen Wurzeln

---

[45] Die Zweiteilung in Handlungsresultat und Handlungsvollzug geht auf den österreichischen Soziologen und Begründer der phänomenologischen Soziologie Alfred Schütz zurück, der „terminologisch scharf zwischen dem Handeln in seinem Vollziehen als Erzeugen von Handlungen [...] und der bereits fertig konstituierten Handlung als durch Handeln Erzeugtem" unterscheidet (Brinker/ Sager 2001: 20).
[46] Eine umfassende Einführung in die Konversationsanalyse bieten Hutchby und Wooffitt (1999), Sidnell (2010) sowie Sidnell und Stivers (2013).
[47] Als der Begründer der Konversationsanalyse gilt der US-amerikanische Soziologe Harvey Sacks, dessen von 1963/1964 bis 1972 an der University of California in Los Angeles und Irvine gehaltenen Vorlesungen zunächst privat vervielfältigt und innerhalb eines kleinen Kreises an Eingeweihten weitergereicht sowie viele Jahre später posthum

liegen in der von Harold Garfinkel begründeten Ethnomethodologie.[48] Garfinkel stellt sich in seinen Arbeiten kritisch gegen den in den 1950er und 1960er Jahren vorherrschenden Strukturfunktionalismus und dessen objektivistisch-normatives Wirklichkeitsverständnis. Er betont, dass zwischen den allgemein formulierten Regeln, Normen und Werten einer Gesellschaft einerseits und dem aktuellen Handlungsgeschehen andererseits ein „erkenntnistheoretischer Hiatus" liegt (Bergmann 2001: 920, Bergmann 1994: 3-4).

Aus ethnomethodologischer Sicht ist die soziale Wirklichkeit kein normativ vorgegebenes Konstrukt, nach denen alle Gesellschaftsmitglieder ihr soziales Handeln ausrichten, wie dies insbesondere von Talcott Parsons vertreten wurde (siehe hierzu beispielsweise Heritage 2001: 912). Sie ist in Anlehnung an die phänomenologische Soziologie nach Alfred Schütz nicht *per se* existent, sondern wird erst im Vollzug konkreter alltäglicher Handlungen erzeugt. Garfinkel spricht von einem „ongoing accomplishment" (Garfinkel 1967: 21) und versteht die soziale Ordnung als Erzeugnis permanenter Sinnzuschreibungs- und Deutungsprozesse. Die zentrale Frage der Ethnomethodologie ist, nach welchen allgemeinen Prinzipien und mithilfe welcher sozialisatorisch vermittelter alltagspraktischer Methoden die Handelnden ihren Aktivitäten Sinn verleihen und im Handlungsvollzug die gesellschaftlich-soziale Ordnung herstellen (Bergmann 2001: 920-921, Bergmann 1994: 4-5, 8, Gülich/ Mondada 2008: 13). Dabei geht es um die Konstitution sozialen Sinns durch die Beteiligten selbst, um ihre Ethnomethoden:[49] „Ethnomethodological studies analyze everyday activities as members'

---

veröffentlicht werden (Sacks 1992, siehe hierzu beispielsweise Gülich/ Mondada 2008: 16, Auer 2013: 141). Wegbereiter in der Entstehung der Konversationsanalyse sind neben Sacks auch der Soziologe Emanuel A. Schegloff und die Linguistin Gail Jefferson (siehe unter anderem Auer 2013: 141, Bergmann 2001: 919-920, Bergmann 1994: 2).

[48] Sacks und Schegloff studieren in den 1960er Jahren bei Ervin Goffman an der University of California in Berkeley und arbeiten während dieser Zeit oft und eng mit Garfinkel zusammen (Gülich 2001: 1087, Heritage 2001: 914, Auer 2013: 141).

[49] Das Präfix *ethno-* drückt wie in Begriffen wie Ethnomedizin, Ethnophysik und Ethnobotanik die Alltagsweltlichkeit des bezeichneten Denotats aus: Ethnomethoden haben keinen Status als wissenschaftliche (Analyse-) Methoden, sondern umfassen alltagspraktische Strategien und Verfahren, die Gesellschaftsmitglieder zur Lösung alltagspraktischer Probleme zumeist routiniert anwenden. Ein derartiges vorwissenschaftlich-alltägliches Verständnis von Methoden findet sich bereits bei Alfred Schütz, der von Methoden erster Ordnung spricht (siehe hierzu beispielsweise Gülich 2001: 1086, Gülich/ Mondada 2008: 13).

methods for making those same activities […] ‚accountable', as organizations of commonplace everyday activities" (Garfinkel 1967: VII).[50] Bekanntheit in der Beschreibung der mikrostrukturellen Bedingungen der Herstellung sozialer Ordnung erlangen insbesondere Garfinkels Krisenexperimente, bei denen ein expliziter Bruch mit dem geltenden normativen Konsens und den stillschweigend geteilten Routinen für Irritationen unter den Handelnden sorgt und damit die impliziten sozialen Normen alltäglicher Interaktionszusammenhänge erst zutage treten lässt (Becker-Mrotzek/ Vogt 2001: 25, Heritage 2001: 912, Gülich/ Mondada 2008: 13-14).

Als die ethnomethodologische Forschungstradition ihren Blick verstärkt auf sprachlich-interaktive Prinzipien und Mechanismen der Sinnzuschreibung und Interpretation richtet und kommunikatives Handeln als elementaren Teil der sozialen Wirklichkeit zu verstehen beginnt, entsteht das Forschungsparadigma der Konversationsanalyse (Becker-Mrotzek/ Vogt 2001: 25). Die Konversationsanalyse greift den Ansatz der schrittweisen sinnhaften Erzeugung von gesellschaftlicher Wirklichkeit und sozialer Ordnung auf. Sie geht davon aus,

> dass sich soziale Wirklichkeit kontinuierlich in kommunikativen Akten aufbaut und dass in allen Formen von sprachlicher und nicht-sprachlicher Kommunikation die Handelnden damit beschäftigt sind, die Situation und den Kontext ihres Handelns zu analysieren, die Äusserungen ihrer Handlungspartner zu interpretieren, die situative Angemessenheit, Verständlichkeit und Wirksamkeit ihrer eigenen Äusserungen herzustellen und das eigene Tun mit dem Tun der Anderen zu koordinieren. (Bergmann 2001: 919)

Die Konversationsanalyse fragt nach den interaktionsimmanenten Strukturen und Regeln, nach denen sich die kommunikativ-soziale Wirklichkeit konstituiert.[51] Charakteristisch für ihr methodisches Vorgehen – und zugleich ein Novum in der damaligen Zeit – ist die strikt empirische Orientierung: Untersuchungen setzen an realen sozialen Interaktionen an und extrahieren aus die-

---

[50] Zum Begriff der *accountability* siehe Kapitel 3.1.3.
[51] Harvey Sacks bringt das (neue) Forschungsparadigma auf den Punkt, wenn er schreibt: „That domain seeks to describe methods persons use in doing social life" (Sacks 1984: 21, siehe auch Gülich 2001: 1087).

sen die Prinzipien und Methoden, die von den Gesprächsteilnehmern zumeist routinemäßig angewendet werden, um mit ihrem aufeinander bezogenen sprachlichen und nicht-sprachlichen Handeln kommunikativen Sinn und soziale Ordnung herzustellen. Da die Konversationsanalyse zunächst eher soziologisch denn linguistisch ausgerichtet ist, geht es ihr dabei weniger um konkrete sprachliche Phänomene und Strukturen als vielmehr um die allgemeinen Prozesse der Sinnkonstitution und die dafür grundlegenden Interaktionsbedingungen (Brinker/ Sager 2001: 16-17, Bergmann 2001: 919, Gülich/ Mondada 2008: 11). Als Beispiele für frühe konversationsanalytische Arbeiten sind Untersuchungen zum Sprecherwechsel (Sacks/ Schegloff/ Jefferson 1974), zur Sequenzialität von Sprecherbeiträgen (Sacks 1987, Wilson 1991) sowie zu Reparaturen (Schegloff/ Jefferson/ Sacks 1977) zu nennen.

Anfang der 1970er Jahre breitet sich die Konversationsanalyse auch außerhalb der USA aus. In Deutschland wird sie weniger in der Soziologie als vielmehr in der Linguistik rezipiert, die sich seit den 1960er Jahren verstärkt der gesprochenen Sprache zuwendet (Bergmann 1995: 214).[52] Der technische Fortschritt und die kostengünstige und massenhafte Verfügbarkeit von Tonbandgeräten machen eine Aufzeichnung und damit systematische Erforschung mündlicher Kommunikation möglich. Die Gesprochene-Sprache-Forschung etabliert sich als eigenständige Forschungsdisziplin, beschäftigt sich zunächst jedoch fast ausschließlich unter grammatischen Aspekten mit zumeist monologisch realisierter gesprochener Sprache (Gülich/ Mondada 2008: 22).[53] Im Zuge der pragmatischen Wende zu Beginn der 1970er Jahre verlagert sich das Forschungsinteresse schließlich auf vermehrt kommuni-

---

[52] Im hispanophonen Sprachraum hat sich das Forschungsparadigma der Konversationsanalyse bislang kaum durchgesetzt. Forschungstheoretische Abhandlungen liegen von Tusón Valls sowie in Form eines ins Spanische übersetzten Beitrags von Pomerantz und Fehr vor (Tusón Valls 1997, Tusón Valls 2002, Pomerantz/ Fehr 2000, zur Gesprächsanalyse im Bereich der romanischen Sprachen siehe auch Kerbrat-Orecchioni 2001). Sie beschränken sich darauf, einen mehr oder weniger umfangreichen einführenden Überblick in zentrale Prämissen und Vorgehensweisen der Konversationsanalyse zu geben. Die Untersuchung mündlicher Kommunikation konzentriert sich im hispanophonen Sprachraum in erster Linie auf die Beschreibung spezifischer Merkmale von Mündlichkeit (siehe insbesondere die Arbeiten von Briz Gómez zum sogenannten *español coloquial*, beispielsweise Briz Gómez 1996 und 1998).
[53] Zum Einfluss der Gesprochene-Sprache-Forschung auf die Gesprächsanalyse siehe auch Schwitalla (2001).

kativ-funktionale Fragestellungen und die konstitutiven Eigenschaften dialogisch realisierter mündlicher Kommunikation (Schwitalla 2001: 897). Die Gesprochene-Sprache-Forschung greift dabei nicht nur die Methoden und Konzepte der angelsächsischen Sprechakttheorie auf, die sich mit der kommunikativen Absicht isolierter Äußerungen und später auch mit komplexeren Interaktionszusammenhängen beschäftigt.[54] Sie orientiert sich insbesondere auch an den methodologischen Prämissen der amerikanischen Konversationsanalyse, was den Grundstein für das Ende der 1970er und Anfang der 1980er Jahre entstehende Forschungsparadigma der linguistischen Gesprächsanalyse legt (Brinker/ Sager 2001: 15-16, Schwitalla 2001: 896).

Die Gesprächsanalyse widmet sich in den Anfangsjahren hauptsächlich dem Gesprächsverhalten in alltäglichen Zusammenhängen (Czyzewski/ Drescher/ Gülich/ Hausendorf 1995: 27). Wie auch die amerikanische Konversationsanalyse versteht sie Alltagsgespräche als „predominant form of human interaction in the social world" und schreibt ihnen einen „default status" zu (Heritage 2001: 915, siehe hierzu auch Gülich/ Mondada 2008: 1). Frühe Untersuchungen zielen auf die Feinstrukturen von Gesprächen und versuchen Fragen nach der Gestaltung von Redebeiträgen und Sprecherwechseln zu beantworten. Mit der zunehmenden Erweiterung des Spektrums rücken auch institutionelle Kontexte in den Blick der Gesprächsanalyse und sie wendet sich der Untersuchung übergreifender Ordnungsstrukturen ganzer Gesprächsabläufe, der thematischen und funktionalen Ausrichtung von Gesprächen, dem kommunikativen Rahmen einzelner Gespräche und dem Status der Interaktanten zu (Becker-Mrotzek/ Vogt 2001: 27, Gülich/ Mondada 2008: 19, Linke/ Nussbaumer/ Portmann 2004: 295).

In der deutschsprachigen Linguistik sind der Terminus der (linguistischen) Gesprächsanalyse, der an die amerikanische *Conversation Analysis* angelehnte Begriff der Konversationsanalyse sowie viele weitere Termini gebräuchlich. Eine durchgehend einheitliche Verwendung lässt sich nicht beobachten. Deppermann verwendet Konversationsanalyse als den engeren Terminus, Gesprächsanalyse hingegen als eine allgemeinere Bezeichnung (Deppermann 2000: 105). Auer setzt die beiden Bezeichnungen gleich,

---

[54] Zum Einfluss der Sprechakttheorie auf die Gesprächsanalyse siehe auch Hagemann und Rolf (2001).

jedoch mit dem Hinweis, dass der Begriff der Gesprächsanalyse irreführende Konnotationen des deutschen Lexems „Konversation" im Sinne einer leichten und unernsten Unterhaltung vermeidet (Auer 2013: 142). Ähnliche Bedenken äußern auch Linke, Nussbaumer und Portmann mit Blick auf die Verwendung des Terminus der Konversationsanalyse: „Die mit dem Begriff ‚Konversation' im Deutschen verbundene Konnotation von Belanglosigkeit des Gesprächsgegenstandes [...] drohte [...] den Untersuchungsgegenstand und damit auch das neuentstandene linguistische Arbeitsgebiet zu disqualifizieren" (Linke/ Nussbaumer/ Portmann 2004: 295).[55] Nach Hausendorf fungiert der Begriff der Gesprächsanalyse als Sammelbezeichnung für die im deutschsprachigen Raum vertretenen Richtungen der Konversationsanalyse, der Diskursanalyse und auch der Dialoganalyse (Hausendorf 2001), wohingegen Henne und Rehbock die Gesprächsanalyse als deutsche Schwester oder Tochter der Konversationsanalyse bezeichnen (Henne/ Rehbock 2001: 1). Gülich und Mondada kommen in einer ausführlichen Diskussion zur Uneinheitlichkeit der Termini zu dem Ergebnis, dass sich Gesprächsanalyse als Oberbegriff in Deutschland durchzusetzen scheint, daneben jedoch auch Termini wie Gesprächsforschung und Gesprächslinguistik und zum Teil sogar Diskursforschung, Diskusanalyse und Interaktionale Linguistik Verwendung finden (Gülich/ Mondada 2008: 23-25). Die vorliegende Arbeit ist sich der begrifflichen Vielfalt bewusst. Sie bezieht sich auf den Terminus der (linguistischen) Gesprächsanalyse, um das genuin linguistische Vorgehen der Untersuchung zu unterstreichen und sich von der klassischen amerikanischen, stärker soziologisch ausgerichteten Konversationsanalyse abzugrenzen.

3.1.2. Methodisches Vorgehen

Als zentrales Charakteristikum der linguistischen Gesprächsanalyse gilt ihr radikales Empirieverständnis. Ihrem konstruktivistischen Ansatz und ihrem rekonstruktiven Erkenntnisinteresse entsprechend schreibt sie Untersu-

---

[55] Schon Drew und Heritage sind sich der potenziell irreführenden Bezeichnung bewusst: „as its very name suggests, [conversation analysis] is associated with the analysis of ordinary conversation between peers in everyday contexts" (Drew/ Heritage 1992: 4).

chungsfragestellungen und Analysekonzepte nicht *a priori* fest, sondern entwickelt sie ausgehend vom untersuchten Material.[56]

Dass sich diese Offenheitsforderung in der Praxis nicht uneingeschränkt umsetzen lässt, liegt auf der Hand, denn allein mit der Auswahl der zu untersuchenden Daten legt sich der Gesprächsanalytiker auf einen bestimmten Untersuchungsgegenstand fest. Hinzu kommt, dass mit jedem Forschungsinteresse implizite Theorien und Erwartungen an die Empirie einhergehen. Als elementarer als die Forderung nach einem radikalen Empirieverständnis erweist sich der Anspruch eines selbstreflexiven und selbstkritischen Vorgehens des Forschers. Untersuchungsfragestellungen, Hypothesen, theoretische Vorannahmen und methodische Vorgehensweisen sind jederzeit zu hinterfragen und in der Auseinandersetzung mit den empirischen Gesprächsdaten zu modifizieren (Gülich 2001: 1088, Deppermann 2008: 19).

Datenerhebung

Gesprächsanalytische Forschungsarbeiten basieren auf authentischen Gesprächen (siehe hierzu beispielsweise Heritage 2001: 915). Mit ihrem streng naturalistischen Datenverständnis (Deppermann 2000: 97) schließt die Gesprächsanalyse zum einen Aufnahmen von Situationen aus, die eigens zu Forschungszwecken initiiert oder experimentell arrangiert werden. Unzulässig sind zum anderen auch imaginierte Daten, die auf der reflexiven Intuition des Gesprächsforschers beruhen (Deppermann 2008: 11, Bergmann 1994: 11).[57]

Da Gespräche im Gegensatz zu schriftlichen Materialien flüchtige Ereignisse sind, müssen sie in irgendeiner Form fixiert werden. Als Methode der adäquaten und möglichst abbildgetreuen Erfassung des interaktiven Geschehens – der sogenannten Primärdaten – haben sich passiv-registrierende Audio- und Videoaufnahmen durchgesetzt (Deppermann 2008: 21, Bergmann 1994: 10-11). Die Aufzeichnung liefert sogenannte Sekundär-

---

[56] Siehe hierzu eine Aussage Sacks: „When we start out with a piece of data, the question of what we are going to end up with, what kind of findings it will give, should not be a consideration. We sit down with a piece of data, make a bunch of observations, and see where they will go" (Sacks 1984: 27).
[57] Einen Spezialfall stellen qualitative Interviews dar, die nicht nur inhaltlich, sondern auch gesprächsanalytisch ausgewertet und als spezifische Art der Interaktion beschrieben werden (Gülich/ Mondada 2008: 28, Kleemann/ Krähnke/ Matuschek 2013: 56).

daten, die ärmer an Merkmalen sind als die Primärdaten (Sager 2001: 1028). Sie ist dennoch unumgänglich, denn sie dient zum einen dazu, die Daten wiederholt und detailliert untersuchen zu können. Zum anderen ermöglicht sie es, das Untersuchungsmaterial anderen Forschern zugänglich zu machen und damit einer materialgestützten kritischen Prüfung zu unterziehen (siehe hierzu beispielsweise Heritage 2001: 915-916).[58]

Die Erhebung des zu untersuchenden Datenmaterials erfolgt häufig im Rahmen von Feldforschungsaufenthalten, während derer sich der Forscher mittels teilnehmender Beobachtung einen möglichst umfassenden Überblick über typische Kommunikationsanlässe, Kommunikationsereignisse, kommunikative Praktiken und Probleme verschafft und ihren Zusammenhang untereinander sowie ihre Bezüge zu den Regeln, Werten und Wissensbeständen der Akteure eruiert.[59] Das im Feld erworbene Hintergrundwissen ermöglicht ihm nicht nur eine fundierte Entscheidung bezüglich der Frage, in welcher Situation Aufnahmen anzufertigen sind; es verhilft ihm darüber hinaus auch zu einer besseren Abschätzung der Typikalität, Relevanz und Repräsentativität der aufgezeichneten Gespräche und dient ihm im weiteren Verlauf seiner Forschung als wichtiges Instrument der Erkenntnisbildung (Deppermann 2008: 22-23, Gülich/ Mondada 2008: 18-19, Deppermann 2000: 105-106).[60]

Als größte Schwierigkeit in der Einhaltung des Natürlichkeitsprinzips erweist sich das von William Labov beschriebene und als solches bezeichnete Beobachterparadoxon (Labov 1972: 209). Die Forderung nach qualitativ hochwertigen Aufnahmen steht in einem prinzipiellen Spannungsverhältnis zur Authentizität der Daten: „Je besser die Aufnahmequalität und je umfassender die registrierten Daten sein sollen, desto größer wird der Aufnahme-

---

[58] Siehe hierzu eine Aussage Sacks in einer von Jefferson herausgegebenen Vorlesung von 1967: „It was not from any large interest in language or from some theoretical formulation of what should be studied that I started with tape-recorded conversations, but simply because I could get my hands on it and I could study it again and again, and also, consequentially, because others could look at what I had studied and make of it what they could, if, for example, they wanted to be able to disagree with me" (Sacks 1984: 26, ähnlich auch Sacks 1992: 622).
[59] Zu Feldforschung und teilnehmender Beobachtung siehe beispielsweise Spranz-Fogasy und Deppermann (2001), Kallmeyer (2005) und Legewie (1995).
[60] Die Frage nach der Relevanz ethnographischen Wissens ist in der Gesprächsanalyse nicht unumstritten. Siehe hierzu die folgenden Ausführungen.

aufwand und desto präsenter und daher störender werden die Bedingungen der Aufnahme für die Untersuchten" (Deppermann 2008: 25). Der Prozess der Datenerhebung ist immer eine Gratwanderung zwischen einer möglichst geringen Beeinflussung der Interaktion durch eher zurückhaltende Aufnahmen und der Gewinnung qualitativ hochwertiger Daten, die in der Regel mit einem hohen technischen Aufwand einhergeht und das Interaktionsgeschehen unter Umständen massiv stört (siehe hierzu beispielsweise auch Brinker/ Sager 2001: 31-32).[61]

Datenaufbereitung

An die Erhebung der Daten schließt sich als zweiter Schritt deren Aufbereitung für die Analyse an. Je nach Art und Umfang des erhobenen Materials bietet es sich an, zunächst Gesprächsprotokolle zu erstellen. Die anschließende Verschriftung des gesamten Korpus oder ausgewählter Sequenzen erfolgt mithilfe eines adäquaten Transkriptionssystems.[62] In der linguistischen Gesprächsanalyse haben sich das Gesprächsanalytische Transkriptionssystem GAT (Selting et al. 1998) und dessen Nachfolger GAT 2 (Selting et al. 2009) als Standard etabliert. Die Transkriptionsgenauigkeit hängt in entscheidender Weise von der Fragestellung der Untersuchung ab; Transkripte können je nach Aufmerksamkeitsfokus immer weiter ausgebaut und verfeinert werden (Zwiebelprinzip, siehe Selting 2001: 1062).[63]

Bei der Verschriftung der erhobenen Daten treten in aller Regel Details der Interaktion zutage, die dem Gesprächsanalytiker häufig weder in den Primärdaten noch in den Sekundärdaten ins Auge fallen. Der Prozess des Transkribierens ermöglicht die Identifikation von untersuchenswerten Phänomenen, doch spiegeln Transkripte das ursprüngliche Interaktionsgeschehen nie abbildgetreu wider. Als sogenannte Tertiärdaten sind sie nochmals ärmer an Merkmalen als die Audio- oder Videoaufnahmen (Brinker/ Sager 2001:

---

[61] Zu Natürlichkeitsprinzip und Beobachterparadoxon siehe auch Schu (2001) und in Teilen Sager (2001).
[62] Zur Wahl eines geeigneten Transkriptionssystems und den Herausforderungen und Problemen des Transkribierens siehe unter anderem Selting (2001). Zu HIAT (halbinterpretative Arbeitstranskription) siehe Ehlich und Rehbein (1976). Zu den in der anglophonen Konversationsanalyse üblichen konversationsanalytischen Notationskonventionen nach Jefferson (1984) siehe beispielsweise Schlobinski (1996).
[63] Zur Verschriftung des Untersuchungsmaterials der vorliegenden Arbeit siehe Kapitel 4.4.

34-36, Sager 2001: 1029). Da Transkripte stets ein selektiver Ausschnitt aus der Gesamtheit des Gesprächsgeschehens sind, wird der Vorgang des Transkribierens häufig nicht mehr als ein Schritt der Datenaufbereitung, sondern vielmehr als ein interpretativer Prozess und damit als der Beginn der Analyse gesehen (Deppermann 2008: 41, Gülich/ Mondada 2008: 4, 30, Selting 2001: 1060).

Datenanalyse

Gesprächsanalytische Untersuchungen dienen der systematischen Erforschung der Prinzipien, nach denen die Interaktanten ihren Austausch sinnhaft gestalten, sowie der Gesprächspraktiken und Handlungsmuster, mit denen sie unterschiedliche Gesprächsaufgaben, Probleme und Ziele bearbeiten und den Gesprächsverlauf organisieren. Die Analyse geht empirisch-induktiv vor und folgt einer Logik der Entdeckung (Kleemann/ Krähnke/ Matuschek 2013: 43). In ihrem Verlauf werden potenziell interessante Phänomene und untersuchenswerte Musterhaftigkeiten identifiziert und auf formaler und funktionaler Ebene beschrieben. Die zu untersuchenden Gesprächspraktiken werden in allen relevanten Charakteristika und Funktionalitäten rekonstruiert und unter Berücksichtigung unterschiedlicher Realisierungsformen, marginaler Fälle und benachbarter Praktiken detailliert analysiert (siehe Becker-Mrotzek/ Vogt 2001: 38-39, Bergmann 1994: 14, Deppermann 2008: 97-102).

Als besonders wertvoller Zugang zur Systematik von Gesprächspraktiken erweist sich die Analyse abweichender Fälle. Der Umgang der Interaktionsteilnehmer mit Abweichungen von einem sonst üblichen Muster lässt interessante Rückschlüsse darauf zu, ob es sich bei der jeweiligen Gesprächspraktik um ein lediglich analytisches Konstrukt handelt oder sie den Gesprächsteilnehmern als tatsächlicher Orientierungsrahmen dient: „Used in this way, deviant case analysis is an important resource for determining whether the basic pattern simply embodies an empirical regularity that happens to occur, or whether it involves something that is oriented to as a normative interactional procedure" (Heritage 1995: 399, siehe auch Bergmann 1994: 15). Oft lässt gerade der Zusammenbruch der Routine das Selbstverständliche zutage treten. In eindrucksvoller Form zeigen dies Garfinkels bereits angesprochene Krisenexperimente (siehe Kapitel 3.1.1).

Mit der detaillierten und umfassenden Beschreibung einzelner Phänomene nähert sich der Gesprächsanalytiker sukzessive den interaktiven Verfahren und Prozeduren der Gesprächskonstitution und den ihnen zugrundeliegenden kommunikativen Prinzipien und Regeln. Der zu rekonstruierende Gesamtzusammenhang der Herstellung der kommunikativ-sozialen Wirklichkeit tritt mit fortschreitender Analyse immer deutlicher hervor und verhilft wiederum bei der Einordnung noch ausstehender Phänomene und Muster in die sich ergebende Gesamttheorie sprachlich-interaktiven Handelns. Becker-Mrotzek und Vogt vergleichen den Analyseprozess der Diskursanalyse – und Gleiches gilt für die Gesprächsanalyse – mit einem Puzzle, in dem jedes neu eingebaute Teil nicht nur das Gesamtbild vervollständigt, sondern auch die Zuordnung noch unverbauter Puzzleteile erleichtert (Becker-Mrotzek/ Vogt 2001: 38).

Die Gesprächsanalyse zielt auf die Rekonstruktion derjenigen Prinzipien und Mechanismen, die für die Interaktanten selbst relevant sind und nach denen sie sich ihre jeweiligen Handlungen und Intentionen verdeutlichen und wechselseitiges Verstehen etablieren. Dies setzt implizit voraus, dass die Sinngebungsprozesse zwischen dem Gesprächsanalytiker als dem Beobachtungssubjekt und den Gesprächsteilnehmern als den beobachteten Objekten kongruent sind – was nicht zwangsläufig der Fall ist (Beck 2009: 298, Deppermann 2013: 49). Die Gesprächsteilnehmer orientieren sich möglicherweise an Aspekten, auf die der Forscher nur eingeschränkten oder keinen Zugriff hat, weil ihm Wissen über den unmittelbaren Kontext und/oder die Vorgeschichte der Gesprächspartner fehlt oder ihm relevante Orientierungen bewusst verschleiert werden (Harren 2015: 15). Gerade dann, wenn der Gesprächsforscher sich in einem ihm fremden kulturellen Umfeld bewegt, sind ihm Kontextualisierungshinweise (siehe hierzu Kapitel 3.1.3) nicht in der gleichen Weise vertraut wie den Interaktanten. Zu einer Absicherung der Analyse können allgemeines Weltwissen und alltagspraktisches Wissen über Gesprächspraktiken ebenso beitragen wie adäquate Sprachkompetenzen, theoretische Vorkenntnisse, ein methodisch kontrolliertes Vorgehen und ethnographisches Wissen (Beck 2009: 298, Deppermann 2000:

103).[64] Vor allem der Rückgriff auf Letzteres ist jedoch nicht unumstritten: „Für eine Erhebung zusätzlicher Daten – neben den natürlichen Gesprächsdaten – herrscht innerhalb der Gemeinschaft der Konversationsanalytiker immer noch Uneinigkeit. [...] Eine einheitliche Meinung, ob Zusatzmaterial notwendig ist oder nicht, gibt es nicht" (Mosbach 2015: 278).

In einer streng konversationsanalytischen Ausprägung erheben Untersuchungen den Anspruch, die soziale Interaktion vollständig aus sich heraus zu rekonstruieren, Untersuchungsergebnisse ausschließlich an den in den Daten zutage tretenden Relevantsetzungen der Interaktanten abzulesen und ohne Rückgriff auf gesprächsexternes Wissen zu neuen Erkenntnissen zu gelangen. Ein derartig radikales induktiv-gegenstandsfundiertes Vorgehen ermöglicht es zwar grundsätzlich, neue Entdeckungen zu machen und sprachlich-interaktive Phänomene zu beschreiben, derer sich stark theoriegeleitete deduktive Forschungsarbeiten gar nicht bewusst werden. Ein zu radikales Empirieverständnis verkennt dabei jedoch, dass sich auch die Interaktanten selbst an Aspekten orientieren, die im Gespräch nicht sichtbar werden. Beschränkt sich der Gesprächsanalytiker auf die reine Selbstexplikativität von Gesprächen, so läuft er Gefahr, zu oberflächlichen, fehlerhaften oder unvollständigen Deutungen zu kommen (Deppermann 2000: 98, 101, Deppermann 2013: 33, Bergmann 1994: 10).

Die zunehmend als notwendig erachtete Integration ethnographischen Wissens in den Forschungsprozess führt zu einer Erweiterung der klassischen Konversationsanalyse hin zu einer ethnographisch gestützten Gesprächsanalyse. Inwieweit ethnographisches Wissen gesprächsanalytische Untersuchungen sinnvoll bereichert und welche Gefahren von einer unreflektierten Berücksichtigung ausgehen, diskutiert Arnulf Deppermann in zwei empirisch basierten forschungstheoretischen Beiträgen (Deppermann 2000 und Deppermann 2013). Deppermann präsentiert sieben Stellen, an denen sich ethnographisches Hintergrundwissen im Analyseprozess gewinnbringend einsetzen lässt: Sensibilisierung für untersuchenswerte Phänomene, Schlie-

---

[64] Ethnographisches Wissen umfasst Wissen über besondere soziale, räumliche und kulturhistorische Gegebenheiten im Feld sowie über spezifische sprachliche Handlungsformen und Interaktionsgepflogenheiten, über persönliche Biographien, Milieuzugehörigkeiten, Beziehungskonstellationen und Routinen (Deppermann 2000: 103, Deppermann 2013: 47).

ßen von Interpretationslücken, Schutz vor Fehlinterpretationen, Vertiefung von Interpretationen, Entscheidungshilfe bei verschiedenen Möglichkeiten der Interpretation, Generalisierung von Interpretationen, Validierung des Beschreibungs- und Generalisierungsniveaus (Deppermann 2000: 108-114). Er kommt zu dem Ergebnis, dass Notwendigkeit und Ausmaß des Rekurses auf ethnographisches Wissen vom jeweiligen Untersuchungsgegenstand und Erkenntnisinteresse abhängen und der Einsatz ethnographischer Zusatzinformationen stets auf seine Funktionalität für die konkrete Analyse geprüft werden muss, um das spezifische Erkenntnispotenzial der Gesprächsanalyse nicht zu verschenken. Die Erhebung ethnographischen Wissens darf nicht um ihrer selbst willen betrieben werden, sondern muss als forschungsstrategisches Hilfsmittel in den Dienst der Gesprächsanalyse gestellt werden, und zwar insbesondere dann, wenn stärker inhaltsbezogene Fragestellungen bearbeitet werden als in der klassischen Konversationsanalyse (Deppermann 2000: 104, Deppermann 2008: 89, Deppermann 2013: 33, 51).

3.1.3. Gesprächskonstituierende Eigenschaften und Analyseprinzipien

Gesprächsanalytische Untersuchungen zielen auf eine empirische Rekonstruktion der Strategien und Methoden, auf die die Interaktanten im Vollzug ihrer sprachlichen und nichtsprachlichen Handlungen zurückgreifen und die ihnen zur Herstellung der Gesprächswirklichkeit dienen. Nach Gülich leiten sich die Verfahren der Analyse eines Gesprächs unmittelbar aus diesen Verfahren ab (Gülich 2001: 1090). Brinker und Sager betonen, dass „die Verfahren der Gesprächspartner im Prinzip die gleichen Verfahren sind, die auch der Gesprächsanalytiker anzuwenden hat, wenn er den Sinn der sozialen Interaktion ‚Gespräch' ermitteln will" (Brinker/ Sager 2001: 119-120). Und auch Deppermann hält fest, dass die einem Gespräch zugrundeliegenden interaktionalen Mechanismen und Prinzipien der Gesprächsanalyse als methodologische Leitlinien dienen: „Die Prinzipien, nach denen Gespräche zustande kommen, werden methodologisch gewendet und als Prinzipien, nach denen Gespräche analysiert werden, benutzt" (Deppermann 2000: 97-98). Die sich anschließenden Abschnitte geben einen Überblick über die Konstitutionseigenschaften und Funktionsweisen von Gesprächen, die sich als methodologische Prämissen des gesprächsanalytischen Forschungsprozesses erweisen und der vorliegenden Untersuchung als zentrale analyseleitende Prinzipien dienen.

Konstitutivität, Pragmatizität und ‚order at all points'

Grundlegende Prämisse der linguistischen Gesprächsanalyse ist die Annahme, dass Gesprächsereignisse nicht *per se* existieren, sondern erst im sprachlichen und nicht-sprachlichen Handeln der Interaktanten entstehen. Bergmann bezeichnet die (Gesprächs-) Wirklichkeit unter Bezug auf Harold Garfinkel als eine Vollzugswirklichkeit und auch für Deppermann stellt das Kriterium der Konstitutivität eines der zentralen Merkmale eines Gesprächs dar (Bergmann 1994: 5, Deppermann 2008: 8).

Gespräche haben Handlungscharakter und sind zielgerichtet. Sie entstehen aus Aktivitäten, mit denen die Gesprächsteilnehmer unterschiedliche Gesprächsaufgaben bearbeiten, Probleme bewältigen und gemeinsame und/oder individuelle Zwecke verfolgen (Pragmatizität, siehe Deppermann 2000: 98, Deppermann 2008: 8-9). Zentral ist dabei, was Sacks als *order at all points* bezeichnet (Sacks 1984: 22): Gespräche gelten als hochgeordnet und von den Interaktanten an jedem beliebigen Punkt der Konversation methodisch-zweckmäßig hergestellt. Eine jede sprachliche und nicht-sprachliche Aktivität hat ihre spezifische Funktion und trägt zur Gesamtordnung des Gesprächs bei (siehe beispielsweise auch Gülich/ Mondada 2008: 15, 17).

Aufgabe der Gesprächsanalyse ist es, die sich konstituierende Organisation von Gesprächen zu rekonstruieren, ohne ein Phänomen *a priori* als zufällig oder unwichtig auszuschließen. Will die Analyse der prinzipiellen Geordnetheit von Gesprächen gerecht werden, muss sie jedes Detail der Interaktion als sinnvoll betrachten: „no order of detail can be dismissed, *a priori*, as disorderly, accidental or irrelevant" (Heritage 1992: 241, Hervorhebung im Original, siehe auch Bergmann 1994: 12, Kleemann/ Krähnke/ Matuschek 2013: 40).

Methodizität und ‚accountability'

In einem engen Zusammenhang zu den genannten Merkmalen stehen das Kriterium der Methodizität und die *accountability*-Konzeption. Um ihren Austausch zu gestalten und dem Gespräch Sinn zu verleihen, greifen die Interaktanten auf mehr oder weniger routinierte Prinzipien und Methoden zurück (Methodizität, siehe Deppermann 2008: 8). Sie kooperieren auf der Grundlage stillschweigend geteilter Gesprächspraktiken und zeigen einander auf, welche Bedeutung sie ihrem (sprachlichen) Handeln jeweils zuschreiben.

Die *accountability*-Konzeption fußt auf der zentralen Annahme der Ethnomethodologie, dass im Vollzug alltäglicher Handlungen nicht nur Sinn und Ordnung hergestellt werden, sondern dass dies so geschieht, dass Sinn und Ordnung als solche erkennbar sind – im Sinne Garfinkels *accountable*: „the activities whereby members produce and manage settings of organized everyday affairs are identical with members' procedures for making those settings ‚account-able'" (Garfinkel 1967: 1). Die Interaktanten handeln nicht nur, sie geben sich die Spezifika ihres Tuns auch fortwährend gegenseitig zu verstehen, indem sie auf Methoden und Gesprächspraktiken zurückgreifen, die für ihre Gesprächspartner verständlich und als solche erkennbar sind (Gülich 2001: 1087, Gülich/ Mondada 2008: 13).

Gesprächsteilnehmer haben in jedem Gesprächsmoment verschiedene Handlungsoptionen und sind gezwungen, sich für eine Alternative zu entscheiden. Methodologisch gewendet führt dies zu einer der grundlegenden Fragen, die konversationsanalytische Arbeiten zu beantworten versuchen: *why that now?* (Schegloff/ Sacks 1973: 299). Die Frage, warum Interaktanten an einer bestimmten Stelle im Gesprächsverlauf auf eine bestimmte Gesprächspraktik zurückgreifen, liefert wertvolle Hinweise auf die dem Gespräch zugrundeliegenden Prinzipien und Mechanismen. Ihre Aufzeigeleistungen dienen dem Gesprächsanalytiker wiederum als zentrale Erkenntnisquelle zur methodischen Offenlegung der jeweils lokal hergestellten interaktiven Ordnung: „Mit der Oberflächengestalt des Gesprächs haben wir [...] gewissermaßen eine Lösung vor uns" (Deppermann 2008: 80).

Sequenzialität, Interaktivität und ‚recipient design'

Gespräche sind zeitliche Gebilde, die durch die lineare Abfolge von Sprecherbeiträgen und wechselseitigen Interpretationsleistungen entstehen. Die Interaktanten beziehen ihre Äußerungen und ihr jeweiliges Handeln aufeinander und stellen das geordnete Nacheinander sprachlicher wie nichtsprachlicher Aktivitäten Zug um Zug her. Ihre Gesprächsbeiträge sind keine isolierten Sätze, sondern Züge in einem Interaktionsprozess (Sequenzialität und Interaktivität, siehe Deppermann 2000: 98, Deppermann 2008: 8, 62).

Sie stehen in einem doppelten zeitlichen Horizont und sind sowohl prospektiv als auch retrospektiv mit anderen Gesprächsbeiträgen verbunden. Äußerungen sind auf vorhergehende Beiträge zugeschnitten und dokumentieren, wie diese vom Sprecher verstanden und behandelt werden. Umgekehrt bilden sie den Rahmen für sich anschließende Handlungen, indem sie normative Erwartungen aufbauen und Bedingungen für adäquate Anschlüsse schaffen. Mit jeder Entscheidung für oder gegen eine Handlungsoption bringen die Interaktanten ihre Interpretation des bisherigen Gesprächsverlaufs, ihr Verständnis der gegenwärtigen Gesprächssituation und bestimmte Erwartungen an den weiteren Gesprächsverlauf zum Ausdruck (Gülich/ Mondada 2008: 49-50, Deppermann 2008: 68, Auer 2013: 144, siehe auch Heritage 2001: 915).[65]

Das Kriterium der Sequenzialität stellt eine der grundlegenden Eigenschaften von Gesprächen dar und ist – methodologisch gewendet – ebenso zentral für das Verständnis der Interaktion. In der Beachtung der zeitlichen Abfolge liegt eines der entscheidenden Prinzipien gesprächsanalytischer Arbeiten (Gülich/ Mondada 2008: 49). Will der Gesprächsanalytiker der sequenziellen Konstitutionsweise von Gesprächen gerecht werden, muss er sich „stets auf der Höhe der Interaktanten bewegen und darf nicht vorausgreifen, um Früheres durch Späteres zu erklären" (Bergmann 2001: 54).[66]

Aus den bislang dargestellten Merkmalen, insbesondere dem Kriterium der Interaktivität, lässt sich ein weiteres zentrales Konzept gesprächsanalytischer Arbeiten ableiten, das von Sacks und Schegloff unter dem Begriff des *recipient design* beschrieben und im Deutschen zumeist mit Adressatenorien-

---

[65] Siehe hierzu auch die sich anschließenden Abschnitte zum Kontextverständnis der linguistischen Gesprächsanalyse, insbesondere zu der von Heritage vorgenommenen Unterscheidung zwischen *context-shaped* und *context-renewing*.

[66] Die Analyse der sequenziellen Geordnetheit von Gesprächen ist ein Thema, mit dem sich die Konversationsanalyse gerade in der Anfangszeit besonders intensiv beschäftigt (Auer 2013: 144, Czyzewski/ Drescher/ Gülich/ Hausendorf 1995: 31). Entsprechende Untersuchungen fördern eine Reihe von zentralen sprachlich-interaktiven Strategien und Prinzipien zutage, auf die sich gesprächsanalytische Arbeiten noch heute beziehen, darunter insbesondere die Mechanismen des Sprecherwechsels sowie Überlegungen zu Sequenzmustern, Paarsequenzen, Präferenzstrukturen und Reparaturen. Kapitel 3.2.1 stellt zentrale Themenbereiche früher konversationsanalytischer Arbeiten dar, die in unterschiedlichen Gesprächssituationen in spezifischer Weise modifiziert zutage treten, an ihrer grundsätzlichen Gültigkeit jedoch bis heute nichts eingebüßt haben.

tierung übersetzt wird. Es besagt, dass Gesprächsteilnehmer sich in der sprachlich-kommunikativen Gestaltung ihrer Redebeiträge an ihren Gesprächspartnern orientieren und bemühen, ihre Äußerungen so zu formulieren, dass sie für ihr Gegenüber verständlich und angemessen sind: „By ‚recipient design' we refer to a multitude of respects in which the talk by a party in a conversation is constructed or designed in ways which display an orientation and sensitivity to the particular other(s) who are co-participants" (Sacks/ Schegloff/ Jefferson 1974: 727).

Die Orientierung am Gesprächspartner betrifft in erster Linie epistemische Fragen. Der Sprecher trifft Annahmen darüber, was sein Gegenüber mit Blick auf den beabsichtigten Redebeitrag bereits weiß. Ausgehend von seinen Vermutungen produziert er seinen Beitrag unter Verwendung geeigneter Ausdrücke und Formulierungen so, dass er weder zu viel Wissen voraussetzt noch überexplizit und redundant ist. Interaktionsteilnehmer reagieren jedoch auch auf nicht-epistemische Aspekte der Beziehungskonstitution. Sie orientieren sich im Verlauf der Äußerungsgestaltung an sozialen Identitäten und Kategorienzugehörigkeiten und berücksichtigen Faktoren wie dem Adressaten unterstellte Interessen, Ziele und Befindlichkeiten (Deppermann 2015: 7-9).

Kontext, Kontextualisierung und Kontextualisierungshinweise

Entsprechend ihres konstruktivistischen Anspruchs und ihres prozedural-dynamischen Gesprächsverständnisses verstehen gesprächsanalytische Untersuchungen Kontext als eine flexible und dynamische Bezugsdimension. Kontext wird nicht als ein strukturell-statisches, gesprächsextern vorgegebenes und starres Korsett gesehen, innerhalb dessen sich die Gesprächsteilnehmer bewegen, sondern als ein im und durch ihr interaktives und wechselseitig aufeinander bezogenes Handeln entstehender und sich kontinuierlich ändernder Rahmen. Dieser wiederum besteht aus verschiedenen Kontextelementen, denen im Gesprächsverlauf unterschiedliche Relevanz zukommt: „Nicht alle kontextuellen Umstände eines sozialen Geschehens [...] sind in jedem Augenblick der Interaktion für die Akteure orientierungs- und handlungsrelevant" (Bergmann 2001: 922).[67]

Das Verständnis von Kontext als einer dynamischen Bezugsdimension geht auf John Gumperz zurück, wenngleich Ansätze eines ähnlich konstruktivistisch angelegten Kontextbegriffs bereits in Garfinkels ethnomethodologischem *accountability*-Konzept und in verschiedenen formalsemantischen Modellen und Konzepten zutage treten (Auer 1986: 24).

Gumperz setzt sich im Rahmen mehrerer soziolinguistischer Studien mit der Frage auseinander, wie sprachliches Handeln und sein Kontext miteinander verknüpft sind. Er kommt zu dem Ergebnis, dass die Labov'sche Auffassung von linguistischen Variablen als einem bloßen Abbild der sozialen Identität des Sprechers zu kurz greift. Für Gumperz ist die Beziehung zwischen Sprache und Kontext nicht unidirektional und deterministisch, sondern bidirektional und reflexiv (siehe hierzu Auer 2013: 169-180). Kontext wird nicht als materiell gegeben und die Interaktion von außen beeinflussend verstanden, sondern als interaktiv produziert und im Gespräch fortlaufend angepasst (Auer 1986: 23, Linke/ Nussbaumer/ Portmann 2004: 329). Um der Reflexivität und Dynamizität der Beziehung zwischen Kontext und Sprache-in-Interaktion Ausdruck zu verleihen, prägt Gumperz den Begriff der Kontextualisierung.[68]

Auch wenn das Konzept der Kontextualisierung kein genuin konversationsanalytisches Konstrukt ist, wird es von Gesprächsanalytikern als Bereicherung ihrer Forschung angesehen und ab Anfang der 1990er Jahre breit rezipiert und für gesprächsanalytische Untersuchungen fruchtbar gemacht (Linke/ Nussbaumer/ Portmann 2004: 329). Gleichwohl geht es mit einer entscheidenden analytischen Erschwernis einher, denn einem dynamischen

---

[67] Kontextfaktoren umfassen eine Bandbreite an Aspekten, die von allgemeinem Weltwissen und Status- sowie Alters- und Geschlechtsunterschieden über Annahmen über Fähigkeiten, Vorwissen oder Kommunikationsabsichten der Gesprächspartner und deren Rolle im Gespräch bis hin zu Meinungen über die generelle Zweckmäßigkeit der Interaktion, Beziehungs- und Beteiligungskonstellationen, Erwartungen an den weiteren Gesprächsverlauf sowie Deutungen der bisherigen Gesprächssituation reichen (Deppermann 2008: 62, Bergmann 2001: 922).
[68] Gumperz führt das Konzept der Kontextualisierung in einer 1982 erschienenen Monographie detailliert aus (Gumperz 1982) und entwickelt es in zahlreichen Artikeln weiter (siehe beispielsweise Gumperz 1992).

Kontextverständnis folgend ist es „nicht mehr damit getan, das objektive Vorliegen bestimmter äußerer (etwa lokaler) Gegebenheiten, bestimmter ‚Rollen' der Teilnehmer oder bestimmter textueller Vorgängerstrukturen festzustellen" (Auer 1986: 23). Der Gesprächsforscher ist vielmehr dazu angehalten, zu zeigen, dass sich die Interaktionspartner tatsächlich an den vermeintlich objektiv gegebenen Strukturen und Faktoren orientieren.

Einem dynamischen Kontextverständnis zufolge werden Kontextfaktoren erst dadurch relevant, dass die Interaktanten sie als gültig markieren und ihre sprachlichen und nicht-sprachlichen Aktivitäten danach ausrichten: „Context [...] is not just given as such in an interaction, but is the outcome of participants' joint efforts to make it available" (Auer 1992: 22). Sie existieren nicht unabhängig vom Gesprächsprozess, sondern werden durch das interaktive Handeln der Gesprächsteilnehmer bestätigt, aufrechterhalten, verändert oder aufgegeben.[69] Unter Kontextualisierungsverfahren fallen demzufolge alle Verfahren, mittels derer die Gesprächsteilnehmer den für ihre Äußerungen relevanten Kontext konstituieren: „all activities by participants which make relevant, maintain, revise, cancel... any aspect of context which, in turn, is responsible for the interpretation of an utterance in its particular locus of occurrence" (Auer 1992: 4, 21). Kontextualisierungsverfahren sind dadurch bestimmt, dass sie sowohl thematische als auch Rollen- und Handlungsschemata aus dem Hintergrundwissen aktivieren, die für eine gemeinsame und koordinierte Abwicklung sozialer Aktivitäten erforderlich sind (Auer 1986: 23-25).[70]

In einem dynamischen Kontextverständnis zeigen sich die Interaktanten in jedem Gesprächsmoment an, in welchem Kontext sie aktuell agieren und welche Kontextelemente ihnen als Orientierungsrahmen dienen. Ihre Ge-

---

[69] Siehe hierzu auch Drew und Heritage, die Kontext als „locally produced, incrementally developed and [...] transformable at any moment" bezeichnen (Drew/ Heritage 1992: 21).
[70] Kontextelemente – verstanden als Elemente der aus dem Hintergrundwissen aktivierten Schemata – lassen sich nach Auer auf einem Kontinuum zwischen den beiden Polen *brought along* und *brought about* verorten. Zu *brought-along*-Elementen zählt Auer Kontextfaktoren, die ein Gespräch im Sinne eines *default assignment* vorstrukturieren. Eine Aufhebung dieses mitgebrachten Orientierungsrahmens (Deppermann 2013: 48) ist prinzipiell möglich, erfordert jedoch einen erheblichen kommunikativen Aufwand. Unter *brought-about*-Elemente fallen im Gegensatz dazu Faktoren, die in keiner Weise gesprächsextern vorgegeben sind, sondern sich erst und ausschließlich in der Interaktion selbst konstituieren (Auer 1992: 26-27).

sprächsbeiträge sind auf den bisherigen Interaktionsverlauf zugeschnitten. Sie beziehen ihre Bedeutung aus vorausgegangenen Kontexten und dokumentieren, wie diese von den Interaktanten verstanden werden. Nach Heritage sind Gesprächsbeiträge immer *context-shaped* oder *context-sensitive*. Umgekehrt schaffen die Interaktanten mit ihren Äußerungen normative Erwartungen für Folgehandlungen und etablieren die Bedingungen für sich anschließende Gesprächsaktivitäten. Ihre Beiträge haben eine kontextaufbauende Rolle und gelten als *context-renewing* (Heritage 1992: 242, Drew/ Heritage 1992: 18, siehe auch Deppermann 2008: 49, 67, Auer 2013: 176).[71]

Doch wie gelingt es den Gesprächsteilnehmern, sich ihr jeweiliges Kontextverständnis wechselseitig zu signalisieren und einen bestimmten Kontext relevant zu setzen? Welche Spuren der Gültigkeit eines bestimmten Kontextelements finden sich in ihren Gesprächsbeiträgen und mit welchen sprachlichen und nicht-sprachlichen Ressourcen und Mitteln nehmen Interaktanten kontextuelle Rahmungen vor?

Nach Gumperz benutzen Gesprächsteilnehmer bestimmte Zeichen, sogenannte *contextualization cues* oder Kontextualisierungshinweise, um auf bestehende Kontexte zu reagieren, neue Kontexte aufzubauen, ihre Gesprächsbeiträge zu kontextualisieren und sich gegenseitig einen Rahmen zu liefern, innerhalb dessen sie ihre jeweiligen Äußerungen verstanden haben wollen: „Contextualization cues *are used by speakers in order to enact a context for the interpretation of a particular utterance*" (Auer 1992: 25). Mit Hilfe von Kontextualisierungshinweisen signalisieren die Gesprächsteilnehmer, welche Elemente des Kontextes für die Deutung ihres sprachlichen und nicht-sprachlichen Verhaltens jeweils relevant sind und vor welchem Hintergrund eine Aussage zu interpretieren ist (Auer 1992: 24, Schmitt 1993: 327).

Kontextualisierungshinweise können sprachlicher, parasprachlicher und nichtsprachlicher Art sein. Sie können gestische und mimische Strategien ebenso umfassen wie prosodische Merkmale wie Intonationsmuster, Lautstärke, Sprechgeschwindigkeit und Sprechrhythmus. Als weitere Kontextualisierungshinweise können die Wahl einer besonderen lexikalischen Einheit, einer bestimmten syntaktischen Struktur und eines spezifischen sprachlichen Formulierungsverfahrens und der Wechsel zwischen Sprachen

---

[71] Siehe hierzu auch die Abschnitte zu den Kriterien der Sequenzialität und Interaktivität.

und Varietäten fungieren (Auer 1986: 26, Linke/ Nussbaumer/ Portmann 2004: 329-330). Kontextualisierungshinweise sind konventionalisiert und hochgradig gruppen-, sprach- und kulturspezifisch. Sie weisen weder eine inhärente, stabile und kontextunabhängige Bedeutung noch ein allgemeingültiges Funktionspotenzial auf, sondern sind mehrdeutig und häufig multifunktional. Kontextualisierungshinweise sind nur in der konkreten Situation ihres Auftretens eindeutig bestimmbar, entfalten ihre Wirkung auf mehreren Ebenen der Interaktion und werden in aller Regel redundant eingesetzt (Auer 1992: 29-31, 34-35, Auer 2013: 179, Gumperz 1992: 50).

3.2. Ausgewählte Analyseschwerpunkte

Der Verdienst früher konversationsanalytischer Arbeiten ist es, im Mikrobereich von Gesprächen ein hohes Maß an Geordnetheit und zahlreiche strukturelle Regelmäßigkeiten nachzuweisen. Untersuchungen zu Sequenzstrukturen, Paarsequenzen, Präferenzstrukturen, Reparatursequenzen und den Mechanismen des Sprecherwechsels zeigen, dass gesprochene Sprache das genaue Gegenteil von chaotisch und unstrukturiert ist (Auer 2013: 152). Sie bilden die Basis der *order-at-all-points*-Maxime, die einen zentralen Aspekt für das Verständnis der sequenziellen Geordnetheit von Gesprächen darstellt.[72]

3.2.1. Grundformen sequenzieller Organisation

Sequenzmuster, Paarsequenzen und Präferenzstrukturen

Ein erstes Prinzip der sequenziellen Organisation von Gesprächen ist das der lokalen Kohärenz (siehe hierzu beispielsweise Sacks 1987). Das Prinzip ergibt sich aus dem Kriterium der Sequenzialität und besagt, dass sich Rede-

---

[72] Eine Erklärung für die „privilegierte Position der sequentiellen Organisation" in frühen konversationsanalytischen Arbeiten liefern Czyzewski, Drescher, Gülich und Hausendorf: „Die klassische Konversationsanalyse der 70er und 80er Jahre [...] neigte dazu, die sequentielle Platzierung der Äußerungen als entscheidende Ressource der Äußerungsbedeutungen anzunehmen" (Czyzewski/ Drescher/ Gülich/ Hausendorf 1995: 31). Gesprächsorganisatorische Ebenen wie die thematische Entwicklung und die Etablierung sozialer Beziehungen werden als Dimensionen der Äußerungsbedeutung verstanden, die unabhängig von ihrer sequenziellen Einbettung nicht analysierbar sind. Die sequenzielle Analyse gilt als unabdingbar für die Untersuchung diverser anderer Gesprächszusammenhänge und bildet die Grundlage dafür, globale Gesprächsstrukturen und Mechanismen überhaupt verstehen und adäquat beschreiben zu können (Czyzewski/ Drescher/ Gülich/ Hausendorf 1995: 31).

beiträge in der Regel auf das beziehen, was ihnen im Gespräch unmittelbar vorausgeht (Gülich/ Mondada 2008: 49). Nicht selten werden Redebeiträge erst dadurch zu Äußerungen eines bestimmten Typs, dass sie sich an spezifische Äußerungen eines anderen Typs anschließen (Deppermann 2008: 63).[73]

Eine zweite Ressource der sequenziellen Gesprächsorganisation ist das Prinzip der konditionellen Relevanz (Gülich/ Mondada 2008: 52). Unter konditioneller Relevanz werden sequenzielle Zugzwänge verstanden, die eine bestimmte Äußerung für die jeweilige Nachfolgeäußerung schafft. Die Produktion des ersten Teils strukturiert die folgende konversationelle Position normativ vor und macht einen bestimmten Typ von Folgebeitrag erwartbar oder sogar einklagbar. Sie evoziert ein Erwartungsschema und fungiert zugleich als Interpretationsfolie, denn der sich anschließende zweite Beitrag wird im Hinblick darauf interpretiert, wie er an die Erwartungen des ersten Teils anschließt und ob er der darin etablierten konditionellen Relevanz nachkommt. Entspricht die zweite Position nicht den etablierten Folgeerwartungen, können die Teilnehmer zur Wiederherstellung wechselseitiger Verständigung auf Verfahren der Reparatur zurückgreifen (Gülich/ Mondada 2008: 50-51, Auer 2013: 146-147).

Konditionelle Relevanzen können unterschiedlich weite oder eingeschränkte Handlungsoptionen zulassen und müssen nicht zwangsläufig eingelöst werden. Selbst bei starken normativen Erwartungen stehen den Interaktionsteilnehmern Strategien und Verfahren zur Verfügung, mittels derer sie etablierte Zugzwänge systematisch umgehen können. Sie können die Realisierung des zweiten Teils hinauszögern, die konditionelle Relevanz ins Gegenteil verkehren oder außer Kraft setzen und neue konditionelle Relevanzen

---

[73] Soll ein bestimmter Redebeitrag nicht entsprechend der zeitlich-linearen Abfolge verstanden werden, können die Gesprächsteilnehmer auf verschiedene Strategien zurückgreifen, die das Prinzip der lokalen Kohärenz außer Kraft setzen. Zu den Verfahren der Markierung sequenzieller Diskontinuität zählen metakommunikative Äußerungen, Vor- und Rückverweise und Deplatzierungsmarkierungen (*misplacement markers*, siehe Schegloff/ Sacks 1973: 320) ebenso wie prosodische Veränderungen und die Initiierung von Einschubsequenzen (Gülich/ Mondada 2008: 49, Deppermann 2008: 65). Das Prinzip der lokalen Kohärenz wird oftmals auch dadurch aufgehoben, dass Sprecher nicht an die direkt vorausgehende Äußerung eines Gesprächspartners anknüpfen, sondern an ihren eigenen letzten Redebeitrag (Prinzip der Selbstkohärenz, siehe Deppermann 2008: 65).

schaffen (Gülich/ Mondada 2008: 50-52, Linke/ Nussbaumer/ Portmann 2004: 316).

Etabliert der erste Beitrag einer Äußerungsfolge einen so starken sequenziellen Zugzwang, dass nur ein ganz bestimmter Typ von Äußerung eine angemessene Folgehandlung darstellt, so sprechen Sacks und Schegloff von Paarsequenzen. Paarsequenzen bestehen aus zwei Redebeiträgen, die von unterschiedlichen Gesprächsteilnehmern produziert werden, als erster und zweiter Zug durch eine Beziehung der konditionellen Relevanz miteinander verkettet sind und in der Regel unmittelbar aufeinander folgen. Typische Beispiele sind Frage-Antwort und Gruß-Gegengruß (Gülich/ Mondada 2008: 51, Auer 2013: 146-147).

In vielen Fällen kann der Gesprächspartner im zweiten Zug einer Paarsequenz zwischen alternativen Optionen wählen, die einer speziellen Präferenzorganisation folgen und strukturell unterschiedlich gestaltet sind: (1) Löst er die etablierten normativen Erwartungen ein, handelt er präferiert. Entsprechende Redebeiträge sind unmarkiert und in der Regel kurz. Sie schließen unmittelbar an die erste Sequenzposition an und enthalten oftmals vorgeformte Elemente. (2) Löst der Gesprächspartner die normativen Erwartungen nicht ein, handelt der dispräferiert. Er gibt in seinem Redebeitrag zu erkennen, dass er den etablierten sequenziellen Zugzwang zwar versteht und akzeptiert, ihm aus unterschiedlichen Gründen jedoch nicht nachkommt. Die dispräferierte Form erfolgt implizit oder ist auf der sprachlichen Oberfläche markiert, zum Beispiel durch Verzögerungselemente und Pausen oder durch kommentierende Bemerkungen, Erklärungen und Entschuldigungen. (3) Eine dritte Form der Folgehandlung besteht darin, dass der Gesprächspartner die etablierte konditionelle Relevanz ignoriert. Er löst die normativen Erwartungen nicht ein, liefert jedoch auch keinen Hinweis darauf, ob er sie als solche erkannt hat. Ignorierende Folgehandlungen können dazu führen, dass der erste Sprecher seine Ausgangsäußerung wiederholt und seinem Gesprächspartner damit zu verstehen gibt, dass ihm an einer Bearbeitung seines Anliegens gelegen ist. Sie führen nicht selten zu Irritationen im Gespräch und können im schlimmsten Falle Sanktionen nach sich ziehen (siehe hierzu beispielsweise Gülich/ Mondada 2008: 52-53).

Paarsequenzen können an verschiedenen Stellen erweitert werden und die Grundstruktur für komplexe Handlungsverläufe bilden: (1) Präsequenzen (*pre-sequences*, Schegloff 1980: 114) gehen der Paarsequenz voraus und erweitern sie, bevor sie überhaupt existiert. Sie werden systematisch dazu genutzt, Handlungsvoraussetzungen zu sondieren und die Bedingungen und mögliche Hindernisse für eine präferierte Reaktion abzuklären. Präsequenzen dienen dazu, den Boden für die intendierte Paarsequenz zu ebnen und die Formulierung des ersten Zugs gegebenenfalls zu ändern oder die Realisierung der Paarsequenz ohne Gesichtsverlust zu unterlassen.[74] (2) Einschubsequenzen (*insertion/inserted sequences*, Schegloff 1972) sind in die Paarsequenz eingelagert und reagieren auf die im ersten Zug etablierte konditionelle Relevanz, indem sie den zweiten Zug vorübergehend aufschieben. Einschubsequenzen werden beispielsweise bei Verständnis- oder Hörproblemen oder weiterem Klärungsbedarf notwendig. Bilden sie die Basis für weitere Expansionen, entstehen komplexe Sequenzmuster und die ursprünglich etablierte konditionelle Relevanz bleibt über teils lange Gesprächszeiträume hinweg bestehen. (3) Postsequenzen schließen sich an die Paarsequenz an. Sie können aus Würdigungen oder Bestätigungen bestehen oder Reparaturhandlungen beinhalten, mittels derer problematische Verläufe der Kernsequenz korrigiert werden (Gülich/ Mondada 2008: 54-57, Deppermann 2008: 76-77).

Zweigliedrige Sequenzmuster werden häufig zu dreigliedrigen Sequenzmustern erweitert. Dass viele Interaktionsaufgaben dreiphasig bearbeitet werden, liegt daran, dass ein Sprecher im dritten Zug zum Ausdruck bringen kann und gegebenenfalls muss, wie er die Reaktion seiner Gesprächspartner auf seine eigene fokale Äußerung interpretiert und ob der zweite Zug dem entspricht, worauf er mit der fokalen Äußerung in der ersten Position hinauswollte. Die dritte Position ist sowohl für die Interaktanten als auch für den Gesprächsforscher eine wichtige Quelle für die Herstellung und Interpreta-

---

[74] Eine besondere Form von Präsequenzen stellen *preliminaries to preliminaries* dar. Unter ihnen werden zumeist metakommunikative Äußerungen verstanden, mit denen der Sprecher eine bestimmte Handlung ankündigt, die er zunächst jedoch nicht ausführt. Entsprechende Kommentare ermöglichen dem Gesprächspartner, Folgehandlungen in einen größeren Kontext einzuordnen und den ersten Zug der angekündigten Paarsequenz zu erkennen, sobald der Sprecher ihn äußert (Schegloff 1980, siehe auch Gülich/ Mondada 2008: 56-57).

tion von Verstehen und Verständigung im Gespräch. Die Verständigungssicherung folgt dabei dem Ökonomieprinzip: Der Sprecher betreibt in dritter Position nur so viel Aufwand, wie notwendig ist, um eine weitere Handlungskoordination zu gewährleisten und die soziale Beziehung zum Gesprächspartner nicht übermäßig zu strapazieren (Brinker/ Sager 2001: 83, Deppermann 2008: 73-74, 76).

Redebeiträge und Sprecherwechsel

Eines der ersten Themen, dem sich Sacks, Schegloff und Jefferson widmen und mit dem sie die weitere Entwicklung der Konversationsanalyse entscheidend beeinflussen, ist die Systematik des Sprecherwechsels in Alltagsgesprächen (Sacks/ Schegloff/ Jefferson 1974, Sacks 1971, Schegloff/ Sacks 1973).[75] Sie besteht aus zwei Grundeinheiten, und zwar der Konstruktion der Redebeiträge einerseits und der Verteilung des Rederechts andererseits.

Die erste Komponente des Sprecherwechselsystems beruht auf der Annahme, dass Redebeiträge keine vorab definierten Einheiten sind, sondern von den Sprechern im laufenden Prozess hergestellt werden. Ob ein Redebeitrag vollständig ist oder fortgeführt werden soll, zeigen die Sprecher mit verschiedenen Indikatoren an. Ihre Gesprächspartner analysieren die Produktion des Redebeitrags, um die Stellen auszumachen, an denen sie das Wort ergreifen können, und ihr eigenes Handeln danach auszurichten. Momente, an denen ein Redebeitrag potenziell abgeschlossen ist und aus syntaktischen, prosodischen und semantisch-pragmatischen Gründen ein Sprecherwechsel stattfinden könnte, bezeichnen Sacks, Schegloff und Jefferson als redeübergaberelevante Stellen oder *transition relevance points* (siehe hierzu auch Gülich/ Mondada 2008: 39, Auer 2013: 151, Linke/ Nussbaumer/ Portmann 2004: 304).

---

[75] Sacks, Schegloff und Jefferson gehen davon aus, dass eine grundlegende Organisationsform ganz unterschiedlicher sozialer Aktivitäten darin besteht, dass sich die beteiligten Akteure in der Reihenfolge abwechseln. Sie übertragen ihre Beobachtung auf Gespräche und stellen fest, dass deren Koordination in gleicher Weise systematisch und geordnet abläuft. Die Anzahl der Gesprächsteilnehmer und die Länge der Redebeiträge sind in Alltagsgesprächen genauso wenig festgelegt wie die Abfolge und die Momente des Sprecherwechsels, und doch gelingt es den Interaktanten, so zu Wort zu kommen, dass im Normalfall weder ausufernde Simultansprechphasen noch gravierende Überlappungen oder lange Schweigephasen und schon gar kein verbales Chaos entsteht (Gülich/ Mondada 2008: 37, 39, Auer 2013: 151, Linke/ Nussbaumer/ Portmann 2004: 300).

Die zweite Komponente des Sprecherwechselsystems beschreiben Sacks, Schegloff und Jefferson als rekurrente Abfolge von drei aufeinander folgenden Optionen: (1) An jeder übergaberelevanten Stelle kann der aktuelle Sprecher den Folgesprecher auswählen, ein Verfahren, das als Fremdwahl bezeichnet wird und das implizit (beispielsweise durch Blickkontakt) und/oder explizit (beispielsweise durch direkte Ansprache) erfolgen kann. (2) Wählt der aktuelle Sprecher keinen Folgesprecher, kann ein beliebiger Gesprächspartner sich selbst als nächsten Sprecher auswählen. (3) Geschieht auch dies nicht, kann der aktuelle Sprecher fortfahren (siehe beispielsweise Linke/ Nussbaumer/ Portmann 2004: 301, Gülich/ Mondada 2008: 41).

Mit Blick auf die Verlaufsstruktur des Sprecherwechsels lassen sich verschiedene Formen unterscheiden: (1) Nahtlose oder nach einer minimalen Sprechpause erfolgende Sprecherwechsel sind häufig und zeugen von einer intensiven und reibungslosen Koordination von Gesprächsaktivitäten. (2) Dass es am Ende von Redebeiträgen oftmals zu minimalen Überlappungen kommt, ist nach Sacks, Schegloff und Jefferson weder ein Fehler im System des Sprecherwechsels noch ein Versagen von Gesprächsmechanismen. Überlappungen unterstreichen vielmehr das perfekte Funktionieren der Systematik: Die Interaktanten verfolgen die Produktion eines Redebeitrags im laufenden Prozess, antizipieren seine mögliche Vollständigkeit und Abgeschlossenheit und reagieren auf diese, indem sie das Wort ergreifen. (3) Als unangenehm werden in der Regel Phasen des längeren Schweigens empfunden. Schweigephasen können auf eine mangelnde Kooperation zwischen den Gesprächspartnern oder sogar eine Störung auf Beziehungsebene hindeuten. (4) Als unzulässig, aggressiv oder unhöflich und den Gesprächsverlauf und die Beziehung zwischen den Interaktanten potenziell störend werden Sprecherwechsel wahrgenommen, die durch Unterbrechung erfolgen (siehe hierzu Linke/ Nussbaumer/ Portmann 2004: 302-304, Gülich/ Mondada 2008: 41, 44).[76]

---

[76] Kommt es zu Organisationspannen im Sprecherwechsel, stehen den Interaktanten Mechanismen zur Verfügung, mit denen sie die Störung beheben können. Bei einem als unangenehm empfundenen Schweigen kann der ehemalige Sprecher seinen bereits abgeschlossenen Beitrag wieder aufnehmen oder einen neuen Aspekt ansprechen, um das Schweigen zu überspielen und zu einer (längeren) Pause umzuinterpretieren. Andere Teilnehmer können die Schweigephase mit Kommentarfloskeln füllen und damit zu einer

Hat ein Sprecher die Sprecherrolle inne, so behält er diese über einen unterschiedlich langen Zeitraum. Doch nicht nur die aktive Sprecherrolle, sondern auch die passive Hörerrolle erfordert spezifische Gesprächsaktivitäten. Die Gesprächspartner richten ihre Aufmerksamkeit nicht nur auf das potenzielle Ende des aktuellen Redebeitrags, sondern begleiten ihn fortlaufend mit kurzen Aktivitäten, die unter dem Begriff des Rückmeldeverhaltens (*backchannel behavior*) zusammengefasst werden (Linke/ Nussbaumer/ Portmann 2004: 304, Gülich/ Mondada 2008: 43-45).

Rückmeldesignale erfolgen parallel zum Redebeitrag des Sprechers und werden zumeist beiläufig, stark automatisiert und unbewusst geäußert. Sie zielen nicht auf eine Übernahme der Sprecherrolle, haben in der Regel keine direkten Auswirkungen auf das Sprecherverhalten[77] und lassen sich in zwei Gruppen einteilen: (1) Aufmerksamkeitsbezeugende Signale bestätigen den Sprecher in seiner Rolle und signalisieren Zuhören. (2) Kommentierende Signale bringen sowohl Zuhören und Aufmerksamkeit als auch die Einstellung des Hörers zum Gesagten zum Ausdruck, zeigen also beispielsweise Verstehen, Zustimmung oder Zweifel an. Für Hörerrückmeldungen stehen sowohl sprachliche als auch parasprachliche und nichtsprachliche Mittel zur Verfügung (siehe beispielsweise Linke/ Nussbaumer/ Portmann 2004: 305).

Reparaturen

Zu den Grundformen der sequenziellen Organisation von Gesprächen zählen schließlich auch die Verfahren, mit denen die Interaktanten im Gesprächs-

---

kollektiven Denkpause umfunktionieren. Bei Unterbrechungen kann der unterbrechende Sprecher seinen Redebeitrag wieder abbrechen, sich für die Unterbrechung entschuldigen und den ursprünglichen Sprecher zum Weitersprechen auffordern. Alternativ kann der ursprüngliche Sprecher die Situation entschärfen, indem er seinen Redebeitrag im Schnellverfahren beendet und die Unterbrechung damit zu einem überlappenden Sprecherwechsel umdeutet. Er kann sich jedoch auch sprachlich und nichtsprachlich gegen die Unterbrechung zur Wehr setzen, indem er beispielsweise lauter spricht und den Unterbrechenden übertönt, stärker gestikuliert, seinen unterbrochenen Redebeitrag so lange wiederholt, bis der Unterbrechende seinen begonnenen Beitrag wieder abbricht, oder die Unterbrechung metakommunikativ kritisiert (Linke/ Nussbaumer/ Portmann 2004: 304, 306).

[77] In indirekter Form nehmen Rückmeldesignale durchaus Einfluss auf die Konstruktion eines Redebeitrags und den Gesprächsverlauf. Ausbleibende Hörerrückmeldungen können beispielsweise zu Irritationen beim Sprecher führen, der sich der Aufmerksamkeit seiner Gesprächspartner dann explizit-metakommunikativ zu versichern versucht.

verlauf auftretende Störungen bearbeiten und die unter dem Begriff der Reparatur zusammengefasst werden.

Entsprechend ihres konstruktivistischen Gesprächsverständnisses untersucht die Konversationsanalyse nicht diejenigen Elemente, die objektiv betrachtet falsch sind, sondern solche, die von den Teilnehmern selbst als reparaturbedürftig behandelt werden.[78] Im Mittelpunkt steht die interaktiv-sequenzielle Bearbeitung einer Störung, für die verschiedene Elemente konstitutiv sind: Ausgangspunkt einer jeden Reparatursequenz ist ein reparaturbedürftiges Element, das zunächst nicht als solches zutage tritt. Erst im zweiten Schritt, der Initiierung der Reparatur, wird die Problemquelle retrospektiv als solche definiert. Im dritten Schritt wird die Reparatur vollzogen, im vierten und letzten Schritt schließlich ratifiziert oder bewertet (Gülich/ Mondada 2008: 59, 61).

Ausgehend von der Frage, wer eine Reparatur auf wessen Initiative in welchem Zug der Reparatursequenz vornimmt, unterscheiden konversationsanalytische Arbeiten vier strukturelle Grundtypen von Reparaturen: (1) Bei selbstinitiierten Selbstreparaturen wird das reparaturbedürftige Element vom Sprecher selbst identifiziert, als solches markiert und unmittelbar korrigiert. Die Reparatur erfolgt in dem Redebeitrag, in dem die Störquelle auftritt. (2) Bei fremdinitiierten Selbstreparaturen wird das reparaturbedürftige Element durch einen zweiten Sprecher im zweiten Beitrag identifiziert und vom ersten Sprecher im dritten Redebeitrag repariert. (3) Bei selbstinitiierten Fremdreparaturen wird die Störquelle vom ersten Sprecher im ersten Beitrag identifiziert und im Anschluss daran von einem anderen Sprecher repariert. (4) Bei fremdinitiierten Fremdreparaturen wird das reparaturbedürftige Element vom zweiten Sprecher im zweiten Beitrag identifiziert und repariert (Schegloff/ Jefferson/ Sacks 1977, siehe auch Gülich/ Mondada 2008: 61-62, Auer 2013: 149-150).

Während viele Reparaturen schnell und unauffällig durchgeführt werden und im Gesprächsverlauf nahezu unbemerkt bleiben, können einzelne Störungen zu komplexen Bearbeitungen führen. Komplexe Reparatursequenzen stellen

---

[78] Im Gespräch werden oftmals Elemente repariert, die gar nicht falsch sind, während eine Korrektur offensichtlicher Fehler unterbleibt (Gülich/ Mondada 2008: 60, Auer 2013: 149).

häufig Nebensequenzen dar und sind dadurch charakterisiert, dass sie die dargestellten Schritte mehrfach durchlaufen. Die Haupthandlung wird so lange unterbrochen, bis die Störung behoben und wechselseitige Verständigung wieder hergestellt ist (Gülich/ Mondada 2008: 63-65).

3.2.2. Phasengliederung im Gespräch

Versuche der Einteilung eines Gesprächs in größere Abschnitte sind zahlreich, bedienen sich jedoch keiner einheitlichen Terminologie. Viele Autoren machen vom Begriff der Phase Gebrauch, der auch in der vorliegenden Untersuchung zum Einsatz kommt (Brinker/ Sager 2001, Henne/ Rehbock 2001, Linke/ Nussbaumer/ Portmann 2004, siehe hierzu auch Spiegel/ Spranz-Fogasy 2001: 1241-1243).

Einen Überblick über sowohl handlungsbezogene als auch themenorientierte Gliederungsmodelle geben Spiegel und Spranz-Fogasy in einem Überblicksartikel (Spiegel/ Spranz-Fogasy 2001). Sie definieren Gesprächsphasen als „komplexe Einheiten innerhalb von Gesprächen [...], die wesentliche Handlungs- oder Themenkomplexe ausmachen, eine interaktionslogische Reihenfolge implizieren sollen und intern differenziert sind" (Spiegel/ Spranz-Fogasy 2001: 1241). Grobstrukturierungen unterteilen Gespräche in die Phasen der (1) Gesprächseröffnung, Eröffnungsphase oder Anfangsphase, (2) Gesprächsmitte oder Kernphase und (3) Gesprächsbeendigung oder Beendigungsphase. Die Einteilung hat nicht nur analytische Bedeutung als Hilfsgerüst bei gesprächsanalytischen Untersuchungen. Sie verschafft auch den Gesprächsteilnehmern selbst Orientierung im laufenden Kommunikationsprozess und hilft ihnen bei der Koordination ihres Gesprächshandelns.[79] Die Ausgestaltung der einzelnen Phasen obliegt anders als in Texten nicht einer Person, sondern mehreren oder allen Interaktionsbeteiligten, die im interaktiven Zusammenspiel von der Gesprächseröffnung zum Hauptteil und von diesem zur Gesprächsbeendigung und zum Gesprächsabschluss gelangen (Linke/ Nussbaumer/ Portmann 2004: 323-324).

---

[79] Dass Phasenstrukturen eine hohe Relevanz für die Interaktanten haben, zeigt sich daran, dass sie Fehlplanungen und Störungen der sequenziellen Ordnung häufig kommentieren und Abweichungen – wenn beispielsweise ein Redebeitrag in die falsche Phase fällt oder einzelne Phasen übermäßig ausgedehnt werden – in irgendeiner Weise als solche markieren (Linke/ Nussbaumer/ Portmann 2004: 324).

Die Gesprächsphasen der Eröffnung und Beendigung werden schon früh zum prominenten Untersuchungsgegenstand konversationsanalytischer Arbeiten (siehe beispielsweise Schegloff 1986, Schegloff/ Sacks 1973). Sie grenzen die Interaktionseinheit aus dem Fluss des Verhaltens aus und machen das Gespräch zu einem zeitlich abgeschlossenen, räumlich situierten und intern strukturierten Ereignis (Henne/ Rehbock 2001: 256, Gülich/ Mondada 2008: 73, 83). Die Eröffnungs- und Beendigungsphase treten oft als leicht erkennbare, relativ übersichtliche und klar strukturierte Einheiten eines Gesprächs zutage, die einen verhältnismäßig routinierten Aufbau mit stark ritualisierten Elementen aufweisen (Henne/ Rehbock 2001: 14, Spiegel/ Spranz-Fogasy 2001: 1247).[80]

Die Gesprächseröffnung

Die Eröffnungsphase hat eine große Reichweite. Sie dient der Aushandlung sozialer und organisatorischer Rahmensetzungen und stellt die Weichen für den weiteren Gesprächsverlauf (siehe beispielsweise Becker-Motzek/ Vogt 2001: 136). Die Gesprächseröffnung gilt als die Phase eines Gesprächs, in der die Gesprächsteilnehmer in eine fokussierte Interaktion (Goffman 1963: 24) eintreten und den relevanten Interaktionskontext etablieren. Sie stellen neue soziale Beziehungen her oder nehmen frühere wieder auf und stellen sicher, dass sie einander verfügbar, gesprächsbereit und kooperationswillig sind. Die Interaktanten orientieren sich auf das sich anschließende gemeinsame Interagieren und verständigen sich sowohl über die Art des bevorstehenden Gesprächs als auch die Gesprächsmodalitäten. Sie treffen Absprachen und klären Fragen, die für den bevorstehenden Hauptteil relevant sind und erledigt werden sollen, bevor sie auf das eigentliche Anliegen zu sprechen kommen. Dabei greifen sie auf formal-sprachliche Muster und zum Teil stark ritualisierte Sprachhandlungen, Floskeln und Wendungen zurück, die sie zumindest teilweise von inhaltlichen und sprachlichen Kreativitäts-

---

[80] Gesprächseröffnungen werden zunächst anhand von Telefongesprächen untersucht. Diese bieten sich als Untersuchungsgegenstand vor allem deshalb an, weil die Beschränkung der Kommunikation auf den akustischen Kanal dazu führt, dass alle Gesprächshandlungen verbal vollzogen werden müssen (Brinker/ Sager 2001: 97, Spiegel/ Spranz-Fogasy 2001: 1247). Die fehlende Verfügbarkeit des visuellen Kontakts führt zu einer stärkeren verbalen Explizitheit (Meer 2011: 37). Hinzu kommt, dass bei sich Telefongesprächen sowohl der Moment der Kontaktaufnahme als auch das Ende der Interaktion eindeutig bestimmen lassen (Gülich/ Mondada 2008: 73).

zwängen entlasten und es ihnen ermöglichen, sich stärker auf die anfallenden organisatorischen und emotional-sozialen Aspekte zu konzentrieren (siehe beispielsweise Henne/ Rehbock 2001: 15, 166, Linke/ Nussbaumer/ Portmann 2004: 318-319, Brinker/ Sager 2001: 96, Gülich/ Mondada 2008: 73-74).

In *face-to-face*-Gesprächen erfolgt die Kontaktaufnahme zwischen den Gesprächspartnern in erster Linie visuell. Die Interaktanten richten ihre Aufmerksamkeit durch entsprechende Körperbewegungen und ihr Blickverhalten aufeinander aus und treten mit Hilfe verbaler Mittel wie dem Austausch von Grußfloskeln in die gemeinsame Aktivität ein. Eine wechselseitige Identifizierung ist dabei nicht zwangsläufig notwendig (Spiegel/ Spranz-Fogasy 2001: 1247, Gülich/ Mondada 2008: 80). In Abhängigkeit von Faktoren wie dem Bekanntheitsgrad der Interaktanten, der Anzahl der Gesprächsteilnehmer, dem zur Verfügung stehenden Zeitbudget, der Öffentlichkeit oder Privatheit der Gesprächssituation und dem Zeitpunkt des letzten Zusammentreffens werden bestimmte Elemente der Gesprächseröffnung implizit realisiert oder ausgelassen, während andere zu komplexen Entwicklungen führen. Variationen und Expansionen sind jederzeit möglich und auch die Reihenfolge der Schritte ist nur zum Teil festgelegt (siehe beispielsweise Spiegel/ Spranz-Fogasy 2001: 1247, Linke/ Nussbaumer/ Portmann 2004: 319, Gülich/ Mondada 2008: 75-76).

Die Einführung des ersten Themas markiert das Ende des gesprächsinitialen Verständigungsprozesses und damit den Beginn der Gesprächsmitte, die der Verhandlung thematischer Aspekte und/oder der Verwirklichung von Handlungszielen dient (Henne/ Rehbock 2001: 15, Brinker/ Sager 2001: 96). Der Eintritt in die Kernphase vollzieht sich in der Regel nicht abrupt, sondern deutet sich auf unterschiedlichen Ebenen des sprachlichen und nichtsprachlichen Handelns an. Die Gesprächsteilnehmer signalisieren sich wechselseitig ihre Bereitschaft, in die Kernphase einzutreten (Linke/ Nussbaumer/ Portmann 2004: 320).

Die Gesprächsmitte

In der Gesprächsmitte sind soziale und organisatorische Fragen weitestgehend geklärt und die Interaktanten wenden sich dem intendierten Gesprächszweck zu (Linke/ Nussbaumer/ Portmann 2004: 320). Sie widmen sich dem Grund ihres Zusammentreffens, handeln Kommunikationsgegenstände und Sachverhalte ab und verfolgen gemeinsame und individuelle Zielsetzungen (Brinker/ Sager 2001: 96).

Die Kernphase einer Interaktion ist wesentlich komplexer strukturiert als die Eröffnungs- und Beendigungssequenz und in höherem Maße offen für gesprächstyp- und situationsspezifische Ablaufstrukturen und Gestaltungsmöglichkeiten (Brinker/ Sager 2001: 96-97, 105, Spiegel/ Spranz-Fogasy 2001: 1248). Ihre vielfach geschichtete Gesprächshandlungsstruktur (Henne/ Rehbock 2001: 180) macht eine weitere Untergliederung in Teilphasen nötig (Spiegel/ Spranz-Fogasy 2001: 1241). Diese lässt sich handlungsbezogen und/oder relativ zur thematischen Entwicklung vornehmen. Eine handlungsbezogene Gesprächsgliederung orientiert sich an der Realisierung bestimmter Aufgaben zur Erreichung eines Handlungsziels oder Erfüllung eines Handlungsplans.[81] Themenbezogene Gesprächsgliederungen basieren hingegen auf der schrittweisen Abhandlung von Themen und Unterthemen.[82] Die Unterscheidung stellt eine analytische Trennung zweier Ebenen dar, die empirisch eng verwoben sind (Spiegel/ Spranz-Fogasy 2001: 1243).

Phaseneinteilungen suggerieren, dass die einzelnen Gesprächsphasen in sich abgeschlossen und klar voneinander abgrenzbar sind, dass sie in einer bestimmten Reihenfolge nacheinander realisiert werden und dass ihr Vorhandensein ein konstitutives Merkmal des jeweiligen Gesprächstyps darstellt. Gerade für die Gesprächsmitte erweist sich die Annahme einer linearen und prozessualen Abfolge von Gesprächsphasen jedoch als empirisch problematisch. Für die Kernphase gilt in viel stärkerem Maße als für die oftmals routinisierten und häufig auch ritualisierten Phasen der Eröffnung und Beendigung, dass nicht alle Teilabschnitte, die für einen bestimmten Gesprächstyp

---

[81] Als zentrale handlungsbezogene Teilphasen eines Beratungsgesprächs werden beispielsweise die Etablierung der Beratungsbedürftigkeit und die Prüfung der Zuständigkeit, die Problempräsentation durch den Ratsuchenden und die Problemexploration durch den Ratgebenden, die gemeinsame Entwicklung einer Lösung und die Verarbeitung des Lösungsangebotes durch den Ratsuchenden, die Vorbereitung der Lösungsumsetzung und die Auflösung der Beratungssituation herausgearbeitet (Kallmeyer 2000, siehe auch Brinker/ Sager 2001: 108-109).
[82] Die thematische Entwicklung erweist sich als die für die vorliegende Untersuchung relevante Gliederungsebene, weshalb sich Kapitel 3.2.3 eingehend mit Aspekten der thematischen Progression befasst.

mit Hilfe von thematischen und/oder handlungsschematischen Orientierungen empirisch herausgearbeitet wurden, zwangsläufig in jedem Gespräch des entsprechenden Typs zu finden sind. Verschiedene empirische Untersuchungen belegen, dass die Reihenfolge der Bearbeitung von Aufgaben und Themen nicht starr ist und einzelne Phasen wiederholt aufgenommen werden können. Sie können mehrmals durchlaufen werden, wobei zusätzliche Aufgaben und/oder Themen hinzukommen oder bereits bearbeitete Themen und/oder Aufgaben ausführlicher abgearbeitet werden können. Die Gesprächsteilnehmer befinden sich nicht zwangsläufig in derselben Phase, sondern bearbeiten zum Teil sogar mehrere Phasen parallel (Spiegel/ Spranz-Fogasy 2001: 1249).

Die Gesprächsbeendigung

Als Gesprächsbeendigung gilt die Phase einer Interaktion, in der die Gesprächsteilnehmer Versuche unternehmen, sich aus dem Hauptteil zu lösen und die Gesprächssituation aufzulösen. Sie realisieren bestimmte Gesprächsaktivitäten, die aus mehreren wechselseitigen Übergangs- und Vergewisserungsbeiträgen bestehen und zusammengenommen eine Art Beendigungsmechanismus ergeben: Ist die Kernphase für einen Gesprächsteilnehmer abgeschlossen, kann er seinen Gesprächspartnern ein Angebot zur Gesprächsbeendigung als potenziellen Übergang in die Beendigungsphase schicken. Die Gesprächspartner können das Beendigungsangebot akzeptieren und den eingeschlagenen Weg gemeinsam mit dem Initiator gehen. Tun sie dies, wird aus der potenziellen Gesprächsbeendigung eine tatsächliche Beendigungsphase. Sie können die Annahme jedoch auch verweigern, einen neuen thematischen oder handlungsbezogenen Aspekt in die Interaktion einführen oder bereits behandelte Themen oder Aktivitäten wieder aufgreifen. Werden das vorgeschlagene Thema oder die aufgenommene Aktivität von den anderen Interaktanten akzeptiert, ist die Beendigungsphase vorübergehend ausgesetzt und der Hauptteil setzt sich so lange fort, bis einer der Gesprächsteilnehmer ein erneutes Beendigungsangebot äußert, das von den Gesprächspartnern wiederum entweder zurückgewiesen oder ratifiziert wird. Zu einem definitiven und endgültigen Gesprächsabschluss mit einem abschließenden Austausch von Schlusselementen und dem Beenden des aktuellen Kontakts kommt es, wenn zwischen den Gesprächsteilnehmern Einverständnis herrscht, dass die Kernphase keiner weiteren Expandierung bedarf (siehe beispielsweise Linke/ Nussbaumer/ Portmann 2004: 322-323, Spiegel/ Spranz-Fogasy 2001: 1248, Brinker/ Sager 2001: 96, 101, Gülich/ Mondada 2008: 82).

Die grundsätzliche Schwierigkeit des Gesprächsabschlusses liegt darin, dass eine jede Beendigungsinitiative zur Einführung eines neuen Themas oder einer neuen Aktivität führen kann. Die Interaktanten handeln Zug um Zug aus, ob sie sich in Richtung einer Gesprächsbeendigung oder Wiedereröffnung der Kernphase bewegen (Henne/ Rehbock 2001: 16, Gülich/ Mondada 2008: 83). Die Beendigungsphase gilt als komplex und oftmals schwierig zu realisieren, denn sowohl abrupte als auch zu stark ausufernde Beendigungen können sich negativ auf die Beziehung zwischen den Gesprächsteilnehmern auswirken (Spiegel/ Spranz-Fogasy 2001: 1248). Um einen möglichst reibungslosen Ausstieg aus der Interaktion zu gewährleisten und Störungen auf Beziehungsebene zu vermeiden, ist sie sorgfältig vorzubereiten und kleinschrittig durchzuführen.

Die Gesprächsbeendigung gilt als komplementär zur Phase der Gesprächseröffnung. Sie greift zum Teil Aspekte der Eröffnungssequenz und/oder des Gesprächsverlaufs wieder auf und erfolgt in vielen Varianten und Realisierungsformen, wobei nicht alle Elemente immer vorkommen, die Reihenfolge der Schritte jedoch nur selten variiert (Spiegel/ Spranz-Fogasy 2001: 1248, Gülich/ Mondada 2008: 82-83, Brinker/ Sager 2001: 102). Schegloff und Sacks (1973) nennen verschiedene Arten der Beendigungsinitiierung und Beendigungsdurchführung: Zusammenfassungssequenzen, Terminabsprachen, Danksequenzen, Austausch von guten Wünschen, Grußaufträge an Bekannte und Verabschiedungssequenzen (siehe hierzu auch Brinker/ Sager 2001: 101-102). Linke, Nussbaumer und Portmann ergänzen Ausblicke auf zukünftige Gesprächsereignisse und Bewertungen der erfolgten Interaktion, Spiegel und Spranz-Fogasy Entschuldigungen für die Störung (Linke/ Nussbaumer/ Portmann 2004: 323, Spiegel/ Spranz-Fogasy 2001: 1248).

3.2.3. Thematische Organisation

In frühen konversationsanalytischen Arbeiten stehen die sequenzielle Organisation und die oberflächennahe Geordnetheit von Gesprächen im Mittelpunkt. Fragen der inhaltlich-thematischen Progression rücken erst allmählich in den Blick gesprächs- und konversationsanalytischer Arbeiten, werden lange Zeit jedoch nicht mit derselben Systematik und Detailliertheit behandelt wie Aspekte der gesprächsstrukturellen Ordnung (Czyzewski/ Drescher/ Gülich/ Hausendorf 1995: 31).[83] Eine grundsätzliche Schwierigkeit besteht darin, dass die thematische Entwicklung einen hohen Komplexitätsgrad aufweist, mit anderen Ebenen der Interaktion eng verzahnt ist und sich in hohem Maße interaktionstypspezifisch manifestiert.

Die thematische Gliederung des Interaktionsverlaufs stellt ein stark interpretatives Verfahren dar, doch bildet gerade die Aufteilung der Gesprächsmitte in thematische Abschnitte eine wichtige Grundlage für die Analyse zahlreicher Gesprächstypen und deren Gesamtverständnis (Brinker/ Sager 2001: 108). Fragen der thematischen Progression scheinen insbesondere in Gesprächssituationen elementar, in denen „mit Sprache Inhalte dargestellt und kognitive Prozesse ausgelöst werden" (Harren 2015: 10). Die sich anschließenden Abschnitte stellen ausgehend von verschiedenen Leitfragen wichtige

---

[83] Einen ersten Beitrag zur Bestimmung thematischer Verlaufsstrukturen in natürlichen Gesprächen liefert Schank, der ein Verfahren „zur Auffindung und Beschreibung von Themengrenzen in natürlichen Dialogen" erarbeitet (Schank 1981: 162) und dabei zweischrittig vorgeht: Eine grobe und vorläufige inhaltliche Segmentierung des Gesprächs nimmt Schank auf Grundlage seines Alltagswissens und seiner Fähigkeiten als kompetenter Sprecher vor. Die intuitiv gewonnenen Erkenntnisse versucht er anschließend, an das sprachliche und nichtsprachliche Handeln der Gesprächsteilnehmer anzubinden, das heißt an Signalisierungsverfahren und Formulierungshandlungen, mittels derer sich die Interaktanten Themeneinführungen, Themenwechsel und Themenbeendigungen gegenseitig aufzeigen. Ziel ist es, das intuitiv gewonnene Wissen über die thematische Entwicklung „über die Erarbeitung objektivierbarer operationaler Verfahren intersubjektiv mitteilbar und nachvollziehbar zu machen" und „an regelhaften ausdrucksseitigen Mustern" festzubinden (Schank 1981: 271, siehe auch Schank 1981: 162 und Brinker/ Hagemann 2001: 1256). Gerade der zweite Schritt steht in einem engen Zusammenhang mit Garfinkels *accountability*-Konzeption: Der Forscher bezieht sich im Analyseprozess auf diejenigen Strategien und Methoden, mittels derer sich die Interaktanten ihr interaktives Handeln wechselseitig signalisieren. Gänzlich unproblematisch ist ein derartiges Vorgehen dennoch nicht, denn die von den Interaktanten eingesetzten Signale und Formulierungshandlungen sind nur selten ein eindeutiges Indiz für Themenwechsel. Dies hat zur Folge, dass sich die vom Forscher intuitiv vorgenommene Segmentierung nicht zwangsläufig mit der Gliederung deckt, die Gesprächsteilnehmer im Gesprächsverlauf erkennbar signalisieren. Hinzu kommt, dass die Anzahl der ausgegrenzten Themen und ihre Hierarchisierung in Haupt- und Unterthemen sowohl vom Gesamtverständnis abhängen, das der Forscher vom Gespräch hat, als auch vom Abstraktionsniveau, auf dem er die thematische Analyse durchführt (Brinker/ Sager 2001: 108).

Aspekte und Elemente der thematischen Organisation von Gesprächen dar, die sich als analyseleitende Überlegungen erweisen.

Was ist ein Thema?

Grundlegend für die Untersuchung der thematischen Progression von Gesprächen ist in erster Linie die Frage, was unter einem Thema überhaupt zu verstehen ist. Schank unterscheidet in seiner Untersuchung zunächst zwischen Thema und Intention, wobei er Themen als Inhalte beschreibt, auf die die Gesprächsteilnehmer ihre Aufmerksamkeit richten und die sie erkennbar und explizit im Gespräch verhandeln. Unter Intentionen versteht er demgegenüber Elemente, die einer Interaktion zugrunde liegen, in ihr jedoch nicht offen zutage treten (Schank 1981: 22-24).

Nach dieser ersten Annäherung stellt sich Schank die Frage, wie sich die Einheitlichkeit eines Themas bestimmen lässt. Seine Überlegungen führen ihn zu einer Definition von Thema, die zwei Ebenen betrachtet: Auf formalsprachlicher Ebene beschreibt Schank ein Thema als Ausschnitt eines Gesprächs, das zwischen zwei Themenwechseln liegt. Die sprachlich-kommunikative Markierung von Themenwechseln und damit auch die Ausgrenzung entsprechender thematischer Abschnitte nehmen die Interaktanten über Signale und Formulierungshandlungen vor (Schank 1981: 26-28, 39).[84] Auf inhaltlicher Ebene kennzeichnet sich ein Thema dadurch, dass die Gesprächsteilnehmer fortlaufend und konstant auf einen bestimmten Redegegenstand oder Sachverhalt referieren. Zum gleichen Thema gehört dabei, was aufgrund semantischer, situativ-pragmatischer, logischer, ontologischer oder kulturell-sozialer Bezüge nah beieinander liegt. Ist die Referenzkonstanz für eine längere Zeit unterbrochen, so ist die Einheitlichkeit eines Themas

---

[84] Schank beschreibt drei Handlungsmuster zur thematischen Segmentierung eines Gesprächs: (1) Die Gesprächsteilnehmer können thematische Strukturierungsaktivitäten bewusst durchführen und explizit-verbal als Themeneinhaltung, Themenabbruch, Themenwechsel oder Themenende markieren. Als entsprechende metakommunikative Kommentare nennt Schank Äußerungen wie „das gehört nicht hierher", „jetzt kommen wir zu einem anderen Punkt" und „dazu möchte ich jetzt nichts mehr sagen". (2) Die Interaktanten können thematische Strukturierungen bewusst vornehmen, ohne jedoch metakommunikativ darauf zu verweisen. Als typisches Beispiel nennt Schank ausweichende Antworten, bei denen der jeweilige Sprecher das Thema nicht wechselt, indem er dies explizit ankündigt, sondern indem er es einfach tut. (3) Die Gesprächsteilnehmer können themenstrukturierend agieren, ohne sich dessen bewusst zu sein und ohne ihr Tun explizit-verbal zu markieren (Schank 1981: 27).

nicht mehr gegeben (Schank 1981: 23-24, 39, siehe hierzu auch Brinker/ Sager 2001: 105).

Wo werden Themen eingeführt?

Themen können in verschiedenen Momenten im Verlauf des gesamten Gesprächs eingeführt werden, doch spielen zwei Positionen für die thematische Organisation eine besondere Rolle.

Dem nach der vorthematischen Eröffnungssequenz zuerst eingeführten Thema schreiben die Gesprächsteilnehmer häufig einen speziellen Status zu. Das sogenannte *first topic* gilt als Anlass und zentraler Redegegenstand des Gesprächs, was zur Folge hat, dass der Übergang von der Eröffnungssequenz zum ersten Thema oft in besonderer Form markiert wird (Gülich/ Mondada 2008: 85-86). Dass sich die Bedeutung des *first topic* nicht pauschalisieren lässt und die Themenabfolge in hohem Maße vom Interaktionstyp abhängt, zeigen demgegenüber zwei von Schank genannte Beispiele: In Beratungsgesprächen werden intime und persönliche Themen erst nach einer gewissen Gesprächsdauer angesprochen, und auch Smalltalks beginnen häufig mit belanglosen Themen, wohingegen wichtige und interessante Inhalte erst im weiteren Gesprächsverlauf zur Sprache kommen (Schank 1981: 33).

Eine Besonderheit weist auch die Schnittstelle zwischen Gesprächsmitte und Gesprächsbeendigung auf. Während im Gesprächsverlauf geäußerte Beiträge in der Regel einen wie auch immer gearteten Bezug zum aktuell behandelten Thema aufweisen und Abweichungen von der thematischen Ordnung gerahmt und gegebenenfalls erklärt werden, um Irritationen unter den Interaktionspartnern zu vermeiden (Linke/ Nussbaumer/ Portmann 2004: 321), erlauben es Beendigungsinitiierungen, einen vollkommen neuen thematischen Aspekt anzusprechen und – bei Akzeptanz durch die Gesprächspartner – zu elaborieren. Die Vorbeendigungssequenz eröffnet häufig einen Raum für die Einführung eines beliebigen Themas, das keinerlei Verbindung zum thematischen Umfeld aufweist (Gülich/ Mondada 2008: 86).

Wie werden Themen eingeführt und miteinander verknüpft?

Mit Blick auf die Einführung eines Themas lassen sich zwei grundlegende Verfahren unterscheiden:

Als *bounded topics* werden Themen bezeichnet, die in markierter Form in die Interaktion eingebracht werden und deren Anfang sich deutlich vom vorherigen Gesprächsverlauf abgrenzt. Entsprechende Themenänderungen werden als Themenwechsel bezeichnet (siehe beispielsweise Tiittula 2001: 1368). Der Initiator eines *bounded topic* kann dieses im Anschluss an die explizite Einführung selbst ausführen, er kann ein Thema jedoch auch explizit-verbal initiieren und seine Gesprächspartner zur weiteren Entwicklung auffordern. Letzteres ist beispielsweise dann der Fall, wenn ein Interaktant einen thematischen Aspekt in Form einer an seine Gesprächspartner gerichteten Frage anspricht (Gülich/ Mondada 2008: 88).

Als *shaded topics* werden Themen bezeichnet, die nicht explizit-verbal ins Gespräch eingebracht werden, sondern sich durch allmähliche thematische Entwicklungen entsprechend der Möglichkeiten des Gesprächsverlaufs ergeben. Entsprechende Themenänderungen werden als Themenverschiebungen bezeichnet (siehe beispielsweise Tiittula 2001: 1368). *Shaded topics* müssen in angemessener Weise in der thematischen Progression verankert werden und an Einzelaspekte des vorherigen Themas anschließen. Der Übergang von einem Thema zum nächsten markiert damit einerseits thematische Veränderung, andererseits jedoch auch inhaltliche Kontinuität (Gülich/ Mondada 2008: 88).[85]

Die Gesprächsteilnehmer zeigen sich mehr oder weniger deutlich auf, wie sie das Gespräch thematisch strukturieren, wobei sie in der Regel nur ein Thema zu einem Zeitpunkt behandeln.[86] Um thematische Einschnitte und Themen-

---

[85] Quer zur Trennung von *shaded topics* und *bounded topics* liegt eine von Schank vorgenommene Unterscheidung. Ein erster Grundtyp der thematischen Verknüpfung besteht für ihn darin, dass ein Nebenaspekt des aktuellen Themas durch Aufwertung zum Hauptaspekt des folgenden Themas wird, wie dies beispielsweise bei Smalltalk-Gesprächen der Fall ist. Der zweite Grundtyp bezieht sich auf Gespräche, in denen nicht verschiedene Themen, sondern unterschiedliche thematische Aspekte eines bestimmten Großthemas nach in der Regel argumentativ-logischen Prinzipien verknüpft werden. Ein typisches Beispiel stellen hierfür Diskussionen dar (Schank 1981: 32).
[86] Eine Ausnahme stellen Cocktailpartys dar, die sich oftmals durch multizentrierte Gespräche auszeichnen (Schank 1981: 33).

übergänge zu markieren und ihren Gesprächspartnern zu signalisieren, wo sie einen bestimmten thematischen Aspekt einführen, wie sie ihn entwickeln und wann sie ihn beenden, greifen sie auf verschiedene sprachlich-kommunikative Verfahren zurück. Ihre Strukturierungsaktivitäten – Schank (1981) spricht von Signalen und Formulierungshandlungen – können sprachlicher oder nichtsprachlicher Natur sein. Sie umfassen metakommunikative Kommentare, Techniken der Vorstrukturierung durch Aufzählungen, Diskurspartikeln und Gliederungssignale sowie bestimmte grammatikalische Strukturen wie beispielsweise Dislokationen ebenso wie prosodische Verfahren wie steigende oder fallende Intonationskurven und Lautstärkeänderungen und nonverbale Signale wie hörbares Einatmen, Pausen und Lachen. In der Regel bestehen Strukturierungsaktivitäten zur thematischen Organisation nicht aus einem einzigen Element, sondern sind durch eine Abfolge verschiedener Strategien und Verfahren mehrfach markiert (Gülich/ Mondada 2008: 94-97, Brinker/ Hagemann 2001: 1256).

Von wem werden Themen eingeführt und behandelt?

Die thematische Organisation stellt ein Verfahren mit globaler Reichweite dar und wird von den Teilnehmern eines Gesprächs gemeinsam gelöst. Sie ist ein Aushandlungsprozess, in dessen Verlauf die Interaktanten Themen interaktiv, kooperativ und dynamisch hervorbringen. Versuche der Themeninitiierung erfordern in aller Regel eine Ratifizierung durch die Gesprächspartner, und spätestens dann, wenn ein Thema erfolgreich in die Interaktion eingeführt wurde, wird es zum Thema aller Interaktanten, die es behandeln, anreichern oder modifizieren können (Gülich/ Mondada 2008: 85, 93, 96).

Ungeachtet dessen treten in vielen Interaktionen Restriktionen bezüglich der Themeninitiierung und Themenelaborierung zutage. Wer in einem Gespräch Themen einführt und wessen Themen aufgegriffen und behandelt werden, hängt oftmals von sozialen Faktoren ab. Gerade in institutionellen und professionellen Kontexten ist die thematische Organisation an bestimmte konversationelle Rollen und Aufgaben gebunden (Linke/ Nussbaumer/ Portmann 2004: 321, Gülich/ Mondada 2008: 100, Tiittula 2001: 1368). Nicht selten obliegt es einem der Interaktanten, die thematische Orientierung zu überwachen und gegebenenfalls mit themenregulierenden Redebeiträgen ins Gespräch einzugreifen (Linke/ Nussbaumer/ Portmann 2004: 322). Der entsprechende Gesprächsteilnehmer führt das Hauptthema in die Interaktion ein und legt sowohl die Einteilung in Unterthemen als auch das chronologische Gliederungsprinzip fest. Seine Gesprächspartner können die vorgegebene Themengestaltung akzeptieren, müssen dies jedoch nicht tun. Sie können das Schema durchbrechen und neue thematische Aspekte einführen, müssen dann jedoch damit rechnen, dass ihre Initiativen abgewiesen oder auf einen späteren Zeitpunkt verschoben werden. Dass einer der Interaktanten ein Vorrecht auf die Themeninitiierung und thematische Strukturierung hat, ist insbesondere in Gesprächen mit einem hohen Maß an thematischer Fixiertheit der Fall (siehe hierzu auch die folgenden Abschnitte).

Welche Themen werden im Gesprächsverlauf behandelt?

Vergleicht man verschiedene Interaktionstypen mit Blick auf ihre Themenfixiertheit, so zeigen sich zwei Grundtypen, die sich als die zwei Pole eines Kontinuums manifestieren:[87]

Auf der einen Seite des Kontinuums stehen Interaktionen, die einen starken Themenbezug aufweisen und einem vorab festgelegten Großthema unterstehen. Die Interaktanten sprechen miteinander, um das zentrale Thema abzuarbeiten, das allenfalls in verschiedene Subthemen aufgegliedert ist (Linke/ Nussbaumer/ Portmann 2004: 321, Schank 1981: 30-31, 34, Brinker/ Hagemann 2001: 1255).

Auf der anderen Seite des Kontinuums lassen sich Interaktionen ansiedeln, in denen eine große thematische Freiheit herrscht und viele Einzelthemen mehr oder weniger lose miteinander verknüpft sind. Die Wahl der Themen ist den situativen Gegebenheiten und den aktuellen Bedürfnissen der Interaktanten überlassen, denn der Zweck des Gesprächs liegt in der Kommunikation an sich. Die Gesprächspartner behandeln verschiedene Themen, um überhaupt miteinander sprechen zu können (Linke/ Nussbaumer/ Portmann 2004: 320-321, Schank 1981: 30-31, 34, Brinker/ Hagemann 2001: 1255).

Der Grad an Themenfixiertheit eines Gesprächs hat Auswirkungen auf verschiedene Ebenen der Kommunikation. Während sich die Gesprächsmitte in

---

[87] Zwischen den beiden Enden des Kontinuums lassen sich zahlreiche Mischformen mehr oder weniger themenfixierter Gespräche ansiedeln (Linke/ Nussbaumer/ Portmann 2004: 321).

stark themenzentrierten Interaktionen in der Regel leicht von den Gesprächsphasen der Eröffnung und Beendigung abgrenzen lässt, ist in Interaktionen mit einer nur schwach ausgeprägten Themenfixiertheit das Gegenteil der Fall. Die Phasen der Gesprächseröffnung, Gesprächsmitte und Gesprächsbeendigung verschmelzen hier häufig miteinander, was eine Phasenabgrenzung basierend auf (allein) inhaltlich-thematischen Kriterien schwierig bis unmöglich macht (Linke/ Nussbaumer/ Portmann 2004: 320). Doch auch was die thematische Progression selbst angeht, zeigen sich Unterschiede: Die Möglichkeit, in thematisch schwach fixierten Gesprächen mehrere Themen frei wählen zu können, geht mit einer insgesamt intensiveren Gesprächsorganisation und mit stärkeren Kooperationsaktivitäten einher. Themenwechsel werden von einem Interaktanten initiiert, müssen in der Regel jedoch von den anderen Gesprächsteilnehmern hinsichtlich ihrer thematischen Angemessenheit geprüft und ratifiziert werden, um Gültigkeit zu erlangen (Linke/ Nussbaumer/ Portmann 2004: 321). Nicht zuletzt werden Abweichungen vom aktuell behandelten Thema in thematisch schwach fixierten Interaktionen eher toleriert als in stark themenzentrierten Gesprächen. Gespräche mit einem schwachen Themenbezug ermöglichen leichtere und häufigere Themenwechsel, und selbst länger andauernde Schweigephasen werden nicht zwangsläufig als unangenehm empfunden (Schank 1981: 34). In Gesprächen mit einem starken Themenbezug setzen inhaltliche Abschweifungen vom Redegegenstand in der Regel themenkontrollierende Mechanismen in Gang, die thematische Exkurse implizit und nahezu unbemerkt oder explizit-metakommunikativ zum Hauptthema zurückführen und Themenwechsel rückgängig machen (Linke/ Nussbaumer/ Portmann 2004: 322, Schank 1981: 34).

3.2.4. Soziale Beziehungen und Teilnehmerkonstellationen

Mit Blick auf die thematische Organisation von Gesprächen ist mehrfach angeklungen, dass es Gespräche gibt, in denen die Gesprächsteilnehmer nicht gleichberechtigt nebeneinander stehen, sondern unterschiedliche Rechte und Pflichten haben. Eine solche Beobachtung führt zu einer ersten und grundsätzlichen Unterscheidung, die hinsichtlich der an einer Interaktion beteiligten Personen und deren Gesprächsrollen vorgenommen werden kann und die darin besteht, Gespräche mit gleichrangigen Gesprächspartnern von Gesprächen mit Rollentrennung zu differenzieren. Während im ersten Typus alle Interaktanten dieselben Rechte und Pflichten in Bezug auf ihr Gesprächsverhalten haben, sind Rechte und Pflichten im zweiten Typus asymmetrisch und zum Teil gegensätzlich verteilt (Linke/ Nussbaumer/ Portmann 2004: 326, siehe hierzu auch Kapitel 3.3).[88] Aufschluss über die Gangart der Interaktion – das sogenannte *footing* (Goffman 1979, siehe hierzu auch Auer 2013) – und damit auch die sozialen Beziehungen im Gespräch gibt in der Regel bereits die Eröffnungssequenz (Mroczynski 2014: 121).

Nun sind einem konstruktivistischen Gesprächsverständnis zufolge weder soziale Identitäten noch Gesprächsrollen oder Teilnehmerkonstellationen feststehende Kategorien, die sich den Gesprächsteilnehmern voranalytisch zuweisen lassen. Ethnomethodologisch-konversationsanalytische Arbeiten gehen vielmehr davon aus, dass soziale Identitäten und Beziehungen durch soziales Handeln hervorgebracht werden und sich erst in der Interaktion konstituieren. Sie verstehen Identitätsmerkmale wie beispielsweise Alter, Geschlecht, Beruf, sozialer Status und Religion sowie die Zugehörigkeit zu nationalen, ethnischen oder kulturellen Gruppen nicht als objektiv gegeben und das Handeln der Interaktanten von außen determinierend, sondern als interaktionale Herstellungsleistungen.[89] Untersuchungen beschäftigen sich mit der Aktualisierung objektiv-stabiler Persönlichkeitsmerkmale im Gespräch und gehen den Fragen nach, wie sich die Interaktanten in der Interaktion positionieren, welche Bestandteile ihrer sozialen Identität sie betonen oder möglicherweise verbergen, inwieweit sie die Zugehörigkeit zu einer bestimmten Gruppe relevant setzen, welche Gesprächsrolle sie einnehmen und

---

[88] Bevorrechtigte Gesprächspartner haben dabei in der Regel die folgenden Aufgaben: Sie eröffnen und beendigen die Interaktion, führen die zu behandelnden Themen ein, steuern die thematische Entwicklung durch themenkontrollierende Bemerkungen und nehmen Themenwechsel vor. Sie bestimmen die Länge der einzelnen Gesprächsphasen und können ihre Gesprächspartner unterbrechen. Nicht zuletzt haben sie ein bevorzugtes Recht zur Durchführung von Selbst- und Fremdwahlen, zum Stellen von Fragen und zur Bewertung der Redebeiträge ihrer Gesprächspartner (Linke/ Nussbaumer/ Portmann 2004: 326).
[89] Als klassische Untersuchung gilt Garfinkels ethnomethodologische Studie zur Geschlechtsidentität einer transsexuellen Person, die sich immer wieder aufs Neue als Frau darstellen muss, um den geschlechtstypischen Erwartungen ihres sozialen Umfeldes gerecht zu werden (Garfinkel 1967: 116-185, siehe hierzu beispielsweise Czyzewski/ Drescher/ Gülich/ Hausendorf 1995: 18, 36).

wie sie von ihren Gesprächspartnern behandelt werden (Czyzewski/ Drescher/ Gülich/ Hausendorf 1995: 34).

Ein erstes Konzept zur Analyse interaktionaler Formen der Identitätsarbeit entwickelt Sacks in den 1970er Jahren. Sein *membership categorization device* wird bis heute auf vielfältige Weise sowohl konzeptionell weitergeführt als auch empirisch angewandt.[90] Es besagt, dass Interaktanten ihre soziale Identität mit Hilfe von Kategorien konstruieren, denen sie sich mittels bestimmter Strategien und Verfahren als zugehörig markieren (Czyzewski/ Drescher/ Gülich/ Hausendorf 1995: 35-36). Die Kategorien sind dabei grundsätzlich Teilnehmerkategorien, das heißt Kategorien, an denen sich die Mitglieder der Gruppe orientieren, und nicht solche, die vom Forscher geprägt und einem Gespräch von außen zugeschrieben werden. Sie beinhalten eine große Bandbreite an kommunikativen und gesellschaftlich-sozialen Wissensbeständen, die den Mitgliedern einer sozialen Gruppe erlauben, aus der Kategorienzugehörigkeit einer Person auf eine Reihe von Eigenschaften zu schließen, die diese Person typischerweise besitzt. Nicht zuletzt gelten die Kategorien als repräsentativ in dem Sinne, als dass ein jedes Mitglied einer bestimmten Kategorie als ein typischer Vertreter der Gruppe angesehen wird und seine Handlungen im Licht der Kategorienzugehörigkeit interpretiert werden (siehe hierzu beispielsweise Czyzewski/ Drescher/ Gülich/ Hausendorf 1995: 37-39).

Die kategoriale Zuordnung ist eine interaktive Hervorbringungsleistung, die im Verlauf der Kommunikation etabliert, aufrechterhalten oder aufgelöst wird (Czyzewski/ Drescher/ Gülich/ Hausendorf 1995: 36). Die sprachlichen Mittel, mittels derer Interaktanten sich oder ihr Gegenüber als Vertreter einer bestimmten sozialen Gruppe kategorisieren, haben größtenteils mit der Referenz auf Personen zu tun. Sie umfassen ein breites und heterogenes Spektrum an unterschiedlichen grammatikalischen und lexikalischen Formen wie beispielsweise die morphologische Markierung von Person und Numerus und lexikalische Eigen- oder Fremdbezeichnungen (siehe beispielsweise Czyzewski/ Drescher/ Gülich/ Hausendorf 1995: 41-44). Dass Kategorien

---

[90] Eine umfangreiche – zumindest was englisch- und zum Teil auch französischsprachige Veröffentlichungen angeht – und aktuelle Bibliographie zur *membership categorization analysis* findet sich auf der Webseite von Paul ten Have (ten Have 2014).

nicht zwangsläufig explizit zur Sprache gebracht werden müssen, berücksichtigt Sacks mit seinem Konzept der *category-bound activities* (siehe auch Czyzewski/ Drescher/ Gülich/ Hausendorf 1995: 30). Kategoriengebundene Handlungen sind für ihn Handlungen und Tätigkeiten, die typischerweise mit einer bestimmten Mitgliedschaftskategorie verbunden sind. Durch Ausführung einer entsprechenden Handlung weist sich ein Individuum als Mitglied der jeweiligen Kategorie aus und wird von den anderen als solches wahrgenommen.[91]

Kategorisierungen werden in den 1970er Jahren zu einem empirischen und analytischen Schwerpunktthema, treten jedoch selbst in den Untersuchungen von Sacks schnell wieder in den Hintergrund. Seit den 1990er Jahren ist ein erneut steigendes Interesse an sozialen Beziehungen und Teilnehmerkonstellationen zu verzeichnen, das sich in einer mittlerweile beträchtlichen Anzahl an Studien niederschlägt (Czyzewski/ Drescher/ Gülich/ Hausendorf 1995: 31).

Als ein gewinnbringendes Konzept zur empirischen Erforschung der Identitätskonstruktion im Gespräch erweist sich das der Positionierung. Es geht davon aus, dass die Gesprächsteilnehmer mit ihrem interaktiven Handeln bestimmte Identitätsmerkmale, Attribute und Rollen für sich in Anspruch nehmen und ihren Gesprächspartnern zugleich dieselben, ähnliche oder andere Identitätsmerkmale, Attribute und Rollen zuschreiben. Das Konzept umfasst zwei Dimensionen, die eng miteinander verwoben sind: Aspekte der Selbstpositionierung reflektieren, welche Position der Sprecher für sich selbst reklamiert und wie er von seinen Gesprächspartnern wahrgenommen werden will. Aspekte der Fremdpositionierung beziehen sich darauf, welche Position er seinen Rezipienten zuweist und welche spezifischen Charakteristika er ihnen unterstellt (siehe beispielsweise Lucius-Hoene/ Deppermann 2004: 168-169).

In ihren Positionierungsaktivitäten bedienen sich die Interaktanten einer Vielzahl an sprachlich-kommunikativen Strategien und Praktiken. Über

---

[91] Jayyusi greift das Konzept der kategoriegebundenen Handlungen auf und erweitert es, indem sie es nicht auf Handlungen und Tätigkeiten beschränkt, sondern auch kategorienspezifische Merkmale und Eigenschaften mit einbezieht (Jayyusi 1984, 1991). Statt von *category-bound activities* spricht Jayyusi von *category-bound features* (siehe hierzu auch Czyzewski/ Drescher/ Gülich/ Hausendorf 1995: 39).

Selbst- und Fremdkategorisierungen weisen sie Identitäten beispielsweise direkt und explizit zu, über versteckte Kategorisierungsleistungen und vage Andeutungen hingegen indirekt und implizit (Lucius-Hoene/ Deppermann 2004: 171). Ihre Gesprächspartner können die wie auch immer vorgenommenen Selbst- und Fremdpositionierungen in ihrem eigenen sprachlichen und nicht-sprachlichen Handeln anerkennen und stützen oder zurückweisen und sich und ihr Gegenüber neu zu positionieren versuchen. Die Interaktanten nehmen im Gesprächsverlauf fortwährend Positionierungsaktivitäten vor und handeln gesprächsrelevante persönliche Eigenschaften und Attribute, gesellschaftlich-soziale Funktionen und rollenspezifische Rechte und Pflichten aus (Lucius-Hoene/ Deppermann 2004: 170). Sie zeigen sich wechselseitig auf, an welchen Aspekten sozialer Identität sie sich jeweils orientieren und was ihre Orientierungen über ihre Rolle im Gespräch und ihre Beziehung zu den Gesprächspartnern aussagt. Von besonderem Interesse ist die Art und Weise, wie sich Interaktionsteilnehmer im Gespräch präsentieren und wie sie ihr Gegenüber wahrnehmen, wenn sie zur Konstituierung spezifischer Gesprächsereignisse wie institutioneller und/oder Experten-Laien-Kommunikation beiträgt (siehe hierzu Kapitel 3.3).

3.2.5. Wissen in der Interaktion

Wissen spielt in seinen vielfältigen Ausprägungsformen eine elementare Rolle in jeglicher Art der sozialen Interaktion und ist damit auch in sprachlichem Handeln allgegenwärtig. Es gilt als Voraussetzung für die Organisation von Gesprächen, aber auch als Gegenstand des Miteinandersprechens und Produkt von Verständigungsprozessen. Wissen dient der Wahrnehmung und Kategorisierung, dem Verstehen, dem Antizipieren und Erklären von Handlungen und Ereignissen sowie der Planung von sprachlichem und nicht-sprachlichem Verhalten (Deppermann 2015: 1-2). Prozesse des erfolgreichen Erwerbs, der Revision und Transformation sowie der optimalen Weitervermittlung von Wissen sind für die Entwicklung der menschlichen Kultur grundlegend. Gerade der Transfer von Wissen gehört zu den wichtigsten kommunikativen Aufgaben einer Gesellschaft (Deppermann 2015: 5, Beckers 2012: 33).

In der Tradition der frühen und ausdrücklich nicht kognitivistisch angelegten Konversationsanalyse stehend widmen sich gesprächsanalytische Untersuchungen dem Gegenstandsbereich Wissen-in-Interaktion lange Zeit nur rudimentär (Dausendschön-Gay/ Domke/ Ohlhus 2010: 4). Erst allmählich rücken Fragen der interaktiven Prozessierung von Wissen in den Blickpunkt der Forschung und führen schließlich dazu, dass sich Wissensvoraussetzungen und Wissensbildungsprozesse „in den vergangenen zehn Jahren zu einem der am intensivsten erforschten Bereiche der Interaktionsanalyse entwickelt" haben (Deppermann 2015: 22).[92] Doch wie lässt sich Wissen begrifflich und konzeptuell fassen und kann es eine objektive und verbindliche Festlegung überhaupt geben? Die folgenden Abschnitte geben einen Einblick in die Komplexität des Wissensbegriffs und gehen dabei insbesondere der Frage nach, wie sich gesprächsanalytische Untersuchungen Wissen zu nähern versuchen.

Was ist Wissen?

Nach Beckers (2012) entzieht sich der Wissensbegriff einer allgemeingültigen und objektivierbaren Definition und lässt eine starke Perspektivenabhängigkeit und eine ihm anhaftende Vagheit erkennen. Einigkeit herrscht dahingehend, dass Wissen weder ein fassbarer Gegenstand noch eine autonome physische oder psychische Materie ist. Wissen wird sowohl einem alltäglichen als auch in einem wissenschaftlichen Verständnis zufolge als eine mentale Struktur verstanden, die kulturell geprägt ist, durch primär interaktive Prozesse gewonnen wird und beobachtbares Handeln zu erklären versucht (Deppermann 2015: 3, Beckers 2012: 34-35). Dabei ist Wissen kein starres und ungefiltertes Abbild der Welt, sondern ein sich im Umgang mit der soziokulturellen Umwelt und letztlich auch in der sozialen Interaktion kontinuierlich weiterentwickelndes Konstrukt. Wissen gilt als eine dynamisch-flexible Größe, die jederzeit mit neuem Wissen in Kontakt treten kann und sich im Gespräch beständig verändert (Beckers 2012: 35-36, Bromme/ Jucks/ Rambow 2004: 178).

Wissen umfasst in einem weiten Verständnis nicht nur intersubjektiv geteilte, wahre und handlungspraktisch bewährte Fakten, sondern auch persönliche Meinungen, subjektive Überzeugungen und individuelle Einstellungen

---

[92] Für die amerikanische Konversationsanalyse siehe auch Landgrebe: „Recently, the notion of epistemics has gained renewed and reinforced interest in the CA community" (Landgrebe 2012: 110).

(Deppermann 2015: 2). Unterschieden werden zum einen deklarative und prozedurale Wissensbestände, zum anderen explizite und implizite Wissensstrukturen. Während der Begriff des deklarativen Wissens das schematisch strukturierte enzyklopädische Wissen eines Individuums über sich und seine Lebenswelt umfasst, bezieht sich der Begriff des prozeduralen Wissens auf exekutives Handlungs- und Verfahrenswissen und damit streng genommen nicht auf eine kognitive Größe, sondern auf den Handlungsvollzug an sich (Beckers 2012: 36). Die Differenzierung zwischen explizitem und implizitem Wissen geht von der Prämisse aus, dass der Mensch mehr weiß, als er zu sagen in der Lage ist. Sie wird dem Umstand gerecht, dass Wissen bewusst und in Worte fassbar sein kann, sich oftmals jedoch auf Kenntnisse und Fähigkeiten bezieht, die sich nur indirekt, schwer oder überhaupt nicht artikulieren lassen (Beckers 2012: 37, Deppermann 2015: 2).

Zur Unbeobachtbarkeit von Wissen

Eine grundlegende Schwierigkeit der Untersuchung kognitiver Strukturen und Prozesse liegt darin, dass diese als solche nicht beobachtbar sind (Deppermann 2015: 3). Schon Garfinkel bemerkt, dass man seinem Gegenüber nicht in den Kopf schauen kann und das Wissen einer Person einer anderen Person zunächst einmal verborgen bleibt: „there is no reason to look under the skull since nothing of interest is to be found there but brains" (Garfinkel 1963: 190, siehe auch Bergmann/ Quasthoff 2010: 22).

Kognitionswissenschaftliche Ansätze versuchen, der prinzipiellen Unbeobachtbarkeit von Wissen experimentell beizukommen. Sie manipulieren und kontrollieren Wissen als unabhängige Variable und interpretieren den Effekt, den die veränderten Wissensbestände auf das Sprachverhalten und Sprachverstehen der Probanden haben. Dies wiederum soll einen Einblick in die Relevanz von Wissensbeständen für die Äußerungsproduktion, die mentale Verarbeitung von sprachlichen Äußerungen und den kognitiven Aufbau von Wissensstrukturen geben. Als kritisch erweist sich eine derartige Herangehensweise insofern, als dass die experimentellen Settings der Allgegenwärtigkeit von Wissen in der Interaktion und den vielfältigen Anlässen und Ausprägungsformen, in denen Wissen im Gespräch zum Ausdruck kommt, nur ansatzweise gerecht werden (Deppermann 2015: 2, 4).

Ethnomethodologische und in der Folge auch konversations- und gesprächsanalytische Arbeiten wählen einen anderen Weg, um das methodologische Problem der Unzugänglichkeit individueller Wissensbestände und der Intransparenz des Fremdbewusstseins zu lösen. Sie erkennen, dass Wissen nicht nur für den Forscher in seiner Beobachter- und Analytikerposition unzugänglich ist, sondern auch für die am Gespräch beteiligten Akteure selbst (Bergmann/ Quasthoff 2010: 22). Die Unbeobachtbarkeit von Wissen ist damit

> kein ausschließlich sozialwissenschaftlich-methodologisches Problem [...], sondern immer auch ein ethnomethodologisches Problem, mit dem sich sozial handelnde Akteure im Alltag fortlaufend befassen müssen: Zu dem, was der andere denkt, weiß oder beabsichtigt, gibt es auch im Alltag keinen direkten Zugang. (Bergmann/ Quasthoff 2010: 22)

Dass Wissen nicht unmittelbar zugänglich ist, bereitet im Alltag in aller Regel keine gravierenden Schwierigkeiten. Die Interaktanten greifen auf ein Repertoire an bewährten Strategien und routinierten Mechanismen zurück, um den Mangel an direkter Beobachtbarkeit zu kompensieren und sich die kognitiven Strukturen und Vorgänge des Interaktionspartners indirekt zu erschließen. Im sozialen Handeln wird Wissen aus seiner subjektiven Existenz befreit und zu einem Objekt intersubjektiver Verständigung und geteilter Sinngebung gemacht (Bergmann/ Quasthoff 2010: 22-23, 27). Gesprächsanalytiker setzen an genau diesen Annahmen an, wenn sie die Interaktion als Ort der Wissensgenese (Dausendschön-Gay/ Domke/ Ohlhus 2010: 5) und Wissen als Teilnehmerkonstrukt (Deppermann 2015: 4) verstehen.

Gesprächsanalytische Ansätze verschreiben sich der interaktionalen Dimension von Wissen und zielen auf eine Rekonstruktion epistemischer Praktiken und interaktiver Verfahren der Wissensgenerierung und Wissensprozessierung in natürlichen Interaktionen. Sie beschreiben Wissen nicht als kognitives System, sondern als gemeinsame, koordinierte und damit auch beobachtbare Hervorbringungsleistung der Interaktanten. Wissen wird in der Form untersucht, in der es in der Interaktion zum Ausdruck kommt und sich die Gesprächsteilnehmer in ihrem sozialen Handeln erkennbar daran orientieren. Seine Wirksamkeit bemisst sich daran, ob und wie es mittels verschiedener sprachlich-kommunikativer Verfahren aktiviert, bearbeitet und vermittelt wird (Deppermann 2015: 4-5, Dausendschön-Gay/ Domke/ Ohlhus 2010: 4-5, 11). Nach Becker-Mrotzek und Vogt stellt die Linguistik „mit ihren Methoden und Kenntnissen diejenigen Instrumentarien bereit, um aus den beobachtbaren sprachlichen Äußerungen auf zugrunde liegende kognitive Prozesse zu schließen" (Becker-Mrotzek/ Vogt 2001: 55-56). Dabei geht es nicht zuletzt auch um die Frage, welches Wissen die Gesprächsteilnehmer sich selbst und einander erkennbar zuschreiben und welche Auswirkungen Wissensunterstellungen und Wissenszuschreibungen auf andere Dimensionen der Interaktion wie die sequenzielle Gesprächsorganisation, die Beziehungskonstitution, die thematische Entwicklung und die Bearbeitung individueller und gemeinsamer Aufgaben und Zielsetzungen haben (Deppermann 2015: 2, 5).

Common ground und grounding

Im gesprächsanalytischen Sinne wird Wissen im Verlauf der Interaktion situationsspezifisch gemeinsam erzeugt (Dausendschön-Gay/ Domke/ Ohlhus 2010: 1, Bromme/ Jucks/ Rambow 2004: 178). Ein dabei häufig aufgegriffenes Konzept ist das aus der Psycholinguistik stammende Kommunikationsmodell zur Beschreibung der Herstellung geteilten Wissens nach Clark und Kollegen (siehe beispielsweise Clark 1996).

Clark betrachtet die Kommunikation unter einem primär pragmatischen Gesichtspunkt als die Arbeit der Gesprächsteilnehmer an einem gemeinsamen Ziel (Rambow 2004: 7). Er geht davon aus, dass Kommunikation ein kooperatives Unterfangen ist und sich koordinierende Aktivitäten nicht nur auf die formale Ebene, beispielsweise die Abstimmung des Sprecherwechsels, sondern auch auf die kognitive Ebene beziehen. Die Gesprächsteilnehmer haben unterschiedliche Wissensbestände und Perspektiven, die es in der Interaktion aufeinander abzustimmen gilt, um wechselseitige Verständigung zu erzielen (Jucks 2001: 10, Nückles 2001: 5). Kommunikation ist für Clark der gemeinsame Versuch der Interaktanten, ihre individuellen kognitiven Bezugsrahmen „soweit zur Deckung zu bringen, dass deren Schnittmenge [...] gerade ausreicht, um das jeweils spezifische Ziel der Kommunikation [...] zu erreichen" (Bromme/ Jucks/ Rambow 2004: 178).[93]

Die Menge an geteiltem Wissen, die es im Verlauf des Gesprächs soweit auszudehnen gilt, wie es für den Gesprächszweck erforderlich ist, bezeichnet Clark als *common ground*: „Two people's common ground is, in effect, the sum of their mutual, common, or joint knowledge, beliefs, and suppositions" (Clark 1996: 93).[94] Der *common ground* ist dynamisch und wird im Verlauf der Interaktion kontinuierlich aktualisiert. Die Interaktanten müssen permanent und immer wieder von neuem kooperativ und koordiniert agieren, um wechselseitiges Verstehen zu erzeugen (Nückles 2001: 5-6). Dabei reagiert ein jeder Gesprächsbeitrag auf den bereits bestehenden *common ground* und ist demzufolge *context-shaped*. Umgekehrt verändert jede Äußerung den *common ground* und damit die Bedingungen für Folgebeiträge, ist also *context-renewing* (siehe hierzu Kapitel 3.1.3). Der *common ground* ist gleichermaßen „Produkt der bisherigen Interaktion und Voraussetzung für anschließende Interaktionshandlungen" (Deppermann 2015: 7, siehe auch Nückles 2001: 6). Er ist reflexiv in dem Sinne, dass die Gesprächsteilnehmer nicht nur über gemeinsames Wissen verfügen, sondern dass ihnen auch bewusst sein muss, dass sie das jeweilige Wissen miteinander teilen (Deppermann 2015: 8). Der *common ground* umfasst damit zum einen das geteilte Wissen über den Gegenstandsbereich an sich, zum anderen jedoch auch das Bewusstsein eines jeden Interaktanten, dass sein Gegenüber im Besitz des betreffenden Wissens ist und seinerseits weiß, dass er selbst über das Wissen verfügt (Nückles 2001: 5, Jucks 2001: 10-11).

Was geschieht nun in der Kommunikation und wie gelingt es den Interaktanten, den *common ground* durch ihre Kommunikationsbeiträge schritt-

---

[93] Siehe hierzu auch Deppermann, der von einer Geteiltheit *for all practical purposes* im Sinne von Schütz und Luckmann (1975) spricht, also einer Geteiltheit, die hinreichend ist für die erfolgreiche Kooperation zwischen den Gesprächsteilnehmern (Deppermann 2015: 11).

[94] Clark und Marshall (1981) verwenden ursprünglich den Begriff des *mutual knowledge*. Den inzwischen weit verbreiteten Begriff des *common ground* prägen sie erst später, um dem Umstand gerecht zu werden, dass sie sich in ihrer Theorie nicht nur auf geteiltes Wissen, sondern auch auf geteilte Annahmen, Wahrnehmungen und Einstellungen beziehen (siehe hierzu Jucks 2001: 10). Im Deutschen ist in der Regel von geteiltem Wissen die Rede, wobei Wissen einem weiten Verständnis zufolge auch Meinungen, Überzeugungen und Einstellungen beinhaltet (Deppermann 2015: 2).

weise zu erweitern? In einem ersten, von Clark als *presentation phase* bezeichneten Gesprächsschritt präsentiert ein Gesprächsteilnehmer seinem Gegenüber eine Information, über die vermeintlich nur er selbst verfügt und die aus seiner Perspektive für den Hörer wie von ihm intendiert verständlich ist. Der Hörer versucht, die übermittelte Information zu entschlüsseln. Er signalisiert dem Sprecher in einem zweiten, als *acceptance phase* bezeichneten Schritt, ob er die Äußerung aufgenommen und wie er sie verstanden hat. Erst wenn er die Äußerung akzeptiert, kann die übermittelte Information als Teil des *common ground* gelten, mit der Folge, dass dieser um das entsprechende Wissenselement angewachsen ist (Bromme/ Jucks/ Rambow 2004: 179, Jucks 2001: 11, Nückles 2001: 6). Drückt der Hörer sein Nichtverstehen aus, hat der Sprecher die Möglichkeit, eine Reparatur durchzuführen (Deppermann 2015: 11).

Den Prozess der Aushandlung und Erweiterung des *common ground* und der wechselseitigen Verstehensdokumentation bezeichnet Clark als *grounding*.[95] Seiner Theorie zufolge muss jede Äußerung eines erfolgreich verlaufenden Gesprächs *gegroundet* werden, was in der Regel jedoch unbewusst, automatisiert und routiniert erfolgt (Nückles 2001: 6, Deppermann 2015: 11). Nach dem *principal of minimal collaboration* versuchen die Interaktanten grundsätzlich, sparsam vorzugehen und ihre kognitiven und sprachlichen Anstrengungen so gering wie möglich zu halten. Sie betreiben nur so viel Kommunikationsaufwand, wie für die Etablierung von wechselseitigem Verstehen und die Herstellung des jeweils notwendigen *common ground* erforderlich ist (Rambow 2004: 7, Nückles 2001: 6). Welcher Aufwand als angemessen erscheint, hängt von kontextuellen und situationalen Faktoren wie beispielsweise der Wichtigkeit des gegenseitigen Verstehens und dem verfügbaren Zeitbudget ab (Bromme/ Jucks/ Rambow 2004: 179).

---

[95] Der Verstehensdokumentation dient nach Deppermann eine sogenannte Grammatik des Verstehens, die auf speziellen sprachlichen Verfahren basiert. Diese zeigen unter anderem an, ob ein Inhalt verstanden oder nur gehört wurde, wie ein Wissenselement verstanden wurde, ob es den Verstehenserwartungen des Rezipienten entspricht und wie sicher sich dieser seines Verständnisses ist. Die Grammatik des Verstehens umfasst verbale und nonverbale Rückmeldeaktivitäten, Erkenntnisprozessmarker, Konstruktionen mit mentalen Verben, Reformulierungsaktivitäten, die Wiederholungen von Partneräußerungen und vieles mehr (Deppermann 2015: 12).

Zur Antizipation der Partnerperspektive und Zuschreibung von Wissen

Die schrittweise Erweiterung des *common ground* gelingt umso effektiver, je genauer die Interaktanten abschätzen, was ihr Gegenüber weiß und was zu einem bestimmten Zeitpunkt im Gesprächsverlauf als geteiltes Wissen gilt (Bromme/ Jucks/ Rambow 2004: 180, Nückles 2001: 7). Clark nimmt an, dass Menschen über ein mentales Hörermodell verfügen, das sowohl Vermutungen über das Wissen und die Informationsbedürfnisse ihres Gesprächspartners als auch Kenntnisse der situationsspezifischen Gegebenheiten und des aktuellen Gesprächsgeschehens umfasst. Das im Hörermodell gespeicherte Wissen kann als metakognitiv gelten, da es sich auf das kognitive Bezugssystem anderer Personen bezieht. Es wird durch immer neue Interaktionserfahrungen angereichert und unterliegt einem permanenten Aktualisierungs- und Differenzierungsprozess (Nückles 2001: 21).

Den Prozess der Antizipation der Partnerperspektive bezeichnet Clark als Perspektivenübernahme, meint damit jedoch nicht, die eigene Perspektive zugunsten der Perspektive des Gegenübers vollständig auszublenden. Die Herausforderung der Perspektivenübernahme – zum Teil auch als Perspektivenwechsel bezeichnet – besteht vielmehr darin, durch Vergleich des eigenen Wissens mit dem vermuteten Wissen des Gesprächspartners zu einer möglichst realistischen Einschätzung des *common ground* zu gelangen. Eine solche ist erforderlich, um den geplanten Gesprächsbeitrag sowohl inhaltlich als auch sprachlich auf den vermuteten kognitiven Bezugsrahmen des Gesprächspartners abzustimmen (Bromme/ Jucks/ Rambow 2004: 180, Jucks 2001: 14, 16). Ausgehend von den im Hörermodell gespeicherten Annahmen wählen die Interaktanten die zu vermittelnden Informationen aus ihrem eigenen kognitiven Bezugssystem aus und schneiden ihre Äußerungen auf die antizipierte Partnerperspektive zu (Jucks 2001: 12-13, siehe hierzu auch das Konzept des *recipient design*): „When the speakers design their utterances, they […] decide how to say what they say on the basis of what they know, believe, and suppose that these hearers, in their assigned roles, know, believe, and suppose" (Clark/ Carlson 1982: 342).[96]

---

[96] Clark bezeichnet den Vorgang des Adressatenzuschnitts von Äußerungen als *audience design*. Er merkt an, dass er sich damit stark an das von Sacks, Schegloff und Jefferson geprägte Konzept des *recipient design* anlehnt, dieses durch Berücksichtigung von sowohl

Die grundsätzliche Schwierigkeit der Perspektivenübernahme liegt in dem eingangs beschriebenen Problem der Intransparenz des Fremdbewusstseins und der Frage, wie Gesprächsteilnehmer den zu einem bestimmten Zeitpunkt im Gesprächsverlauf bestehenden *common ground* realistisch einschätzen können, ohne in den Kopf ihres Gegenübers zu schauen. Wie bereits angedeutet, verfügen sie über eine Reihe von Strategien und Methoden, um sich das Wissen ihres Gesprächspartners indirekt zu erschließen und den Mangel an direkter Beobachtbarkeit damit zu kompensieren. Clark selbst nennt drei kognitive Heuristiken, die den Interaktanten als Informationsquellen und Hilfestellungen dienen: Als Bestandteil des *common ground* können erstens Dinge und Sachverhalte gelten, die den Gesprächsteilnehmern unmittelbar physisch präsent sind und auf die sie direkt referieren können; Clark spricht diesbezüglich von der *physical copresence heuristic*. Als Bestandteil des *common ground* gelten weiterhin Elemente, die im Gespräch bereits thematisiert wurden; Clark bezeichnet diese zweite Heuristik als *linguistic copresence heuristic*. Zum *common ground* gehören drittens auch Eigenschaften und Wissensbestände, die einem Interaktanten ausgehend von allgemeinen Kriterien wie beispielsweise seinem Geschlecht und seinem Alter zugeschrieben werden und/oder aus seiner Zugehörigkeit zu einer bestimmten sozialen Gruppe resultieren; Clark spricht hier von der *community membership heuristic* (siehe hierzu Nückles 2001: 7, Jucks 2001: 17).

In einem forschungstheoretischen Beitrag zu den methodischen Problemfeldern der interaktiven Wissensprozessierung diskutieren auch Bergmann und Quasthoff Kompensationsmechanismen, mittels derer die Interaktanten das Problem der Unzugänglichkeit der Fremdperspektive im Alltag zu lösen versuchen. Grundlegend ist wie in Clarks Kommunikationsmodell die Beobachtung, dass sozial Handelnde immer auf Grundlage der Unterstellung von Wissen interagieren (Bergmann/ Quasthoff 2010: 24).

Inhalt und Umfang des geteilten Wissens hängen zunächst einmal davon ab, in welcher Art der sozialen Beziehung die Gesprächsteilnehmer zueinander

---

participants als auch *addressees* und *overhearers* jedoch deutlich erweitert: „Our concept of audience design has obvious roots in the notion of ‚recipient design' used in studies of the sequential organization of conversation" (Clark 1992: 219). Und weiter: „Our notion of audience design encompasses overhearers as well as addressees and ‚co-participants'" (Clark 1992: 219).

stehen. Einander fremde Personen haben keinerlei Kenntnisse über das individuelle Wissen ihres Gesprächspartners. Da große Teile des menschlichen Wissens jedoch kulturell geteiltes Wissen sind, tappen auch sie nicht völlig im Dunkeln, wenn es darum geht, die kognitiven Fähigkeiten ihres Gegenübers einzuschätzen. Als kompetente Mitglieder eines kulturellen Umfeldes erwerben sie im Verlauf ihrer Sozialisierung bestimmte Wissensbestände, von denen sie annehmen, dass auch ihre Mitmenschen – sofern sie kompetente Mitglieder derselben Kultur sind – sie besitzen (vergleiche hierzu Clarks *community membership heuristic*). Die häufig stereotype und fehleranfällige Zuschreibung kulturell geteilten Wissens ist für einander fremde Interaktanten die erste und oftmals einzige Möglichkeit zur Eruierung des *common ground* (Bergmann/ Quasthoff 2010: 23). Ganz anders verhält es sich bei einander bekannten Gesprächsteilnehmern, die auf eine gemeinsame Interaktionsgeschichte zurückblicken und Zugriff auf einen in vergangenen Gesprächen gebildeten *common ground* haben. Je nach Enge des persönlichen Verhältnisses haben biographisch verbundene Interaktanten einen deutlich differenzierteren Einblick in die sowohl kollektiven als auch individuellen Wissensbestände ihrer Gesprächspartner (Bergmann/ Quasthoff 2010: 24, siehe auch Rambow 2004: 13, Jucks 2001: 18).

Die Zuschreibung von Wissen erfolgt jedoch nicht nur unter Rückgriff auf kulturell-kollektive und gegebenenfalls individuell-biographische Wissensbestände, sondern auch auf Grundlage der Beobachtung und Interpretation des sprachlichen und nichtsprachlichen Verhaltens des Gesprächspartners (Bergmann/ Quasthoff 2010: 24). Gerade in *face-to-face*-Gesprächen können die Interaktanten die Rückmeldungen ihres Gegenübers kontinuierlich auswerten. Sie können mimische und gestische Zeichen von Verständnis, Interesse oder Verwunderung sowie Fragen und Äußerungen jeder Art daraufhin deuten, ob sie den *common ground* richtig eingeschätzt haben, und ihre Annahmen gegebenenfalls revidieren. Besonders durch Nachfragen können sie direkt überprüfen, ob ein Wissenselement Teil des *common ground* ist oder erst behandelt werden muss. Da Nachfragen jedoch zeit- und ressourcenaufwändig sind und das Kommunikationsziel durch permanente Verständnissicherungstechniken im Extremfall nur sehr langsam erreicht wird, werden viele Informationen eher implizit erschlossen (Rambow 2004: 8, Jucks 2001: 18).

Durch die Beobachtung und Interpretation des Verhaltens des Gesprächspartners gewinnen die Interaktanten einen Einblick in seine Wissensbestände und Fähigkeiten (Bergmann/ Quasthoff 2010: 24). Möglich wird die interpretative Verknüpfung von sozialem Handeln und den vermeintlich zugrunde liegenden Wissensstrukturen durch Erwartungsmuster und Inferenzschemata, die kompetente Mitglieder einer Gesellschaft im Laufe ihrer Sozialisierung erwerben. Als Deutungs- und Beurteilungsfolie fungieren beispielsweise Kenntnisse über *category-bound activities*, das heißt Handlungen und Tätigkeiten, die Interaktanten aufgrund ihrer Zugehörigkeit zu einer bestimmten sozialen Gruppe typischerweise ausführen (siehe hierzu Kapitel 3.2.4, vergleiche Clarks *community membership heuristic*). Interpretationshinweise liefern schließlich auch die von den Akteuren in ihrem sozialen Handeln fortlaufend eingesetzten *accounting practices*, das heißt Hinweise, mittels derer die Interaktanten ihren Handlungen und Äußerungen einen intersubjektiv erkennbaren Sinn zuschreiben (Bergmann/ Quasthoff 2010: 25-26, zur *accountability* siehe auch Kapitel 3.1.3).

Die Abschätzung des *common ground* ist ein Prozess, der in der Regel unbewusst und automatisiert abläuft, und zwar unabhängig davon, ob die Interagierenden Wissenszuschreibungen auf Grundlage von kollektiv-kulturellen oder biographischen Wissensbeständen, durch Beobachtung und Deutung ihres sprachlichen und nichtsprachlichen Handelns und/oder unter Berücksichtigung der jeweils aktuellen situativen und kontextuellen Gegebenheiten und des im Gesprächsverlauf bereits Gesagten vornehmen.[97] Als komplex und fehleranfällig erweist er sich insofern, als dass die Interaktanten die Perspektive ihres Gesprächspartners im laufenden Gespräch oft schnell und ausgehend von sehr unterschiedlichen und zum Teil auch unsicheren Informationsquellen antizipieren müssen (Rambow 2004: 8). Gravierende Fehler in

---

[97] Inwieweit die Interaktanten die dargestellten Informationsquellen tatsächlich nutzen, um zu einer realistischen Einschätzung von Partnerperspektive und geteilten Wissensbeständen zu gelangen, hängt von vielen Faktoren ab. So tendieren sozial Handelnde bei emotionaler Anspannung und hohem Zeitdruck, bei kognitiv anspruchsvollen und ungeübten Aufgaben, aber auch bei wichtigen und vertrauten Themen oftmals zu einer *default*-Strategie, die darin besteht, von der eigenen Perspektive auf die der anderen zu schließen (Rambow 2004: 8, Jucks 2001: 14-15). In Alltagsgesprächen lässt sich häufig beobachten, dass dem Gesprächspartner eher zu viel als zu wenig Wissen unterstellt wird (Bergmann/ Quasthoff 2010: 24).

der Zuschreibung von Wissen und der Einschätzung der Partnerperspektive können massive Störungen der sozialen Interaktion bewirken und im Extremfall dazu führen, dass das Ziel des jeweiligen Gesprächs nicht erreicht wird (Bergmann/ Quasthoff 2010: 24). Wird das Vorwissen des Gegenübers überschätzt, kommt es zu Verständigungsproblemen, Nichtverstehen und Missverständnissen; wird es unterschätzt, drohen Langeweile und Frustration (Rambow 2004: 8). Als schwierig gilt die Einschätzung des *common ground* mit anschließender adressatenorientierter Äußerungsgestaltung insbesondere dann, wenn sich Gesprächsereignisse durch große Wissensasymmetrien auszeichnen (Jucks 2001: 9). Entsprechende Interaktionskonstellationen werden sowohl in der kognitionspsychologischen als auch in der gesprächsanalytischen Forschung unter dem Label Experten-Laien-Kommunikation behandelt und in Kapitel 3.3.2 ausführlich dargestellt.

Epistemic status und epistemic stance

In den bisherigen Ausführungen ist mehrfach angeklungen, dass die Aktivierung, wechselseitige Zuschreibung und interaktive Bearbeitung von Wissen eng mit der Selbst- und Fremdpositionierung der Gesprächsteilnehmer verknüpft ist und maßgeblich zur Herstellung, Aufrechterhaltung und Aushandlung sozialer Beziehungen beiträgt. Interaktanten positionieren sich im Gesprächsverlauf permanent sowohl mit Blick auf ihr eigenes und das Wissen ihres Gegenübers als auch mit Blick auf einzelne Wissensbestände und Wissenselemente. Sie nehmen einen bestimmten epistemischen Status ein, der sich in lokal hergestellten epistemischen Haltungen fortwährend aktualisiert oder verändert.

Den epistemischen Status eines Interaktanten – seinen sogenannten *epistemic status* – definiert Heritage als „a somewhat enduring feature of social relationships" (Heritage 2012: 6). Er bezieht ihn auf soziale und zunächst einmal gesprächsexterne Zuschreibungen und damit auf die Rolle, die einer Person aufgrund ihrer biographischen Erfahrungen und ihrer Kenntnisse und Fähigkeiten von ihren Mitmenschen unterstellt wird. Mit der Zugehörigkeit zu einer Gesellschaftsgruppe sind bestimmte Wissensbestände einerseits und epistemische Rechte und Pflichten andererseits verknüpft. Heritage betont, dass diese keineswegs stabil sind und nicht zwangsläufig interaktiv relevant werden: „The epistemic status of each person […] will of course tend to vary from domain to domain, as well as over time, and can be altered from moment to moment as a result of specific interactional contributions" (Heritage 2012: 4, siehe auch Deppermann 2015: 13). Der epistemische Status einer Person kann im Verlauf der Interaktion jederzeit bestritten und situativ ausgehandelt werden: „Epistemic status is not unchallengeable" (Heritage 2012: 4). Hinzu kommt, dass die interaktive Verhandlung von Wissen nicht auf dem absoluten epistemischen Status der Interaktanten beruht, sondern auf ihrem relativen epistemischen Verhältnis zueinander. Gesprächsteilnehmer können eine höhere oder niedrigere Position mit Blick auf ihr Gegenüber einnehmen. Heritage bezeichnet den epistemischen Status als ein „inherently relative and relational concept" (Heritage 2012: 4) und die Beziehung eines Interaktanten gegenüber seinen Gesprächspartnern als „more knowledgeable" oder „less knowledgeable" (Heritage 2012: 4, siehe hierzu auch Deppermann 2015: 13).

Die epistemische Haltung eines Gesprächsteilnehmers – seine sogenannte *epistemic stance* – bestimmt Heritage als „moment-by-moment expression of these [social] relationships, as managed through the design of turns at talk" (Heritage 2012: 6). Der Begriff der *epistemic stance* bezieht sich auf die Art und Weise, wie sich ein Interaktionsteilnehmer mit Blick auf ein bestimmtes Wissenselement positioniert und welche Haltung er gegenüber dem jeweiligen Inhalt einnimmt. Mittels einer Vielzahl an sprachlich-kommunikativen Strategien und Praktiken kann ein Sprecher zu erkennen geben, ob und inwieweit er über einen bestimmten Wissensbestand verfügt. Er kann zum Ausdruck bringen, ob er sich seiner Aussage sicher oder unsicher ist, ob er für die Richtigkeit seiner Äußerung haftet oder keine Verantwortung übernimmt, ob er sich auf geteiltes Wissen bezieht oder einen prioritären Wissensanspruch erhebt und ob allein er im Besitz des entsprechenden Wissenselements ist und er seinem Gegenüber jegliche epistemische Autorität abspricht. Wesentliche Dimensionen der epistemischen Modalisierung sind die Anzeige verschiedener Gewissheitsgrade durch beispielsweise Modalpartikeln, die Anzeige einer subjektiven Perspektive durch mentale Verben und entsprechende Funktionsverbgefüge und die Anzeige der Wissensquelle durch evidenzielle Verben und die epistemische Verwendung von Modalverben (Deppermann 2015: 14-16).

Die Verfahren der Anzeige von *epistemic status* und *epistemic stance* können den Interaktanten als Mittel der Selbst- und Fremdpositionierung dienen und auf vielfältige Weise zum Ausdruck von Identitätsaspekten genutzt werden. Durch eine übermäßig explizite oder bewusst unverständliche Ausdrucksweise können sich Gesprächsteilnehmer beispielsweise als epistemisch überlegen darstellen und ihr Gegenüber als unwissend abqualifizieren. Umgekehrt können sie Praktiken der Wissensanzeige einsetzen, um hierarchische Beziehungskonstellationen zu nivellieren und Zugehörigkeit, Gruppenkohäsion und Nähe zu markieren (Deppermann 2015: 18-19). Die enge Verknüpfung von Wissensansprüchen und Positionierungsaktivitäten wird besonders in Interaktionen deutlich, in denen Wissen und Wissensasymmetrien eine entscheidende Rolle spielen und sich die Interaktanten unter Bezug auf ihren jeweiligen epistemischen Status als Experten oder Laien positionieren (siehe hierzu Kapitel 3.3.2).

3.3. Gespräche in spezifischen Kontexten

Die sich anschließenden Kapitel widmen sich Interaktionen in spezifischen Kontexten, in denen die bisher dargestellten Merkmale, Funktionsweisen und Dimensionen von Gesprächen in spezifischen Ausprägungsformen zutage treten. Dabei geht es zunächst einmal um Institutionalität und die Frage, was unter diesem Label zu verstehen ist und wann ein Gespräch als institutionell gewertet werden kann. Überlegungen zu Experten-Laien-Kommunikation und deren Charakteristika und Problemlagen schließen sich an, gefolgt von der Darstellung von Unterrichtskommunikation als einer Kommunikationsform, die sich unter dem Dach von institutioneller und/oder Experten-Laien-Kommunikation verorten lässt und deren Merkmale für die vorliegende Untersuchung von besonderer Relevanz sind.

3.3.1. Institutionelle Kommunikation

Die Untersuchung institutioneller Kommunikation ist seit vielen Jahren Gegenstand der Gesprächsforschung und hat eine beinahe ebenso lange Tradition wie die Beschreibung von Alltagskommunikation. Während in den letzten Jahren vermehrt Versuche unternommen werden, die Dichotomie zwischen Institution und Alltag empirisch basiert zu überwinden, wird institutionelle Kommunikation gerade in der Anfangszeit vielfach in Opposition zu Alltagskommunikation beschrieben (Birkner 2011: 2).

Merkmale von Institutionalität

Als ein zentrales Kriterium der Charakterisierung institutioneller Kommunikation wird häufig deren Zweck- und Funktionsgebundenheit genannt: Ein Gespräch gilt als institutionell, wenn mindestens einer der Teilnehmer eine erkennbare Orientierung auf eine mit der jeweiligen Institution assoziierte Zielsetzung, Aufgabe und/oder Identität zeigt (Drew/ Heritage 1992: 3, 22). Als problematisch erweist sich dieses erste Merkmal insofern, als dass es zu teils zirkulären Definitionen führt: „Briefly put, institutional interaction is a particular type of social interaction in which the participants orient to an institutional context in and for accomplishing their distinctive institutional actions" (Arminen 2005: 32). Institutionalität im Sinne institutioneller Kommunikation liegt der Aussage zufolge dann vor, wenn sich die Interaktanten an Institutionalität im Sinne eines institutionellen Kontextes und institutionsspezifischer Aufgaben und Zielsetzungen orientieren. Mit Blick auf etablierte Institutionen wie Schulen und Gerichte mag dies unmittelbar einleuchten, doch (inwiefern) müssen auch Sportvereine und nicht zuletzt Familien als Institutionen mit spezifischen Zielsetzungen verstanden werden? Entsprechende Definitionen institutioneller Kommunikation setzen die Existenz institutioneller Entitäten und entsprechender Ziele voraus und verkennen, dass auch ein vermeintlich institutioneller Kontext kein voranalytisch gegebenes Konstrukt sein kann, an dem die Interaktanten ihr interaktives Handeln lediglich ausrichten. Geht man davon aus, dass das alltägliche Leben selbst institutionalisiert ist (Ehlich 1980: 16) und die vermeintlich institutionsfreie Zone Alltag zunehmend institutionell durchdrungen wird (Birkner 2011: 2-3), so ist eine binäre Gegenüberstellung von Alltag und Institution respektive Alltags- und Institutionskommunikation bereits an dieser Stelle zu hinterfragen. Hinzu kommt, was Drew und Heritage mit Blick auf das Stattfinden institutioneller Kommunikation an anderer Stelle anmerken: „Institutional interaction may occur within a designated physical setting, but is by no means restricted to such settings; the institutionality of an interaction is not determined by its setting" (Drew/ Heritage 1992: 3).[98]

Das Kriterium der Funktionsgerichtetheit ist trotz aller Kritik nicht unwichtig in der Beschreibung institutioneller Kommunikation, kann jedoch nur eines von mehreren Merkmalen sein, die möglicherweise – und keinesfalls zwangsläufig – auf Institutionalität verweisen. Als ein weiteres Charakteristikum werden Beschränkungen genannt, die von mindestens einem der Teilnehmer akzeptiert werden und sich darauf beziehen, was im jeweiligen Kontext als situationsangemessener und zulässiger Beitrag zur jeweiligen Aktivität gilt. Die Beschränkungen drücken sich auf verschiedenen Ebenen des sprachlichen Handels aus und strukturieren dieses in einer bestimmten Art und Weise vor. So können nicht nur die Beteiligungs- und Handlungsmöglichkeiten der Interaktanten und deren Redezüge sowie die Mechanismen des Sprecherwechsels, sondern auch die Verfahren der Gesprächseröffnung und Gesprächsbeendigung, die Gestaltung von Gesprächsphasen und die Abfolge von Themen institutionsspezifisch reguliert sein. Der institutionelle Kontext kann sprachliche und nichtsprachliche Handlungen vorschreiben und andere verbieten sowie für bestimmte Sprachhandlungen explizite Formulierungen und mehr oder weniger stark geformte Realisierungsformen vorsehen. Hinzu kommt, dass Interpretationsschemata, Deutungsmechanismen und Schlussfolgerungen eine häufig institutionsspezifische Prägung aufweisen und Gesprächsbeiträge zum Teil anders behandelt werden als in alltäglichen Interaktionen. Sprachliche Handlungsmuster und Äußerungen unterliegen einer oftmals institutionell veränderten Struktur, und zwar bezogen auf ihren Zweck, ihre sequenzielle Organisation und ihre Vollständigkeit. Sie können unterschiedliche handlungspraktische Konsequenzen haben oder hinsichtlich ihrer illokutionären Kraft verstärkt oder abgeschwächt sein (Drew/ Heritage 1992: 22, 29-45, Brünner 2005b: 18-19).

An den zuletzt genannten Eigenschaften institutioneller Kommunikation zeigt sich die vermeintliche Dichotomie zwischen Institution und Alltag in aller Deutlichkeit, denn als Vergleichsbasis für institutionsspezifische Be-

---

[98] Siehe hierzu beispielsweise Untersuchungen, die schultypische Lehr-Lern-Diskurse und entsprechende Erklär-, Argumentations- und Belehrungsmuster auch für prototypische Alltagskontexte wie familiäre Tischgespräche nachweisen (siehe unter anderem Heller 2011 und Morek 2012).

schränkungen und Vorstrukturierungen und institutionell veränderte Interpretationsschemata fungieren in der Regel Formen alltäglichen Sprachgebrauchs. Drew und Heritage betonen in einer forschungstheoretischen Abhandlung zu institutioneller Kommunikation zwar einerseits, „that [they] do not accept that there is necessarily a hard and fast distinction to be made between [institutional talk and ordinary conversation] in all instances of interactional events, nor even at all points in a single interactional event" (Drew/ Heritage 1992: 21). Sie sind sich des Weiteren bewusst, dass Kontext nicht vorausgesetzt werden kann, sondern als „inherently locally produced, incrementally developed and transformable at any moment" gesehen werden muss (Drew/ Heritage 1992: 21). Und doch beziehen sie sich immer wieder auf die Gegenüberstellung zwischen Alltag und Institution als einem dominanten Merkmal in der Charakterisierung institutioneller Kommunikation. Sie sprechen wiederholt von einem expliziten oder impliziten Vergleich zwischen Alltags- und Institutionskommunikation, wobei sie erstere als „predominant medium of interaction in the social world and the primary form of interaction to which the child is initially exposed and through which socialization proceeds" beschreiben (Drew/ Heritage 1992: 19, siehe auch Drew/ Heritage 1992: 21, 25 sowie Arminen 2005: 43). Die Mechanismen alltäglicher Gespräche bezeichnen sie als „a kind of benchmark against which other more formal or institutional types of interaction are recognized and experienced" (Drew/ Heritage 1992: 19). Ähnliches diskutieren Ehlich und Rehbein, die verschiedentlich davon ausgehen, dass sich außerhalb der Institution erlernte und bekannte Muster in der institutionellen Kommunikation verändern und auf den jeweils zugrunde liegenden Zweck hin zugeschnitten werden (Ehlich/ Rehbein 1986: 26, Rehbein 1985). Auch Wunderlich nimmt an, dass es präinstitutionell-naturwüchsige Konventionen für Sprechhandlungen gibt, die in der institutionellen Kommunikation umfunktioniert werden und einen neuen Sinn erhalten (Wunderlich 1972: 38). Mit entsprechenden Aussagen verbunden ist die mittlerweile überholte Prämisse, dass es so etwas wie eine vorinstitutionelle Sprachverwendung gibt und institutionelle Kommunikation einen von alltäglicher Kommunikation abgeleiteten Sonderfall darstellt.

Die lange Zeit dominierende Annahme einer Opposition zwischen institutioneller und alltäglicher Kommunikation tritt nicht zuletzt in der häufig zu findenden Aussage zutage, institutionelle Kommunikation sei auf verschiedenen Ebenen der Interaktion asymmetrisch, Alltagskommunikation hingegen symmetrisch. Eine erste Dimension institutioneller Asymmetrie liegt dabei in der unterschiedlichen Verteilung von Wissen. Während Wissensasymmetrien in Alltagskommunikationen tendenziell eher lokal bestehen und sich von Thema zu Thema zwischen den Teilnehmern verschieben, gelten sie in institutionellen Interaktionen als oftmals charakteristisch. Viele institutionelle Kontexte zeichnen sich gerade dadurch aus, dass Institutionsvertreter als Wissende und die Klienten der Institution als Nichtwissende miteinander interagieren. Ein typisches Beispiel sind Lehr-Lern-Diskurse, aber auch in zahlreichen anderen Kommunikationsereignissen spielen Wissen und Wissensasymmetrien sowie die daraus resultierenden Problemlagen eine entscheidende Rolle. Eine zweite Dimension institutionsspezifischer Asymmetrie hängt direkt mit der unterschiedlichen Verteilung von Wissen zusammen und äußert sich in teilnehmerspezifisch verteilten Möglichkeiten und Rechten der Partizipation. In aller Regel sind es die Institutionsvertreter und damit die Wissenden, die das Gespräch sowohl thematisch als auch strukturell steuern und seinen Verlauf kontrollieren. Die Klienten der Institution haben eingeschränkte Rechte zur Teilnahme am Gespräch und äußern sich mit Beiträgen zumeist reaktiver Art. Eine dritte Dimension der Asymmetrie liegt im unterschiedlichen Stellenwert, den Institutionsvertreter und Klienten dem Kommunikationsereignis zuschreiben. Der Vertreter der Institution hat in aller Regel mit zahlreichen Fällen und vielen Klienten zu tun, weshalb die Interaktion mit einem einzelnen Klienten für ihn oft Routinecharakter hat. Der Klient hingegen kommt mit vielen Institutionen eher selten oder sogar nur in Ausnahmefällen in Kontakt (Drew/ Heritage 1992: 49-51, siehe auch Heritage 2004).

Quo vadis, Institutionalität?

Die bisherigen Ausführungen haben gezeigt, dass es früher in erster Linie darum geht, institutionelle Kommunikation als eigenständigen Interaktionstyp zu profilieren und damit voranalytisch davon auszugehen, dass es so etwas wie Institutionalität überhaupt gibt. Im Mittelpunkt steht die Frage, was institutionelle Kommunikation ausmacht und inwiefern sie sich von Alltagskommunikation abgrenzen lässt (siehe auch Birkner 2011: 2). Der daraus resultierenden Probleme ist man sich durchaus bewusst, wie nicht nur zahlreiche von Drew und Heritage vorgenommene Disclaimer, sondern auch die folgende Aussage Brünners deutlich machen: „Analysen zur Spezifik institutioneller Kommunikation dürfen nicht zu eng ansetzen, d.h. sich weder hinsichtlich ihres Gegenstandes zu enge Beschränkungen auferlegen, noch einen zu restriktiven Begriff von Institutionsspezifik zugrunde legen" (Brünner 2005b: 18).

Neuere Arbeiten fokussieren weniger die Frage, was institutionelle Kommunikation von Alltagskommunikation unterscheidet, als vielmehr, inwiefern Kommunikationsereignisse überhaupt als institutionell zu werten sind. Untersuchungen zielen verstärkt darauf ab, die grundsätzliche Problematik zu diskutieren, die sich bei einer voranalytischen Festlegung einer Interaktionssituation als institutionell ergibt. Sie reflektieren Kontextfaktoren, Gesprächspraktiken und kommunikative Verfahren und bewerten Kommunikationsmomente fallabhängig hinsichtlich ihrer emergenten Institutionalität.[99]

Institutionalität kann keine vorab zuweisbare Kategorie sein, sondern ist immer Teil des Untersuchungsergebnisses (Groß/ Harren 2016: 13). Die Charakterisierung einer Interaktion als institutionell macht eine mehrdimensionale Analyse erforderlich, die gerade vor dem Hintergrund, dass die Grenzen zwischen Alltag und Institution zunehmend verschwimmen und Institutionalität eine *moment-to-moment*-Herstellungsleistung ist, von einem Kontinuum zwischen Alltags- und Institutionskommunikation ausgehen muss (siehe beispielsweise Birkner 2011 und Meer 2011). Ein jedes Interaktionsereignis ist sowohl global als auch lokal daraufhin zu prüfen, ob es eine institutionelle Prägung aufweist. Die im Verlauf des Kapitels diskutierten Charakteristika institutioneller Kommunikation sind dabei keineswegs überflüssig. Zwar dürfen sie im konstruktivistischen Sinne kein abzuarbeitender Kriterienkatalog sein, als Orientierungsrahmen können sie aber dennoch fungieren.

---

[99] Eine entsprechende Sammlung von Beiträgen findet sich in einem von Birkner und Meer herausgegebenen Sammelband (Birkner/ Meer (Hrsg.) 2011). Die Aufsätze kommen zum Ergebnis, dass eine binäre Dichotomie zwischen Alltag und Institution respektive Alltags- und Institutionskommunikation empirischen Untersuchungen nicht standhält. Sie konstatieren, dass die Grenzen zwischen Institution und Alltag zunehmend verschwimmen und die traditionelle Differenzierung weder tragfähig ist noch analyseleitende Funktion übernehmen kann (siehe hierzu insbesondere den ausführlichen Beitrag von Meer 2011).

Einen ersten Anhaltspunkt in der Charakterisierung eines Gesprächs als institutionell bieten Eröffnungssequenzen, die das jeweilige Kommunikationsereignis als einen bestimmten Typ institutioneller Kommunikation deklarieren. Und auch im weiteren Verlauf lassen sich auf zahlreichen Ebenen der Kommunikation Verfahren und Strategien diskutieren, die auf eine institutionelle Ausrichtung hindeuten. Interessant ist nicht nur die Frage, ob das Gespräch eine bestimmte, gegebenenfalls vorab feststehende und explizit angekündigte Zielsetzung verfolgt, sondern auch, ob Gesprächspraktiken in einer spezifischen Ausgestaltung auftreten und eine funktionale und dem jeweiligen Zweck entsprechende Ausformung annehmen. Zu betrachten ist nicht zuletzt auch, ob sich im Verlauf der Interaktion epistemische, interaktionale oder anders geartete Asymmetrien zwischen den Gesprächspartnern abzeichnen und inwiefern Mechanismen der Selbst- und Fremdpositionierung diese etablieren, aufrechterhalten oder abschwächen.[100]

3.3.2. Experten-Laien-Kommunikation

Eine ähnlich lange Tradition wie die Erforschung institutioneller Kommunikation hat die Untersuchung von Experten-Laien-Kommunikation. Sie weist zahlreiche inhaltliche Berührungspunkte mit dieser auf und hat mit vergleichbaren methodologischen Problemstellungen zu kämpfen. Die folgenden Ausführungen versuchen dies zu zeigen. Sie greifen dabei nicht nur auf gesprächsanalytische, sondern zum Teil auch auf kognitionspsychologische Arbeiten und Konzepte zurück, wo die Experten-Laien-Kommunikation als Forschungsprogramm der Expertiseforschung fest etabliert ist (siehe beispielsweise Jucks 2001: 3).

Als Experten-Laien-Kommunikation gilt eine Form der Kommunikation, die sich darüber definiert, dass die Gesprächsteilnehmer über unterschiedliche Wissensbestände und Wissensstrukturen verfügen und komplementäre Gesprächsrollen besetzen (Gülich 1999: 166, Brünner 2005a: 90). In einer prototypischen Experten-Laien-Konstellation trifft ein wissender Experte auf einen oder mehrere vermeintlich unwissende Laien. Ziel der Kommunikation

---

[100] Nach Heritage sind es sechs Ebenen, auf denen sich eine institutionelle Ausrichtung zeigen kann: *turn-taking organization*, *overall structural organization*, *sequence organization*, *turn design*, *lexical choice* und *interactional asymmetries* (Heritage 2004: 225-240).

ist es, diesen Teile des Expertenwissens zugänglich zu machen, um sie zu einer informierten und reflektierten Entscheidungsfindung bezüglich eines spezifischen Anliegens oder Problems zu befähigen (Brünner 2005a: 91, Brünner/ Gülich 2002: 20, Bromme/ Jucks/ Rambow 2004: 176-177, Bromme/ Rambow 2001: 542).

Derart pauschalisierte Aussagen werden mit Blick auf verschiedene Aspekte und Ebenen von Experten-Laien-Kommunikation immer wieder revidiert und ausdifferenziert. Als grundlegende Charakteristika haben sie dennoch Gültigkeit, denn insbesondere moderne Industriegesellschaften zeichnen sich durch Wissensdivergenzen sowohl horizontaler als auch vertikaler Art aus (Wichter 1995). Dass Akteure mit einem Mehr an Wissen immer wieder mit Menschen mit geringeren Wissensbeständen interagieren und die Wenigerwissenden in welcher Form auch immer vom Wissen der Mehrwissenden profitieren wollen, sollen oder müssen, ist angesichts der zunehmenden Arbeitsteilung und Spezialisierung sowie der damit zusammenhängenden wachsenden Fragmentierung von Wissen nicht ungewöhnlich. Die Annahme von Experten-Laien-Kommunikationskonstellationen ist damit keineswegs falsch, in jedem Fall jedoch empirisch auszuloten und nachzuzeichnen.

Experten und Laien

Der Begriff des Experten bezieht sich traditionell und voranalytisch auf Sachverständige mit fachlicher Qualifikation und Spezialwissen in einem bestimmten Bereich. Das Wissen des Experten wird als abstrakt, professionell und problembezogen beschrieben. Es gilt als ein umfangreiches, kohärent strukturiertes und hoch verdichtetes kognitives Bezugssystem, das durch eine längere und oftmals akademische Ausbildung erworben und/oder durch einschlägige Berufserfahrung vertieft wird. Expertenwissen umfasst explizites Faktenwissen und damit einfach zu verbalisierende Inhalte ebenso wie implizites und schwer zu kommunizierendes prozedurales Handlungswissen sowie Einstellungen und Erfahrungen, die auf dem routinisierten Denken, Wahrnehmen und Handeln des Experten basieren. Es dient dem Experten dazu, die komplexen Anforderungen seiner jeweiligen beruflichen Tätigkeit zu bewältigen, geht jedoch nicht zwangsläufig mit didaktischen Kenntnissen und Fähigkeiten einher (Bromme/ Jucks/ Rambow 2004: 180-182, Bromme/

Rambow 2001: 543, Brünner 2005a: 90-91, Jucks 2001: 5, zum Wissensbegriff siehe auch Kapitel 3.2.5).

Die Rolle des Laien wird komplementär zu der des Experten gesehen. Als Laien definieren sich *ex negativo* diejenigen Interaktionsteilnehmer, die bezogen auf den jeweiligen Redegegenstand nicht über Expertenwissen verfügen (Brünner 2005a: 90).[101] Dass Laien dennoch nicht unwissend in die Kommunikation treten, ist angesichts der Tatsache, dass jedes kompetente Gesellschaftsmitglied über mehr oder weniger umfangreiche und unterschiedlich ausgestaltete Wissensbestände verfügt, eine geradezu triviale Aussage.

Laienwissen wird typischerweise und ebenfalls voranalytisch als fragmentarisch und heterogen beschrieben (Bromme/ Jucks/ Rambow 2004: 183, Hartog 1993: 130). Es stammt aus verschiedenen Quellen und umfasst nichtprofessionelles Alltagswissen und partikuläres Erlebniswissen, fragliche, falsche und veraltete Informationen, Ansichten und Überzeugungen, individuelle und kollektive Handlungspraxen, Normen und Bewertungsmaßstäbe sowie semiprofessionelles Wissen, das aus dem Kontakt mit dem wissenschaftlich abgesicherten Expertenwissen resultiert und selektive Elemente aus diesem enthält, ohne seine Komplexität und interne Vernetzung aufzuweisen (Brünner/ Gülich 2002: 20-21, Brünner 2005a: 91, Brünner 2011: 397-398, zu semiprofessionellem Wissen siehe Löning 1994: 104-109). Laienwissen besteht ungeachtet seiner Heterogenität nicht aus isolierten Einzelfakten, sondern ist in Form von Laientheorien organisiert, die sich deutlich von wissenschaftlichen Theorien unterscheiden (Bromme/ Jucks/ Rambow 2004: 183). Laientheorien bestehen aus tendenziell inkonsistenten, instabilen und zum Teil unvereinbaren Vorstellungen, die sich je nach aktuellem Erfahrungskontext verändern und konnotativ und affektiv aufgeladen sind. Sie gelten als hoch relevant, denn sie steuern das Handeln und

---

[101] Eine über die Opposition zwischen Experte und Laie hinausgehende Differenzierung nehmen kognitionspsychologische Arbeiten zur Expertiseforschung vor, die zusätzlich zum Experten und Laien die Rollen des Novizen und Intermediates diskutieren und damit dem Umstand gerecht werden, dass es Personen gibt, die eine Ausbildung zum Experten absolvieren, einen vollständigen Expertenstatus jedoch noch lange nicht (Novizen) oder noch nicht ganz (Intermediates) erreicht haben (Bromme/ Jucks/ Rambow 2004: 181, Bromme/ Rambow 2001: 542).

Verhalten des Menschen in entscheidender Weise (Brünner/ Gülich 2002: 20, Brünner 2005a: 92).

Zum Wissenstransfer in der Experten-Laien-Kommunikation

Wie zu Beginn des Kapitels erwähnt, findet Experten-Laien-Kommunikation mit dem primären Ziel eines Wissenstransfers statt. Im Gespräch sollen differierende Wissensbestände verbalisiert, interaktiv und mental bearbeitet und teilweise ausgeglichen werden (Brünner/ Gülich 2002: 20, Brünner 2005a: 91). Die Thematisierung, Aushandlung und Vermittlung von Wissen kann dabei als Mittel des praktischen Handelns fungieren und der Erreichung eines interaktionsimmanenten Handlungsziels wie beispielsweise der Diagnoseerstellung im Arzt-Patient-Gespräch dienen, sie kann jedoch auch Aufgabe und Ziel der Interaktion zugleich sein, wie dies im Aufklärungsgespräch der Fall ist (Pech 2016: 211, siehe auch Deppermann 2015: 12).

Experten-Laien-Kommunikation wird oft als hochgradig störanfällig beschrieben (Dausendschön-Gay/ Domke/ Ohlhus 2010: 3, Bromme/ Rambow 2001: 541). Die Schwierigkeiten liegen dabei auf drei Ebenen (Brünner 2005a: 90, 104-105): Erstens erweist sich das typischerweise spezialisierte Fachwissen des Experten als häufig zu komplex für den Laien und wird zu einer Quelle von Verstehens- und Verständigungsproblemen. Bromme, Jucks und Rambow bringen dies auf den Punkt, wenn sie mit Blick auf den Experten schreiben: „Genau diejenigen Eigenschaften des eigenen Wissens, Denkens und der eigenen Wahrnehmung, die sich in der Lösung fachlicher Probleme so sehr bewährt haben, werden nun selbst zum Problem" (Bromme/ Jucks/ Rambow 2004: 182). Die Kommunikation mit dem Laien stellt den Experten vor die schwierige Aufgabe, den Prozess des Erwerbs von Expertise vorübergehend rückgängig zu machen und sein komplexes und abstraktes Wissen teilweise zu entpacken, um es dem Laien nachvollziehbar zu vermitteln (Bromme/ Jucks/ Rambow 2004: 182). Zweitens führt die mit dem Expertenstatus oftmals einhergehende Autorität zu einem mehr oder weniger stark ausgeprägten Machtgefälle im Gespräch. Ein solches kann den Wissenstransfer insofern stören, als dass es den Laien angesichts der Autorität des Experten und des hierarchischen Verhältnisses möglicherweise schwer fällt, Fragen zu stellen, Wissensdefizite zu äußern und Verstehensschwierigkeiten zu signalisieren (Nückles 2001: 16, 26). Häufig ist es nicht das in der

Regel komplexe und abstrakte Wissen des Experten, welches das Gelingen von Kommunikation erschwert oder sogar verhindert, sondern nur das zu starke und möglicherweise unkooperative Ausagieren der Expertenrolle und das gesichtsbedrohende Ausspielen von Macht und Dominanz (Gülich 1999: 186).[102] Drittens trifft in vielen Experten-Laien-Konstellationen eine für den Experten charakteristische und auf seiner professionellen Neutralität, Distanz und Routine basierende Sachlichkeit auf die persönliche Betroffenheit und emotionale Involviertheit des Laien. Unterschiedliche Orientierungen und Erwartungen an das Gespräch sind die Folge (Gülich 2003: 258). Als zusätzliche Erschwernis kommt hinzu, dass Experten-Laien-Kommunikation zum Teil unter großem Zeitdruck stattfindet und bestimmte Interaktionstypen und Vermittlungsformate mit spezifischen Einschränkungen wie dem Fehlen direkter Rückmeldemöglichkeiten einhergehen (Bromme/ Jucks/ Rambow 2004: 184).

Der Erfolg der Kommunikation liegt in Experten-Laien-Konstellationen in erster Linie in der Verantwortung des Experten. Dies wird schnell klar, führt man sich vor Augen, dass der Experte sein Mehr an Wissen vorübergehend ausblenden kann, wohingegen der Laie kaum auf Grundlage von Wissen interagieren kann, über das er nicht verfügt (Rambow 2004: 12). Allein das Fragen nach unbekannten Wissenselementen setzt beim Laien ein Bewusstsein dafür voraus, dass eine Wissenslücke vorliegt:

> Die Aufdeckung von Missverständnissen und Unklarheiten erfordert häufig eine Kenntnis dessen, was verstanden werden soll. Diese soll aber im Verlauf [...] des Gesprächs [...] erst erzeugt werden. Der Laie kann also häufig gar nicht wissen, was er nicht weiß, weil er nicht weiß, was er wissen sollte. (Rambow 2004: 12)

Das kognitive Bezugssystem des Laien trägt insofern zum Gelingen der Verständigung bei, als dass seine Vorwissensbestände, Vorstellungen und Sicht-

---

[102] Dass Kommunikationsprobleme in Experten-Laien-Konstellationen manchmal weniger auf dem Verstehen von Informationen als der Akzeptanz ihrer Gültigkeit beruhen, zeigt auch Rosenberg in einer Untersuchung zu Wissensdivergenzen in interkultureller Behördenkommunikation (Rosenberg 2011). Rosenberg unterscheidet zwischen Verstehens- und Kooperationsproblemen und hält fest, dass eine gewisse Nivellierung der Beziehung zwischen Experten und Laien den Prozess des gegenseitigen Verstehens maßgeblich zu erleichtern vermag (Rosenberg 2011: 143-144).

weisen stark beeinflussen, ob und wie neue Informationen verarbeitet, neues Wissen akzeptiert und memoriert und Ratschläge und Handlungsanleitungen befolgt werden (Brünner 2005a: 91, 105, Bromme/ Jucks/ Rambow 2004: 183). Der Laie muss bereit und in der Lage sein, sich mit dem Wissen des Experten auseinanderzusetzen und die übermittelten Kenntnisse in seine kognitiven Strukturen zu integrieren (Bromme/ Jucks/ Rambow 2004: 183). Dies gelingt umso besser, je mehr der Experte die Sichtweise des Laien bei der Äußerungsgestaltung berücksichtigt und je genauer er das zu vermittelnde Wissen auf die Laienperspektive hin zuschneidet, und zwar sowohl auf kognitiver als auch auf sprachlicher und motivationaler Ebene (Brünner 2005a: 92-93, siehe hierzu auch die Abschnitte zur Antizipation der Partnerperspektive und Zuschreibung von Wissen in Kapitel 3.2.5 und diejenigen zum Konzept des *recipient design* in Kapitel 3.1.3).

Quo vadis, Experten-Laien-Kommunikation?

Untersuchungen zu Experten-Laien-Kommunikation kommen immer wieder zu dem Ergebnis, dass die Unterscheidung zwischen Experte und Laie nur eine grobe Orientierung bietet. Sie betonen, dass die Opposition empirisch nicht haltbar ist, sondern von Fall zu Fall graduiert und differenziert werden muss (Brünner 2005a: 92). Im gesprächsanalytischen Sinne dürfen Experten und Laien nicht als gesprächsextern feststehende Kategorien betrachtet werden, zwischen denen Wissens-, Macht- und Perspektivenasymmetrien bestehen. Voranalytische Zuschreibungen sind immer daraufhin zu prüfen, ob sie im Gespräch tatsächlich relevant werden und sich die Interagierenden an ihnen orientieren. Hinzu kommt: Da Wissen weder beobachtbar noch direkt zugänglich ist, sind Rollenverteilungen, die auf systematisch divergierenden Wissensbeständen basieren, wenn auch nicht hinfällig, so aber zumindest empirisch nachzuweisen. In gesprächsanalytischen Untersuchungen kann es letztlich nur darum gehen, Experten-Laien-Kommunikation unter Berücksichtigung derjenigen Wissensbestände, Positionierungsaktivitäten und Rollenzuschreibungen zu analysieren, die in der Interaktion selbst zutage treten.[103]

---

[103] Pech (2015) zeigt beispielsweise, dass die unterschiedliche Versprachlichung von Aufforderungen den Gesundheitspromotorinnen dazu dient, sich in einer bestimmten Weise zu

Experten- und Laienstatus sind dabei grundsätzlich als relativ zu verstehen. Zum einen sind weder Experten noch Laien eine homogene Gruppe, zum anderen sind Expertise und Expertenstatus immer an einen bestimmten Redegegenstand gebunden und auf einen spezifischen Kontext und Gesprächspartner begrenzt (Brünner/ Gülich 2002: 83, Brünner 2005a: 90, Gülich 1999: 176, Gülich 2003: 248). Einem konstruktivistischen Grundverständnis folgend ist das Kommunikationsereignis der Ort der Herstellung von Wissen und Wissensasymmetrien einerseits und damit auch von Rollen und (asymmetrischen) Rollenbeziehungen andererseits (siehe hierzu beispielsweise Brünner/ Gülich 2002: 21, Gülich 2003: 248, Furchner 1999: 180):

> Experten sind nicht einfach Experten, weil sie sich ein für alle Mal bestimmte Kompetenzen erworben haben, sondern sie sind es vor allem deshalb, weil sie sich in der Kommunikation als solche darstellen und von den Kommunikationspartnern als solche wahrgenommen und angesprochen werden. (Gülich 1999: 181-182, siehe auch Gülich 2003: 254)

Das linguistische Interesse richtet sich bei der Untersuchung von Experten-Laien-Kommunikation zum einen auf die sprachlich-kommunikativen Strategien, mittels derer die Experten Wissen vermitteln und die für ihre Gesprächspartner notwendigen Zusammenhänge herstellen, um ein vermeintlich schwieriges Unterfangen wie den Wissenstransfer erfolgreich zu bewerkstelligen (Brünner/ Gülich 2002: 22, 24, Brünner 2005a: 93). Ein prominenter Untersuchungsgegenstand sind in diesem Zusammenhang die Verfahren, denen das Potenzial zugeschrieben wird, sich als hilfreich im Überbrücken des Wissensgefälles zu erweisen, darunter Reformulierungen und Paraphrasierungen (siehe beispielsweise Gülich 2003), Erklärungen (siehe beispielsweise Brünner 2011), ein reflektierter Umgang mit Fachbegriffen (siehe beispielsweise Brünner 2005a, Brünner 2011) und Verfahren der Veranschaulichung (siehe beispielsweise Brünner/ Gülich 2002, Gülich 2003, Ciapuscio 2003, Brünner 2011 sowie die Beiträge in Birkner/ Ehmer (Hrsg.) 2013). Von Interesse sind zum anderen die Aktivitäten, mit denen sich die Gesprächsteilnehmer in der Interaktion überhaupt erst als Experten oder Laien positionieren und Expertise beanspruchen (Gülich 1999: 181-182, Gülich 2003: 254).

---

positionieren und die Hierarchie zu den Teilnehmern entweder zu betonen oder abzuschwächen.

Im Mittelpunkt steht hier die Frage, welches Wissen sie sich wechselseitig erkennbar zuschreiben oder absprechen, unter Rückgriff auf welche Wissensbestände sie interagieren und welches Wissen sie im Verlauf des Gesprächs in welcher Art und Weise transferieren und transformieren. Den Interaktanten stehen zahlreiche Verfahren und Strategien zur Verfügung, um ihren jeweiligen Status zu etablieren, aufrechtzuhalten, zu legitimieren und zu betonen, aber auch, um Wissensunterschiede, Perspektivendivergenzen und hierarchische Strukturen zu relativieren. Als Mechanismen der Selbstpositionierung als Experte werden die explizite Selbstkategorisierung unter Verwendung kategorialer Bezeichnungen zur beruflichen Tätigkeit oder Qualifikation, die Thematisierung kategoriengebundener Attribute und die Ausführung kategoriengebundener Handlungen wie beispielsweise die Bezugnahme auf wissenschaftliche Erkenntnisse, die Bewertung fremder Forschungsergebnisse und die laienverständliche Einführung und Verwendung von Fachbegriffen beschrieben (Gülich 2003: 254-255, Gülich 1999: 182-183, Furchner 1999: 180-181). Zur Betonung des Laienstatus dienen ebenfalls explizite Selbstkategorisierungen, aber auch das Äußern von Nichtwissen und/oder das deutliche Markieren von Unsicherheit (Gülich 2003: 255-256, Gülich 1999: 183-184).

Die Ausführungen zeigen, dass die Charakterisierung einer Gesprächskonstellation als Experten-Laien-Kommunikation eng mit teilnehmerseitigen Aktivitäten der Positionierung und Strategien des Aufzeigens von Wissen verknüpft ist. Gesprächsereignisse lassen sich genau wie bei institutioneller Kommunikation nicht voranalytisch als Experten-Laien-Kommunikation festlegen, sondern sind immer hinsichtlich ihres sich konstituierenden Experten-Laien-Charakters zu bewerten. Zu berücksichtigen sind dabei sowohl sich lokal und global manifestierende Wissensasymmetrien als auch spezifische Rollenzuschreibungen, zutage tretende Perspektivdifferenzen und sich etablierende hierarchische Strukturen und Machtgefälle. Untersuchungsleitend sind die Fragen, welche Positionierungsaktivitäten die Interaktanten ausführen, um eine bestimmte Rolle zu beanspruchen, und wie sie diese im Verlauf der Interaktion ausagieren.

3.3.3. Unterrichtskommunikation

Unterrichtskommunikation umfasst „die Gesamtheit der auf Lehren und Lernen gerichteten Kommunikations- und Interaktionsprozesse im Unterricht" (Becker-Mrotzek 2011: 31). Die Aussage beinhaltet zum einen, dass es sich bei Unterricht um einen Lehr-Lern-Prozess handelt, der auf die Vermittlung von fachlichen, sozialen und kulturellen Wissen, Kenntnissen und Fähigkeiten abzielt (Becker-Mrotzek/ Vogt 2001: 8-9, Rabenstein 2010: 25). Sie impliziert zum anderen, dass sich die soziale Wirklichkeit des Unterrichtsgeschehens maßgeblich über Kommunikation konstituiert und den im Verlauf des Unterrichts stattfindenden Interaktionsprozessen eine zentrale Bedeutung für den Lernerfolg zukommt (Bräuer 2011: 13, Becker-Mrotzek/ Vogt 2001: 4, Rabenstein 2010: 25, Schmitt 2011: 14, 15, Rehbein 1985: 11).

Im Gegensatz zum Lernen in der Familie, im Freundeskreis und in anderen sozialen Alltagskontexten handelt es sich bei Unterricht um ein geplantes Instruieren, das in der Schule als einer historisch jungen, jedoch zentralen Institution vieler Gesellschaften stattfindet. Der Lehr-Lern-Prozess unterliegt den strukturellen und organisatorischen Rahmenbedingungen der Institution, mit denen eine systematische und methodisch kontrollierte Wissensvermittlung einhergeht (Becker-Mrotzek/ Vogt 2001: 5, 8, 58, Rabenstein 2010: 25-26, Rehbein 1985: 11, Schmitt 2011: 13). Die an der Interaktion beteiligten Akteure sind in ihrem interaktiven Handeln nicht unabhängig und frei. Die Schüler sind in der Regel zum Schulbesuch verpflichtet, während das Unterrichten für die Lehrer eine vertraglich geregelte und bezahlte Berufstätigkeit darstellt. Der Schulalltag ist insofern vorstrukturiert, als dass der Unterricht in bestimmten Räumlichkeiten stattfindet und die Unterrichtszeit in Schul- und Ferienzeiten sowie bestimmte Tagesabläufe und Schulstunden eingeteilt wird. Unterrichtskommunikation charakterisiert sich oft durch ihre Massenhaftigkeit und das asymmetrische Verhältnis zwischen den Interaktanten. Ein Lehrer trifft auf eine große Gruppe von Schülern, die zumeist altershomogen ist und koedukativ unterrichtet wird. Lehrer und Schüler stehen sich als Wissende und Nichtwissende oder Lehrende und Lernende gegenüber. Der Lehrer trägt die primäre Verantwortung für das Unterrichtsgeschehen. Er bestimmt die zu vermittelnden Inhalte und die Vermittlungsverfahren, wobei er an institutionelle Rahmensetzungen und schulinterne, bildungsadministrative, fachwissenschaftliche oder gesellschaftlich-normative Vorgaben gebunden ist, sowie die Organisation der Sprecherrollen. Die Schüler haben eingeschränkte Partizipationsmöglichkeiten und stehen vielfach in der Entscheidungskompetenz des Lehrers. Ihr Verhalten und ihre Leistungen werden vom Lehrer beurteilt und gegebenenfalls sanktioniert. Sie erhalten Noten und Schulabschlüsse, die eine Selektionsfunktion erfüllen und ihnen den Zugang zu unterschiedlichen Ausbildungsmöglichkeiten eröffnen oder verschließen (Becker-Mrotzek/ Vogt 2001: 6, 8, 181, Becker-Mrotzek 2011: 31-35, Bräuer 2011: 16-17, Rabenstein 2010: 25, Schmitt 2011: 15, Vogt 2011: 86-87, zu Unterrichtskommunikation siehe insbesondere auch Spiegel 2006).

Die der Institution Schule zugeschriebenen Charakteristika sind für Becker-Mrotzek und Vogt unhintergehbar. Sie enthalten Handlungsspielräume, bilden insgesamt jedoch den Rahmen für jedes schulische Handeln und damit auch für die im Unterricht stattfindenden Kommunikationsprozesse. Die Institution legt den sozial Handelnden Bedingungen und Zwänge auf, die zur Ausbildung bestimmter sprachlich-kommunikativer Muster und Praktiken führen und dem Unterrichtsdiskurs sein typisches Bild verleihen (Becker-Mrotzek/ Vogt 2001: 181, Richert 2005: 34-35, Schmitt 2011: 14).[104] Die sprachlichen und nichtsprachlichen Handlungen im Klassenzimmer unterscheiden sich von denen alltäglicher Kommunikation und anderer institutioneller Gesprächstypen, wie zahlreiche Studien aus unterschiedlichen sprach- und sozialwissenschaftlichen Disziplinen immer wieder zeigen. Die folgenden Ausführungen beschreiben zentrale Strategien und Mechanismen der interaktiven Organisation von Unterricht und schultypische Formen mündlicher Wissensvermittlung. Im Zentrum stehen Untersuchungen, die sich aus primär interaktionslinguistischer Perspektive der Frage widmen, wie die Interaktanten die unterrichtsspezifische kommunikativ-soziale Ordnung herstellen und aufrechterhalten. Der Fokus liegt auf Frontalunterricht, Lehrer-

---

[104] In wesentlichen Merkmalen wie der Zweckgerichtetheit, der institutionellen Verankerung und der spezifischen Rollenverteilung unterscheiden sich Schule und Unterricht in der Dominikanischen Republik nicht maßgeblich von Schule und Unterricht in Deutschland.

vortrag und IRF-Sequenzen einerseits und der Herstellung und Aufrechterhaltung der kommunikativen Ordnung andererseits.[105]

Frontalunterricht, Lehrervortrag und IRF-Sequenzen
Eine oftmals kritisierte, aber nach wie vor häufig praktizierte Unterrichtsform stellt Frontalunterricht dar. Frontalunterricht ist im Gegensatz zu offenen und schüleraktiven Unterrichtsformen stark lehrerzentriert und stofforientiert. Seine Beliebtheit als didaktisches Allround-Konzept ist der Tatsache geschuldet, dass er ein gleichzeitiges Unterrichten großer Schülergruppen ermöglicht (Gudjons 2003: 8). Die Interaktion wird zentral vom Lehrer gesteuert, der in der Regel frontal zur Klasse steht und den inhaltlichen Verlauf der Lehr- und Lernprozesse für alle Schüler gemeinsam organisiert und kontrolliert. Die Schüler richten ihre Aufmerksamkeit nach vorne. Die Kommunikation findet überwiegend zwischen dem Lehrer und den Schülern und nur selten innerhalb der Gruppe der Schüler statt, wobei der Sprachanteil des Lehrenden deutlich über dem der Lernenden liegt. Frontalunterricht ist zumeist thematisch strukturiert und zielt auf eine möglichst zeiteffektive Vermittlung von Wissen. Als Formate der Wissensvermittlung fungieren insbesondere der klassische Lehrervortrag und das fragend-entwickelnde Lehrgespräch (Gudjons 2003: 21-25, siehe hierzu auch Vogt 2011: 96).

Der Lehrervortrag besteht aus einer Abfolge an miteinander verbundenen Aussagen, die nicht durch einen Sprecherwechsel unterbrochen sind. Eine wesentliche Eigenschaft liegt in der ungleichen Verteilung des Rederechts zwischen dem Vortragenden und seinem Publikum: Der Lehrer verkettet überwiegend assertive Sprechhandlungen und entfaltet weitestgehend monologisch einen bestimmten inhaltlich-thematischen Zusammenhang. Die Schüler nehmen eine rezeptive und wenig Eigeninitiative verlangende Rolle ein (Ehlich/ Rehbein 1986: 81-83, Becker-Mrotzek/ Vogt 2001: 59).

Lehrervorträge bieten die Möglichkeit, umfangreiche und schwer darstellbare Inhalte systematisch und zeitökonomisch zu präsentieren. Vom Hörer verlangen sie die Bereitschaft, die Kette an Assertionen aufmerksam zu verfolgen, um die vermittelten Inhalte in die eigenen Wissensbestände zu integrieren.

---

[105] Sozial- und Unterrichtsformen wie Gruppenunterricht, Partnerarbeit, Einzelunterricht, Schülergespräch und Schülervortrag werden nicht betrachtet, da sie sich für die der Analyse der Aufklärungsgespräche als irrelevant erweisen.

Das Format erfordert ein hohes Maß an Motivation und Konzentration und droht gerade bei beschränkten zuhörerseitigen Aufnahmekapazitäten ins Leere zu laufen (Becker-Mrotzek/ Vogt 2001: 59-60).

Eine Alternative zum klassischen Lehrervortrag beschreiben Ehlich und Rehbein unter dem Begriff des Vortrags mit verteilten Rollen (Ehlich/ Rehbein 1986: 59-87). Ein Vortrag mit verteilten Rollen, zum Teil auch als fragend-entwickelnder Unterricht, gelenktes Unterrichtsgespräch oder Lehrgespräch bezeichnet, besteht im Wesentlichen darin, dass die zu vermittelten Inhalte auf zwei Aktantengruppen aufgeteilt werden (siehe auch Rehbein 1985: 25). Erreicht wird dies durch den gezielten und repetitiven Einsatz von sogenannten Regiefragen: Auf eine lehrerseitige Regiefrage folgt eine Schülerantwort, die der Lehrer anschließend bewertet.

Regiefragen unterscheiden sich insofern von einfachen Fragen, als dass sie nicht auf den kognitiven Bestand des Gefragten zuzugreifen, um persönliche Wissenslücken zu schließen. Bei Regiefragen fordert der Fragende vom Gefragten vielmehr Wissenselemente, die ihm selbst bereits bekannt sind. Er zielt nicht auf die Behebung von Wissensdefiziten, sondern auf die (kognitive) Steuerung des Gefragten (Ehlich/ Rehbein 1986: 68-71, Becker-Mrotzek/ Vogt 2001: 60, Partheymüller 1994: 135). Regiefragen werden als eine Form der institutionellen Funktionalisierung von Fragen beschrieben und vor allem für schulische Kommunikation untersucht (Partheymüller 1994: 134).

Durch den wiederholten und gezielten Einsatz von Regiefragen sollen die Vorteile des klassischen Lehrervortrags genutzt, seine Nachteile jedoch umgangen werden. Der Lehrer bezieht die Schüler als Ko-Vortragende in die Prozessierung und sequenzielle Entwicklung des Unterrichtsstoffs ein und bricht die für einen reinen Vortrag typische Verkettung von Assertionen auf.[106] Die Fragen haben das Potenzial, komplexe Themen zu strukturieren

---

[106] Gesprächsstrukturell kann ein Vortrag mit verteilten Rollen wie folgt beschrieben werden: Regiefragen lassen sich in Thema und Rhema zerlegen. Mit dem Thema zeigt der Fragende an, in welchem Bereich das erfragte Wissenselement zu suchen ist. Die Stelle des Rhemas nimmt ein Fragewort ein, welches das gefragte Element spezifiziert. Die Antworten des Gefragten füllt das Rhema im Idealfall inhaltlich auf, womit Frage und Antwort zusammengenommen eine Assertion bilden (Becker-Mrotzek/ Vogt 2001: 61, 64-65).

und in Form von kleinen und überschaubaren Einheiten zu vermitteln. Gezielt eingesetzt entlocken sie den Schülern genau die Antworten, die in den Vortragsablauf der Lehrkraft passen und als Ausgangspunkt für weitere lehrerseitige Darstellungen dienen. Der Lehrer behält die Kontrolle über den propositionalen Gesamtplan, sorgt aber dennoch für eine gegenüber einem klassischen Vortrag gesteigerte Aufmerksamkeit, da prinzipiell jeder Schüler zur Beantwortung einer Regiefrage herangezogen werden kann. Im besten Falle lenken Regiefragen die mentalen Prozesse des Publikums und verhelfen den Schülern, vorhandenes Wissen zu überprüfen, sich möglicher Wissenslücken bewusst zu werden und neues Wissen effizienter in bestehende Wissensstrukturen zu integrieren (Becker-Mrotzek/ Vogt 2001: 60, 65, Partheymüller 1994: 134).

Das einem Vortrag mit verteilten Rollen zugrundeliegende dreischrittige Muster aus Lehrerinitiierung, Schülerreaktion und Lehrerrückmeldung wird bereits in den 1970er und 1980er Jahren als eine empirisch immer wieder auftretende und Unterrichtskommunikation häufig dominierende Gesprächsstruktur beschrieben. Den Grund für die große Bedeutung des Musters sieht Mazeland in der unterrichtszentralen Aufgabe der Wissensvermittlung und der damit zusammenhängenden initiierenden, kontrollierenden und evaluierenden Rolle des Lehrers (Mazeland 1983: 98-99). Sinclair und Coulthart bezeichnen die triadische Struktur ausgehend von den Begriffen *initiation*, *response* und *feedback* als IRF-Muster, Mehan unter Bezug auf die Begriffe *initiation*, *reply* und *evaluation* als IRE-Muster (Mehan 1985, Sinclair/ Coulthart 1975).[107] Wie Ehlich und Rehbein unterscheidet Mehan zwischen *answer-seeking questions*, die dem Schließen von Wissenslücken auf Seiten des Fragenden dienen, und *known-information questions*, die auf eine Wissensgenerierung auf Seiten des Gefragten abzielen. *Known-information questions* stellen für ihn die im Unterrichtsdiskurs dominierende Frageform

---

[107] Nach Mehan bestehen IRE-Muster aus der Abfolge von zwei Paarsequenzen: *initiation* und *reply* bilden die erste Paarsequenz und als solche den ersten Teil der zweiten Paarsequenz, auf den die *evaluation* als zweiter Teil folgt (Mehan 1985: 121).

dar, was er auf das Wissensgefälle zwischen den Interaktanten und das Ziel der Wissensvermittlung zurückführt (Mehan 1985: 127).[108]

IRF-Sequenzen beruhen auf dem Ineinandergreifen lehrer- und schülerseitiger Beiträge, wobei die meisten Äußerungen vom Lehrer stammen. Die Beiträge der Schüler sind signifikant kürzer und in der Regel reaktiv zum Handeln des Lehrers (Becker-Mrotzek 2011: 32-33). Das Muster erfüllt wie auch der Vortrag mit verteilten Rollen gesprächsstrukturierende und themensteuernde Zwecke. Es organisiert nicht nur Rederecht und Sprecherwechsel, sondern insbesondere auch die inhaltlich-thematische Entwicklung des Unterrichtsgeschehens. Durch die sequenzielle Fokussierung einzelner Lerngegenstände steuern die Lehrkräfte den Verlauf der Wissensvermittlung und erleichtern den Schülern die Aufnahme und Verarbeitung der vermittelten Inhalte. Insbesondere der dritten Sequenzposition wird eine bedeutende Rolle für die Wissensgenerierung auf Seiten der Lernenden zugeschrieben, denn in ihr zeigt der Lehrer den Schülern an, inwieweit deren in zweiter Sequenzposition geäußerte Beiträge seinen Erwartungen entsprechen und für die Wissensvermittlung und Bedeutungsaushandlung relevant sind (Wyßuwa/ Beier 2013: 135-137, Mehan 1985: 26).

Ob eine IRF-Sequenz erst dann als abgeschlossen gilt, wenn der Lehrer ein explizites Feedback liefert, gilt in der Forschung als ebenso umstritten wie die Frage, wie elaboriert und komplex die Rückmeldung auszufallen hat (siehe hierzu beispielsweise Richert 2005: 54-56). Eine lehrerseitige Reaktion erscheint insofern obligatorisch, als dass die Schüler erfahren müssen, ob ihre Antworten richtig oder falsch beziehungsweise thematisch passend oder unpassend sind. Das Lehrerfeedback dient der Bestätigung korrekter und der Korrektur falscher Antworten. Es zeigt den Schülern Diskrepanzen zwischen erwarteter und erbrachter Leistung auf und verhilft ihnen bei der Erweiterung ihres Wissens. Bewertet der Lehrer eine Schülerantwort positiv und/oder lobt sie, kann das entsprechende Wissenselement direkt in den *common ground* eingegliedert werden (Richert 2005: 68). Ist die Antwort falsch, kann der Lehrer die richtige Information in dritter Sequenz-

---

[108] Auch Nystrand betont, dass sogenannte *authentic questions* im Unterricht eher selten auftreten. Wenn sie es denn tun, spiegeln sie in aller Regel „the teacher's interest in students' opinions and thoughts" wider (Nystrand 1997: 7).

position liefern oder die Frage so lange modifizieren und Antworthilfen geben, bis die Schüler die korrekte Antwort geben. Ein Feedback mit hohem Informationsgehalt stellen Rückmeldungen dar, in denen der Lehrer den Schülern erklärt, warum ihre Antwort richtig oder falsch ist, und Musterlösungsansätze detailliert nachzeichnet (Richert 2005: 62-63). Eine Variation einer IRF-Sequenz mit vermeintlich ausbleibender Rückmeldung stellt für Lüders das Sammeln von Antworten dar: Auf eine lehrerseitige Initiierung folgt „eine Reihe von Schülerantworten [...], die nur durch Aufrufe und nicht auch durch ein wertendes Feedback der jeweiligen Schülerbeiträge unterbrochen wird" (Lüders 2003: 229).

Ob ein ausbleibendes Feedback eine prinzipiell bestätigende oder zurückweisende Reaktion darstellt, ist bislang nicht geklärt (Richert 2005: 55, 68). Lüders spricht beispielsweise von einer implizit positiven Akzeptierung, wenn an die Stelle der dritten Sequenzposition statt einer Rückmeldung eine sprachliche Handlung tritt, die eine neue IRF-Sequenz auslöst (Lüders 2003: 227). Häufig kritisiert wird auch die als Lehrerecho bezeichnete wörtliche Wiederholung der Schülerantwort. Unklar ist, ob die Wiederholung dem Lehrer dazu dient, den Schülerbeitrag für alle hörbar zu machen, ihn als besonders bedeutsam zu markieren, die Antwort zur Diskussion in der Gruppe zu stellen oder die Gesprächssequenz (positiv evaluierend) abzuschließen (Richert 2005: 69-70).

Wenngleich sich IRF-Muster in der Unterrichtspraxis einer großen Beliebtheit erfreuen, bringen sie verschiedene Nachteile mit sich, die in gleicher Weise für den Vortrag mit verteilten Rollen gelten. Ein zentraler Kritikpunkt liegt darin, dass IRF-Sequenzen eine (zu) starke Gesprächsführung implementieren und die Beteiligungs- und Antwortmöglichkeiten der Schüler begrenzen. Die zum Einsatz kommenden Fragen sind häufig so formuliert, dass sie auf die Nennung einer bestimmten Antwort und Durchsetzung eines spezifischen Sachverhalts zielen und damit mehr die Autorität des Lehrers stärken als die Schüler zu einer reflektierten Partizipation bewegen. Gerade eine zu starke Fragmentierung des zu vermittelnden Wissens birgt die Gefahr, dass sich den Schülern der thematische Gesamtzusammenhang nicht mehr erschließt und ihre Antworten zu einem bloßen Raten verkommen. Haben die Schüler kaum Gestaltungsspielräume und wenig Möglichkeiten, eigene Relevanzen in das Unterrichtsgeschehen einzubringen, beteiligen sie sich ohne großes Interesse am IRF-Muster und steigen möglicherweise sogar aus dem Unterrichtsdiskurs aus. Sie liefern die geforderten Beiträge, um ihr Mitwirken zu demonstrieren, sind an den Inhalten jedoch nicht näher interessiert (Wyßuwa/ Beier 2013: 135-136, Becker-Mrotzek/ Vogt 2001: 61, 81-82, Richert 2005: 52): „Es ist die thematische Engführung der Schüler mittels Regiefragen sowie weiterer thematischer Hinweise, die die Schüler zu Stichwortlieferanten macht. Insofern verwundert es nicht, wenn von ihnen auch nur Stichworte und keine längeren Beiträge geliefert werden" (Becker-Mrotzek/ Vogt 2001: 71).

Zur Herstellung und Aufrechterhaltung der thematischen und kommunikativen Ordnung

Die Herstellung und Aufrechterhaltung der Unterrichtsöffentlichkeit gilt als elementare Voraussetzung für die Durchführung des Unterrichtsdiskurses und obliegt in aller Regel dem Lehrer. In seiner institutionellen Rolle kommt ihm sowohl die kommunikative als auch die thematische Ordnung der Unterrichtsstunde zu, die sich zumeist in einen einleitenden Einstieg, einen erarbeitenden Hauptteil und einen ergebnissichernden Abschluss gliedert. Der Lehrer trägt die Verantwortung für die Eröffnung der Unterrichtsöffentlichkeit und die Festlegung von Stundenthema und Bearbeitungsmodalitäten. Er ist institutionell selektiert, die Sprecherrolle innezuhaben und den im Unterrichtsverlauf zu praktizierenden Modus der Rederechtverteilung festzulegen. Der Lehrer sichert die kommunikative Ordnung und verpflichtet die Schüler auf die Beachtung der etablierten Sprecherwechselsystematik und die Unterlassung illegitimer Handlungen. Er sorgt dafür, dass es zumeist nur einen Interaktionsprozess gibt und sich die Aufmerksamkeit aller Beteiligter auf das Unterrichtsgespräch richtet. Die Schüler müssen der Entscheidung des Lehrers folgen und permanent für eine aktive Beteiligung am Unterrichtsgespräch verfügbar sein. Sie haben nur eingeschränkte Rechte, sich eigeninitiativ zu Wort zu melden und an der Gestaltung des Unterrichtsdiskurses mitzuwirken.[109] Am Ende der Einheit löst der Lehrer die Unterrichtssituation

---

[109] Die Darstellung und die sich anschließenden Ausführungen beziehen sich auf ein weitestgehend vom Lehrer gesteuertes und kontrolliertes Sprecherwechselsystem, wie es insbesondere im Frontalunterricht zum Einsatz kommt. Mechanismen wie Schülerketten

und die zuvor etablierten Rahmungen wieder auf und entlässt die Schüler aus ihrer institutionsspezifischen Rolle (Becker-Mrotzek/ Vogt 2001: 134-145, 161, 164, siehe auch McHoul 1978: 188, Mazeland 1983: 79, 99, Schmitt 2011: 19-20, Vogt 2011: 86-87).

In einem lehrerzentrierten Sprecherwechselsystem entscheidet der Lehrer nach eigenem Ermessen, ob und wann er den Schülern die Teilnahme ermöglicht und das Rederecht erteilt (Schmitt 2011: 20, Vogt 2011: 87, 90). Nach Mazeland (1983) und Redder (1984) erfolgt der Sprecherwechsel vom Lehrer auf einen Schüler auf dreierlei Art und Weise:

(1) Der Lehrer kann einen Schüler jederzeit zum Sprechen auffordern, auch wenn dieser sich in keiner Form um den nächsten Redebeitrag beworben hat. Redder bezeichnet ein entsprechendes Vorgehen als Lehrer-initiierte *turn*-Zuteilung: Der Lehrer ruft einen Schüler auf und verpflichtet ihn damit zur Übernahme der Sprecherrolle (Redder 1984: 43-44, siehe hierzu auch McHoul 1978: 188).

(2) Richtet der Lehrer ein ungerichtetes *turn*-Angebot an die ganze Klasse, spricht Redder von einem Lehrer-Schüler-initiierten Verfahren, Mazeland von programmierter Selbstauswahl: Der Lehrer schafft eine offene Position, um deren Besetzung sich die Schüler bewerben, die die Bedingungen der offenen Position zu erfüllen glauben und bereit sind, die Sprecherrolle zu übernehmen (Redder 1984: 44-45, Mazeland 1983: 83). Der Sprecherwechsel erfolgt dabei entweder zweischrittig oder vierschrittig. Beim zweischrittigen Mechanismus ergreift ein Schüler im Anschluss an das ungerichtete *turn*-Angebot des Lehrers das Wort, wobei er sich das Rederecht gegebenenfalls durch Verwendung eines sogenannten *pre-starters* sichert. Beim vierstufigen Verfahren signalisieren mehrere Schüler dem Lehrer ihre Bereitschaft zur Übernahme des nächsten Redebeitrags. Der Lehrer wählt einen der sich meldenden Schüler aus und erteilt ihm mittels eines *turn*-Zuteilungs*turns* das Rederecht (Mazeland 1983: 85-86). Unterlässt ein Schüler im zweischrittigen Verfahren das Melden oder beginnt zeitgleich mit dem Heben des Arms zu sprechen, ohne die Entscheidung des Lehrers abzuwarten, kann er ermahnt oder ihm die Sprecherrolle wieder abgenommen werden (Redder 1984:

---

werden ebenso wenig betrachtet wie Sozial- und Unterrichtsformen wie Gruppenarbeit, Partnerarbeit, Diskussionsrunden oder Rollenspiele.

44-45). Signalisiert kein Schüler seine Bereitschaft zur Übernahme der Sprecherrolle, fällt diese an den Lehrer als den für den Verlauf der Interaktion verantwortlichen Akteur zurück (Mazeland 1983: 83, 97-98).

(3) Ein weiteres Verfahren des Sprecherwechsels im Unterricht bezeichnet Mazeland als nicht-programmierte Selbstauswahl, Redder als Schülerinitiierte *turn*-Zuteilung: Ein Schüler signalisiert ohne vorausgehendes *turn*-Angebot des Lehrers einen Redewunsch oder ergreift das Wort. Der Lehrer kann ein entsprechendes Verlangen nach der Sprecherrolle positiv bescheiden und den Schüler seinen Redebeitrag ausführen lassen, er kann die Meldung jedoch auch ignorieren oder den Schüler ermahnen und seinen Beitrag als Regelverletzung ahnden (Redder 1984: 46, Mazeland 1983: 87-95). Dass Wortergreifungen durch nicht-programmierte Selbstauswahl gerade bei Rückfragen, Verständnisschwierigkeiten und fehlerkorrigierenden Beiträgen häufig nicht sanktioniert werden, liegt an der hohen Priorität von Verstehens- und Verständigungsprozessen im Unterrichtsdiskurs (Mazeland 1983: 91-95).

Verstoßen die Schüler (wiederholt) gegen die jeweils geltende Sprecherwechselsystematik, kann der Lehrer das Unterrichtsgeschehen unterbrechen, um sie auf die Verletzung der Normen aufmerksam zu machen, auf die Einhaltung der etablierten Regeln zu verpflichten und die kommunikative Ordnung wiederherzustellen. Aktivitäten zur Einforderung normgerechten Verhaltens sind in erster Linie Ermahnungen, die sprachlich, parasprachlich und nichtsprachlich erfolgen können. Darüber hinaus stehen dem Lehrer in der Institution Schule in aller Regel Mechanismen der Disziplinierung und Bestrafung zur Verfügung, um seine Aufforderungen nach fehlgeschlagenen Versuchen der Ermahnung durchzusetzen (Becker-Mrotzek/ Vogt 2001: 172-174, 179).

4. Datenkorpus

Die empirische Basis der vorliegenden Untersuchung bilden Audio- und Videoaufzeichnungen von dreiunddreißig Aufklärungsgesprächen, die im Frühjahr 2012 im Rahmen eines zweimonatigen Feldforschungsaufenthalts in der Dominikanischen Republik erhoben wurden.[110]

4.1. Ethnographischer Hintergrund der Daten

Die Dominikanische Republik hat eine Bevölkerung von etwa zehn Millionen Einwohnern und liegt auf der Karibikinsel Hispaniola, die sie sich mit Haiti teilt. Die Bevölkerung stammt im Wesentlichen von europäischen Einwanderern und afrikanischen Sklaven ab. Die größte Minderheit bilden rund eine Million Haitianer, von denen sich viele illegal im Land aufhalten. Offizielle und einzige Landessprache der Dominikanischen Republik ist Spanisch, doch zeigen sich gerade in Zusammenhang mit den haitianischen Migrationsbewegungen interessante Sprachkontaktphänomene.[111]

Die ersten Fälle von HIV/AIDS meldete die Dominikanische Republik im Jahr 1983. Gemeinsam mit dem benachbarten Haiti gehört sie damit zu den ersten Ländern in Lateinamerika, die das Auftreten der Immunschwächekrankheit publik machten. Um der Pandemie zu begegnen, leitete die dominikanische Regierung im Jahr 1987 ein nationales AIDS-Programm in die Wege, dem zahlreiche weitere staatliche und nichtstaatliche Initiativen folgten (Halperin/ Moya/ Pérez-Then/ Pappas/ Garcia Calleja 2009: 52, Cáceres 2003: 14, Beasley/ Valerio/ Bundy 2008: 3).

Die HIV-Prävalenz stieg in der Dominikanischen Republik in den ersten beiden Jahrzehnten kontinuierlich an und erreichte im Jahr 2001 mit 2,7 Prozent ihren Höhepunkt (Halperin/ Moya/ Pérez-Then/ Pappas/ Garcia Calleja 2009: 52, UNAIDS 2014: 7). Zwischen 2001 und 2005 ging sie zurück und pendelte sich auf einem Niveau von etwa einem Prozent ein, auf dem sie sich noch heute befindet (UNAIDS 2014: 7, UNAIDS 2017b). Im Jahr 2015 lebten etwa 68.000 Menschen in der Dominikanischen Republik mit HIV/AIDS

---

[110] Zwei ergänzend dazu erhobene Subkorpora werden im Verlauf der vorliegenden Untersuchung nicht ausgewertet (siehe hierzu auch Kapitel 4.2).
[111] Siehe zum Beispiel Jansen (2010), Díaz (2002), Klump (2007), Pérez Guerra (1999) und Ortiz López (2010).

und 3.100 Infizierte starben an den Folgen ihrer Infektion (UNAIDS 2017b). Bei Frauen im gebärfähigen Alter ist HIV/AIDS die häufigste Todesursache (The World Bank 2001: 19, CARISMA 2011, Beasley/ Valerio/ Bundy 2008: 4). Wie überall in der Karibik überträgt sich HIV in der Dominikanischen Republik in erster Linie bei heterosexuellem Geschlechtsverkehr (PANCAP/ Lehmann 2008: 4, 11, Halperin/ Moya/ Pérez-Then/ Pappas/ Garcia Calleja 2009: 52, Barnett/ Whiteside 2006: 11, Padilla 2007: 173, Dayton/ Merson 2000: 231). Der Zugang zu antiretroviralen Medikamenten lag im gesamten lateinamerikanischen und karibischen Raum im Jahr 2015 bei 55 Prozent bei Jugendlichen und Erwachsenen, bei 64 Prozent bei Kindern unter vierzehn Jahren und bei 88 Prozent bei schwangeren Frauen (UNAIDS 2016a: 120).

Die Dominikanische Republik gehört zu den Ländern, in denen HIV/AIDS als generalisierte Epidemie Einzug in die Gesamtbevölkerung gefunden hat,[112] wenngleich die Prävalenz unter MSM, unter IDU und unter CSW deutlich über dem landesweiten Schnitt liegt (siehe beispielsweise UNAIDS 2012a: 2, Padilla 2007: 173, Beasley/ Valerio/ Bundy 2008: 4).[113] UNAIDS geht davon aus, dass sich IDU mehr als zwanzigmal und CSW und MSM rund dreizehnmal häufiger mit HIV infizieren als die Durchschnittsbevölkerung (UNAIDS 2012b: 36). Prävalenzzahlen von mehr als drei Prozent finden sich nicht zuletzt auch in ländlichen Regionen und insbesondere in sogenannten *bateyes* (The German HIV Peer Review Group 2009: 21, Halperin/ Moya/ Pérez-Then/ Pappas/ Garcia Calleja 2009: 53, Beasley/ Valerio/ Bundy 2008: 4). Unter diesen werden Ansiedlungen verstanden, die zumeist abgeschieden auf früheren Zuckerrohrplantagen liegen und deren Bewohner isoliert von der dominikanischen Bevölkerung unter ärmlichsten Bedingungen leben (The German HIV Peer Review Group 2008: 39).[114]

---

[112] HIV/AIDS gilt als generalisierte Epidemie, wenn die Prävalenz in mindestens einer Risikogruppe sowie unter schwangeren Frauen bei mehr als fünf Prozent liegt (Dayton/ Merson 2000: 229).

[113] *Men who have Sex with Men* (MSM), *Commercial Sex Workers* (CSW) und *Injection Drug Users* (IDU) gelten traditionell als Bevölkerungsgruppen mit einem erhöhten Risiko, sich mit HIV/AIDS anzustecken.

[114] *Bateyes* entstanden ursprünglich als Behausungen, die die dominikanische Regierung haitianischen Arbeitsmigranten als Gegenleistung für deren Arbeitskraft zur Verfügung stellte (Tillis 2014: 144-145). Mit dem Rückgang der dominikanischen Zuckerrohrproduktion und deren Privatisierung in den 1980er und 1990er Jahren verloren die meisten Gastarbeiter ihre Anstellung und verarmten zunehmend. Viele der nach wie vor bestehen-

Aktivitäten im Kampf gegen HIV/AIDS stützen sich in der Dominikanischen Republik auf staatliche Institutionen und Instrumente sowie zahlreiche nationale und internationale (Nichtregierungs-) Organisationen (UNAIDS 2014: 8-10, The World Bank 2008: 3). Die finanziellen Mittel kommen zu einem großen Teil von internationalen Geldgebern wie dem Globalen Fonds zur Bekämpfung von AIDS, Tuberkulose und Malaria, der Panamerikanischen Gesundheitsorganisation, dem Entwicklungsprogramm der Vereinten Nationen und der Weltgesundheitsorganisation (The World Bank 2008: 6, Beasley/ Valerio/ Bundy 2008: 6). Mit den in den letzten Jahrzehnten implementierten Programmen konnten erste Erfolge verzeichnet werden, was ein verändertes Bewusstsein in der Bevölkerung und verbesserte Behandlungsmöglichkeiten angeht (Nathaniel-deCaires 2009: XVIII, Beasley/ Valerio/ Bundy 2008: 3). Aufklärungskampagnen führten zu einem veränderten Sexualverhalten wie beispielsweise einem häufigeren Kondomgebrauch und einer abnehmenden Zahl an Sexualpartnern und damit zu einem Rückgang von Neuinfektionsraten (Halperin/ Moya/ Pérez-Then/ Pappas/ Garcia Calleja 2009: 57, Barnett/ Whiteside 2006: 11, Hankins/ Stanecki/ Ghys/ Marais 2006: 27-28, The World Bank 2008: 3). Die positiven Entwicklungen dürfen jedoch nicht darüber hinwegtäuschen, dass HIV/AIDS nach wie vor eine ernstzunehmende Bedrohung ist. Verschiedene Erhebungen deuten an, dass sich der positive Trend möglicherweise nicht fortsetzt, die Prävalenzraten erneut ansteigen könnten und damit auch die Erfolge bisheriger Präventionsbemühungen zunichtemachen (Halperin/ Moya/ Pérez-Then/ Pappas/ Garcia

---

den *bateyes* verfügen heute weder über Strom noch fließendes Wasser oder sanitäre Einrichtungen. Die Bewohner haben zumeist keinen Zugang zum Schul- und Gesundheitssystem und oftmals keine Papiere und damit keine Rechte. Sie verdienen sich ihren Lebensunterhalt mit Gelegenheitsarbeiten auf dem Bau und in Textilfabriken, mit dem Verkauf von Kurzwaren sowie als Haushaltshilfen (The German HIV Peer Review Group 2009: 20, Hawkins/ Valdez 2009: 10). In vielen *bateyes* machen haitianische Immigranten und deren Nachkommen bis zu 85 Prozent der Bewohner aus (Tillis 2014: 146). Bewohner der zweiten und dritten Generation sehen sich zumeist als Dominikaner, werden von der dominikanischen Bevölkerung in aller Regel jedoch als Haitianer marginalisiert (Hawkins/ Valdez 2009: 5, zur Stigmatisierung von Haitianern und deren Nachkommen siehe insbesondere Tillis 2014). Da *bateyes* keinen offiziellen Status haben, ist ihre genaue Anzahl unbekannt. Verschiedene Erhebungen gehen davon aus, dass es in der Dominikanischen Republik zwischen 300 und 400 von ihnen gibt und in diesen jeweils zwischen 200 und 800 Menschen leben (The German HIV Peer Review Group 2009: 20, PSI/ PANCAP/ KfW Entwicklungsbank 2006: 3).

Calleja 2009: 57). Die Pandemie bleibt im karibischen Raum und der Dominikanischen Republik „a living reality that cannot be ignored" (Nathaniel-deCaires 2009: X).

4.2. Datenerhebung und Korpuszusammensetzung

Die der Untersuchung zugrundeliegenden Daten werden im Rahmen eines knapp zweimonatigen Feldforschungsaufenthalts im Großraum Santo Domingo erhoben. Die dominikanische Hauptstadt bietet sich aus mehreren Gründen als Ausgangspunkt an. Sie ist zum einen zentral gelegen und gut an weitere Landesteile angebunden. Hinzu kommt zum anderen, dass viele Institutionen und Organisationen ihren Sitz in Santo Domingo oder den unmittelbar angrenzenden Städten Santo Domingo Norte und Santo Domingo Este haben und viele ihrer Präventionsaktivitäten im Großraum Santo Domingo und dem direkten Umland durchführen.

Die Datenerhebung erfolgt in Kooperation mit den beiden Nichtregierungsorganisationen Profamilia und MOSCTHA. Profamilia beschreibt sich selbst als „pionera en servicios de salud sexual y salud reproductiva" und wendet sich insbesondere an Frauen und Jugendliche in städtischen und ländlichen Armenvierteln. Die Organisation unterhält in der Dominikanischen Republik mehrere Kliniken und führt verschiedene Projekte und Kampagnen zur Sexualerziehung und Familienplanung durch. Schwerpunkte sind unter anderem die Bereiche Verhütung, Krebsvorsorge und sexuell übertragbare Krankheiten, doch auch Genderkonflikte und Menschenrechte werden immer wieder thematisiert (Profamilia 2013). Die in Santo Domingo Norte ansässige Nichtregierungsorganisation MOSCTHA wird 1985 als „movimiento sociocultural para los trabajadores haitianos" gegründet. Sie verfolgt das Ziel, die Lebensbedingungen haitianischer Immigranten und anderer marginalisierter Bevölkerungsgruppen zu verbessern. Mittel zum Zweck sind Programme und Projekte einer nachhaltigen Gemeindeentwicklung. MOSCTHA ist in der Dominikanischen Republik und Haiti unter anderem in den Bereichen Bildung, Gesundheit und Menschenrechte tätig. Die Organisation verfügt über mehrere mobile Kliniken, mit denen sie regelmäßig in marginalisierte Viertel fährt, um den Bewohnern eine medizinische Grundversorgung zu bieten und Aufklärungsgespräche sowie HIV-Tests durchzuführen (MOSCTHA 2013).

Zu Beginn des Feldforschungsaufenthalts im Februar 2012 begleitet die Forscherin hauptberufliche und ehrenamtliche Mitarbeiter der beiden Nichtregierungsorganisationen, um sich über die jeweiligen Tätigkeitsfelder zu informieren und einen Überblick über beteiligte Akteure sowie relevante Aktivitäten und Gesprächsereignisse zu verschaffen. Die ersten Aufnahmen werden etwa zwei Wochen später gemacht. Die Datenerhebung erstreckt sich über die sich anschließenden viereinhalb Wochen und endet kurz vor Ende des Feldforschungsaufenthalts im April 2012. Zum Einsatz kommen ein Aufnahmegerät des Typs Olympus DM-650 sowie eine Videokamera des Typs Samsung SFX-F40.

Die erhobenen Daten lassen sich in die nachfolgend dargestellten Subkorpora einteilen, von denen im Rahmen der vorliegenden Untersuchung lediglich das Letzte ausgewertet wird. Die beiden erstgenannten Teilkorpora liefern für die Analyse relevantes ethnographisches Hintergrundwissen.

(1) Interviewkorpus

Das Interviewkorpus umfasst neunundzwanzig qualitative Interviews mit einer Gesamtlänge von acht Stunden. Die Interviews werden leitfadengestützt mit Einzelpersonen oder kleinen Gruppen von bis zu drei Personen geführt. Sie dienen dazu, Einblicke in die Sichtweisen und Erfahrungen von Akteuren der HIV/AIDS-Aufklärung und in das Lebensumfeld von Mitgliedern der anvisierten Zielgruppen zu erhalten. Interviewt werden Kampagnenverantwortliche, Ärzte, Lehrkräfte öffentlicher Schulen, Gesundheitspromotoren und (zukünftige) Multiplikatoren sowie *batey*-Bewohner unterschiedlichen Alters und Geschlechts.

Den Interviews liegen zwei inhaltlich und strukturell ähnliche Interviewleitfäden zugrunde. Erfragt werden die Themenblöcke (1) Wissen zu HIV/AIDS und Herkunft des Wissens, (2) Sprechen über HIV/AIDS und Sexualität, (3) Qualität, Quantität und Notwendigkeit von Aufklärungsveranstaltungen sowie (4) Umgang mit HIV-Positiven und gesellschaftliches Zusammenleben. Akteure der HIV/AIDS-Aufklärung werden ergänzend dazu zu ihrer Tätigkeit befragt. In den Interviews mit Mitgliedern der anvisierten Zielgruppen werden deren Erfahrungen im Umgang mit Kondomen thematisiert.

(2) Ausbildungskorpus

Das Ausbildungskorpus setzt sich aus unterschiedlichen Ausbildungs- und Auffrischungskursen mit einer Gesamtlänge von knapp neun Stunden zusammen. Es umfasst vier Diskussionsrunden zwischen Multiplikatoren sowie einen Workshop, bei dem Jugendliche zu solchen ausgebildet werden.

In den Diskussionsrunden sitzen jugendliche Multiplikatoren im Kreis zusammen. Unter Leitung eines erfahrenen Multiplikators frischen sie ihr Wissen zu HIV/AIDS auf, thematisieren inhaltliche Unklarheiten und tauschen sich zu den im Rahmen ihrer Tätigkeit gemachten Erfahrungen aus. Der Ausbildungsworkshop findet an einem Samstag in einem Konferenzraum in Santo Domingo als der erste von mehreren Kursen statt. Er wird von einer für MOSCTHA tätigen Gynäkologin sowie dem Gesundheitskampagnenverantwortlichen der Organisation durchgeführt und richtet sich an dreißig Jugendliche, denen er sowohl inhaltliche als auch methodische Informationen zu ihrer zukünftigen Tätigkeit als Multiplikatoren vermittelt. Der Workshop behandelt die Themenfelder Sexualität, sexuelle Praktiken und reproduktive Gesundheit. Er liefert Basisinformationen zu sexuell übertragbaren Krankheiten und HIV/AIDS und thematisiert stigmatisierende und diskriminierende Verhaltensweisen in Zusammenhang mit HIV/AIDS und Tuberkulose.

(3) Aufklärungskorpus

Das Aufklärungskorpus umfasst fünfunddreißig Aufklärungsgespräche mit einer Gesamtlänge von knapp zehn Stunden. Die Veranstaltung werden von den verantwortlichen Organisationen MOSCTHA und Profamilia als *charla*, *visita domiciliaria* und *conversación* bezeichnet. Sie werden von ehrenamtlich tätigen Gesundheitspromotorinnen nach dem Prinzip der *Peer Education* durchgeführt und richten sich an Jugendliche und Erwachsene beiderlei Geschlechts, die sich keiner spezifischen Ziel- und/oder Risikogruppe zurechnen lassen.[115] Zwei der Gespräche dienen der Aufklärung über die Themen Familienplanung und Antikonzeptiva, Krebsvorsorge, Intimhygiene und sexuell übertragbare Krankheiten im Allgemeinen. Sie werden aus der vorliegenden Untersuchung ausgeklammert, da HIV/AIDS in ihnen nahezu keine Erwähnung findet.

---

[115] Bei den Gesundheitspromotorinnen handelt es sich ausschließlich um Frauen.

Die verbleibenden dreiunddreißig Aufklärungsgespräche bilden das Hauptuntersuchungsmaterial der vorliegenden Arbeit. Sie werden von MOSCTHA organisiert und finden im März und April 2012 an unterschiedlichen Orten in Punta, Paraíso Escondido und Sabana Perdida statt, drei städtischen und halbstädtischen marginalisierten Vierteln in Santo Domingo Norte (siehe Abbildung 1).

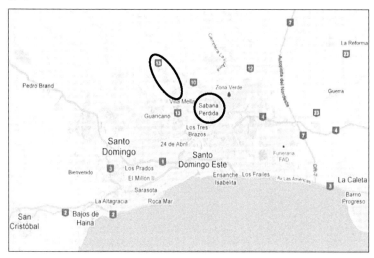

Abbildung 1: Ungefähre Lage der drei Viertel Paraíso Escondido und Punta (links oben) sowie Sabana Perdida (rechts unten)
(eigene Darstellung mit Kartenmaterial von Google Maps)

Einen Überblick über die der Untersuchung zugrundeliegenden dreiunddreißig Aufklärungsgespräche gibt die folgende Tabelle:

Datum	Bezeichnung	Ort	Publikum	Audiodatei	Dauer der Audioaufnahme
18/03/2012	Charla 1	Schule (Sabana Perdida)	Ca. 45-50 Schüler	DM650013 DM650014	40:56
18/03/2012	Charla 2	Schule (Sabana Perdida)	Ca. 35-40 Schüler	DM650015	43:26
18/03/2012	Charla 3	Schule (Sabana Perdida)	Ca. 30 Schüler	DM650016	32:07

22/03/2012	Visita domiciliaria 1	Privathaus (Punta)	1 Frau	DM650017	12:30
22/03/2012	Visita domiciliaria 2	Privathaus (Punta)	1 Frau		
22/03/2012	Visita domiciliaria 3	Privathaus (Punta)	2 Frauen	DM650018	05:00
22/03/2012	Visita domiciliaria 4	Privathaus (Punta)	1 Frau	DM650019	10:22
22/03/2012	Visita domiciliaria 5	Privathaus (Punta)	1 Frau	DM650020	10:42
22/03/2012	Visita domiciliaria 6	Privathaus (Punta)	1 Frau, 1 Jugendlicher, 3-4 Männer	DM650021	16:48
22/03/2012	Visita domiciliaria 7	Privathaus (Punta)	1 Mann	DM650022	07:11
22/03/2012	Visita domiciliaria 8	Privathaus (Punta)	5-6 Frauen	DM650023	14:28
23/03/2012	Charla	Gemeinschaftsraum (Paraíso Escondido)	Ca. 15 Personen	DM650027	45:43
24/03/2012	Charla 1	Schule (Punta)	Ca. 15 Schüler	DM650028	19:13
24/03/2012	Charla 2	Schule (Punta)	Ca. 10 Schüler	DM650029 DM650030	10:29
24/03/2012	Charla 3	Schule (Punta)	Ca. 20 Schüler	DM650031	10:24
24/03/2012	Charla 4	Schule (Punta)	Ca. 12 Schüler	DM650032	14:09
24/03/2012	Charla 5	Schule (Punta)	Ca. 20 Schüler	DM650033	23:54
24/03/2012	Charla 6	Schule (Punta)	Ca. 20 Schüler	DM650034	16:14
31/03/2012	Charla 1	Schule (Punta)	Ca. 30 Schüler	DM650072	21:16
31/03/2012	Charla 2	Schule (Punta)	Ca. 35-40 Schüler	DM650074 DM650075	16:41
31/03/2012	Charla 3	Schule (Punta)	Ca. 25 Schüler	DM650076	10:32
31/03/2012	Charla 4	Schule (Punta)	Ca. 22 Schüler	DM650077	12:34
31/03/2012	Charla 5	Schule (Punta)	Ca. 25 Schüler	DM650079	10:35
31/03/2012	Charla 6	Schule (Punta)	Ca. 15-20 Schüler	DM650081	07:38

15/04/2012	Conversación 1	Schule (Punta)	Ca. 8 Schüler	DM650110	12:35
15/04/2012	Conversación 2	Schule (Punta)	Ca. 14 Schüler	DM650111	12:03
15/04/2012	Conversación 3	Schule (Punta)	Ca. 19 Schüler	DM650112	11:48
15/04/2012	Conversación 4	Schule (Punta)	Ca. 15 Schüler	DM650113 DM650114	19:13
15/04/2012	Conversación 5	Schule (Punta)	Ca. 12 Schüler	DM650115	08:08
15/04/2012	Conversación 6	Schule (Punta)	Ca. 16 Schüler	DM650116	08:59
15/04/2012	Conversación 7	Schule (Punta)	Ca. 28 Schüler	DM650117	13:24
15/04/2012	Conversación 8	Schule (Punta)	Ca. 17 Schüler	DM650118	22:37
15/04/2012	Conversación 9	Schule (Punta)	Ca. 30 Schüler	DM650119	23:41

Tabelle 4: Zusammensetzung des untersuchten Korpus
(eigene Darstellung)

Die Tabelle zeigt, dass an einem Tag in der Regel mehrere Aufklärungsgespräche stattfinden, die sich an unterschiedliche Publika richten. Die Gespräche dauern zwischen fünf und fünfundvierzig Minuten und haben eine gesamte Länge von neun Stunden. Die meisten Gespräche bewegen sich zwischen fünf und fünfundzwanzig Minuten (siehe hierzu Abbildung 2). Die durchschnittliche Länge eines Gesprächs liegt bei 16,5 Minuten.

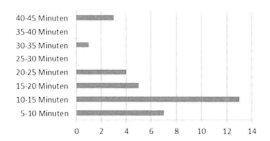

Abbildung 2: Verteilung der Aufklärungsgespräche
nach ihrer jeweiligen Dauer
(eigene Darstellung)

Das Hauptaugenmerk der Datenerhebung liegt auf den Audioaufnahmen. Die Forscherin ist bei allen Gesprächen persönlich anwesend und platziert das Aufnahmegerät bei Plenumsveranstaltungen auf einem der vorderen Tische.

Ist kein Tisch vorhanden, hält sie es in der Hand und setzt sich so nah wie möglich zur Gesundheitspromotorin. Das Aufnahmegerät ist für die Teilnehmer sichtbar, hat jedoch keinen erkennbaren Einfluss auf das Verhalten der Interaktanten. Die Gesundheitspromotorinnen weisen die Teilnehmer nur in einzelnen Fällen explizit auf die Aufnahmesituation hin. Diese fragen nur selten nach dem Grund für die Anwesenheit der Forscherin, die dann als ausländische Praktikantin vorgestellt wird, welche die Arbeit von MOSCTHA mehrere Wochen lang begleitet. Weitere Erklärungen werden weder gegeben noch gefordert. Die Einverständniserklärungen für die Aufnahmen werden in der Regel vor Beginn der Aufzeichnung ausgefüllt. Bei den Veranstaltungen vor großem Publikum liegt das Einverständnis von MOSCTHA und der jeweiligen Gesundheitspromotorin stellvertretend für alle Teilnehmer vor.

Wo immer möglich, werden ergänzend zu den Audioaufnahmen auch Videoaufnahmen gemacht. Die Videokamera steht dabei zum Teil in einer Ecke des Raumes, von der aus sie einen bestimmten Ausschnitt erfasst. Zum Teil halten die Forscherin oder eine andere Person sie in Händen, was zur Folge hat, dass sie auf den jeweiligen Sprecher ausgerichtet werden kann. Die Videoaufzeichnungen können nicht systematisch in die Untersuchung einbezogen werden, da sie nicht für alle Gespräche vorliegen, die Aufklärungsveranstaltungen nicht vollständig wiedergeben, von teils schlechter Qualität sind und/oder nur Ausschnitte des Interaktionssettings erfassen. Sie werden im Verlauf der Analyse insbesondere dann konsultiert, wenn dem nonverbalen Verhalten der Interaktanten eine große Bedeutung zukommt und die Berücksichtigung von Gestik, Mimik, Körperhaltung, Körperbewegung und Blickkontakt einen deutlichen Erkenntnisgewinn verspricht. Abgebildet werden Screenshots aus dem Videomaterial an den Stellen, an denen sie die durchgeführten Analysen und Schlussfolgerungen argumentativ stützen oder bestimmte Analyseergebnisse erst ermöglichen. Die hochgestellten Ziffern in den zugehörigen Transkriptausschnitten zeigen, an welcher Stelle der entsprechende Screenshot erstellt wird.

4.3. Zum Interaktionssetting

Die der Untersuchung zugrundeliegenden dreiunddreißig Aufklärungsgespräche finden ausnahmslos *face-to-face* statt. Die Interagierenden sind sich persönlich gegeben und sowohl visuell als auch auditiv direkt zugänglich. Die Veranstaltungen werden nach dem Prinzip der *Peer Education* (siehe hierzu Kapitel 2.2.2) von Gesundheitspromotorinnen durchgeführt, die ehrenamtlich für MOSCTHA tätig sind und ihre Zugehörigkeit zur Organisation durch das Tragen von entsprechenden T-Shirts zum Ausdruck bringen.

Die Position als ehrenamtliche Gesundheitspromotorin bringt zwei zentrale Aufgaben mit sich: Die Promotorinnen sind zum einen Ansprechpartnerinnen für gesundheitsrelevante Fragen in ihrem jeweiligen Lebensumfeld. Dies bedeutet insbesondere, dass sich Nachbarn, Bekannte und Freunde mit der Bitte um Rat und/oder Hilfe an sie wenden können und beispielsweise Kondome und Informationsmaterialien ausgehändigt bekommen. Zu ihren Verantwortlichkeiten gehört es zum anderen, Aufklärungsgespräche zu HIV/AIDS und anderen gesundheitsbezogenen Themen wie Familienplanung und Suchtprävention durchzuführen. In Abhängigkeit von ihrer individuellen Erfahrung und der Dauer ihrer Zugehörigkeit zu MOSCTHA verfügen die Gesundheitspromotorinnen über zusätzliche Verantwortungsbereiche und weiterreichende Kompetenzen innerhalb der Organisation. Sie übernehmen organisatorische Aufgaben wie die Koordination von Aufklärungsmaßnahmen, die entsprechende Personaleinsatzplanung und die Verwaltung finanzieller Mittel und materieller Ressourcen. Langjährige Gesundheitspromotorinnen mit entsprechenden Zuständigkeiten erhalten in der Regel eine kleine Aufwandsentschädigung für Telefongespräche und Fahrten mit öffentlichen Verkehrsmitteln.

Die Gesundheitspromotorinnen stammen aus Punta und damit aus ähnlichen Lebensverhältnissen wie die Zielgruppen der Aufklärungsveranstaltungen. Sie leben mit ihren Familien unter zum Teil sehr ärmlichen Umständen und bewohnen größtenteils einfache Wellblechhütten. Sanitäranlagen befinden sich in Hinterhöfen und werden von mehreren Familien gemeinsam genutzt.

Die Gesundheitspromotorinnen sind alle alphabetisiert, verfügen größtenteils jedoch über keine weiterführende Schul- oder Berufsausbildung.[116] Vierundzwanzig der insgesamt dreiunddreißig Aufklärungsgespräche finden an Sekundärschulen statt und werden von der Möglichkeit begleitet, sich einem kostenlosen HIV-Schnelltest in der auf dem Schulhof parkenden mobilen Klinik der Organisation MOSCTHA zu unterziehen. Der reguläre Unterricht wird für die Aufklärungsgespräche unterbrochen und nach deren Beendigung fortgesetzt. Die jeweilige Lehrkraft bleibt während der Gespräche zumeist am Pult sitzen und hält sich relativ unauffällig im Hintergrund. Gelegentlich ermahnt sie die Teilnehmer zur Ruhe und/oder schaltet sich aktiv ins Gespräch ein. Im Publikum sitzen bis zu fünfzig Schüler, die zwischen fünfzehn und dreißig sowie in Einzelfällen über vierzig Jahre alt sind. Die heterogene Alterszusammensetzung erklärt sich mit den sozioökonomischen Rahmenbedingungen und den Spezifika des dominikanischen Schulsystems: Weiterführenden Schulen können direkt im Anschluss an die Primärbildung absolviert werden, werden aus familiären Gründen und nach berufs- oder schwangerschaftsbedingten Unterbrechungen häufig jedoch erst in späteren Lebensphasen besucht. Die das jeweilige Gespräch durchführende Gesundheitspromotorin steht vor der Klasse. Die Schüler sitzen an ihren jeweiligen Tischen. Die zum Gang und/oder Schulhof liegenden Fenster und Türen der Klassenräume sind zumeist geöffnet, was für starke Hintergrundgeräusche und Störungen durch hinzutretende oder das Klassenzimmer verlassende Personen sorgt.

Eines der Aufklärungsgespräche findet in einer nach vorne offenen Garage in Paraíso Escondido statt, die als eine Art Gemeinschaftsraum dient. Es richtet sich an die Bevölkerung des Viertels, von der etwa fünfzehn Personen verschiedenen Geschlechts und Alters anwesend sind. Die das Aufklärungsgespräch durchführende Gesundheitspromotorin steht vor den Teilnehmern, die im Halbkreis auf Bänken und Stühlen sitzen. Die halboffene Räumlichkeit führt wie auch bei den schulbasierten Aufklärungsveranstaltungen dazu, dass Personen während des Gesprächs hinzutreten oder weggehen und Hin-

---

[116] Sechs Gespräche werden von einer jungen Frau geleitet, die die mobile Klinik als Biochemikerin begleitet und gelegentlich als Gesundheitspromotorin einspringt.

tergrundgeräusche wie beispielsweise vorbeifahrende Mofas die Aufnahmen zum Teil erheblich beeinträchtigen.

Acht der Aufklärungsgespräche finden in Form von Hausbesuchen statt. Die Gesundheitspromotorinnen gehen durch ihr eigenes Viertel, klopfen an verschiedene Türen und klären die jeweiligen Bewohner über HIV/AIDS auf. Das Publikum besteht zum Teil aus einer einzelnen Person, zum Teil aus einer kleinen Gruppe von Nachbarn oder Freunden, die auf Stühlen zusammensitzen. Die Gespräche werden bei zumeist geöffneten Türen und Fenstern im Wohnraum oder auf der zur Straße liegenden überdachten Terrasse durchgeführt. Dies hat zur Folge, dass auch bei den Hausbesuchen immer wieder Passanten vorbeikommen und damit selbst die im privaten Umfeld stattfindenden Gespräche einen Teil ihrer Abgeschottetheit verlieren und zu halböffentlichen Veranstaltungen werden. Eine zusätzliche Beeinträchtigung erfahren die Aufnahmen durch Umgebungsgeräusche wie Straßenlärm, rauschende Ventilatoren und im Hintergrund spielende Kleinkinder.

Die der Arbeit zugrundeliegenden Aufklärungsgespräche finden ausnahmslos auf Spanisch statt. Aus welchen Anteilen an dominikanischen, haitianischen und/oder haitianisch-dominikanischen Rezipienten sich das jeweilige Publikum zusammensetzt, ist nicht bekannt. Die Daten erlauben keine empirisch fundierten Aussagen zur Sprachkompetenz und zum Sprachgebrauch der Teilnehmer, doch deuten eigene Erfahrungen im Feld sowie Aussagen von Kampagnenverantwortlichen darauf hin, dass alle Rezipienten über muttersprachliche Kenntnisse des Spanischen verfügen.

Bei den meisten Aufklärungsveranstaltungen werden zwischen fünf und zehn Kondome pro Teilnehmer sowie eine Broschüre mit Informationen zu HIV/AIDS und eine mit Erklärungen zum richtigen Kondomgebrauch verteilt (siehe hierzu Abbildung 3 sowie Anhang 13.1).[117] Im Verlauf der Interaktion oder am Ende müssen sich die Teilnehmer zu organisatorischen und statistischen Zwecken in eine Anwesenheitsliste eintragen, die persönliche Daten wie Name, Alter, Geschlecht und Telefonnummer sowie den ungefähren

---

[117] Die Aufklärungsbroschüren werden von den Gesundheitspromotorinnen mit dem Nomen „brochur"/„brochure" bezeichnet, das unter Betonung der zweiten Silbe und ohne wortfinales -e artikuliert wird und für das dominikanische Spanisch wie folgt verzeichnet ist: „Folleto informativo o publicitario" (Academia Dominicana de la Lengua 2013: 107).

Zeitpunkt bereits besuchter Aufklärungsveranstaltungen abfragt. Dass die verteilten Broschüren zum Teil im haitianischen Kreol verfasst sind, hat den Grund, dass MOSCTHA sie kostensparend sowohl in der Dominikanischen Republik als auch im benachbarten Haiti einsetzt.

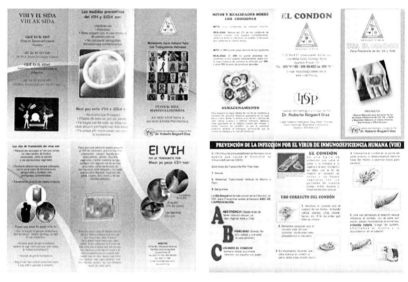

Abbildung 3: Bei den Aufklärungsgesprächen verteilte Broschüren
„HIV/AIDS" (links) und „Kondomgebrauch" (rechts)
(Quelle: MOSCTHA, eine vergrößerte Darstellung findet sich im Anhang)

Die acht Hausbesuche finden im direkten Lebensumfeld der Gesundheitspromotorinnen statt, was zur Folge hat, dass sich Promotorinnen und Teilnehmer mehr oder weniger gut kennen. Inwiefern sich die persönliche Bekanntheit auf das interaktive Geschehen auswirkt, zeigt insbesondere Kapitel 6.2. Alle übrigen Gespräche werden in weiter entfernten Teilen von Punta sowie in den angrenzenden Vierteln Sabana Perdida und Paraíso Escondido durchgeführt. Die Gesundheitspromotorinnen treffen hier auf ein ihnen unbekanntes Publikum, mit dem sie keine gemeinsame Interaktionsgeschichte verbindet.

Während die Schüler aufgrund der zumeist nahtlosen Verzahnung von regulärem Schulunterricht und Aufklärungsgespräch zur Teilnahme an Letzterem verpflichtet sind, nehmen die Bewohner Paraíso Escondidos freiwillig an der Aufklärungsveranstaltung im Gemeindezentrum teil. Die Rezipienten der

Hausbesuche machen von ihrem Hausrecht, die Gesundheitspromotorinnen an der Türe abzuweisen und der Aufklärung zu widersprechen, keinen Gebrauch. In den erhobenen acht Gesprächen lassen sie sich widerstandslos – wenngleich mit teils geringem Interesse – auf die Aufklärungsaktivität ein.

Die Anwesenheit von Kindern, die sich bei den Hausbesuchen zufällig im selben Raum aufhalten oder von ihren zumeist jugendlichen Müttern mit in den Unterricht genommen werden, wirkt sich nur marginal auf das Aufklärungsgeschehen aus. Der Einfluss beschränkt sich in aller Regel auf kurze Störungen und darauf folgende Zwischenbemerkungen seitens der Mütter oder anderer Interaktionsteilnehmer. Eine tiefergehende Beeinflussung des Gesprächs lässt sich lediglich in Einzelfällen beobachten. So bricht die Gesundheitspromotorin ihre Ausführungen bei einem Hausbesuch mit Verweis auf die Präsenz kleiner Kinder ab und konstruiert den behandelten Aspekt damit als ein tabuisiertes und nicht voraussetzungslos zu behandelndes Thema (Pech 2014: 351-352).

Die Gesundheitspromotorinnen treffen in den untersuchten Aufklärungsveranstaltungen auf ein weitgehend anonymes und geschlechts- und altersheterogenes Publikum mit divergierenden Vorwissensbeständen. Die genaue Zusammensetzung und individuelle Meinungen, Interessen und Kenntnisse sind ihnen selbst bei den Hausbesuchen nicht bekannt. Die Promotorinnen wissen weder, ob einzelne Teilnehmer aufgrund von homosexuellen Neigungen, Drogenmissbrauch oder entgeltlichen sexuellen Aktivitäten einer der sogenannten Risikogruppen angehören, noch kennen sie den Serostatus der Rezipienten. Im Publikum sitzen möglicherweise Teilnehmer, die HIV-positiv sind und (nichts) von ihrer Infektion wissen oder als Angehöriger oder Freund einer infizierten Person Erfahrungen mit HIV/AIDS gemacht haben.

Die Promotorinnen können sowohl den Kenntnisstand der einzelnen Teilnehmer als auch deren persönliche Betroffenheit und ihr individuelles Informationsbedürfnis zunächst nur mutmaßen. Die direkte Kommunikationssituation geht jedoch mit einigen Vorteilen einher, die das fehlende Wissen über den *common ground* im Gesprächsverlauf auszugleichen vermögen. Die Promotorinnen können den direkten Kontakt zum Publikum nutzen, um mittels gezielter Abfragestrategien unmittelbar auf die kognitiven Vorbedingungen der Teilnehmer zuzugreifen und dadurch ihre Vorannahmen bezüglich deren Vorwissen zu verifizieren, ergänzen oder revidieren. Sie können verständnissichernde Verfahren einsetzen und die zu vermittelnden Inhalte solange behandeln, bis ein angemessenes Verständnis erreicht ist. Die Teilnehmer können eigenes Wissen in die Interaktion einbringen und Wissensdefizite und Informationsbedürfnisse sowie mangelndes Verstehen äußern. Sie können bei Verstehensschwierigkeiten nachfragen und ergänzende oder alternative Vermittlungsstrategien und Erklärungsmuster anfordern. Das Aufklärungsgespräch bietet als *face-to-face*-Interaktion direktere Möglichkeiten des Rezipientenbezugs und erlaubt damit elaboriertere Adressatenzuschnitte als mediale Vermittlungssituationen (siehe hierzu auch Pech 2016: 221-213).

4.4. Datenaufbereitung und Transkription

Die Audioaufnahmen werden mit den Transkriptionseditoren FOLKER und EXMARaLDA verschriftet. Die Transkription wird mit fortschreitender Analysetätigkeit kontinuierlich verfeinert. Sie basiert auf den Transkriptionskonventionen nach GAT 2 (Selting et al. 2009), die in Anhang 13.2 dargestellt sind. Für die Interaktanten werden die folgenden Kürzel verwendet:

- G1 und G2 = Gesundheitspromotorin 1 und Gesundheitspromotorin 2: Bei vielen Gesprächen ist mehr als eine Gesundheitspromotorin anwesend. Die Promotorinnen werden in der Reihenfolge nummeriert, in der sie sich im Gespräch zu Wort melden. Bei G1 handelt es sich in der Regel um die für die Durchführung verantwortliche Promotorin. G2 kümmert sich beispielsweise um das Verteilen von Broschüren und Kondomen und das Ausfüllen der Teilnehmerliste und meldet sich nur in Ausnahmefällen zu Wort.
- L1 = Lehrkraft: Die bei den meisten schulbasierten Aufklärungsveranstaltungen anwesende Lehrkraft hält sich nach einer zum Teil gesprächsinitial durchgeführten Ankündigung des Aufklärungsgesprächs zumeist im Hintergrund. In manchen Gesprächen schaltet sie sich mit Ermahnungen und/oder inhaltlichen Anmerkungen in die Interaktion ein.

- T1 bis T12 = Teilnehmer 1 bis Teilnehmer 12: Die Zuordnung von Gesprächsbeiträgen zu einzelnen Teilnehmern erweist sich gerade bei längeren Gesprächen und großen Teilnehmerzahlen als schwierig bis unmöglich. Die verwendeten Kürzel repräsentieren keinen festen und einheitlichen Interaktanten, sondern einen jeweils beliebigen männlichen oder weiblichen Teilnehmer.
- TX = unbestimmte Teilnehmer: Das Kürzel markiert zum einen Gesprächsbeiträge, die sich keinem einzelnen Teilnehmer zuordnen lassen. Es kennzeichnet zum anderen Gesprächsphasen, in denen sich mehrere Interaktanten überlappend und weitestgehend unverständlich äußern.
- RA = Ramona: Die Forscherin ist bei allen Aufklärungsgesprächen anwesend. Sie kümmert sich um die Audio- und Videoaufzeichnung und hilft den Promotorinnen beim Verteilen von Broschüren und Kondomen.
- ED = Edoardo: Ein Mitbewohner der Forscherin begleitet diese an einem Samstag zu den Gesprächen. Er hilft mit den Audio- und Videoaufzeichnungen und dem Verteilen von Broschüren und Kondomen, tritt abgesehen davon jedoch nicht in Erscheinung.

Die Verschriftlichung der Aufnahmen richtet sich nach der spanischen Standardorthographie. Dialektale Lautungen und dialektal bedingte Lauttilgungen werden in den Transkripten nicht berücksichtigt, da sie sich für die vorliegende Fragestellung als irrelevant erweisen. Namen und persönliche Angaben wie beispielsweise Telefonnummern werden anonymisiert.

Von den neun Stunden Gesprächsaufnahmen werden knapp acht Stunden transkribiert, was einem Anteil von siebenundachtzig Prozent entspricht. Dreißig der dreiunddreißig Aufklärungsgespräche liegen als Kompletttranskripte vor. Die folgende Graphik gibt einen Überblick über die transkribierten (in grau) und nicht-transkribierten (in weiß) Gespräche und Gesprächssequenzen:

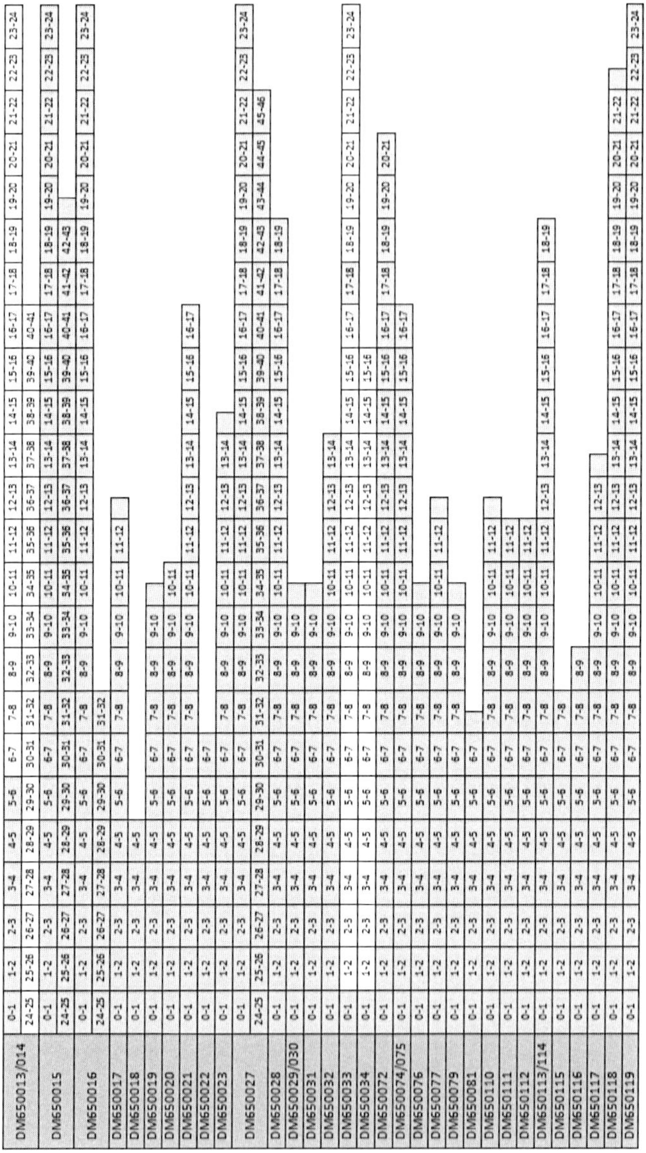

Abbildung 4: Transkribierte (in grau) und
nicht-transkribierte (in weiß) Gesprächssequenzen
(eigene Darstellung)

5. Grundstruktur des Aufklärungsgesprächs

Das folgende Kapitel gibt einen ersten Einblick in die Gestaltung von Aufklärungsgesprächen. Ausgehend von der sequenziellen Analyse eines repräsentativen Vertreters deckt es die Grundstruktur des Aufklärungsgesprächs auf und rekonstruiert die Abfolge von inhaltlichen und gesprächsorganisatorischen Elementen, aus denen sich dieses typischerweise zusammensetzt. Im Mittelpunkt steht die Frage, was die Interaktanten tun, um das Aufklärungsgespräch gemeinsam und interaktiv zu konstituieren. Das Kapitel schärft den Blick für charakteristische Interaktionsweisen, Möglichkeiten der Teilhabe am Gespräch sowie Strategien und Verfahren der Wissensvermittlung. Es fungiert als Vorschau auf die Themen, Untersuchungsfragen und Analysen der vorliegenden Untersuchung und zielt darauf ab, die analytische Sensibilität zu steigern, die Aufmerksamkeit auf Auffälligkeiten, Besonderheiten und interessante Phänomene zu lenken und ausgehend vom Material erste Beobachtungen zu entwickeln.

5.1. Sequenzielle Analyse eines Fallbeispiels

Das im Folgenden analysierte Gespräch zeigt die Realisierung zentraler Elemente des Aufklärungshandelns in einer relativ einfachen, aber prototypischen Sequenzierung. Es bietet sich als Fallbeispiel an, da es mit einer Länge von etwa zehneinhalb Minuten durchschnittlich lang und überschaubar ist und eine begrenzte Anzahl an Interaktanten aufweist. Das Gespräch ist nicht von Nebengesprächen geprägt und in der Audioaufnahme sehr gut verständlich.

Das untersuchte Gespräch ist das vierte von acht Aufklärungsgesprächen, die an einem Donnerstagnachmittag in Form von Hausbesuchen in Punta stattfinden. Die Gesundheitspromotorin besucht unangekündigt eine junge Frau in deren Wohnraum in einer ärmlichen Wellblechhütte. Promotorin und Teilnehmerin kennen sich aus ihrem privaten Umfeld. Die Aufnahme beginnt, als die Gesundheitspromotorin und die Forscherin den Raum betreten, in dem sich die Rezipientin bereits aufhält.

Beispiel 5.1-A (DM650019, 22.03.2012, visita domiciliaria 4)[118]

```
0001           ((unverständliche Kommentare, Stühlerücken,
               33.3 sek))
0002    G1:    buenas TARdes,
0003    T1:    buenas TARdes,
0004    G1:    mi nombre es LUcy-
0005           (---)
0006           y soy promoTOra de salUd- (-)
0007           de una institución llamada MOSCtha;
0008           (--)
0009           e::h-
0010           que ES un movimiento socioculturAl- (-)
0011           para trabajaDOres- (.)
0012           inmigran/ inmigrAntes haiTIAnos;
0013           (--)
0014           y su NOMbre-
0015           (--)
0016    T1:    ferNANda;
0017           (1.0)
```

Nach einer wechselseitigen Begrüßung („buenas tardes", Z. 2-3)[119] nennt die Promotorin ihren Namen und positioniert sich als Gesundheitspromotorin der Nichtregierungsorganisation MOSCTHA („mi nombre es lucy [...] y soy promotora de salud [...] de una institución llamada moscha", Z. 4-7). Eine kurze Erklärung zur Organisation schließt sich an („que es un movimiento sociocultural [...] para trabajadores [...] inmigrantes haitianos", Z. 10-12). Dann fragt die Gesundheitspromotorin die Teilnehmerin nach deren Namen („y su nombre", Z. 14). Die Teilnehmerin kommt der Aufforderung nach und stellt sich als Fernanda vor (Z. 16).

Die dargestellte Begrüßungs- und Vorstellungssequenz erscheint angesichts der Tatsache, dass sich Promotorin und Teilnehmerin gut kennen, zunächst einmal befremdlich:

---

[118] Die Nummerierung der Beispiele richtet sich nach dem jeweiligen Kapitel, in dem der entsprechende Ausschnitt abgebildet und behandelt wird: Beispiel 5.1 wird in Kapitel 5.1 untersucht, Beispiel 7.1.1 in Kapitel 7.1.1 usw. Die Buchstaben geben die Reihenfolge der Beispiele innerhalb der jeweiligen Kapitel an, wobei A für das jeweils erste behandelte Beispiel steht, B für das jeweils zweite Beispiel usw. Die nicht-fortlaufende Nummerierung ermöglicht ein schnelleres Auffinden der einzelnen Beispiele.
[119] Aus darstellungstechnischen Gründen werden sprachliche, parasprachliche und außersprachliche Phänomene wie Pausen, Dehnungen, Wortwiederholungen, Akzente und Tonhöhenbewegungen im Fließtext nicht wiedergegeben.

- Die Gesundheitspromotorin initiiert eine offizielle Begrüßung, nachdem es mit großer Wahrscheinlichkeit schon vor Beginn der Aufzeichnung oder in der anfänglichen unverständlichen Sequenz (Z. 1) zu einem ersten Austausch von Kontaktsignalen und/oder Grußworten gekommen ist.
- Die Promotorin stellt sich namentlich vor (Z. 4) und liefert damit ein Wissenselement, über das die Teilnehmerin bereits verfügt. Dann erkundigt sie sich nach dem Namen der Teilnehmerin (Z. 14) und erfragt damit ein Wissenselement, das sie ebenfalls bereits besitzt. Der wiederholte Verstoß gegen die Grice'sche Maxime der Quantität (Grice 1975) legt nahe, dass die wechselseitige namentliche Vorstellung eine andere Funktion als die der Klärung des jeweiligen Namens hat.
- Die Gesundheitspromotorin verweist explizit auf ihre Position als Vertreterin einer Nichtregierungsorganisation, die sie kurz vorstellt (Z. 6-7). Die Verletzung der Maxime der Relevanz impliziert wie auch der zweifache Verstoß gegen die Maxime der Quantität, dass das Handeln der Promotorin einen tiefergehenden Sinn hat, den es analytisch herauszuarbeiten gilt.

Die gesprächseröffnenden Aktivitäten zeigen insbesondere in Kombination, dass die Interaktanten die Interaktion nicht als Alltagsgespräch konzipieren. Sie treten aus ihrer Rolle als Nachbarinnen oder Freundinnen heraus und begegnen sich als Agentin und Klientin der Organisation MOSCTHA. Die Initiative zur Rollenkonstitution und Eröffnung der Interaktion als Nichtalltagsgespräch geht von der Gesundheitspromotorin aus, die dem Gespräch mit der vermutlich wiederholten Begrüßung und der namentlichen Vorstellung einen offiziellen Charakter verleiht und sich als Vertreterin einer Institution ausweist. Die Teilnehmerin signalisiert ihr Einverständnis zu dem sich konstituierenden Gesprächsrahmen, indem sie die von der Promotorin beanspruchte Rolle nicht in Frage stellt und präferiert reagiert, als diese sich nach ihrem Namen erkundigt.

Beispiel 5.1-A (Fortsetzung)

```
0017      (1.0)
0018  G1: bueno=en Estos momentos esTAmos por aquí-
0019      en Este sector estamos_hoy haciendo viSItas
          domiciliarias-
```

```
0020        (--)
0021        para lleVARle-
0022        a nuestra poblaCIÓN-
0023        la informaCIÓN- (-)
0024        de CÓmo usar el preservativo;
0025        (---)
0026        PAra poder-
0027        (--)
0028        controLAR- (-)
0029        el VIrus-
0030        (--)
0031        el virus de inmunodefiCIENcia-
0032        (--)
0033        e:h del ve i HAche;
0034        (--)
```

Nach einer Pause (Z. 17) ergreift die Gesundheitspromotorin wieder das Wort. Sie verbleibt in ihrer Rolle als Institutionsvertreterin und klärt die Teilnehmerin über den Grund ihres Besuchs auf. Ziel ist es, die Bevölkerung des Viertels über den korrekten Kondomgebrauch zu informieren („para llevarle a nuestra población la información [...] de cómo usar el preservativo", Z. 21-24) und damit die Verbreitung des HI-Virus zu stoppen („para poder [...] controlar [...] el virus [...] del ve i hache", Z. 26-33). Die Promotorin konkretisiert das konzeptionell noch offene Gesprächsereignis und fixiert es thematisch auf HIV/AIDS. Ihre Wortwahl und insbesondere die Verwendung von „información" (Z. 23) implizieren, dass es um die Vermittlung von Wissen mit dem Zweck der gesundheitlichen Aufklärung geht.

Beispiel 5.1-A (Fortsetzung)

```
0034        (--)
0035   G1:  enTONces-
0036        en Estos moMENtos-
0037        yo le voy a_hacer unas cuantas pregunTItas- (-)
0038        a ver QUÉ tanto usted ha escuchado- (-)
0039        de: del VIrus;
0040        (3.0)
```

Die Gesundheitspromotorin orientiert die Teilnehmerin auf das weitere Vorgehen. Nachdem sie bereits auf das Ziel des Wissenstransfers verwiesen hat, kündigt sie nun an, mittels verschiedener Fragen zunächst den Kenntnisstand ihrer Gesprächspartnerin abzufragen („yo le voy a hacer unas cuantas preguntitas [...] a ver qué tanto usted ha escuchado [...] del virus", Z. 37-39). Die Teilnehmerin erhebt keine Einwände und signalisiert damit erneut ihre

Bereitschaft, sich auf das sich etablierende Gesprächsformat einzulassen. Die Eröffnung der Interaktion und ihre Konstitution als Aufklärungsgespräch sind an dieser Stelle abgeschlossen.

Beispiel 5.1-A (Fortsetzung)

```
0040        (3.0)
0041   G1:  QUÉ es el virus;
0042        (1.3)
0043   T1:  el virus E:s una enferme:dAd inmunodefiCIENcia;
0044        (2.0)
0045   G1:  Una::-
0046        el VIrus-
0047        ES-
0048        un VIrus de: inmunodeficIencia humAna; (-)
0049        se DIce humAna porque es-
0050        de persona huMAna; (-)
0051        de: HOMbre a muJER; (.)
0052        no de: aniMAL como se:- (-)
0053        se tenía ese taBÚ- (-)
0054        que las personas deCÍAN-
0055        que_era de aniMAL-=
0056        =que_el hombre había vivido con un SImio-=
0057        =que había vivido con PErro- (-)
0058        y que así era que se: propagaba esa_
              enfermeDAD; (-)
0059        Esa enfermedad Únicamente se transMIte- (-)
0060        en VÍA relación sexuAl- (-)
0061        de huMAnos;
0062        (---)
0063        una relación sexual SIN protección;
0064        (1.2)
```

Nach einer langen Pause, die retrospektiv und vor dem Hintergrund der sich anschließenden Aktivitäten den Abschluss der Gesprächseröffnung markiert, löst die Gesundheitspromotorin die angekündigte Wissenselizitierung ein. Sie fragt die Teilnehmerin unter Verwendung einer epistemisch unmarkierten Ergänzungsfrage nach dem Virus („qué es el virus", Z. 41). Die Teilnehmerin reagiert nach einer etwa eineinhalbsekündigen Pause (Z. 42) mit einer knappen, aber syntaktisch vollständigen Antwort („el virus es una enfermedad inmunodeficiencia", Z. 43). Die Promotorin lässt zwei Sekunden verstreichen und gibt der Teilnehmerin damit die Möglichkeit, ihren Beitrag fortzusetzen (Z. 44). Mit ihrem Schweigen signalisiert diese, dass sie ihrer Äußerung nichts hinzuzufügen hat und die konditionelle Relevanz als eingelöst betrachtet. Die Sprecherrolle fällt an die Promotorin zurück, deren folgende Beiträge sich als die dritte Position einer IRF-Sequenz identifizieren lassen. Die Promotorin definiert das Virus zunächst als menschliches Immunschwächevirus und löst damit das Akronym HIV auf, ohne die Auflösung als solche zu kennzeichnen („el virus es un virus de inmunodeficiencia humana", Z. 46-48). Die sich anschließenden Erklärungen fokussieren die Tatsache, dass das Virus sich nur von Mensch zu Mensch überträgt („se dice humana porque es de persona humana [...] de hombre a mujer [...] no de animal", Z. 49-52). Die Gesundheitspromotorin spricht das offensichtlich früher verbreitete Tabu an, dass HIV vom Tier stammt („se tenía ese tabú [...] que las personas decían que era de animal [...] y que así era que se propagaba esa enfermedad", Z. 53-58). Sie entkräftet es, indem sie ungeschützten Geschlechtsverkehr zwischen Menschen als den einzigen Übertragungsweg nennt („esa enfermedad únicamente se transmite [...] en vía relación sexual [...] de humanos [...] sin protección", Z. 59-63).

Beispiel 5.1-A (Fortsetzung)

```
0064       (1.2)
0065  G1:  enTONces-
0066       QUÉ_es el sida;
0067       (--)
0068  T1:  es una enferme/
0069       e:s Una:::-
0070       ((lacht, 2.3 sek))
0071       ES-
0072       (---)
0073       AY mamí (el virus del ve/)
0074  G1:  el sida es el SÍNdrome de inmunodeficiencia
           humAna; (-)
0075  T1:  Aha; (-)
0076  G1:  que quiere dejar DIcho-
0077       que ya Eso es cuando la perSOna- (-)
0078       TIEne en SI la enfermedAd- (-)
0079       porque el VIrus es- (-)
0080       cuando Uno tiene la la:-
0081       las RÁfagas-
0082  T1:  el ve i HAche;
0083  G1:  Aha; (-)
0084       enTONces- (-)
0085       yA SIda- (-)
0086       es la eTApa finAl-=
0087       =yA cuando a_una persona le emPIEza/
0088       se le empiEza_a caer el PElo- (-)
```

```
0089        le empiezan a salir LLAgas- (-)
0090        le:/ tiene muchos VÓmitos- (-)
0091        se pone BIEN flaQUI:to que la gEnte-
0092        (--)
0093        eh-
0094        ni siquiera se_acerca de_Esa perSOna;
0095        (1.4)
```

Nach einer kurzen Pause (Z. 64) und einem Diskursmarker („entonces", Z. 65) fährt die Gesundheitspromotorin mit AIDS als einem neuen thematischen Aspekt fort. Wie auch bei HIV wendet sie sich mit einer Ergänzungsfrage an die Teilnehmerin („qué es el sida", Z. 66). Diese setzt zu einer Antwort an, die sie lachend abbricht (Z. 68-70). Sie unternimmt einen zweiten Versuch, der ebenfalls fehlzuschlagen scheint (Z. 71-73). Daraufhin ergreift die Promotorin wieder das Wort und definiert AIDS als das menschliche Immunschwächesyndrom („el sida es el síndrome de inmunodeficiencia humana", Z. 74). Die fehlerhafte Auflösung des Akronyms AIDS wird im vorliegenden Ausschnitt weder selbst- noch fremdrepariert. Nach einer kurzen teilnehmerseitigen Hörerrückmeldung („aha", Z. 75) fährt die Gesundheitspromotorin mit ihren Ausführungen fort. Sie thematisiert den Unterschied zwischen HIV und AIDS, wobei sie AIDS als Krankheit und das Virus als Unheil ankündigende Windböe darstellt (Z. 76-81). Die Teilnehmerin gibt zu erkennen, dass sie die Metapher versteht und auf HIV zurückbeziehen kann („el ve i hache", Z. 82). Die Gesundheitspromotorin ratifiziert ihre Äußerung („aha", Z. 83) und bezeichnet AIDS als Endstadium („sida [...] es la etapa final", Z. 85-86). Zur Veranschaulichung des Begriffs Endstadium zählt sie typische Symptome wie Haarausfall („se le empieza a caer el pelo", Z. 88), Hautausschlag („le empiezan a salir llagas", Z. 89), Erbrechen („tiene muchos vómitos", Z. 90) und Gewichtsverlust („se pone bien flaquito", Z. 91) auf.

Beispiel 5.1-A (Fortsetzung)

```
0095        (1.4)
0096  G1:   enTONces ahora-
0097        ((räuspert sich, 0.8 sek))
0098        (--)
0099        vamos a ver las VÍas- (.)
0100        de CÓmo NO se transmite el ve i hAche; (-)
0101  T1:   bueno=no se transmite por BEso-
0102        aBRAzo-
0103        (1.1)
0104        e:h-
```

```
0105            porque YO:- (-)
0106            como de una cucharita de (a TI_i)-
0107            si tú tienes ve i HAche-
0108            (--)
0109            así no se me transMIte-=
0110            =ni un abRAzo-
0111            ni que yo use tu ROpa- (-)
0112            o tú uses la MÍa-
0113            (--)
0114    G1:     Okay; (-)
0115            aPARte de_eso-
0116            también NO se transmite s/
0117            porque tú vayas a UN baño-
0118            con una persona con ve i hache haya Ido- (-)
0119            no se transmite porque TÚ te bañes en una
                piscIna- (-)
0120            con una persona con ve i HAche-
0121            no se transmite porque tú le des aFECto-
0122            a una persona con ve i HAche-
0123            que basTANte que lo necesIta;
0124            (--)
0125            las personas con ve i HAche-
0126            hay que darles mucho aFECto-
0127            hay que darles caRIño- (-)
0128            HAY que:-
0129            tratar de subirles la_autoesTIma-=
0130            =porque esos SON-
0131            (---)
0132            Una de las cosas-
0133            de que los llevan_a_ellos MÁS a la/
0134            a a: depriMIRse-
0135            cuando las perSOnas le/
0136            los reCHAzan;
0137            (2.7)
```

Nach einer Pause (Z. 95), zwei Diskursmarkern („entonces ahora", Z. 96) und einem Räuspern (Z. 97) leitet die Gesundheitspromotorin die Nichtübertragungswege als das nächste zu behandelnde Thema metakommunikativ ein („vamos a ver las vías [...] de cómo no se transmite el ve i hache", Z. 99-100). Obwohl sie den Aspekt nicht explizit als Frage formuliert, interpretiert ihn die Teilnehmerin als die erste Position einer IRF-Sequenz. Sie setzt zu einer Antwort an und zählt verschiedene Nichtübertragungswege wie Küssen, Umarmen und das gemeinsame Benutzen von Besteck und Kleidung auf (Z. 101-112). Die Gesundheitspromotorin ratifiziert ihre Ausführungen mit einem bestätigenden „okay" (Z. 114) und ergänzt weitere Beispiele wie das gemeinsame Benutzen von Toiletten und Schwimmbädern (Z. 115-120). Ausgehend von der Nichtübertragbarkeit des Virus bei einer emotional engen Bindung zu einem Infizierten („no se transmite porque tú le des afecto a una persona con ve i hache", Z. 121-122) ruft sie zu einem positiven und unterstützenden Umgang mit Betroffenen auf („hay que darles mucho afecto", Z. 126, „hay que darles cariño", Z. 127, „hay que tratar de subirles la autoestima", Z. 128-129). Als Grund für ihre Forderung gibt sie die psychische Betroffenheit an, unter der HIV-Positive bei sozialer Zurückweisung leiden („porque [...] una de las cosas [...] que los llevan [...] a deprimirse cuando las personas [...] los rechazan", Z. 130-136).

Beispiel 5.1-A (Fortsetzung)

```
0137          (2.7)
0138    G1:   e::h-
0139          (---)
0140          las Vías de::-
0141          (1.9)
0142          esa fue la/
0143          cómo no se transMIte; (-)
0144          aHOra- (-)
0145          CÓmo se transmite el ve i hache; (-)
0146    T1:   bueno=se transmite con una jeRINga;
0147          (1.5)
0148    G1:   mhm;
0149    T1:   se transMIte- (-)
0150          Vía: sexuAl-
0151          (1.4)
0152          y se transMIte- (-)
0153          si YO-
0154          yo que estoy embaraZAda- (-)
0155          y doy a LUZ-
0156          no PUEdo-
0157          [pegarle a mi NIño-
0158    G1:   [de MAdre_a hijo;
0159    T1:   eXACto;
0160          (--)
```

Nach einer längeren Pause (Z. 137) und anfänglichen Formulierungsschwierigkeiten (Z. 138-141) schließt die Gesundheitspromotorin das behandelte Thema explizit-verbal ab und leitet zu den Übertragungswegen als dem nächsten Inhalt über („esa fue [...] cómo no se transmite [...] ahora [...] cómo se transmite el ve i hache", Z. 142-145). Die Teilnehmerin interpretiert die Themenankündigung erneut als Frage. Sie ergreift das Wort und nennt den

Gebrauch verunreinigter Spritzen als einen ersten Übertragungsweg („se transmite con una jeringa", Z. 146). Dann schweigt sie für eineinhalb Sekunden. Die Gesundheitspromotorin gibt ihr mit einer kurzen Hörerrückmeldung zu verstehen, dass sie fortfahren soll („mhm", Z. 148). Unmittelbar daran anschließend nennt die Teilnehmerin sexuelle Aktivitäten als einen zweiten Übertragungsweg („se transmite [...] vía sexual", Z. 149-150). Sie pausiert erneut für etwa eineinhalb Sekunden, dann kündigt sie einen dritten Übertragungsweg an („y se transmite", Z. 152). Unter Verweis auf ihre eigene Schwangerschaft („yo que estoy embarazada", Z. 154) spielt sie auf die vertikale Transmission an, die die Promotorin überlappend mit den Ausführungen der Teilnehmerin als Mutter-Kind-Übertragung bezeichnet („de madre a hijo", Z. 158).

Das Gespräch dreht sich in den folgenden Minuten in expandierter Form um die Übertragbarkeit des Virus von der Mutter auf das (ungeborene) Kind.[120] Die Teilnehmerin versucht wiederholt, Vorwissenskomponenten bezüglich der Gefahren einer HIV-Übertragung beim Stillen ins Gespräch einzubringen und sich ihr Vorwissen von der Gesundheitspromotorin bestätigen zu lassen („de mi pecho", Z. 161, „se transmite si yo lo pego de mi seno", Z. 172-173, „pero le puedo dar", Z. 196, „pues se le puede dar el seno", Z. 237). Diese holt in ihren Erklärungen zunächst weit aus, ohne auf den von der Teilnehmerin angesprochenen Aspekt einzugehen. Sie erklärt, dass betroffene Frauen in der Schwangerschaft antiretrovirale Medikamente erhalten und ihre Kinder nicht auf normalem Wege, sondern per Kaiserschnitt entbinden müssen, um eine Ansteckung zu vermeiden. Erst gegen Ende der Sequenz bearbeitet sie die teilnehmerseitigen Äußerungen. Sie betont, dass HIV-positiven Müttern vom Stillen abgeraten wird, da die Kinder in der Regel auch andere Lebensmittel bekommen und die Mischung aus Muttermilch, Tee, (Kuh-) Milch und Bohnenbrei ihre Immunabwehr schwächt („al niño no se le permite que la madre le dé el seno", Z. 221-222, „por eso los doctores [...] no aceptan que se le dé el seno", Z. 239-240, „entonces mejor [...] no darle el seno", Z. 248-250).

---

[120] Die entsprechende Sequenz umfasst neunzig Zeilen und wird aus Platzgründen ausgelassen.

Beispiel 5.1-A (Fortsetzung)

```
0251         (2.0)
0252  G1:    enTONce:s-
0253         aHOra le vamos a_hablAr-  (-)
0254         de los PAsos-
0255         para el uso del conDÓN;
0256         (1.1)
0257         usTED me podría decir-
0258         CUÁles son los pasos para-  (-)
0259         uno usar el preservaTIvo;
0260         (3.3)
0261  T1:    SÍ:-
0262         BUE[no-
0263  G1:       [NO=si NO los sabe-
0264         yO estoy aquí para expliCÁRselos;  (-)
0265  T1:    yo me sé alGU:nos-  (-)
0266  G1:    BUEno;
0267         dígame lo que usted se [SAbe;
0268  T1:                           [(lo que) me aCUERdo-  (-)
0269         e:h-
0270         (1.2)
0271         TIEne que-
0272         el PEne tiene que-
0273         primero tengo que VER-
0274         la fecha de vencimiento del preservaTIvo;
0275         (--)
0276         LUEgo tengo que busc/
0277         sí PRÉStame porque-
0278         ((lacht, 0.5 sek))
0279  G1:    no=ve diCIÉNdola-=
0280         =yo voy a_hacer otra COsa con el
             preservativo; (.)
0281  T1:    <<lachend> luego tengo que VER-
0282         la FORma donde el preservativo tiEne como lo:s-
0283         (1.1)
0284         la coSIta->
0285         (--)
0286         echArlo para_aBAjo-=
0287         =abrIrlo con: precauCIÓN-
0288         (--)
0289         luego esperar que_el pene esté bien eREcto-
0290         (---)
0291         y luego poNÉRselo-
0292         (1.4)
```

Nachdem das Thema der Mutter-Kind-Übertragung ausführlich behandelt wurde, führt die Gesundheitspromotorin einen weiteren Inhalt in die Konversation ein. Sie kündig metakommunikativ an, die Teilnehmerin über den richtigen Kondomgebrauch zu informieren („ahora le vamos a hablar [...] de los pasos para el uso del condón", Z. 253-255). In der sich anschließenden mehr als einsekündigen Pause ergreift die Teilnehmerin anders als in den vorherigen Sequenzen nicht das Wort. Die Promotorin fordert sie daraufhin explizit zur Beantwortung auf („usted me podría decir cuáles son los pasos para [...] uno usar el preservativo", Z. 257-259). Ob sie mit der Aufforderung die zunächst nicht als solche erkennbare konditionelle Relevanz repariert oder sich erst in dem Moment zur Etablierung einer IRF-Sequenz entscheidet, bleibt unklar.

Nach mehr als drei Sekunden erkennt die Teilnehmerin, dass sie in der Bringschuld ist, und bejaht zunächst die von der Promotorin geschlossen formulierte Frage (Z. 261). Mit dem sich anschließenden Diskursmarker signalisiert sie, dass sie die Sprecherrolle zu behalten beabsichtigt („bueno", Z. 262). Die Gesundheitspromotorin spürt die Unsicherheit der Teilnehmerin und bietet ihr überlappend dazu die Möglichkeit, aus dem IRF-Muster auszusteigen und direkt in die promotorenseitige Wissensvermittlung überzugehen („si no los sabe yo estoy aquí para explicárselos", Z. 263-264). Die Teilnehmerin nimmt das Angebot nicht an. Sie räumt begrenztes Vorwissen ein („yo me sé algunos", Z. 265) und wird von der Promotorin zur Wiedergabe dieses Wissens aufgefordert („dígame lo que usted se sabe", Z. 267). Die Teilnehmerin ergreift das Wort und nennt – epistemisch herabgestuft („lo que me acuerdo", Z. 268) – einzelne Aspekte eines korrekten Kondomgebrauchs (Z. 271-291). Sie äußert sich zur Kontrolle des Ablaufdatums („primero tengo que ver la fecha de vencimiento del preservativo", Z. 273-274), zur Suche nach der das Öffnen erleichternden Einkerbung an der Kondomverpackung („luego tengo que ver la forma donde el preservativo tiene [...] la cosita", Z. 281-284), zum Aufreißen der Verpackung („abrirlo con precaución", Z. 287) und zum Überstreifen des Kondoms über den steifen Penis („luego esperar que el pene esté bien erecto [...] y luego ponérselo", Z. 289-291). Ihre Ausführungen sind von einer kurzen Sequenz unterbrochen, in der sie die Promotorin darum bittet, das Erklärte mithilfe eines Kondoms veranschaulichen zu dürfen („préstame", Z. 277). Die Gesundheitspromotorin schlägt ihr den Wunsch ab („no [...] yo voy a hacer otra cosa con el preservativo", Z. 279-280).

Beispiel 5.1-A (Fortsetzung)

```
0292          (1.4)
0293   G1:    BUEno;
0294   T1:    sí, (-)
0295   G1:    e::h-
0296          (--)
0297          después de que_el pene esté eRECto- (-)
0298          que usted PONga el preservativo-
0299          TIEne que dejar Un espAcio- (-)
0300          DONde el: HOMbre pueda_eyacular; (-)
0301          porque si: le POne el pEne- (-)
0302          totalMENte- (-)
0303          donde NO: haya espacio por donde:-
0304          la eyaculación saLIR-=
0305          =enTONces_el- (.)
0306          el: preservativo se va_a exploTAR- (-)
0307          porque: no va_a tener esPAcio-
0308          (--)
0309          e:h desPUÉS de que tenga relación-
0310          tiene que tener en CUENta-
0311          retiRAR el preservatIvo-
0312          ANtes de que_el hombre- (-)
0313          e::h se le enfríe su PEne;
0314          (--)
0315          se lo reTIra- (-)
0316          e:h con toda la precaución del MUNdo-
0317          lo aMArra- (-)
0318          lo echa_en un zafaCÓN-
0319          (--)
0320          y::::- (-)
0321          si van a tener otra relaCIÓN- (-)
0322          tienen que_usar Otro preservativo- (-)
0323          NO como muchas personas que por- (-)
0324          proteGERse-
0325          usan hasta DOS preservativos-=
0326          =lo que hacen es que no se proTEgen; (-)
0327          (--)
0328          porque se ponen DOS preservativos-=
0329          =uno encima de Otro-=
0330          =entonces el preservativo se_exPLOta-
0331          por el caLIENte- (-)
0332          el ENTre y el SAle-
0333          el preservativo lo que hace que se_exPLOta;
0334          (1.3)
```

Die Gesundheitspromotorin ratifiziert die Antwort der Teilnehmerin („bueno", Z. 292) und ergänzt weitere Aspekte. Ihre Ausführungen entwickeln sich zu einer längeren monologischen Sequenz. Sie weist zunächst darauf hin, dass Kondome nicht zu straff übergezogen werden dürfen, da sie bei der Ejakulation des Mannes sonst reißen („tiene que dejar un espacio [...] porque si [...] no haya espacio [...] el preservativo se va a explotar", Z. 299-306). Dann betont sie, dass Kondome vor dem Erschlaffen des Penis vorsichtig zu entfernen, zu verknoten und sachgerecht zu entsorgen sind („retirar el preservativo antes de que [...] se le enfríe su pene [...] lo amarra [...] lo echa en un zafacón", Z. 311-318). Die Promotorin erklärt, dass bei einem erneuten Geschlechtsverkehr ein neues Kondom genommen werden muss („si van a tener otra relación [...] tienen que usar otro preservativo", Z. 321-322). Unmittelbar daran anschließend berichtet sie den offensichtlich weit verbreiteten Irrglauben, dass sich der Schutz durch die gleichzeitige Verwendung von zwei Kondomen erhöhen lässt („muchas personas que por [...] protegerse usan hasta dos preservativos [...] se ponen [...] uno encima de otro", Z. 323-329). Die Promotorin klärt die Teilnehmerin darüber auf, dass die beim Geschlechtsverkehr zwischen den beiden Kondomen entstehende Reibung dazu führt, dass diese reißen („por el caliente [...] el preservativo [...] se explota", Z. 331-333).

Beispiel 5.1-A (Fortsetzung)

```
0334          (1.3)
0335    G1:   enTONce:s-
0336          (3.4)
0337          e::h-
0338          hay que tener en CUENta-
0339          (--)
0340          que:: el preservativo es lo Único-
0341          que nos protEge de una infecCIÓN de transmisión
              sexuAl; (-)
0342          NO solamente nos protege del ve i hache sIda- (-)
0343          nos proTEge de una i te ese-
0344          (--)
0345          como:: SON-
0346          el papiLOma- (-)
0347          el CHANCro-
0348          la gonoRREA- (.)
0349          el si/ eh SÍfilis- (-)
0350          y::-
0351          (--)
0352          entre Otros;
0353          hay un/ MU:chos tipos de::-
0354          enfermeDAdes- (-)
0355          de transmisión sexuAl- (-)
```

```
0356         que:-
0357         lo Único que nos protege es/
0358         es el preservaTIvo;
0359         (--)
```

Nach ihren Ausführungen zum korrekten Kondomgebrauch gerät die Gesundheitspromotorin ins Stocken (Z. 334-336). Dann betont sie, dass einzig die Benutzung eines Kondoms vor HIV/AIDS und anderen sexuell übertragbaren Krankheiten schützt („hay que tener en cuenta [...] que el preservativo es lo único que nos protege de una infección de transmisión sexual", Z. 338-341, siehe auch Z. 342-343). Sie konkretisiert den Begriff der sexuell übertragbaren Krankheiten, indem sie typische und bekannte Infektionen und Symptome wie das humane Papillomvirus, den harten Schanker, die Gonorrhoe und die Syphilis aufzählt („como son el papiloma [...] el chancro la gonorrea [...] el [...] sífilis", Z. 345-349). Den abschließenden Rahmen bildet erneut die Aussage, dass Kondom die einzige Schutzmöglichkeit darstellen („lo único que nos protege […] es el preservativo", Z. 357-358).

Beispiel 5.1-A (Fortsetzung)

```
0359         (--)
0360    G1:  teniEndo en cuenta que tenemos que saBER- (-)
0361         uSARlo; (.)
0362         porque muchas personas dicen que_el preservaTIvo-
0363         (--)
0364         DA infección; (-)
0365         que_el preservativo NO da infección; (-)
0366         DA infección-
0367         el maNEjo- (.)
0368         de CÓmo tú_usas el preservativo; (-)
0369         si TÚ pasas el dÍa-
0370         o tu esPOso- (-)
0371         trabaJANdo- (-)
0372         manociando diNEro-=
0373         =agarrándose en una GUAgua-=
0374         =agarrándose de aQUÍ- (-)
0375         y después LLEga-
0376         y de una vez SAcó_un preservativo-=
0377         =y a tener relaCIÓN-
0378         (--)
0379         TOdo lo que (agarró) por la cAlle- (-)
0380         está contamiNAdo;
0381         (--)
0382         entonces_Esa contaminación- (-)
0383         (él) la TRAe- (-)
```

```
0384          al preservaTIvo; (-)
0385          al instante de uSAR el preservativo-
0386          TOda_esa infección-=
0387          =toda_esa contaminaCIÓN-
0388          queda_en tu vaGIna; (-)
0389          entonces=Eso es lo que te (permite)- (-)
0390          la la: la infecCIÓN- (-)
0391          no el preserTIvo; (-)
0392          porque_esos preservativos vienen prepaRAdos- (.)
0393          para ese Uso;
0394          (---)
0395          vienen esteriliZAdos-
0396          (--)
0397          traen su (LÁtex)-
0398          (--)
0399          y: e:s de un material (LÁtex)-
0400          (--)
0401          nO tiene por qué entrar ninGÚN tipo de infección;
0402          (1.7)
```

An ihre vorherigen Ausführungen unmittelbar anschließend hält die Gesundheitspromotorin fest, dass Kondome ihr Schutzpotenzial nur dann entfalten, wenn sie korrekt verwendet werden („teniendo en cuenta que tenemos que saber [...] usarlo", Z. 360-361). Sie bringt zur Sprache, dass viele Menschen Kondome als infektionsauslösend ansehen („muchas personas dicen que el preservativo [...] da infección", Z. 362-364). Die Promotorin weist diese offensichtlich weit verbreitete Falschmeinung zurück und relativiert sie insofern, als dass nicht das Kondom an sich zu einer Scheideninfektion führt, sondern nur der falsche Umgang mit ihm („el preservativo no da infección [...] da infección el manejo [...] de cómo tú usas el preservativo", Z. 365-368). Zur Erklärung konstruiert sie ein Szenario, in dem die Sexualpartner den ganzen Tag unterwegs sind und das Kondom anschließend mit ungewaschenen Händen anfassen. Die Promotorin erklärt, dass der an den Händen haftende Schmutz auf diese Weise in die Scheide der Frau gelangt und dort möglicherweise eine Infektion auslöst (Z. 369-391). Mit dem Verweis auf ihre Materialbeschaffenheit und Sterilität verdeutlicht sie abschließend nochmals, dass Kondome keine Infektionen hervorrufen („esos preservativos vienen […] esterilizados [...] es de un material látex [...] no tiene por qué entrar ningún tipo de infección", Z. 392-401).

Beispiel 5.1-A (Fortsetzung)

```
0402        (1.7)
0403   G1:  bueno=enTONce:s- (-)
0404        eh (CUÁNto)- (-)
0405        hOy le vamos a deJAR- (.)
0406        estos broCHUres-
0407        Uno para que:- (-)
0408        vea los PAsos- (-)
0409        del uso del conDÓN- (-)
0410        y el otro para que se inFORme-  (-)
0411        de CÓmo se transmite-
0412        y cómo NO se transmite el ve i hache SIda;
0413        (10.9)
0414        e:h (aHÍ) está la lista;
0415        (2.0)
0416        e:h- (-)
0417        fírmeme allá en su LISta- (-)
0418        en la LISta-
0419        (26.9)
0420        tú no tienes teLÉfono;
0421        (1.3)
0422        ve donde YILda;
0423        (--)
0424   T1:  m:h GRAcias-
0425        (1.3)
0426   G1:  pues pase buena TARde-
0427        y fue un plaCER-
0428        que usted nos dediCAra- (-)
0429        e:h- (-)
0430        ESte: te:/ (.)
0431        minuto de su TIEMpo;
0432        (1.7)
```

Mit einer längeren Pause, zwei Diskursmarkern und einer Verzögerungspartikel leitet die Gesundheitspromotorin die Gesprächsbeendigung ein (Z. 402-404). Sie weist die Teilnehmerin zunächst auf zwei Broschüren hin, die sie erhält („hoy le vamos a dejar [...] estos brochures", Z. 405-406) und in denen sie die vermittelten Inhalte jederzeit nachlesen kann („uno para que [...] vea los pasos [...] del uso del condón […] y el otro para que se informe [...] de cómo se transmite y cómo no se transmite el ve i hache sida", Z. 407-412). Eine Phase längeren Schweigens schließt sich an und bietet beiden Interaktanten die Möglichkeit, inhaltlich relevante Sachverhalte zur Sprache zu bringen und die Kernphase des Gesprächs damit wieder aufzunehmen (Z. 413). Als keine der Beteiligten davon Gebrauch macht, fährt die Promotorin mit der Gesprächsbeendigung fort und spricht die auszufüllende Teilnehmerliste an („ahí está la lista", Z. 414). Sie fordert die Teilnehmerin zum Unterschreiben auf („fírmeme allá [...] en la lista", Z. 417-418) und füllt die Felder gemeinsam mit ihr aus (Z. 419-423).[121] Die Gesundheitspromotorin thematisiert keine aufklärungsrelevanten Inhalte mehr und signalisiert ihrer Gesprächspartnerin damit, dass das Ende des Gesprächs unmittelbar bevorsteht. Mit dem geäußerten Dank („gracias", Z. 424) gibt die Teilnehmerin zu erkennen, dass auch sie nichts mehr anzumerken hat und dem sich abzeichnenden Gesprächsende zustimmt. Die Promotorin schließt die Interaktion, indem sie der Teilnehmerin einen schönen Nachmittag wünscht und sich für die in Anspruch genommene Zeit bedankt („pase buena tarde y fue un placer que usted nos dedicara […] este […] minuto de su tiempo", Z. 426-431). Dann verlässt sie gemeinsam mit der Forscherin den Raum.

5.2. Zur interaktiven Konstitution des Aufklärungsgesprächs

Wie die sequenzielle Analyse eines repräsentativen Vertreters zeigt, besteht das Aufklärungsgespräch aus den rahmenden Phasen der Gesprächseröffnung und Gesprächsbeendigung und einem Hauptteil, in dem das eigentliche Aufklärungshandeln stattfindet. Der Hauptteil ist thematisch organisiert und dient der Vermittlung und Bearbeitung aufklärungsrelevanter Inhalte. Er wird in der vorliegenden Untersuchung als Sachverhaltsdarstellung bezeichnet, die bearbeiteten Themen und Unterthemen als Sachverhaltskomponenten.

In der Eröffnungssequenz finden die primären Aktivitäten statt, mit Hilfe derer die Gesprächsteilnehmer das Interaktionsgeschehen als Aufklärungsgespräch konstituieren. Der dargestellte Ausschnitt verdeutlicht, dass die Initiative von der Gesundheitspromotorin ausgeht, die Etablierung des Gesprächsformats aber dennoch ein kooperatives Unterfangen ist. Die Promotorin eröffnet das Gespräch mit Handlungen, die für ein prototypisches Alltagsgespräch unter einander bekannten Personen unüblich sind und als Verletzung von Maximen des Grice'schen Konversationsprinzips gewertet werden können (Grice 1975). Im weiteren Verlauf konkretisiert sie das noch offene Gesprächsereignis und definiert es als gesundheitliche Aufklärung zum Thema HIV/AIDS. Die Teilnehmerin erkennt, dass die Gesundheits-

---

[121] Die Aufforderung „ve donde yilda" (Z. 422) richtet sich an eine hinzugetretene Kollegin, die die folgenden Hausbesuche durchführen wird.

promotorin ihr nicht als Nachbarin oder Freundin, sondern als Vertreterin einer Institution gegenüberzutreten beabsichtigt, und geht den von der Promotorin eingeschlagenen Weg mit. Sie akzeptiert die Eröffnung der Interaktion als Nichtalltagsgespräch und fügt sich in die für sie vorgesehene Rolle als aufzuklärende Rezipientin. Ihre Beiträge – Gegengruß und Nennung des Namens – bilden den zweiten Zug der jeweiligen Paarsequenz und sind damit reaktiver Art. Teilnehmerspezifisch verteilte Möglichkeiten und Rechte der Partizipation wie die Berechtigung der Promotorin zur Wissensabfrage deuten sich an.

Die Gesprächseröffnung gilt gemeinhin als die Phase eines Gesprächs, in der die Weichen für den weiteren Gesprächsverlauf gestellt werden. Wie es den Interaktanten und insbesondere den Gesundheitspromotorinnen gelingt, Interaktionen in unterschiedlichen Kontexten als Aufklärungsgespräche zu eröffnen, ist Gegenstand von Kapitel 6. Das Kapitel zeichnet die Eröffnungsphase losgelöst vom Einzelfall nach und befasst sich mit den zentralen Charakteristika, Strategien und Mechanismen der initialen Konstituierung des Aufklärungshandelns sowie des Übergangs von der Gesprächseröffnung in den thematisch orientierten Hauptteil.

Dass die Kontrolle über den zeitlichen, inhaltlichen und interaktiv-strukturellen Gesprächsverlauf bei der Gesundheitspromotorin liegt, zeigt sich insbesondere in der Sachverhaltsdarstellung. Die Promotorin agiert als primäre Sprecherin, die zentrale Interaktionsaufgaben wahrnimmt (zum Prinzip des primären Sprechers siehe Quasthoff 1990). Sie trägt die Verantwortung für die kommunikative und thematische Ordnung des Aufklärungsgesprächs und bestimmt die Strategien und Praktiken der Wissensvermittlung. Der interaktive Handlungsspielraum der Teilnehmerin ist komplementär zu dem der Gesundheitspromotorin und damit in erster Linie reaktiv. Deutlich wird dies unter anderem in den zahlreichen IRF-Sequenzen: Die Gesundheitspromotorin wendet sich mit Fragen an die Teilnehmerin, die dem sequenziellen Zugzwang nachkommt und die Fragen soweit wie möglich beantwortet. Den Abschluss der jeweiligen Sequenz bilden promotorenseitige Rückmeldungen und Ausführungen. Dass die Teilnehmerin mit dem Muster vertraut ist und es als ein im Rahmen eines Aufklärungsgesprächs legitimes Format der Gesprächsorganisation akzeptiert, ist nicht zuletzt auch darin zu sehen, dass sie die promotorenseitige Ankündigung eines neuen Themas in zwei Fällen als die erste Position einer IRF-Sequenz interpretiert und die von der Promotorin möglicherweise gar nicht als solche konzipierte konditionelle Relevanz einlöst (siehe hierzu auch Kapitel 7.1.4, das den Ausschnitt erneut aufgreift). IRF-Sequenzen sind im untersuchten Korpus häufig und werden in ihrer Etablierung und Durchführung in Kapitel 7.1 ausführlich beschrieben.

Wie das dargestellte Fallbeispiel und die bisherigen Ausführungen zeigen, sind die Möglichkeiten der Partizipation quantitativ und qualitativ unterschiedlich verteilt. Die Asymmetrien treten auf verschiedenen Ebenen der Kommunikation zutage:

- Die Gesundheitspromotorin hat ein ausgedehntes Rederecht, das ihr ermöglicht, monologisch-unidirektionale Wissensvermittlungssequenzen durchzuführen. Als solche werden Gesprächsphasen definiert, in denen die Promotorinnen den Teilnehmern aufklärungsrelevantes Wissen vermitteln, ohne von einem Sprecherwechsel unterbrochen zu werden. Monologisch-unidirektionale Wissensvermittlungssequenzen erstrecken sich oftmals über weite Teile des Aufklärungsgesprächs und werden in Kapitel 7.2 beschrieben.
- Der Sprecherwechsel ist ein auf die Gesundheitspromotorin zentrierter Prozess. Die Promotorin bestimmt, ob und wann sie teilnehmerseitige Wortmeldungen zulässt. Sie bezieht die Teilnehmer in die Kommunikation ein, indem sie ihnen wie beispielsweise in IRF-Sequenzen konditionelle Relevanzen auferlegt. Ihre Rolle als primäre Sprecherin ermöglicht es ihr umgekehrt, Teilnehmeräußerungen zurückzustellen oder zu ignorieren. Wie die Interaktanten den Sprecherwechsel in dyadischen Gesprächssituationen wie dem dargestellten Fallbeispiel, aber auch in größeren Gruppen organisieren und mit kommunikativen Störungen umgehen, zeigen insbesondere die Kapitel 7.3 und 7.4.
- Teilnehmerseitige Wortmeldungen sind im analysierten Aufklärungsgespräch primär reaktiver Art. Die Teilnehmerin antwortet auf (vermeintliche) konditionelle Relevanzen der Gesundheitspromotorin und signalisiert mittels verschiedener Hörerrückmeldungen ihre Aufmerksamkeit und ihr Verständnis. Eigeninitiative Wortmeldungen finden sich ausschließlich in Form von Unklarheiten bezüglich der Risiken einer

HIV-Übertragung beim Stillen. In vielen anderen Gesprächen sind die Teilnehmer deutlich aktiver. Sie stellen Fragen, vertreten ihre persönliche Meinung zu einem bestimmten Aspekt, schildern fiktive oder reale Situationen und Erlebnisse oder führen den jeweils behandelten Redegegenstand fort. Selbstinitiierte Teilnehmeräußerung und der promotorenseitige Umgang mit ihnen sind Gegenstand der Kapitel 7.3 und 8.3.

- Die thematische Entwicklung des Aufklärungsgesprächs obliegt der Gesundheitspromotorin. Sie bestimmt die zu behandelnden Inhalte und gibt die Detailliertheit und Reihenfolge ihrer Bearbeitung vor. Aspekte der thematischen Steuerung werden in Kapitel 8 behandelt. Betrachtet wird dabei nicht nur, welche Themen zur Sprache kommen, sondern auch, wie die Gesundheitspromotorinnen die thematischen Übergänge gestalten und wie sie mit den Relevantsetzungen der Teilnehmer umgehen.

Die bisherigen Ausführungen betreffen in erster Linie die interaktivstrukturelle und thematische Gesprächsorganisation und beantworten nur am Rande die Frage, wie die Gesundheitspromotorinnen aufklärungsrelevantes Wissen nachvollziehbar vermitteln. Wie im untersuchten Fallbeispiel zu sehen ist, greifen sie auf unterschiedliche Strategien und Verfahren zurück, um die zu behandelnden Inhalte anschaulich und unter Bezug auf die Lebenswelt der Rezipienten darzustellen:

- In einem in der vorliegenden Arbeit als Redewiedergabe bezeichneten Verfahren thematisiert die Promotorin das offensichtlich lange Zeit kursierende Gerücht, dass HIV/AIDS sich von Tier zu Mensch überträgt, und entkräftet es (Z. 53-61).
- Zur Veranschaulichung des Unterschieds zwischen HIV und AIDS konstruiert die Gesundheitspromotorin eine sich aus der Meteorologie speisende Metapher (Z. 77-81).
- Sie bezeichnet AIDS als Endstadium und konkretisiert den Begriff, indem sie typische und sensorisch wahrnehmbare Symptome wie Gewichtsverlust, Haarausfall und Hautausschlag aufzählt (Z. 85-94).
- Durch Nennung verschiedener als bekannt vorausgesetzter Infektionen und Symptome konkretisiert die Gesundheitspromotorin den Begriff der sexuell übertragbaren Krankheiten (Z. 343-355).

- Sie schildert alltägliche Situationen, bei denen eine Ansteckung mit dem Virus ausgeschlossen ist (Z. 115-123).
- Die Gesundheitspromotorin gibt die offensichtlich verbreitete Meinung wieder, dass Kondome Scheideninfektionen hervorrufen. Sie entkräftet sie und konstruiert zur weiteren Erklärung ein Szenario, in dem die Sexualpartner das Kondom mit ungewaschenen Händen berühren (Z. 362-388).

Die aufgeführten Verfahren – Metaphern, Konkretisierungen, Szenarios und Redewiedergaben – stellen einen Bezug zur Alltagswelt des Publikums her und haben einen stark veranschaulichenden Charakter. Sie gehören zu den wichtigsten Ressourcen der Wissensvermittlung und werden in Kapitel 9.2 detailliert untersucht.

Ungeachtet der im Hauptteil zu beobachtenden Dominanz der Gesundheitspromotorin ist die Gesprächsbeendigung genau wie die Gesprächseröffnung ein kooperatives Unterfangen. Die Gesprächsteilnehmerinnen müssen sich gemeinsam und schrittweise aus der Sachverhaltsdarstellung lösen, um die Gesprächssituation zu einem Abschluss zu bringen. Das dargestellte Fallbeispiel zeigt, dass die Initiative zur Beendigung von der Promotorin ausgeht. An einem Punkt im Gesprächsverlauf, an dem sie die zu behandelnden Inhalte als ausreichend bearbeitet ansieht, schickt sie ihrer Gesprächspartnerin ein Angebot zur Gesprächsbeendigung. Sie weist die Teilnehmerin auf zwei Broschüren hin und bringt damit einen eher organisatorischen denn inhaltlichen Aspekt zur Sprache. Der sich anschließende Verweis auf die auszufüllende Teilnehmerliste und das gemeinsame Ausfüllen zeigen noch deutlicher, dass sich die Promotorin in Richtung Gesprächsabschluss orientiert. Die Teilnehmerin hat an mehreren Stellen die Möglichkeit, durch Thematisierung eines aufklärungsrelevanten Inhalts erneut in die Sachverhaltsdarstellung einzusteigen, macht davon jedoch keinen Gebrauch. Sie akzeptiert das nahende Gesprächsende, das kurze Zeit später eintritt. Kapitel 10 befasst sich mit den Strategien und Verfahren der Gesprächsbeendigung und arbeitet Aktivitäten heraus, mittels derer die Promotorinnen einen potenziellen Übergang in die Schlussphase markieren.

6. Eröffnung des Aufklärungsgesprächs

Die Gesprächseröffnung wird als die Phase eines Gesprächs beschrieben, in der die Gesprächsteilnehmer wechselseitige Gesprächsbereitschaft herstellen und soziale und organisatorische Rahmensetzungen vornehmen. Sie treten in eine fokussierte Interaktion ein, richten ihre Aufmerksamkeit aufeinander aus und verständigen sich über die Modalitäten des sich anschließenden Gesprächs (siehe hierzu Kapitel 3.2.2).

Wie die Vorstellung des Datenkorpus in Kapitel 4 gezeigt hat, lassen sich die erhobenen Aufklärungsgespräche in drei Kategorien einteilen. Unterschiede bestehen insbesondere mit Blick auf die örtlichen Gegebenheiten und die Art des zu Beginn der Interaktion bestehenden oder entstehenden Tableaus (im Sinne der räumlichen Verteilung der Interaktanten, siehe Foucault 1977 sowie Becker-Mrotzek/ Vogt 2001: 152), die Größe des jeweiligen Publikums und den Bekanntheitsgrad der Interaktanten sowie den Grad der Verpflichtung zur Teilnahme am Gespräch:

- Bei den vierundzwanzig an Sekundärschulen stattfindenden Gesprächen treffen die Gesundheitspromotorinnen auf eine größere Gruppe an unbekannten Teilnehmern, die aufgrund der institutionellen Vorstrukturierung kaum eine Möglichkeit haben, der Aufklärung zu entgehen. Als die Promotorinnen den Klassenraum betreten, besteht das Tableau bereits: Die Teilnehmer (Schüler) sitzen an ihren jeweiligen Tischen, die frontal zur Tafel hin ausgerichtet sind. Die jeweilige Lehrkraft steht vor der Klasse oder sitzt am Lehrerpult.
- Bei den acht in Form von Hausbesuchen stattfindenden Aufklärungsgesprächen sind sich die Gesundheitspromotorinnen und die Teilnehmer flüchtig bekannt oder stehen in einem nachbarschaftlichen oder freundschaftlichen Verhältnis zueinander. Die Gesprächsrunden sind sehr klein und zum Teil sogar dyadisch, sieht man von der Anwesenheit der Forscherin ab. Das Tableau entsteht zu Beginn der Aufklärungsgespräche: Die Gesundheitspromotorinnen betreten den Raum und setzen sich mit den Teilnehmern auf Stühlen zusammen.
- Bei dem in einer als Gemeinschaftsraum genutzten Garage stattfindenden Gespräch tritt die Gesundheitspromotorin einer aus etwa fünfzehn Personen bestehenden Gruppe an unbekannten Teilnehmern gegenüber,

die das Aufklärungsgespräch anders als bei den schulbasierten Veranstaltungen freiwillig besuchen.[122] Das Tableau entsteht unmittelbar vor Beginn des Aufklärungsgesprächs: Die Teilnehmer setzen sich auf Holzbänke und Plastikstühle, die im Halbkreis um die davor stehende Gesundheitspromotorin angeordnet sind.

Die sich anschließenden Kapitel 6.1, 6.2 und 6.3 zeichnen die Startsequenz in ihren zentralen Charakteristika, Strategien und Mechanismen nach. Ausgehend von der Analyse je eines Fallbeispiels stellen sie dar, wie die Interaktanten das Aufklärungsgespräch in unterschiedlichen Kontexten eröffnen und welche sozialen und organisatorischen Rahmensetzungen sie gesprächsinitial vornehmen. Im Mittelpunkt steht dabei zunächst die Frage, ob sich die unterschiedlichen kontextuellen Gegebenheiten auf die interaktiven Handlungen der Beteiligten und die Strategien und Verfahren der Gesprächseröffnung auswirken. Kapitel 6.4 fasst aufbauend auf den Analysen zusammen, inwiefern die Gesprächsteilnehmer der Interaktion unabhängig von den jeweiligen situativen Umständen eine institutionelle Ausrichtung geben. Das abschließende Kapitel 6.5 zeigt, wie die Interaktanten den Übergang von der Gesprächseröffnung in den thematisch orientierten Hauptteil gestalten.

6.1. Gesprächseröffnung im Klassenzimmer

Die im Folgenden untersuchte Gesprächseröffnung stammt aus einem Aufklärungsgespräch, das an einem Samstagvormittag an einer Schule in Punta stattfindet. Die Gesundheitspromotorin betritt gemeinsam mit der Forscherin einen Klassenraum, in dem sich etwa zwanzig Schüler und die Lehrkraft aufhalten. Die Aufzeichnung beginnt mit einer etwa fünfundzwanzigsekündigen Sequenz aus weitgehend unverständlichen Gesprächen, in der die Interaktanten heterogenen Aktivitäten nachgehen. Die Lehrerin sitzt am Pult, die Schüler an ihren jeweiligen Plätzen im Unterrichtstableau. Aus der Klasse sind einzelne Gesprächsbruchstücke zu hören. Zu verstehen ist des Weiteren, wie sich die Gesundheitspromotorin und die Forscherin über das Verteilen der Broschüren und Kondome unterhalten und mit Plastiktüten rascheln.

---

[122] In welcher Form die Bewohner des Viertels auf das Stattfinden des Aufklärungsgesprächs aufmerksam gemacht wurden, ist nicht bekannt.

Dann steigt die Gesundheitspromotorin relativ unvermittelt ins Gespräch ein.[123]

Beispiel 6.1-A (DM650031, 24.03.2012, charla 3)

```
0001   TX:   ((unverständlich, 24.9 sek))
0002   G1:   saLUdo-=
0003         =perMIso;
0004         MIren-
0005         nosotros venimos a darLE:S-
0006         nosotros venimos de parte de:l movimiento
               socioculutRAL- (.)
0007         para inmiGRANntes- (-)
0008         haitianos MOSCtha; (-)
0009         venimos a darles una pequeña información del
               ve i HAche- (-)
0010         y el SIda;=
0011         =y el uso coRRECto del condÓn;
0012         (1.1)
0013         TÚ tienes lapicero azúl;
0014         (1.2)
0015         necesito que me vAyan rellenando esta LIsta
               para (xxx xxx);=
0016         =su nombre y apeLLIdo; (-)
0017         FIrma y teléFono; (-)
0018         para que lo hagamos más RÁpido; (-)
0019         e::h-
0020         (1.2)
0021         en este:: broCHURE-
0022         ahÍ la mayoría no lo TIEne-
0023         porque les vamos_a dar simplemente_el del
               Uso; (-)
0024         se me acaBAron los del: ve i hAche;
0025         (--)
0026         les dice qué_es el ve i HAche;
```

Mit einer nicht auf Wechselseitigkeit ausgelegten Minimalbegrüßung („saludo", Z. 2) wendet sich die Gesundheitspromotorin den Schülern zu und versucht, deren Aufmerksamkeit durch „permiso" (Z. 3) und „miren" (Z. 4) auf sich zu ziehen. Dass sie keinen Gegengruß erwartet, zeigt sich unter anderem daran, dass sie den Teilnehmern keinerlei Raum für eine lautliche Erwiderung lässt. Die Promotorin stellt sich und die Forscherin als Vertreterinnen der Organisation MOSCTHA vor („nosotros venimos de parte del

---

[123] Wie sich der Gesprächseinstieg im nonverbalen Verhalten der Promotorin ankündigt und/oder äußert, lässt sich nicht beurteilen, da die Videoaufzeichnung erst zu einem späteren Zeitpunkt einsetzt.

movimiento sociocultural [...] para inmigrantes [...] haitianos moscthaʻʻ, Z. 6-8). Als Grund für den Besuch nennt sie die Absicht, ein Aufklärungsgespräch zu HIV/AIDS und zum korrekten Kondomgebrauch durchzuführen („venimos a darles una pequeña información del ve i hache [...] y el sida y el uso correcto del condónʻʻ, Z. 9-11). Dann fragt sie nach einem blauen Kugelschreiber („tú tienes lapicero azúlʻʻ, Z. 13) und fordert die Teilnehmer zum gesprächsbegleitenden Ausfüllen der Teilnehmerliste auf („necesito que me vayan rellenando esta lista [...] su nombre y apellido [...] firma y teléfono [...] para que lo hagamos más rápidoʻʻ, Z. 15-18). Nach einem Verzögerungsmarker und einer Pause steigt die Promotorin unter Bezug auf die verteilten Aufklärungsbroschüren in die Sachverhaltsdarstellung ein (Z. 21-26, zum Einstieg in die Sachverhaltsdarstellung siehe Kapitel 6.5).

Die Art der Gesprächseröffnung erinnert stark an die Startphasen schulischer Unterrichtsstunden und hochschulischer Lehrveranstaltungen. Letztere beschreibt beispielsweise Meer (2011: 40-41) als einseitig und der Begrüßung, der gemeinsamen Aufmerksamkeitsausrichtung und der thematischen Fokussierung dienend. Entsprechende Eröffnungssequenzen erweisen sich für institutionelle Settings der Massenhaftigkeit als zweckdienlich und finden in der Regel in stark reduzierter Form statt. Grußformeln wie im vorliegenden Beispiel „saludoʻʻ (Z. 2) werden zu sprachlich-kommunikativen Verfahren, die weniger der freundschaftlichen Kontaktaufnahme als vielmehr der Herstellung der Klassenöffentlichkeit dienen. Gegengrußsequenzen sind für den Gesprächsverlauf ebenso wenig erforderlich wie eine Aufhebung der einseitigen oder beidseitigen Anonymität, was sich auch im betrachteten Ausschnitt zeigt: Die Teilnehmer erwidern weder den Gruß der Promotorin noch äußern sie sich in einer anderen Form. Die Promotorin wiederum stellt sich kurz vor, nennt dabei im vorliegenden Beispiel anders als in den meisten anderen Gesprächen aber nicht einmal ihren Namen.

Die Initiative zur Durchführung der Aufklärungsgespräche geht im untersuchten Material von den Gesundheitspromotorinnen aus und äußert sich bei den schulbasierten Veranstaltungen zunächst darin, dass sie den Klassenraum betreten. Ob die Lehrkraft von den Besuchen unterrichtet ist, ist nicht bekannt, doch kommt es weder im vorliegenden Ausschnitt noch in den anderen Gesprächseröffnungen des Korpus zu einer konfligierenden Sequenz. In zwei

Fällen beansprucht die Lehrkraft ein paar Sekunden, um den Schülern Hausaufgaben aufzugeben und die Unterrichtsstunde damit als abgeschlossen zu markieren. Die Promotorinnen geben ihnen die Zeit und ergreifen erst dann das Wort, wenn die Lehrkräfte enden und sich in den Hintergrund zurückziehen (DM650112 und DM650119). In drei weiteren Fällen weisen die Lehrkräfte die Schüler explizit auf den Besuch der Gesundheitspromotorinnen und das Stattfinden der Aufklärungsgespräche hin, wobei sie zum Teil auf eine bereits zuvor erfolgte Ankündigung anspielen:

- „permiso [...] esa es la persona que yo había anunciado [...] les va a dar una clase [...] de ve i hache sida [...] por favor necesitamos que colaboren con el silencio para que [...] puedan entender más [...] y para que puedan tener preguntas [...] sobre el tema que ellos van a tratarles [...] para sacarle más proveche" (DM650074/075, Z. 8-29)
- „ellas están dando una charla sobre el ve i hache y sida [...] pongan atención para que se lleven la información [...] de la manera más fácil que ustedes la puedan manejar" (DM650077, Z. 1-11)
- „yo les he informado [...] que venían unas personas dando una charla sobre el ve i hache [...] ya ellos llegaron [...] y van a iniciar [...] así que por favor préstenles [...] la debida atención" (DM650079, Z. 2-21)

Die Lehrkräfte führen die Gesundheitspromotorinnen in den dargestellten ersten Zügen ins Gespräch ein. Sie markieren die Unterbrechung ihres Unterrichts als legitim, fixieren das Thema auf HIV/AIDS und autorisieren die Promotorinnen als primäre Sprecherinnen. Die Lehrkräfte ebnen den Promotorinnen den Weg, indem sie die Schüler in ihrer Rolle als autorisierte Institutionsvertreter auffordern, den Ausführungen aufmerksam zuzuhören. Die Promotorinnen reagieren in den sich anschließenden zweiten Zügen präferiert und nehmen die angebotene Rolle an. Sie stellen sich mit ihrem Namen und ihrer Zugehörigkeit zu MOSCTHA vor, wiederholen den Grund des Besuchs und verweisen auf die zu verteilenden Broschüren und/oder die auszufüllenden Teilnehmerlisten.

In den verbleibenden neunzehn schulbasierten Aufklärungsgesprächen – darunter das eingangs dargestellte Beispiel 6.1-A – treten die Lehrkräfte bei der Ankunft der Gesundheitspromotorinnen in den Hintergrund, ohne die Unterrichtsstunde formal abzuschließen und/oder die möglicherweise unangekündigte und/oder überraschende Störung zu kommentieren. Mit ihrem Rückzug markieren sie die Anwesenheit der Promotorinnen als autorisierte Unterbrechung ihres Unterrichts und die Durchführung eines HIV/AIDS-Aufklärungsgesprächs als dem alltäglichen Schulunterricht übergeordnet. Ihr Verhalten impliziert, dass ein entsprechendes Format der gesundheitlichen Aufklärung für den jeweiligen Kontext nicht ungewöhnlich ist. Die Lehrkräfte übergeben den Gesundheitspromotorinnen ihre Rolle als primäre Sprecher, überlassen es ihnen jedoch auch, den Besuch vom Schulalltag abgrenzen und den neuen Gesprächskontext als eine vom normalen Unterrichtsgeschehen abweichende Gesprächsaktivität zu etablieren und inhaltlich und organisatorisch zu konkretisieren. Die Gesundheitspromotorinnen übernehmen die von den Lehrkräften implizit-passiv angebotene oder metakommunikativ übergebene Gesprächsrolle, während die Schüler in ihrer Rolle als zu-Unterrichtende verbleiben. Der bereits vorliegende, institutionell vorgeprägte Gesprächsrahmen wird mit allen damit verbundenen Interaktionsaufgaben, Verantwortlichkeiten, Rechten und Pflichten aufrechterhalten. Bestehende Beziehungs- und Rollenstrukturen bleiben relevant und werden nicht zuletzt durch die fortwährende Anwesenheit der Lehrkräfte im Klassenzimmer gestützt.

6.2. Gesprächseröffnung beim Hausbesuch

In den außerschulischen Aufklärungsgesprächen können die Gesundheitspromotorinnen auf keine institutionelle Vorstrukturierung zurückgreifen, sondern müssen einen für die geplante Veranstaltung adäquaten Gesprächsrahmen erst etablieren. Dass ihnen dies auch im privaten Umfeld der Teilnehmer ohne größeren kommunikativen Aufwand gelingt, zeigt nicht nur die in Kapitel 5.1 dargestellte Analyse eines Fallbeispiels, sondern auch die nachfolgend untersuchte Eröffnungssequenz.

Die Gesundheitspromotorin nähert sich gemeinsam mit der Forscherin einem Haus. Die zur Straße liegenden Fenster und die Eingangstüre stehen offen. Im Wohnraum halten sich eine Frau, ein Jugendlicher und zwei Männer auf. Der Besuch ist nicht angekündigt und es spielt sich die folgende einleitende Sequenz ab:

Beispiel 6.2-A (DM650021, 22.03.2012, visita domiciliaria 6)

```
0001   TX:   [(xxx xxx xxx)
0002   G1:   [BUEnas-
0003   T1:   (xxx xxx XXX) (-)
0004         (xxx xxx XXX) (-)
0005   TX:   ((unverständlich, 1.4 sek))
0006   T3:   BIEN;
0007         bueno=(XXX)-
0008         (por/ponla) aHÍ (por/ponla) aHÍ-=
0009         =para que la LAven; (-)
0010         BUEnas-
0011   RA:   hoLA:-
0012         BUE[nas-
0013   T2:       [BUEnas-
0014         (--)
0015         [(xxx xxx xxx)
0016   G1:   [nosotras SOmos-
0017   T2:   mhm,
0018   G1:   promotoras de SAlud; (-)
0019         <<Stührerücken> perteneCEmos al movimiento
               socioculturAl-
0020         para trabajadOres haitiAnos MOSCtha;> (-)
0021   TX:   mhm-
0022         (--)
0023   T2:   SIÉN[tense-
0024   T1:       [siÉntense aHÍ-
0025   RA:   GRAcias; (-)
0026   G1:   [en este Oca/
0027   T3:   [((unverständlich, 0.7 sek))
0028   G1:   en ESte:-
0029         en Esta ocasión les VAmo:s-
0030         a_estar hablando un POco acerca del::-
0031         ve i HAche-
0032         y::-
0033         el Uso correcto del preservativo;
0034         (2.7)
0035         QUÉ: ustedes entienden por el ve i hache;
0036         (--)
```

Die Teilnehmer sind im Gespräch, als die Aufnahme beginnt (Z. 1). Die Gesundheitspromotorin tritt an die Tür und grüßt („buenas", Z. 2). Die folgenden Sekunden sind unverständlich und es ist nicht klar, wer von den Teilnehmern seine Aufmerksamkeit bereits der Promotorin zuwendet. Teilnehmer 3 tut dies zunächst nicht, wie seine an eine unbestimmte Person gerichteten Äußerungen zeigen (Z. 6-9). Erst im Anschluss erwidert er den Gruß der Gesundheitspromotorin („buenas", Z. 10). Die Forscherin und Teilnehmerin 2 steigen in die Begrüßungssequenz ein („hola buenas", Z. 11-12, „buenas", Z. 13). An dieser Stelle haben die Interaktanten ihre Aufmerksamkeit aufeinander ausgerichtet und einen gemeinsamen Interaktionskontext etabliert. Dies wiederum veranlasst die Gesundheitspromotorin, mit der Vorstellung fortzufahren („nosotras somos", Z. 16). Es kommt zu einer anfänglichen Überlappung mit Teilnehmerin 2, die ihre Äußerung jedoch sofort abbricht und die Gesundheitspromotorin mit der fragend geäußerten Partikel „mhm" zum Weitersprechen auffordert (Z. 17). Diese stellt die Forscherin und sich selbst als Gesundheitspromotorinnen vor („promotoras de salud", Z. 18). Daraufhin beginnen die Teilnehmer, Stühle in Kreisform zusammenzustellen. Die Promotorin ergänzt die Selbstidentifikation um die Zugehörigkeit zur Organisation MOSCTHA („pertenecemos al movimiento sociocultural para trabajadores haitianos moscha", Z. 19-20). Das Verrücken der Stühle ist an dieser Stelle abgeschlossen und die Teilnehmer fordern ihre Gäste auf, sich hinzusetzen („siéntense", Z. 23 und „siéntense ahí", Z. 24). Die Gesundheitspromotorin und Teilnehmer 3 beginnen zeitgleich zu sprechen (Z. 26-27). Die Äußerung des Teilnehmers ist unverständlich, er bricht sie jedoch sofort wieder ab und überlässt der Promotorin das Wort. Diese gibt als Grund für den Besuch an, die Teilnehmer über HIV und den korrekten Kondomgebrauch zu informieren („en esta ocasión les vamos a estar hablando un poco acerca del ve i hache y el uso correcto del preservativo", Z. 29-33). Nach einer knapp dreisekündigen Pause steigt sie mit einer Frage nach HIV unmittelbar in die Sachverhaltsdarstellung ein („qué ustedes entienden por el ve i hache", Z. 35, zum Einstieg in die Sachverhaltsdarstellung siehe Kapitel 6.5).

Die Gesprächseröffnung verläuft wie auch bei den schulbasierten Aufklärungsveranstaltungen zielstrebig und unproblematisch. Die Gesundheitspromotorin hat keine Schwierigkeiten, ins private Lebensumfeld der Teilnehmer einzudringen, die Aufmerksamkeit auf sich zu ziehen und die Interaktion als Aufklärungsgespräch zu eröffnen. Allein die Tatsache, dass sie sich als Gesundheitspromotorin vorstellt, scheint ihr – im wörtlichen Sinne – Tür und Tor zu öffnen. Die ergänzenden Angaben, die sie als Vertreterin der Organisation MOSCTHA ausweisen, sind hierfür gar nicht mehr notwendig, denn zum Zeitpunkt der Äußerung rücken die Teilnehmer bereits Stühle zurecht. Erst als alle Interaktanten sitzen, erfahren die Teilnehmer den Zweck des Besuchs, doch auch dies führt nicht dazu, dass sie der sich etablierenden Gesprächsrichtung in irgendeiner Form widersprechen. Sie nehmen die Störung ihrer Privatsphäre hin, unterbrechen ihre jeweilgen Tätigkeiten und fügen sich in die Rolle der zu-Belehrenden.

Die Initiative zur Durchführung der Hausbesuche geht von den Gesundheitspromotorinnen aus, die den Interaktionsraum anders als bei den schulbasierten Aufklärungsveranstaltungen jedoch erst nach einer mimisch-gestisch und/oder explizit-verbal geäußerten Einladung durch die Bewohner des jeweiligen Hauses betreten.[124] Ihre gesprächseinleitenden Äußerungen unterscheiden sich weder in ihrem Umfang noch in ihrer inhaltlichen Ausgestaltung von den Eröffnungsphasen im institutionell vorstrukturierten Kontext: Die Promotorinnen stellen sich vor, nennen den Grund des Besuchs und verweisen die Rezipienten gegebenenfalls auf die Broschüren und/oder die Teilnehmerlisten. Zeigen sich Unterschiede, so sind diese marginal und eher dem Zufall und/oder den persönlichen Vorlieben und individuellen Routinen der einzelnen Gesundheitspromotorinnen geschuldet. Die bei allen Hausbesuchen des untersuchten Korpus zutage tretende kooperativ verlaufende Etablierung und der ausbleibende Widerstand seitens der Bewohner des jeweiligen Hauses machen deutlich, dass die Interaktanten mit dem Gesprächsformat – gesundheitliche Aufklärung an der Haustüre – vertraut sind. Unklar ist, aus welchen Gründen sich die Teilnehmer auf die Interaktionen einlassen. Ob hinter ihrer Akzeptanz ein echtes Interesse an Aufklärung steckt, sie das Gespräch als willkommenen Zeitvertreib sehen oder es nur über sich ergehen lassen, weil sie das Gefühl haben, Institutionsvertreter nicht abweisen zu dürfen, lässt sich an den Daten nicht zufriedenstellend beantworten.[125]

---

[124] Besonders deutlich wird dies in einem Fall, in dem sich die Promotorin kurz vorstellt und die Teilnehmerin anschließend explizit nach ihrem Einverständnis fragt: „nos puede dedicar un [...] poco de su tiempo" (DM650020, Z. 6-7).

[125] Anhaltspunkte für die Motivation der Teilnehmer liefert der weitere Gesprächsverlauf: Eine rege und insbesondere eigeninitiative Beteiligung deutet darauf hin, dass der entsprechende Teilnehmer am Gespräch interessiert ist, sei es aus Interesse am Thema oder aus Gründen der Unterhaltung und Geselligkeit (siehe hierzu insbesondere DM650020, DM650021 und DM650023). Hält sich ein Teilnehmer hingegen zurück und äußert sich auch bei konditionellen Relevanzen nur sehr knapp, so empfindet er die Interaktion möglicherweise als nicht zu umgehende Pflichtveranstaltung (siehe hierzu insbesondere DM650018 und DM650022).

6.3. Gesprächseröffnung im Gemeinschaftsraum

Das nachfolgend untersuchte Aufklärungsgespräch ist das einzige seiner Kategorie, zeigt jedoch in aller Deutlichkeit, dass die Startsequenz nahezu identisch verläuft wie in den bereits analysierten Beispielen einer schulbasierten Veranstaltung und eines Hausbesuchs.

Beispiel 6.3-A (DM650027, 23.03.2012, charla)

```
0001   G1:    buenas TARdes- (.)
0002   T4:    buenas TAR[des (xxx)-
0003   T1:               [BUEnas-
0004   G1:    mi nombre es lUcy moreno garCÍa-
0005          (---)
0006          y soy promotora de saLUD-
0007          de la/
0008          de Una institución llamada MOSCtha; (-)
0009          MOSCtha es Un movimiento socioculturAl-
0010          para trabajaDOres- (-)
0011          inmigrantes haiTIAnos;
0012          (1.3)
0013          en ESte momento les vamos a dar una (xxx) chArla-
0014          de lo que ES-
0015          el virus del ve i HAche-
0016          y el uso del conDÓN;
0017          (1.6)
0018          e::h-
0019          (--)
0020   T2:    esPÉrate=perMIso;
0021          CÓmo inmigrantes haitianos nada más (xxx)
0022   G1:    NO no-=
0023          =se dIce para inmigrantes haiTIAnos-
0024          pero se le dA a la población de santo domingo
                enTEra-
```

Die Gesundheitspromotorin begrüßt die Teilnehmer, von denen zwei den Gruß erwidern (Z. 1-3). Dann stellt sie sich mit ihrem vollständigen Namen vor („mi nombre es lucy moreno garcía", Z. 4). Sie ergänzt, dass sie Gesundheitspromotorin einer Organisation namens MOSCTHA ist („yo soy promotora de salud [...] de una institución llamada moscha", Z. 6-8). Die Promotorin geht näher auf die Organisation ein, indem sie das Akronym auflöst, die Auflösung jedoch nicht als solche kenntlich macht („moscha es un movimiento sociocultural para trabajadores [...] inmigrantes haitianos", Z. 9-11). Dann nennt sie den Grund für den aktuellen Besuch („en este momento les vamos a dar una [...] charla de lo que es el virus del ve i hache y el uso del condón", Z. 13-16). Eine mehr als eineinhalbsekündige Pause, ein Verzögerungsmarker und eine erneute kurze Pause schließen sich an (Z. 17-19). Letztere nutzt eine der Teilnehmerinnen, um eine Rückfrage zu formulieren. Sie ergreift das Wort („espérate permiso", Z. 20) und verleiht ihrer Verwunderung, dass die Organisation sich (ausschließlich) um haitianische Immigranten kümmert, in Form einer elliptischen Frage Ausdruck („cómo inmigrantes haitianos nada más", Z. 21). Als Dominikanerin fühlt sie sich der anvisierten Zielgruppe der Veranstaltung möglicherweise nicht zugehörig. Die Gesundheitspromotorin entkräftet den Einwand vehement („no no", Z. 22) und äußert sich in der Folge ausführlich zum Tätigkeitsfeld der Organisation.

Beispiel 6.3-A (Fortsetzung)

```
0022    G1:   NO no-=
0023          =se dIce para inmigrantes haiTIAnos-
0024          pero se le dA a la población de santo domingo
              enTEra-
0025          (--)
0026          lo que PAsa que:-
0027          Esas son instituciones que se BAsan- (-)
0028          en ayuda a los inmiGRANtes- (-)
0029          los aYUdan con la doc/ doc/
0030          documentaCIÓN-
0031          los ayudan con cualQUIE:R-
0032          (--)
0033          para sacarles la_acta de naciMIENto-=
0034          =los aYUda:n- (.)
0035          MUchas cosas-
0036          (--)
0037          con el pasaPORte-
0038          para usTEdes-
0039          e::h-
0040          hay MÁS beneficios para los inmigrAntes- (-)
0041          haiTIAnos-
0042          (---)
0043          pero es para todo el MUNdo-=
0044          =la informaCIÓN-
0045          nosotros damos charla a TOdo el mundo;
0046          (xxx xxx)
0047          ah bueno=tú ves que aquí no esTAmo:s-
0048          eh (diciendo)=di que NO-=
0049          =nada MÁS que_inmigrantes-=
0050          =NO;=
0051          =se le da la charla a todo el MUNdo-=
0052          =porque la salud es para todo el MUNdo;=
```

```
0053        =inmiGRANtes- (.)
0054        y nO inmiGRANtes;
0055        (2.4)
0056        esTAmos aquí en Este momento-=
0057        =YO les voy a (preguntar)-=
0058        =les VOY a_hacer un/
0059        unas CORtas preguntitas a vEr-
0060        QUÉ TANto saben del vIrus del ve i hAche (xxx)
0061        (---)
```

Die Gesundheitspromotorin räumt ein, dass der Name der Organisation die von der Teilnehmerin geäußerte Vermutung suggeriert, das Aufklärungsgespräch sich jedoch an die Gesamtbevölkerung von Santo Domingo wendet („se dice para inmigrantes haitianos pero se le da a la población de santo domingo entera", Z. 23-24). Dann leitet sie eine detaillierte Erklärung ein („lo que pasa que", Z. 26). Sie beschreibt MOSCTHA als eine der Organisationen, die ihr Hauptaugenmerk auf Immigranten richten und diese in unterschiedlichen Belangen unterstützen („esas son instituciones que se basan [...] en ayuda a los inmigrantes", Z. 27-28). Als Beispiele nennt sie das Ausstellen von Papieren wie Geburtsurkunden und Pässen („los ayudan con la [...] documentación [...] para sacarles la acta de nacimiento [...] con el pasaporte", Z. 29-37). Die Promotorin hält fest, dass ihre Gesprächspartner („para ustedes", Z. 38) zwar weniger von der Arbeit der Organisation profitieren, aber dennoch nicht leer ausgehen („hay más beneficios para los inmigrantes [...] haitianos [...] pero es para todo el mundo", Z. 40-43). Sie betont wiederholt, dass sich die Aufklärungsveranstaltungen an jeden einzelnen richten und Nicht-Immigranten keineswegs abgewiesen werden („nosotros damos charla a todo el mundo [...] aquí no estamos [...] diciendo [...] nada más que inmigrantes [...] se le da la charla a todo el mundo", Z. 45-51). Als Begründung fügt sie an, dass gesundheitliche Fragen sowohl Immigranten als auch Nicht-Immigranten betreffen („porque la salud es para [...] inmigrantes [...] y no inmigrantes", Z. 52-54). Als die Teilnehmerin in der sich anschließenden Pause keine weiteren Einwände oder Rückfragen formuliert, leitet die Gesundheitspromotorin zum Hauptteil über, indem sie die Abfrage von teilnehmerseitigem Vorwissen ankündigt („yo les [...] voy a hacer [...] unas cortas preguntitas a ver qué tanto saben del virus del ve i hache", Z. 57-60, siehe hierzu Kapitel 7.1).

Die Initiative zur Eröffnung der Interaktion geht auch im vorliegenden Fall von der Gesundheitspromotorin aus, die im gesamten Ausschnitt als primäre Sprecherin agiert. Die Aufmerksamkeit der Teilnehmer ist nicht zuletzt aufgrund der Raumkinetik und Sitzordnung auf sie ausgerichtet. Die Promotorin stellt sich mit ihrem Namen und ihrer Zugehörigkeit zu MOSCTHA vor und konkretisiert das Gesprächsereignis als ein Aufklärungsgespräch zu HIV/AIDS. Die Teilnehmer reagieren zunächst nur mit einem Gegengruß, dann formuliert eine der Teilnehmerinnen eine kurze Rückfrage. Im Sinne des Zuständigkeitsprinzips weist sie der Gesundheitspromotorin die Berechtigung und zugleich Verpflichtung zur Beantwortung der Frage zu. Die Gesundheitspromotorin reagiert präferiert und erfüllt die konditionelle Relevanz in sehr ausführlicher Form, bevor sie den Hauptteil einleitet.

6.4. Zur institutionellen Ausrichtung des Aufklärungsgesprächs

Die untersuchten Beispiele zeigen, dass sich die Mechanismen der Gesprächseröffnung in frappierender Weise ähneln, und zwar unabhängig von den eingangs dargestellten situativen Gegebenheiten, unter denen die Gespräche jeweils stattfinden. Die empirisch nicht nachweisbaren Unterschiede zwischen den Startsequenzen deuten auf die Notwendigkeit hin, das Aufklärungsgespräch konstruktivistisch als Herstellungsleistung der daran beteiligten Personen zu sehen: Entscheidend für seine Etablierung ist weniger der äußere Kontext als vielmehr das interaktive Verhalten der Interaktanten. Das im gesamten Korpus zu beobachtende kooperative Handeln der Teilnehmer und der Lehrkräfte legt nahe, dass sie mit dem Auftreten von Gesundheitspromotorinnen vertraut sind und es ohne große Mühe als den initialen Zug der Konstituierung eines spezifischen Gesprächsformats interpretieren. Die knapp und nüchtern gestaltete promotorenseitige Gesprächseröffnung impliziert wiederum, dass die Promotorinnen voraussetzen, dass ihre Gesprächspartner den Zweck ihres Besuchs und die Art der intendierten Interaktion richtig deuten.

Die Interaktanten stellen das Aufklärungsgespräch gemeinsam und kooperativ her und schaffen spezifische Rahmenbedingungen, die den weiteren Gesprächsverlauf prägen und bestimmte sprachliche Handlungen erwarten lassen oder ausschließen. Sie verleihen der Interaktion einen über die zum Teil zu beobachtende institutionelle Vorprägung hinausgehenden institutionellen Charakter, der im Folgenden kurz umrissen wird. Die Ausführungen legen ihren Fokus nicht mehr darauf, schulbasierte Gespräche mit außerschulischen Aktivitäten zu kontrastieren, sondern die in den Eröffnungssequenzen vorgenommene institutionelle Ausrichtung nachzuzeichnen und die auf verschiedenen Ebenen zutage tretenden Merkmale von Institutionalität herauszuarbeiten (zu institutioneller Kommunikation siehe Kapitel 3.3.1).

(1) Institutionszugehörigkeit

Die Gesundheitspromotorinnen stellen sich bei den meisten Aufklärungsveranstaltungen namentlich vor.[126] In acht Gesprächen bezeichnen sie sich als Promotorinnen oder Gesundheitspromotorinnen und markieren damit ihre Zugehörigkeit zu einer bestimmten Kategorie. Dass sie die mit der entsprechenden Kategorie einhergehenden Eigenschaften, Funktionen und Verantwortlichkeiten nicht thematisieren, deutet darauf hin, dass sie deren Kenntnis bei den Teilnehmern voraussetzen (siehe hierzu Sacks *membership categorization device*, Kapitel 3.2.4):

- „soy promotora de mosctha" (DM650016, Z. 4)
- „yo soy promotora de salud" (DM650017, Z. 5, ähnlich auch DM650019, Z. 6 und DM650027, Z. 6)
- „nosotras somos promotoras del ve i hache" (DM650034, Z. 3)
- „somos promotoras de salud" (DM650115, Z. 5, ähnlich auch DM650021, Z. 18 und DM650110, Z. 1)

Ergänzend dazu positionieren sich die Gesundheitspromotorinnen in fast allen Gesprächen explizit-verbal als Vertreterinnen einer Institution – der Organisation MOSCTHA – und betonen damit, dass sie in offizieller Funktion unterwegs sind.[127] Ihre Zugehörigkeit zu MOSCTHA drücken sie insbesondere durch die Verwendung der Verben „pertenecer a" und „venir de" aus:

---

[126] Die Promotorinnen nennen ihren Namen in vierundzwanzig Gesprächen. In weiteren fünf Gesprächen erfolgte die namentliche Vorstellung mit hoher Wahrscheinlichkeit unmittelbar vor Beginn der Aufzeichnung (siehe hierzu insbesondere DM650113/114, wo die Aufnahme in dem Moment startet, in dem die Promotorin den Namen der Forscherin nennt).

[127] Eine auf den ersten Blick erkennbare Markierung erfährt die Zugehörigkeit zu MOSCTHA durch das Tragen einheitlicher T-Shirts, auf denen unter anderem das Logo der Organisation abgebildet ist.

- „pertenecemos al movimiento sociocultural mosctha para trabajadores inmigrantes haitianos" (DM650020, Z. 2-5)
- „nosotros venimos de parte del movimiento sociocultural [...] para inmigrantes [...] haitianos mosctha" (DM650031, Z. 6-8, ähnlich auch DM650032, Z. 22-23)
- „nosotros venimos de mosctha" (DM650029/030, Z. 6-7, DM650033, Z. 8-10, DM650074/075, Z. 34, DM650076, Z. 8, DM650079, Z. 24)
- „yo vengo de mosctha" (DM650077, Z. 23)
- „pertenezco a mosctha" (DM650112, Z. 16)
- „nosotras pertenecemos a mosctha" (DM650118, Z. 7, DM650119, Z. 16, ähnlich auch DM650110, Z. 2)

In einigen Fällen bezeichnen die Promotorinnen MOSCTHA explizit als Institution:

- „pertenecemos a [...] una institución que se llama mosctha" (DM650015, Z. 22-23)
- „trabajo en una institución [...] que se llama mosctha" (DM650017, Z. 6-7)
- „soy promotora de salud [...] de una institución llamada mosctha" (DM650019, Z. 6-7 und DM650027, Z. 6-8, ähnlich auch DM650111, Z. 7 und DM650113/114, Z. 4)

Wie ein paar der bereits aufgelisteten Äußerungen sowie insbesondere die folgenden Beispiele zeigen, ergänzen die Gesundheitspromotorinnen die Nennung der Organisation in den meisten Fällen um weitere Informationen. Sie lösen das Akronym MOSCTHA vollständig oder unvollständig auf, ohne die Auflösung als solche zu kennzeichnen, und/oder umreißen das Tätigkeitsfeld und die primäre Zielgruppe der Organisation:

- „mosctha es una institución [...] que trabaja para inmigrantes haitianos [...] en república dominicana" (DM650017, Z. 8-12, ähnlich auch DM650015, Z. 25-28)
- „nosotros venimos de mosctha [...] movimiento sociocultural para inmigrantes" (DM650029/030, Z. 6-7, ähnlich auch DM650032, Z. 22-23 und DM650033, Z. 8-10)

- „mosctha [...] es el movimiento sociocultural para los trabajadores haitianos" (DM650110, Z. 2-4, ähnlich auch DM650016, Z. 6-8, DM650018, Z. 1, DM650019, Z. 10-12, DM650021, Z. 19-20, DM650027, Z. 9-11 und DM650112, Z. 16-18)
- „mosctha es una institución que trabaja [...] específicamente con inmigrantes haitianos [...] pero el proyecto también se extiende hacia los dominicanos" (DM650117, Z. 11-17, ähnlich auch DM650118, Z. 8-13 und DM650119, Z. 17-21)
- „trabajamos [...] con la prevención del ve i hache sida" (DM650113/114, Z. 6-8)
- „nosotros [...] trabajamos con lo que es la prevención de infecciones de transmisión sexual" (DM650118, Z. 17-20, ähnlich auch DM650117, Z. 18-21 und DM650119, Z. 23-30)

Die gesprächsinitialen Aktivitäten der Kategorisierung und Markierung der Zugehörigkeit zur Organisation MOSCTHA werden im Verlauf des Gesprächs mehrfach in Selbst- und Fremdkategorisierungen aktualisiert, äußern sich insbesondere jedoch im interaktiven Verhalten der Gesundheitspromotorinnen. Die Promotorinnen positionieren sich nicht nur als solche, sondern führen auch entsprechende *category-bound activities* aus (siehe hierzu Kapitel 3.2.4). Sie steuern den gesprächsorganisatorischen und thematischen Verlauf der Aufklärungsveranstaltungen und widmen sich der intendierten, im Folgenden dargestellten Zielsetzung.

(2) Zweckgerichtetheit und thematische Fixierung

Die untersuchten Aufklärungsgespräche verfolgen einen bestimmten Zweck, der gesprächsextern vorgegeben ist und von den Gesundheitspromotorinnen in den Eröffnungssequenzen thematisiert wird:

- „venimos a darles una pequeña información del ve i hache [...] y el sida y el uso correcto del condón" (DM650031, Z. 9-11, ähnlich auch DM650028, Z. 5-7, DM650032, Z. 25-26, DM650072, Z. 1-3, DM650074/075, Z. 34-37, DM650076, Z. 8-14, DM650077, Z. 23-26 und DM650079, Z. 25-27)
- „les vamos a dar una pequeña charla de qué es el ve i hache y qué es el sida [...] y el uso del condón" (DM650029/030, Z. 8-10, ähnlich auch

DM650013/014, Z. 18-21, DM650023, Z. 9-12, DM650027, Z. 13-16, DM650033, Z. 3-14 und DM650034, Z. 4-5 und DM650116, Z. 7-17)

- „vengo [...] con que es [...] la charla de prevención del ve i hache sida" (DM650015, Z. 39-41)
- „en esta ocasión les vamos a estar hablando un poco acerca del ve i hache y el uso correcto del preservativo" (DM650021, Z. 29-33, ähnlich auch DM650017, Z. 14-20, DM650019, Z. 18-33, DM650020, Z. 21-24, DM650022, Z. 1-3 und DM650119, Z. 31-32)
- „en esta ocasión damos [...] una conversación [...] sobre lo que es el ve i hache" (DM650118, Z. 21-28, ähnlich auch DM650110, Z. 5-9, DM650112, Z. 22-31 und DM650117, Z. 22-35)
- „en estos momentos estamos por aquí impartiendo una charla [...] para hablarles del ve i hache y sida" (DM650016, Z. 10-14)
- „estamos capacitando [...] una charla [...] sobre el ve i hache sida" (DM650111, Z. 9-12, ähnlich auch DM650113/114, Z. 10-14)

Die Gesundheitspromotorinnen etablieren eine zielgerichtete und thematisch eng begrenzte Interaktion, die der Vermittlung von Wissen dient. Die verwendeten sprachlichen Mittel implizieren, dass der Wissensfluss unidirektional von den Promotorinnen zu den Teilnehmern erfolgt. Die Gesundheitspromotorinnen positionieren sich als diejenigen, die über das zu transferierende Wissen verfügen und die Aufgabe übernehmen, es an ihre Gesprächspartner weiterzugeben. Sie haben sich an den Ort der Aufklärungsgespräche begeben, um die Informationsveranstaltung durchzuführen, wie vor allem der Gebrauch des Bewegungsverbes „venir" belegt (siehe hierzu beispielsweise „venimos a darles una pequeña información"). Die Teilnehmer werden als die Empfänger der Botschaften konzipiert. Zu sehen ist die Gerichtetheit der Wissensvermittlung insbesondere darin, dass die Gesundheitspromotorinnen in ihren Äußerungen die Subjektposition einnehmen und ihre Gesprächspartner explizit-verbal in die Objektposition verweisen:

- „darles una pequeña información" statt „dar una pequeña información"
- „les vamos a dar una pequeña charla" statt „vamos a dar una pequeña charla"
- „les vamos a estar hablando" statt „vamos a estar hablando"

- „para hablarles del ve i hache y sida" statt „para hablar del ve i hache y sida"
- „explicarles y tratarles" statt „explicar y tratar"

Die Äußerungen der Gesundheitspromotorinnen implizieren, dass die Aufklärungsveranstaltungen keine spontanen Zusammentreffen, sondern geplante Aktionen sind. Sie etablieren ein Wissensgefälle zwischen den Interaktanten und formulieren als Gesprächsziel die Angleichung der unterschiedlichen Wissensbestände. Inhaltlich werden die Gespräche im Themenkomplex HIV/AIDS verortet, gelegentlich ergänzt um den Hinweis, dass auch der korrekte Kondomgebrauch zur Sprache kommt. Dass die Vermittlung von Wissen zu HIV/AIDS mit der Vermeidung von Neuinfektionen und der Bekämpfung der Verbreitung der Krankheit einen tiefergehenden Sinn verfolgt, deuten die Promotorinnen nur in wenigen Eröffnungssequenzen an:

- „para hablarle [...] de la protección del ve i hache" (DM650017, Z. 17-22)
- „para poder [...] controlar [...] el virus [...] del ve i hache" (DM650019, Z. 26-33)
- „sobre lo que es [...] el ve i hache [...] y forma de prevenirlo" (DM650110, Z. 7-9)
- „para [...] explicarles [...] y tratarles [...] cómo se previene [...] y cómo evitar el ve i hache sida" (DM650111, Z. 26-32)
- „trabajando y tratando sobre el ve i hache sida [...] cómo se transmite y cómo se previene" (DM650113/114, Z. 12-14)
- „para la prevención [...] del ve i hache sida" (DM650116, Z. 12-14) und „para que comprendan y entiendan cómo se previene el ve i hache sida" (Z. 15-17)

In vier Eröffnungssequenzen bringen die Promotorinnen zur Sprache, dass die Teilnehmer bereits über Vorwissen verfügen und die Veranstaltungen dessen Auffrischung und/oder Vertiefung dienen:

- „para que tengan más de conocimiento [...] sobre el ve i hache sida" (DM650111, Z. 13-15)
- „yo sé que muchos de ustedes [...] están familiarizados con el tema [...] pero [...] nunca está demás [...] la información que le den a uno"

(DM650112, Z. 32-37) und „yo creo que cualquier información que uno tenga [...] de cualquier medio es necesaria" (Z. 38-40, ähnlich auch DM650118, Z. 29-35)

- „yo sé que no es un tema desconocido [...] es un tema conocido para muchos de ustedes [...] pero nunca está demás una [...] información que uno se lleve [...] a su casa" (DM650119, Z. 33-39) und „le sirve [...] para el conocimiento [...] y para cualquier [...] momento de la vida esa información puede ser necesaria" (Z. 40-45)

(3) Dokumentationspflicht

Dass die Aufklärungsgespräche keine spontanen Zusammentreffen, sondern institutionell geregelte Veranstaltungen sind, zeigt sich nicht zuletzt in der Verpflichtung der Gesundheitspromotorinnen, die Durchführung der Gespräche zu dokumentieren. Wie bereits bei der Vorstellung des Korpus beschrieben wurde, müssen sich die Teilnehmer im Verlauf des Gesprächs oder im Anschluss daran in eine Teilnehmerliste eintragen, die persönliche Daten wie Name, Alter, Geschlecht und Telefonnummer sowie den ungefähren Zeitpunkt bereits besuchter Aufklärungsveranstaltungen abfragt. Mit den Listen weisen die Gesundheitspromotorinnen gegenüber MOSCTHA und MOSCTHA gegenüber seinen Geldgebern nach, dass Aufklärungsgespräche in einem gewissen Umfang stattfinden.[128]

Dem Ausfüllen der Teilnehmerliste wird in den untersuchten Aufklärungsveranstaltungen viel Raum gegeben. In etwa einem Drittel der Gespräche fordern die Promotorinnen die Teilnehmer bereits in der Startphase zum Eintragen in die Liste auf:

- „la compañera [...] les va a pasar un listado para que pongan su nombre ahí" (DM650110, Z. 11-13)
- „tienen que firmar un consentimiento [...] que me dice a mi [...] o dice a la institución" (DM650013/014, Z. 43-45)[129]

---

[128] Dass die Promotorinnen zur Durchführung einer bestimmten Anzahl an Aufklärungsgesprächen verpflichtet sind, wird in einer zufällig aufgenommenen Nebensequenz zwischen zwei Aufklärungsgesprächen deutlich, in der eine Gesundheitspromotorin sich mit Blick auf eine andere Promotorin wie folgt äußert: „ella está por horas haciendo la pasantía [...] tiene que hacer veinte horas" (DM650017, Z. 324-327).
[129] Die aufgrund des hohen Geräuschpegels im Publikum abgebrochene Aussage deutet an, dass mit der Liste sowohl die Promotorin als auch die Organisation ihrer jeweiligen

- „es un [...] de participación [...] me interesa que usted ponga su nombre [...] sexo edad [...] si ha estado en una capacitación previa [...] y que firme aquí y ponga su teléfono" (DM650015, Z. 72-112)
- „voy pasando la lista para que me vayan escribiendo nombre y apellido [...] si han asistido a una charla de estas me ponen que sí [...] qué tiempo [...] teléfono [...] y firma" (DM650029/030, Z. 15-24, ähnlich auch DM650031, Z. 15-18, DM650032, Z. 7-10, DM650034, Z. 6-11, DM650079, Z. 45-46 und DM650081, Z. 14-22)
- „la lista que [...] va pasando es para que se inscriban [...] es una constancia [...] hay personas que no quieren [...] inscribirse [...] no gracias eso es política o algo [...] no tiene que ver nada con política [...] simplemente es una constancia" (DM650115, Z. 20-35)

Wird die Teilnehmerliste nicht in der Gesprächseröffnung thematisiert, markiert sie einen potenziellen Übergang in die Gesprächsbeendigung (siehe hierzu Kapitel 10).

Wie die Auswertung aller Startsequenzen belegt, eröffnen die Gesundheitspromotorinnen das Aufklärungsgespräch als ein Gesprächsformat der Wissensvermittlung. Sie verleihen ihm eine institutionelle Überdachung, die sich in verschiedenen Aspekten äußert: Die Promotorinnen agieren im Namen und Auftrag einer Organisation, die das Stattfinden der Veranstaltungen beauftragt und kontrolliert. Sie positionieren sich als Wissende und etablieren eine epistemische Distanz zu den Teilnehmern, die sie als Nutznießer des Wissenstransfers konzipieren. Die Gespräche sind nicht frei in ihrer thematischen Entfaltung, sondern unterstehen einem bestimmten, gesprächsextern vorgegebenen Großthema.

Die von den Promotorinnen in der Eröffnungssequenz etablierten Strukturen schaffen die Bedingungen für den weiteren Gesprächsverlauf. Sie evozieren Erwartungen und Obligationen, die zu teilnehmerspezifisch verteilten Möglichkeiten und Rechten der Partizipation führen und den Interaktanten als Orientierungsrahmen dienen. Eine Modifikation der gesprächsinitial festge-

---

Nachweispflicht nachkommen. Dasselbe impliziert die folgende, am Ende eines Hausbesuchs geäußerte Erklärung der Gesundheitspromotorin: „el teléfono no es para más que si alguien te llama [...] y te pregunta que si tú recibiste [...] esa educación" (DM650022, Z. 263-266).

legten Bedingungen ist prinzipiell möglich, erfordert in der Regel jedoch einen größeren kommunikativen Aufwand und/oder ist mit Störungen auf verschiedenen Ebenen der Interaktion verbunden. Dass die Interaktanten die als Aufklärungsgespräch begonnene Interaktion und die ihnen zukommenden Rollen und Interaktionsaufgaben durch ihr jeweiliges Gesprächsverhalten bestätigen, zeigen die sich anschließenden Kapitel zu den Beteiligungsstrukturen, der thematischen Entwicklung und den Formaten der Wissensvermittlung.

6.5. Einstieg in die Sachverhaltsdarstellung

Die Sachverhaltsdarstellung wird in Kapitel 5.2 als die Phase des Gesprächs definiert, in der die Gesundheitspromotorinnen dem Zweck der Aufklärungsgespräche nachgehen und den Teilnehmern Wissen zu HIV/AIDS vermitteln. Wie die Interaktanten den Übergang von der vorthematischen Eröffnungsphase zum inhaltlich determinierten Hauptteil gestalten, ist Gegenstand der folgenden Analysen.

Das nachfolgend dargestellte schulbasierte Aufklärungsgespräch beginnt mit einer Gruß-Gegengruß-Sequenz (Z. 4-5) und einer kurzen namentlichen Vorstellung (Z. 6-8), gefolgt von einer Sequenz aus schwer verständlichen Äußerungen, in denen die Lehrkraft den Schülern unter anderem die zu erledigenden Hausaufgaben erläutert (Z. 9-11). Nach etwa dreißig Sekunden ergreift die Gesundheitspromotorin wieder das Wort (Z. 12-13). Sie wiederholt ihren Namen (Z. 14-15) und ergänzt ihre Zugehörigkeit zu MOSCTHA (Z. 16) sowie einzelne Informationen zur Organisation und deren Zielgruppe (Z. 17-20). Nach einer kurzen lehrerseitigen Ermahnung des unruhigen Publikums (Z. 26) informiert die Promotorin die Teilnehmer über das Gesprächsformat und den Redegegenstand (Z. 28-31). Sie räumt ein, dass sie bereits über themenrelevantes Vorwissen verfügen, man jedoch nie genug Wissen zu HIV/AIDS besitzen kann (Z. 32-40). Die folgende Sequenz schließt sich an.

Beispiel 6.5-A (DM650112, 15.04.2012, conversación 3)

```
0041      (1.3)
0042  G1: enTONces- (.)
0043      los que¹ tienen los broCHUres-=
0044      =específicamente en Este² broCHUre- (-)
0045      ahí_hay una PARte-³ (-)
0046      aCÁ que tie/ que TIEne una- (-)⁴
```

```
0047        dOs preGUNtas- (-)
0048        la primera pregunta ES-  (-)⁵
0049        QUÉ_Es el ve i hache;=
```

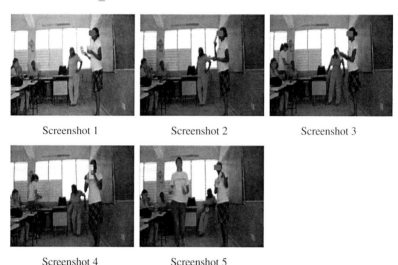

Screenshot 1   Screenshot 2   Screenshot 3

Screenshot 4   Screenshot 5

Die fast eineinhalbsekündige Pause (Z. 41) und der Diskursmarker „entonces" (Z. 42) markieren einen deutlich wahrnehmbaren Einschnitt und implizieren den Beginn einer neuen Aktivität. Die darauf folgenden Äußerungen der Promotorin lassen sich als Übergangsphase beschreiben, in der die Gesprächseröffnung zwar weitestgehend abgeschlossen ist und die Interaktion als Aufklärungsgespräch etabliert wurde, die Sachverhaltsdarstellung jedoch noch nicht begonnen hat. Die Gesundheitspromotorin spricht erstmals die Broschüren an, die während ihrer Ausführungen an viele, aber noch nicht alle Teilnehmer verteilt wurden („los que tienen los brochures", Z. 43). Ihre kommunikativen Bestrebungen richten sich verstärkt darauf, das Publikum auf den inhaltlich determinierten Hauptteil zu orientieren. Für die Teilnehmer ist dies zunächst nicht erkennbar, denn zu einer metakommunikativen Rahmung der Aktivitäten oder der zugrundeliegenden Intention kommt es nicht.

Die Promotorin lenkt die Aufmerksamkeit des Publikums schrittweise auf das erste zu behandelnde Thema. Ihre verbalen, durch zahlreiche Deiktika gekennzeichneten Ausführungen werden durch entsprechende Zeigegesten unterstützt, die der zugehörigen Videoaufzeichnung entnommen werden können. Die Gesundheitspromotorin spricht zunächst von „los brochures" (Z. 43) und zeigt dem Publikum die betreffenden zwei Broschüren (Screenshot 1).[130] Bei der anschließenden Spezifizierung „específicamente en este brochure" (Z. 44) hält sie eine der beiden Broschüren nach oben (Screenshot 2). Während ihres Verweises auf einen bestimmten Abschnitt („ahí hay una parte", Z. 45) schlägt sie die Broschüre auf (Screenshot 3). Daran anschließend orientiert sie die Teilnehmer auf die abgedruckten zwei Fragen („acá [...] tiene [...] dos preguntas", Z. 46-47), indem sie auf die entsprechende Stelle zeigt (Screenshot 4). Die Zeigegeste behält sie während des Verweises auf die erste der beiden Fragen und deren Nennung bei („la primera pregunta es [...] qué es el ve i hache", Z. 48-49, Screenshot 5).

Beispiel 6.5-A (Fortsetzung)

```
0049   G1:   QUÉ_Es el ve i hache;=
0050         =yo quiero que ALguien de los que tengan el
              brochure-
0051         por favor me lea aHÍ;⁶
0052         (2.0)
0053         DIce- (.)
0054         QUÉ_Es el ve i hache-=
0055         =(acá⁷ en Esta PARte);
0056         (3.7)
0057   T1:   Es el virus de inmuniDAD-⁸
```

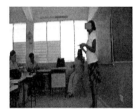 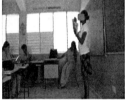 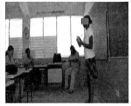

Screenshot 6   Screenshot 7   Screenshot 8

An die trichterförmige Orientierung der Teilnehmer schließt die Gesundheitspromotorin die Aufforderung an, den verbal beschriebenen und gestisch gezeigten Absatz vorzulesen, wobei sie ihre Hände leicht sinken lässt („yo quiero que alguien de los que tengan el brochure por favor me lea ahí", Z. 50-51, Screenshot 6). Als keiner der Teilnehmer die etablierte konditionelle

---

[130] Die hochgestellten Ziffern in den Transkriptausschnitten zeigen, an welcher Stelle der entsprechende Screenshot erstellt wurde.

Relevanz einlöst – zu sehen an der zweisekündigen Pause in Zeile 52 –, sieht sich die Promotorin dazu veranlasst, die Aufmerksamkeit des Publikums erneut auf den betreffenden Absatz zu lenken. Sie tut dies abermals sowohl verbal als auch gestisch, indem sie die aufgeschlagene Broschüre wieder anhebt (Screenshot 7), die zu beantwortende Frage vorliest („dice [...] qué es el ve i hache", Z. 53-54) und die entsprechende Stelle zu beschreiben versucht („acá en esta parte", Z. 55). Nach knapp vier Sekunden (Z. 56) kommt eine Teilnehmerin dem sequenziellen Zugzwang nach („es el virus de inmunidad", Z. 57). Zeitgleich lässt die Promotorin ihre Hände wieder sinken (Screenshot 8). Spätestens an dieser Stelle kann der Übergang in die Sachverhaltsdarstellung als vollzogen gelten.

Betrachtet man den weiteren Verlauf des Ausschnitts, so zeigt sich: Die in der Broschüre abgebildete Frage nach HIV dient der Gesundheitspromotorin als erster Zug einer IRF-Sequenz. Die zweite Sequenzposition nehmen die von zwei Teilnehmerinnen geäußerten Antworten ein (Z. 57-60). Die dritte Position der IRF-Sequenz besetzt die Gesundheitspromotorin, die nach einem Diskursmarker das Akronym auflöst (Z. 61-62) und weiterführende Erklärungen zu HIV anschließt (Z. 63-129).

Der analysierte Abschnitt illustriert, dass es die Gesundheitspromotorin ist, die den Zeitpunkt des Einstiegs in die Sachverhaltsdarstellung bestimmt. Sie behält ihre Funktion als primäre Sprecherin bei, die sie im Verlauf der Eröffnungsphase einnimmt und die sich nicht zuletzt auch in der Raumkinetik und der Körperhaltung aller Interaktanten widerspiegelt. Die Teilnehmer verharren so lange in ihrer passiv-rezeptiven Rolle, bis sie von der Gesundheitspromotorin im Rahmen einer IRF-Sequenz ins Gespräch involviert werden, während sich die am Lehrerpult zunächst stehende und anschließend sitzende Lehrkraft nach einer anfänglichen ans Publikum gerichteten kurzen Ermahnung lange Zeit gar nicht mehr zu Wort meldet.

Eine metakommunikative Rahmung erfährt der Übergang von der vorthematischen Eröffnungsphase zum eigentlichen Aufklärungshandeln nicht. Dass die Teilnehmer die in den Zeilen 50 und 51 etablierte konditionelle Relevanz erst im zweiten Anlauf einlösen, kann als Hinweis darauf gewertet werden, dass ihnen die Orientierung im Gesprächsverlauf fehlt und sie den Beginn der Sachverhaltsdarstellung zunächst nicht als solchen interpretieren.

Der Einstieg in die Sachverhaltsdarstellung stützt sich nicht nur im diskutierten Ausschnitt, sondern auch in zahlreichen weiteren Aufklärungsgesprächen auf die verteilten Aufklärungsbroschüren. Die Teilnehmer werden an der Schnittstelle zwischen Gesprächseröffnung und Gesprächsmitte immer wieder dazu aufgefordert, die Broschüren aufzuschlagen und ihre Aufmerksamkeit auf die dargestellten Inhalte zu richten, wie die folgenden Äußerungen aus anderen Gesprächen noch einmal illustrieren:

- „y quiero que los que los tienen por favor que los abran" (DM650013/014, Z. 68-71)
- „en el brochure que el joven les va ahí pasando por su mesa les dice qué es el ve i hache" (DM650028, Z. 8-10, ähnlich auch DM650031, Z. 21-26)
- „les vamos a ir pasando los brochures donde está la información del ve i hache" (DM650074/075, Z. 39-41)
- „entonces empezamos con el brochure" (DM650077, Z. 41-42) und „no quería empezar que todo el mundo tuviera el brochure en manos para que fuera leyendo" (DM650077, Z. 46-49)
- „primeramente les vamos [...] pasando los brochures para que vayan teniendo un poco más de información sobre lo que yo les voy diciendo" (DM650079, Z. 30-32)
- „los que tienen los brochures ya lo pueden buscar" (DM650110, Z. 28, ähnlich auch DM650117, Z. 51-53)

Die Broschüren erweisen sich nicht nur für den Einstieg in die Sachverhaltsdarstellung, sondern auch für den weiteren Verlauf des Aufklärungshandelns als zentrale Ressource. Wie stark sie die Etablierung von IRF-Sequenzen, die thematische Entwicklung des Aufklärungsgesprächs und selbst die Versprachlichung der zu vermittelnden Inhalte prägen, zeigen die Kapitel 7.1, 8.2.1 und 9.1.1. An dieser Stelle soll es zunächst darum gehen, dem diskutierten Ausschnitt eines broschürenbasierten Einstiegs einen broschürenunabhängigen Einstieg in die Sachverhaltsdarstellung gegenüberzustellen.

Dass die Gesundheitspromotorinnen den Einstieg in die Sachverhaltsdarstellung nicht in allen Aufklärungsgesprächen unter Bezug auf die Broschüren gestalten, hat vielfältige Gründe. So kann es passieren, dass sie keine oder nicht genügend Materialien zu den Gesprächen mitgebracht haben.

Auch persönliche Vorlieben und situationsspezifische Gegebenheiten spielen eine Rolle. Zum Teil verteilen die Promotorinnen die Aufklärungsbroschüren zu Beginn der Gespräche, gehen jedoch nicht darauf ein, zum Teil geben sie sie erst gegen Ende der Veranstaltungen aus.

Der folgende Ausschnitt stammt wie auch Beispiel 6.5-A aus einem schulbasierten Aufklärungsgespräch. Die Interaktion beginnt damit, dass sich die Gesundheitspromotorin nach einer kurzen Begrüßung (Z. 3-4) und eigenen sowie lehrerseitigen Hinweisen zur auszufüllenden Teilnehmerliste (Z. 6-10 und Z. 17-20) mit ihrem Namen und ihrer Zugehörigkeit zu MOSCTHA vorstellt (Z. 21-23). Die nachfolgend dargestellte Sequenz schließt sich an.

Beispiel 6.5-B (DM650032, 24.03.2012, charla 4)

```
0025   G1:   (venimos a) darles una pequeña informaCIÓN-
0026         de QUÉ_es el ve i hache y QUÉ_es el sida;
0027         (1.2)
0028         VAmos a_hacerlo rápido (xxx)
0029         (---)
0030         e:h-
0031         (1.4)
0032         QUÉ_es el ve i hAche;
0033         (--)
0034         algunos de ustedes saben qué_es el ve i HAche,
0035         (2.6)
0036         (xxx xxx)
0037   T1:   sí;
0038   T2:   creo que e:s=si no me equivoco=el VI:rus-
0039         (--)
0040         de SIda;
```

Die Gesundheitspromotorin nennt den Grund für den Besuch und das zu behandelnde Thema („venimos a darles una pequeña información de qué es el ve i hache y qué es el sida", Z. 25-26). Anschließend äußert sie die Absicht, schnell voranzukommen („vamos a hacerlo rápido", Z. 28). Dann steigt sie nach einer längeren Verzögerung (Z. 29-31) und ohne weitere metakommunikative Rahmung in die Sachverhaltsdarstellung ein. Sie stellt eine Frage zu HIV und thematisiert damit die erste Sachverhaltskomponente („qué es el ve i hache", Z. 32). Nach einer kurzen Pause (Z. 33) gibt sie zu erkennen, dass sich die Frage ans Publikum richtet und sie eine Antwort erwartet („algunos de ustedes saben qué es el ve i hache", Z. 34). Die konditionelle Relevanz wird vom Publikum zunächst nicht eingelöst, was die

Promotorin zu einem kurzen und unverständlichen Kommentar bewegt (Z. 35-36). An diesen schließen sich verschiedene Teilnehmeräußerungen an. Eine Teilnehmerin bejaht lediglich die in Zeile 34 geäußerte Entscheidungsfrage („sí", Z. 37). Eine weitere Teilnehmerin definiert HIV als das AIDS-Virus und beantwortet damit die in Zeile 32 gestellte Ergänzungsfrage („creo que es [...] el virus [...] de sida", Z. 38-40). Es entwickelt sich eine IRF-Sequenz, während der die Gesundheitspromotorin teilnehmerseitige Antworten sammelt (Z. 38-49) und die sie mit der Auflösung des Akronyms gesprächsstrukturell abschließt (Z. 51).[131]

Wie die bisherigen Ausführungen illustrieren, gelingt es den Gesundheitspromotorinnen, sich im Verlauf der Eröffnungssequenz und zumeist innerhalb kurzer Zeit als primäre Sprecherinnen zu etablieren und diese Rolle soweit zu festigen, dass gesprächsorganisatorische Aufgaben wie der Einstieg in die Sachverhaltsdarstellung in ihrer Verantwortung liegen. Der Übergang von der Eröffnungsphase zum Hauptteil, dem eigentlichen Aufklärungshandeln, verläuft trotz fehlender metakommunikativer Rahmung in aller Regel reibungslos. Verzögerungen sind selten und lassen sich zumeist unkompliziert und schnell beheben. Als *first topic*, der direkt nach der Gesprächseröffnung zur Sprache kommenden Sachverhaltskomponente, lässt sich in allen Aufklärungsgesprächen HIV identifizieren. Der Einstieg in die Sachverhaltsdarstellung erfolgt zum Teil mit und zum Teil ohne Bezugnahme auf die Aufklärungsbroschüren. Auffällig ist die in beiden Fällen sehr häufige Initiierung von IRF-Sequenzen.[132]

---

[131] Die sich entwickelnde IRF-Sequenz wird in Beispiel 7.1.7-A mit Blick auf das Sammeln von Antworten näher beschrieben.
[132] Eine Ausnahme bilden die Aufklärungsgespräche DM650031, DM650081, DM650111, DM650113/114, DM650115 und DM650116, in denen die Gesundheitspromotorinnen die Sachverhaltskomponenten HIV und AIDS ohne Involvierung des Publikums behandeln.

7. Beteiligungsstrukturen im Aufklärungsgespräch

Ziel der folgenden Ausführungen ist es, die Beteiligungsstrukturen im Hauptteil des Aufklärungsgesprächs nachzuzeichnen. Das Kapitel beschreibt, wie die Interaktanten die interaktiv-sequenzielle Ordnung der Sachverhaltsdarstellung aufrechterhalten und bei Störungen oder Zusammenbrüchen wiederherstellen. Konkret geht es um die Frage, wer sich wann und in welcher Form am Aufklärungsgespräch beteiligt und wie die Interaktanten ihre eigenen Gesprächsaktivitäten und die Beiträge ihrer Gesprächspartner miteinander koordinieren und Sprecherrolle und Rederecht aushandeln.

Ein erster Blick in die untersuchten Gespräche verdeutlicht, dass die Redeanteile disproportional verteilt sind. Die Sachverhaltsdarstellungen bestehen zu weiten Teilen aus Beiträgen der Gesundheitspromotorinnen, die nicht selten monologisch realisiert werden. Den Teilnehmern und gegebenenfalls anwesenden Lehrkräften kommen zum Teil deutlich geringere Redeanteile zu. In grober Vereinfachung lassen sich die folgenden Gesprächsformen und Beteiligungsmuster unterscheiden:

- Gerade zu Beginn der Aufklärungsgespräche initiieren die Gesundheitspromotorinnen häufig ein Muster, das sich als schultypische IRF-Sequenz identifizieren lässt und in Kapitel 7.1 beschrieben wird. Sie etablieren konditionelle Relevanzen, die von den Teilnehmern in den meisten Fällen präferiert bearbeitet werden.
- In monologisch-unidirektionalen Wissensvermittlungssequenzen haben die Gesundheitspromotorinnen die Sprecherrolle inne. Die Teilnehmer äußern sich wenn überhaupt mit kurzen Hörerrückmeldungen, die auf keine Übernahme des Rederechts abzielen. Monologisch-unidirektionale Wissensvermittlungssequenzen werden in Kapitel 7.2 umrissen.
- Die Teilnehmer melden sich in den untersuchten Gesprächen immer wieder eigeninitiativ zu Wort, was gelegentlich zu ausgedehnten dialogisch-interaktiven Gesprächsphasen führt. Teilnehmerseitige Wortmeldungen, die auf keinen sequenziellen Zugzwang reagieren, sind Gegenstand von Kapitel 7.3.
- Im Verlauf der Aufklärungsgespräche kommt es oftmals zu Phasen, in denen die Gesprächsorganisation vorübergehend aufgehoben wird oder

zusammenbricht. Mit entsprechenden kommunikativen Störungen und deren Behebung befasst sich Kapitel 7.4.
- Bei den schulbasierten Veranstaltungen äußern sich gelegentlich die anwesenden Lehrkräfte. In welcher Form sie sich ins Gespräch einschalten, zeigt Kapitel 7.5.

7.1. IRF-Sequenzen

Unter IRF-Sequenzen werden dreigliedrige Gesprächsstrukturen verstanden, die sich als typisch für Unterrichtskommunikation erweisen und gesprächsstrukturierende sowie themensteuernde Zwecke erfüllen. In ihrer Grundstruktur bestehen IRF-Sequenzen aus einer vom Lehrer in erster Sequenzposition geäußerten Initiierung, einer darauffolgenden schülerseitigen Reaktion und einer sich in dritter Sequenzposition anschließenden lehrerseitigen Rückmeldung (siehe hierzu Kapitel 3.3.3). Wie die Analyse eines Fallbeispiels (Kapitel 5.1) und die meisten der in Kapitel 6 dargestellten Ausschnitte zeigen, greifen die Gesundheitspromotorinnen im untersuchten Korpus oft auf IRF-Sequenzen zurück.

7.1.1. Ankündigung des Musters

Die Etablierung von IRF-Sequenzen erfolgt in den untersuchten Aufklärungsgesprächen häufig abrupt und ohne metakommunikative Ankündigung oder kommentierende Einbettung in den Gesprächsverlauf. Dies gilt nicht nur für den Einstieg in die Sachverhaltsdarstellung, wie in den beiden Beispielen 6.5-A und 6.5-B zu sehen war, sondern auch für spätere Gesprächsphasen. Der im Anschluss diskutierte Ausschnitt verdeutlicht, wie die Gesundheitspromotorin einzelne Sachverhaltskomponenten in jeweils einer IRF-Sequenz behandelt, wobei sie weder die Initiierung der ersten IRF-Sequenz noch die Übergänge zu allen weiteren Sequenzen kommentiert. Das betrachtete Aufklärungsgespräch beginnt mit einer ausführlichen Gesprächseröffnung, an die sich der folgende Ausschnitt anschließt.

Beispiel 7.1.1-A (DM650079, 31.03.2012, charla 5)

```
0056   G1:   BUEno-=
0057         =en el priMER brochure-
0058         (yo voy a) empeZAR con las- (.)
0059         con e::h-
0060         qué_es el ve i HAche y qué_es el SIda;
```

```
0061        (1.6)
0062        QUÉ_es el ve i hAche-=
0063        =alguien sabe decirme qué_es el ve i HAche,
0064        (1.4)
0065        levantando las MAnos por favor;
0066   T6:  ((unverständlich, 4.5 sek))
0067   G1:  Dígame joven;
0068   T1:  el VIrus de inmunodeficiencia humAna; (-)
0069   G1:  el virus de inmunodeficiencia huMAna-=
0070        =y QUÉ_es el sida;
0071        (---)
0072   T2:  ENfermedad; (-)
0073   T3:  es una enfermeDAD,
0074   T4:  VIrus; (-)
0075   T1:  la enfermeDAD que provoca el virus de
            (xxx xxx xxx); (-)
0076   G1:  SÍNdrome de inmunodeficiencia adquirIda;
0077        (que deja dicho) que se adQUIEre;
0078        (1.1)
```

Unter Verweis auf die Broschüren („en el primer brochure", Z. 57) leitet die Gesundheitspromotorin die Sachverhaltsdarstellung ein und fokussiert HIV und AIDS als die ersten zu behandelnden Themen („yo voy a empezar con [...] qué es el ve i hache y qué es el sida", Z. 58-60). Sie präzisiert den Redegegenstand, indem sie die zuerst genannte Frage wiederholt („qué es el ve i hache", Z. 62). Mit der unmittelbar darauffolgenden Entscheidungsfrage gibt sie den Teilnehmern zu verstehen, dass sich die Frage an sie richtet („alguien sabe decirme qué es el ve i hache", Z. 63). Dann markiert sie die schultypische Rederechtvergabe als das aktuell gültige Sprecherwechselsystem („levantando las manos por favor", Z. 65) und signalisiert dem Publikum damit erneut, dass sie auf die gestellte Frage eine Antwort erwartet. Es folgen ein unverständlicher Teilnehmerkommentar (Z. 66) und das promotorenseitige Aufrufen eines weiteren Teilnehmers („dígame joven", Z. 67). Dieser löst die etablierte konditionelle Relevanz ein, indem er die Frage nach HIV beantwortet („el virus de inmunodeficiencia humana", Z. 68). Mit der Wiederholung der Antwort schließt die Gesundheitspromotorin die Sequenz ab („el virus de inmunodeficiencia humana", Z. 69) und initiiert sogleich ein neues IRF-Muster („y qué es el sida", Z. 70). Die Teilnehmer reagieren auf das ungerichtete Beitragsangebot erneut präferiert und kommen dem sequenziellen Zugzwang nach (Z. 72-75). Die dritte Sequenzposition besetzt die Gesundheitspromotorin, die das Akronym auflöst („síndrome de inmunodeficiencia adquirida", Z. 76) und das Partizip „adquirida" reformuliert („que se adquiere", Z. 77).

Beispiel 7.1.1-A (Fortsetzung)

```
0078         (1.1)
0079   G1:   e::h- (-)
0080         CÓmo nosotros podemos contraer esta enfermedad;
0081         (1.8)
0082         DÍme;
0083   T6:   hAy de: varias maNEras-=
0084         =puede ser de transmisión sexuAl-=
0085         =puede SE:R- (-)
0086         meDIANte una jeringuIlla-
0087         que (esté) uSAda yA-
0088         con alguien que (lo haya utiliZAdo);
0089   G1:   aHA-
0090         (--)
0091   T7:   transfusión de SANgre-
0092         (1.4)
0093   G1:   may/ e:h- (-)
0094         (sí el/ VÍas);
0095         (--)
0096         DIce-
0097         las vías de transmisión (xxx) SO:N-
```

Mit etwa zweisekündiger Verzögerung (Z. 78-79) lanciert die Gesundheitspromotorin die nächste Frage und initiiert damit eine neue IRF-Sequenz („cómo nosotros podemos contraer esta enfermedad", Z. 80). Sie wartet kurz ab, bevor sie eine Teilnehmerin aufruft („dime", Z. 82). Diese löst die konditionelle Relevanz ein, indem sie die gestellte Frage beantwortet (Z. 83-88). Die Gesundheitspromotorin quittiert ihre Aussage mit einer Hörerrückmeldung, woraufhin sich eine weitere Teilnehmerin elliptisch zu einem möglichen Übertragungsweg äußert („transfusión de sangre", Z. 91). Als sich in der folgenden etwa eineinhalb Sekunden (Z. 92) kein weiterer Teilnehmer mehr zu Wort meldet, leitet die Gesundheitspromotorin die dritte Sequenzposition ein. Nach anfänglichen Formulierungsschwierigkeiten (Z. 93-95) und unter Bezug auf die Aufklärungsbroschüren („dice", Z. 96) beginnt sie mit der Aufzählung der Übertragungswege des Virus („las vías de transmisión [...] son", Z. 97). Ihre Äußerungen sind der Beginn einer monologisch-unidirektionalen Wissensvermittlungssequenz, die sich bis zum Ende des Aufklärungsgesprächs erstreckt (zu monologisch-unidirektionalen Wissensvermittlungssequenzen siehe Kapitel 7.2).

Der dargestellte Ausschnitt unterstreicht, dass IRF-Sequenzen für gewöhnlich keine metakommunikative Rahmung erfahren. Äußerungen wie die Folgenden sind selten, insbesondere dann, wenn sie auch den Grund für die Frageaktivitäten – die Abfrage von Vorwissen – beinhalten:

- „ahora [...] yo les quiero preguntar [...] cuál de ustedes sabe cuáles son [...] los pasos para usar el preservativo" (DM650016, Z. 820-826)
- „les vamos a estar haciendo unas preguntas [...] como qué es el ve i hache [...] a ver cuánto ustedes me dicen qué entienden por ve i hache" (DM650016, Z. 18-21)
- „ahora [...] yo les quiero preguntar [...] cuál de ustedes sabe cuáles son [...] los pasos para usar el preservativo" (DM650016, Z. 820-826)
- „en estos momentos yo le voy a hacer unas cuantas preguntitas [...] a ver qué tanto usted ha escuchado [...] del virus" (DM650019, Z. 36-39)
- „yo voy a hacer otra pregunta (DM650020, Z. 153)
- „yo les voy a preguntar les voy a hacer [...] unas cortas preguntitas a ver qué tanto saben del virus del ve i hache" (DM650027, Z. 57-60)
- „primeramente les voy a preguntar qué es el ve i hache" (DM650033, Z. 24-26)

7.1.2. Sprachliche Gestaltung der Initiierung

Die Initiierungen werden von den Gesundheitspromotorinnen unterschiedlich formuliert. Sie gehen mit divergierenden Antworterwartungen und Antwortverpflichtungen einher und eröffnen den Teilnehmern verschiedene Handlungsoptionen. Die sprachliche Gestaltung liefert zugleich einen Hinweis darauf, welches Wissen die Promotorinnen den Teilnehmern implizit zuschreiben.

(1) Geschlossene und offene Fragen

In den meisten IRF-Sequenzen des untersuchten Korpus wenden sich die Gesundheitspromotorinnen mit einer Frage ans Publikum, die häufig geschlossen formuliert ist:

- „tú sabes qué es el ve i hache" (DM650028, Z. 16, ähnlich auch DM650022, Z. 21-23)

- „algunos de ustedes saben qué es el ve i hache" (DM650032, Z. 34, ähnlich auch DM650033, Z. 28)
- „las vías de transmisión tú sabes cuáles son" (DM650022, Z. 52-53, ähnlich auch DM650018, Z. 31-32 und Z. 40-41, DM650020, Z. 51-55)
- „saben ustedes cómo se transmite el ve i hache" (DM650023, Z. 232, ähnlich auch DM650031, Z. 37-38)
- „las vías en que no se transmite [...] alguien las sabe" (DM650072, Z. 124-126, ähnlich auch DM650020, Z. 178)
- „usted sabe [...] la forma adecuada del uso del condón" (DM650017, Z. 445-446, ähnlich auch DM650018, Z. 115-116, DM650020, Z. 229-231 und DM650022, Z. 156-157)
- „cuál de ustedes sabe cuáles son los pasos para usar el preservativo" (DM650016, Z. 830-832, ähnlich auch DM650021, Z. 270-272)

Die Gesundheitspromotorinnen erkundigen sich mittels der dargestellten Initiierungen danach, ob die Teilnehmer über entsprechende Vorkenntnisse verfügen. Die konditionelle Relevanz besteht für das Publikum zunächst einmal darin, die Existenz von Wissen – ausgedrückt durch das Verb des Wissens „saber" – zu bestätigen oder zu negieren. Mit einer expliziten Aufforderung zur Einbringung der gefragten Kenntnisse in die Interaktion gehen die geschlossenen Fragen nicht einher, werden von den Teilnehmern aber dennoch in den meisten Fällen als indirekte (direktive) Sprechakte behandelt.

Ähnliches gilt für die sich anschließenden Initiierungen. Die sprachliche Gestaltung ist auch hier die einer geschlossenen Frage, die kommunikative Absicht der Promotorinnen tritt jedoch deutlicher zutage. Insbesondere die Kombination der Verben der Fähigkeit oder Bereitschaft „saber" und „poder" mit den Verben des Äußerns „decir" und „explicar" legt nahe, dass die Gesundheitspromotorinnen auf eine teilnehmerseitige Wissenseinbringung abzielen:

- „cuál de ustedes me puede decir [...] cuáles son los pasos para usar el preservativo" (DM650016, Z. 878-879)
- „tú sabes explicarme cuáles son los pasos para usar correctamente un preservativo" (DM650017, Z. 220-222)
- „usted me podría decir cuáles son los pasos para [...] uno usar el preservativo" (DM650019, Z. 257-259)

- „alguien me sabe decir qué es el ve i hache" (DM650077, Z. 60, Z. 63, Z. 69 und Z. 73, ähnlich auch DM650034, Z. 25 und DM650079, Z. 63)

Die geschlossene Frageformulierung eröffnet dem Publikum zwei unterschiedliche Handlungsoptionen: Die Initiierungen können als Angebot gedeutet werden, das gefragte Vorwissen in die Interaktion einzubringen, ermöglichen den Teilnehmern umgekehrt jedoch auch, ohne Gesichtsverlust aus dem Muster auszusteigen. Ihren Redewunsch können die Teilnehmer durch Melden oder die einfache Übernahme des Wortes an übergangsrelevanten Punkten signalisieren, was sie häufig auch tun. Sind sie nicht in der Lage oder bereit, ihre Vorkenntnisse darzulegen, genügt es, deren Vorhandensein verbal oder nonverbal zu negieren.

Mit etwas geringerer Häufigkeit formulieren die Gesundheitspromotorinnen die Initiierungen als offene Fragen. Auffällig dabei ist, dass diese in aller Regel in irgendeiner Form epistemisch gerahmt sind, wie die folgenden Beispiele zeigen:

- „qué ustedes entienden por el ve i hache" (DM650021, Z. 35, ähnlich auch DM650016, Z. 41-42, DM650017, Z. 361, DM650023, Z. 49 sowie DM650027, Z. 109 und Z. 124-125)
- „para usted qué es el virus" (DM650017, Z. 40-41, ähnlich auch DM650034, Z. 48) mit anschließender Reformulierung: „lo que tú entiendas por el virus" (DM650017, Z. 47)
- „cuáles son las vías para ustedes [...] las vías de transmisión" (DM650021, Z. 56-57)
- „qué ha escuchado qué es [...] ve i hache" (DM650020, Z. 26-27) mit anschließender Einschränkung der Antworterwartung: „tú me puedes decir más o menos" (DM650020, Z. 30)
- „cómo usted cree que no se transmite el ve i hache" (DM650023, Z. 439-440, ähnlich auch DM650021, Z. 128-129, ähnlich auch DM650022, Z. 115-121)

Die epistemische Markierung erfolgt in erster Linie durch die Verwendung des Verbs „entender", gefolgt vom Gebrauch der Verben „creer" und „escuchar" sowie Konstruktionen mit „para". Die Art der Frageformulierung erlaubt Rückschlüsse auf die Erwartungen der Promotorinnen: Durch die epistemische Rahmung geben sie den Teilnehmern zu erkennen, dass sie auf deren jeweils individuelles Vorwissen abzielen. Die Formulierungen legen nahe, dass die eingebrachten Kenntnisse keiner Bewertung unterzogen werden und Wissensunsicherheiten und Falschwissen nicht sanktionierbar sind. Hinter der epistemischen Einschränkung steht möglicherweise der Versuch, die Teilnehmer durch Herabsetzen der Hemmschwelle zu einer Beantwortung der Fragen zu ermuntern. Und tatsächlich kommen die Teilnehmer der etablierten konditionellen Relevanz in nahezu allen Fällen widerstandslos nach. Auffällig dabei ist, dass sie die epistemischen Markierung der Initiierung in ihren Erwiderungen nur selten aufgreifen. Die epistemisch gerahmte Frage scheint auszureichen, um die von den Teilnehmern gegebenen Antworten als deren persönlichen Kenntnisstand zu markieren. Eine zusätzliche Kennzeichnung der Antworten als subjektives Wissen ist kommunikativ nicht erforderlich.

Damit lässt sich festhalten: Die Gesundheitspromotorinnen etablieren konditionelle Relevanzen, stufen mit der Art der Frageformulierung jedoch sowohl die Antworterwartung als auch die Antwortverpflichtung herab. Durch die epistemische Rahmung offener Fragen signalisieren sie dem Publikum, dass sie keine umfassenden Kenntnisse voraussetzen; die Teilnehmer sind aufgefordert, ihren subjektiven und gegebenenfalls unvollständigen oder falschen Wissensstand zu äußern. Mit der Verwendung geschlossener Fragen eröffnen sie den Teilnehmern zwei Handlungsoptionen, darunter die Möglichkeit, bei fehlendem Wissen oder fehlender Bereitschaft zur Mitarbeit ohne negative Konsequenzen aus dem IRF-Muster auszusteigen. Mit der Art der Frageformulierung zeichnen die Gesundheitspromotorinnen ein spezifisches Rezipientendesign. Sie konzipieren die Teilnehmer als Lernende, die möglicherweise über Vorwissen verfügen, und geben ihnen den Raum, dieses Vorwissen in die Interaktion einzubringen.

(2) Leseaufforderungen

In einigen Fällen formulieren die Gesundheitspromotorinnen die Initiierung nicht als Frage, sondern als Aufforderung, einen bestimmten Abschnitt aus den verteilten Aufklärungsbroschüren vorzulesen:

- „vamos a ver las vías de transmisión [...] un varón o una hembra [...] que quiera leer" (DM650013/014, Z. 217-226)

- „el brochure [...] tiene varias partes [...] quiero que leamos esta juntos [...] cuál se atreve y se anima [...] y lee conmigo [...] tú puedes leer" (DM650015, Z. 125-141)
- „lee mamí" (DM650015, Z. 278)
- „lo tienen en el brochure [...] lo pueden leer" (DM650072, Z. 71-73)
- „en esta parte de acá [...] está la pregunta qué es el ve i hache [...] por favor alguien me puede leer" (DM650110, Z. 33-37, ähnlich auch DM650118, Z. 43-47)
- „en este mismo brochure [...] tenemos las vías por las cuales se puede transmitir el virus [...] quiero por favor que alguien [...] me lea esta parte" (DM650110, Z. 172-176, ähnlich auch DM650112, Z. 132-135)
- „me puedes leerlo por favor" (DM650110, Z. 180)
- „yo quiero que alguien de los que tengan el brochure por favor me lea ahí" (DM650112, Z. 50-51)

Im untersuchten Korpus fällt die zum Teil nicht trennscharfe Abgrenzung zwischen fragen- und aufforderungsbasierten IRF-Sequenzen auf. Das sich anschließende Fallbeispiel verdeutlicht, dass beide Formen insofern eng miteinander verzahnt sind, als dass die Art der promotorenseitig etablierten konditionellen Relevanz – antworten oder lesen – für die Teilnehmer nicht immer auf den ersten Blick zu erkennen ist.

Beispiel 7.1.2-A (DM650117, 15.04.2012, conversación 7)

```
0051   G1:    los que TIEnen este brochure por favOr-
0052          (--)
0053          los que les han DAdo este brochure- (-)
0054          aha=Ese- (-)
0055          en Esta PARte hay unas cuantas preGUNtas-
0056          (---)
0057          la priMEra pregunta e:s-
0058          QUÉ_es el ve i hAche-=
0059          =yo quiero que_ALguien-=
0060          =de los que tienen el broCHUre-=
0061          =por faVOR me:-
0062          (1.7)
0063          me lo DIga-
0064          me lo exPLIque-
0065          por faVOR;
0066          (1.4)
0067          aHA=aHÍ-
0068          (--)
```

```
0069            hay una preGUNta que dice-=
0070            =QUÉ_Es el ve i hAche;
0071            (---)
0072            alguien lo puede LEer-=
0073            =de los que TIEnen el brochure; (-)
0074    T1:     aQUÍ; (-)
0075    G1:     oKAY;
0076    T1:     <<len> VIrus-
0077            de InmunodefiCIENcia huMAna;>
0078    G1:     oKAY; (.)
0079            el vE i hache es el VIrus de inmunodeficiEncia
                humAna; (-)
```

Der Ausschnitt beginnt damit, dass die Gesundheitspromotorin unter Bezug auf die Broschüren in die Sachverhaltsdarstellung einsteigt und die Teilnehmer schrittweise auf den zu behandelnden Redegegenstand orientiert. Sie lenkt die Aufmerksamkeit des Publikums von „este brochure" (Z. 51 und 53) über „esta parte" und die darin abgedruckten „unas cuantas preguntas" (Z. 55) auf „la primera pregunta" (Z. 57). Die Promotorin liest die Frage vor („qué es el ve i hache", Z. 58) und formuliert die Initiierung in Form einer an Teile des Publikums gerichteten Aufforderung („yo quiero que alguien de los que tienen el brochure por favor [...] me lo diga me lo explique por favor", Z. 59-65). Die auszuführende Handlung wird zunächst mit „decir" und „explicar" angegeben. Als sich keiner der Teilnehmer zu Wort meldet, versucht die Gesundheitspromotorin erneut, das Publikum auf das erste Thema zu orientieren („ahí [...] hay una pregunta que dice qué es el ve i hache", Z. 67-70). Sie wiederholt die Initiierung, wobei sie die Teilnehmer nun ausdrücklich zum Lesen auffordert („alguien lo puede leer", Z. 72). Eine Teilnehmerin scheint sich rückversichern zu wollen, dass sie den richtigen Abschnitt im Blick hat („aquí", Z. 74). Die Promotorin bestätigt ihre Annahme und erteilt ihr damit gleichzeitig das Rederecht („okay", Z. 75). Die Teilnehmerin löst die konditionelle Relevanz ein, indem sie das Akronym auflöst („virus de inmunodeficiencia humana", Z. 76-77). Die langsame Sprechgeschwindigkeit und die akzentuierte Sprechweise deuten darauf hin, dass sie den Absatz tatsächlich aus der Broschüre abliest. Die Promotorin ratifiziert die Äußerung („okay", Z. 78) und schließt die Sequenz mit einem kurzen, aus der erneuten Auflösung des Akronyms bestehenden Feedback ab („el ve i hache es el virus de inmunodeficiencia humana", Z. 79).

Der Ausschnitt zeigt, dass sich Aufforderungen zur Beantwortung einer Frage und Leseaufforderungen nicht immer eindeutig voneinander abgrenzen lassen. Die von der Promotorin ursprünglich geäußerte Initiierung basiert auf Verben, die sich sowohl in die eine wie auch die andere Richtung interpretieren lassen. Geht man von der Frage „qué es el ve i hache" (Z. 58) aus, können sowohl „decir" als auch „explicar" im Sinne einer Aufforderung zur Beantwortung gedeutet werden. Die Tatsache, dass die Promotorinnen auch eindeutig als solche zu identifizierende Fragen zum Teil unter Kombination der Verben der Fähigkeit oder Bereitschaft „saber" und „poder" mit den Verben des Äußerns „decir" und „explicar" formulieren, unterstreicht diese erste Interpretationsweise. Geht man hingegen von den intensiven Bemühungen der Promotorin aus, die Aufmerksamkeit der Teilnehmer auf den relevanten Broschürentext zu lenken, so lassen sich beide Verben auch als Aufforderung verstehen, den Wortlaut des entsprechenden Abschnitts wiederzugeben.

Dass sich im Anschluss an die erste Initiierung kein Teilnehmer zu Wort meldet, könnte darauf hindeuten, dass das Publikum die Anweisung der Promotorin nicht richtig einzuschätzen vermag. Den Teilnehmern ist möglicherweise nicht klar, ob sie die Frage nach HIV basierend auf ihrem Vorwissen beantworten müssen, ob sie sich dabei auf die Broschüren stützen dürfen oder ob sie die Antwort komplett aus den Broschüren entnehmen sollen. Die Unsicherheit lässt sich mutmaßlich auch darauf zurückführen, dass viele Teilnehmer bereits mehrere Aufklärungsveranstaltungen besucht haben und ihnen die Elizitierung von Vorwissen im Rahmen von fragenbasierten IRF-Sequenzen vertraut ist. Als die Promotorin die Initiierung zur Leseaufforderung umformuliert und die konditionelle Relevanz damit vereindeutigt, kommt eine Teilnehmerin dem sequenziellen Zugzwang nach und besetzt die zweite Sequenzposition.

IRF-Sequenzen, in denen die Gesundheitspromotorinnen die Teilnehmer zum Lesen auffordern, unterstreichen die große Bedeutung der Aufklärungsbroschüren. Sie sind insbesondere jedoch insofern interessant, als dass sie zeigen, dass den Gesundheitspromotorinnen nicht an einer Elizitierung von teilnehmerseitigem Vorwissen, sondern lediglich an einer formalen Involvierung des Publikums in den Prozess der Wissensvermittlung gelegen ist.

7.1.3. Einfacher Sequenzverlauf

Die Etablierung von IRF-Sequenzen erfolgt in den meisten Fällen ohne metakommunikative Rahmung, gelingt in der Regel jedoch mit geringem kommunikativem Aufwand, wie der in Kapitel 7.1.1 dargestellte Ausschnitt aus einem schulbasierten Aufklärungsgespräch zeigt. Die Teilnehmer erkennen die von den Promotorinnen etablierten konditionellen Relevanzen und behandeln sie als ungerichtete Beitragsangebote. Sie bewerben sich bereitwillig um Erteilung des Rederechts oder übernehmen direkt und ohne vorherige Autorisierung durch die Gesundheitspromotorinnen die Sprecherrolle. Einen reibungslosen einfachen Sequenzverlauf, bestehend aus promotorenseitiger Initiierung, teilnehmerseitiger Reaktion und promotorenseitigem Feedback, illustriert auch die folgende Sequenz aus einem Hausbesuch.

Beispiel 7.1.3-A (DM650022, 22.03.2012, visita domiciliaria 7)

```
0020        (25.0)
0021   G1:  tú SAbes lo que_es el:-
0022        (---)
0023        QUÉ_es el: vE i hache;
0024        (1.8)
0025   T1:  es una_enfermeDAD=dIcen-
0026        (--)
0027   G1:  aHA;
0028        (---)
0029        oKAY-=
0030        =el VE i hache es la/
0031        el VIrus de inmunodeficiEncia humAna;
```

Nach einer sich an die Gesprächseröffnung anschließenden Sequenz, in der die Interaktanten nonverbalen Aktivitäten nachgehen, steigt die Promotorin unvermittelt in die Sachverhaltsdarstellung ein. Sie fragt den Teilnehmer nach HIV und initiiert damit die erste IRF-Sequenz („tú sabes [...] qué es el ve i hache", Z. 21-23). Der Teilnehmer reagiert mit kurzer Verzögerung präferiert. Er definiert HIV als Krankheit und kommt dem sequenziellen Zugzwang damit nach („es una enfermedad", Z. 25). Die Promotorin ratifiziert seine Antwort („aha", Z. 27) und leitet das Feedback ein, in dessen Verlauf sie zunächst das Akronym auflöst („el ve i hache es [...] el virus de inmunodeficiencia humana", Z. 30-31).

Durch ihre in aller Regel unmittelbar-präferierte Reaktion zeigen die Teilnehmer zum einen, dass sie mit dem IRF-Muster vertraut sind, sei es aus ihrer schulischen Sozialisation oder aus dem Besuch ähnlicher Aufklärungsveranstaltungen. Zum anderen signalisieren sie, dass sie es als ein dem Gesprächszweck angemessenes kommunikatives Muster empfinden. Sie akzeptieren die Gesundheitspromotorinnen als wissensvermittelnde Instanz und gestehen ihnen in dieser Position das Recht zu, sie durch Wissensabfragen jederzeit und unangekündigt in die Interaktion zu involvieren.

7.1.4. Teilnehmerseitige Initiierung des Musters

Die hohe Routiniertheit in der Durchführung von IRF-Sequenzen wird nicht zuletzt in Sequenzen deutlich, in denen die Etablierung mehr von den Teilnehmern denn von den Gesundheitspromotorinnen ausgeht.

Beispiel 7.1.4-A (DM650027, 23.03.2012, charla)

```
0195   G1:   entOnces=ahora yo les voy a deCIR- (.)
0196         COmo no se transmite- (-)
0197         el_el VIrus;
0198         (1.1)
0199         Díga[me;
0200   T2:        [proteGIÉNdose- (.)
0201   G1:   NO no no;
0202         COmo no se transmite;
0203         (--)
0204   T5:   COmo;
0205   G1:   Aha;
0206   T5:   NO teniendo relac/ [((lacht, 0.9 sek))
```

Die Gesundheitspromotorin leitet mit dem Diskursmarker „entonces" (Z. 195) einen Themenwechsel ein. Sie nennt den neuen Redegegenstand – die Nichtübertragungswege des Virus („cómo no se transmite [...] el virus", Z. 196-197) – und kündigt die Art und Weise der Vermittlung an. Gemäß ihrer Äußerung „yo les voy a decir" (Z. 195) intendiert sie einen unidirektionalen Wissenstransfer. In der sich anschließenden etwa einsekündigen Pause scheint eine der Teilnehmerinnen einen Redewunsch zu signalisieren.[133] Sie erhält das Wort („dígame", Z. 199) und äußert überlappend zur Erteilung des Rederechts, dass sich eine Ansteckung durch korrektes Schutzverhalten vermeiden lässt („protegiéndose", Z. 200).

---

[133] Die Kamera ist während des betrachteten Ausschnitts auf die Gesundheitspromotorin gerichtet, so dass auch in der Videoaufzeichnung nicht zu sehen ist, wie die Teilnehmerin ihren Redewunsch signalisiert.

Die Promotorin etabliert im betrachteten Ausschnitt keinerlei konditionelle Relevanz, die auf eine Abfrage von Vorwissen im Rahmen einer Frage-Antwort-Sequenz hindeutet. Die Teilnehmerin scheint jedoch mit der Initiierung einer IRF-Sequenz zu rechnen. Sie interpretiert die promotorenseitige Themenankündigung als Initiierung und die sich anschließende Pause als Raum zur Beantwortung der vermeintlichen Frage. Die Promotorin erteilt ihr das Rederecht und bietet ihr damit bewusst oder unbewusst die Möglichkeit, die zweite Sequenzposition zu besetzen.

Dass die Gesundheitspromotorin die sich etablierende IRF-Sequenz nicht initiiert, ab einem gewissen Punkt jedoch zumindest ko-konstruiert, zeigt der weitere Verlauf: Die Promotorin weist die von der Teilnehmerin gegebene Antwort „protegiéndose" (Z. 200) vehement mit „no no no" (Z. 201) zurück. Statt einer Richtigstellung der Teilnehmeräußerung wiederholt sie den zu bearbeitenden Redegegenstand, und zwar derart, dass dieser nur noch als eine ans Publikum gerichtete Frage interpretiert werden kann („cómo no se transmite", Z. 202). Eine weitere Teilnehmerin erkennt die konditionelle Relevanz, löst sie zunächst jedoch nicht ein. Erst als die Gesundheitspromotorin die von ihr geäußerte Rückfrage („cómo", Z. 204) beantwortet, setzt sie zu einer Antwort an (Z. 206). Der propositionale Gehalt der Aussage wird trotz des lachenden Abbruchs deutlich: Ohne Geschlechtsverkehr keine Ansteckung. Die Gesundheitspromotorin gibt sich auch mit dieser Äußerung nicht zufrieden. Sie wiederholt die Frage nach den Nichtübertragungswegen noch zweimal, bevor sich eine weitere Gesundheitspromotorin ins Gespräch einschaltet und die Sequenz abschließt, indem sie Nichtübertragungswege aufzuzählen beginnt.

Wie groß die Bereitschaft der Teilnehmer ist, sich in Form von IRF-Sequenzen in den Prozess der Wissensvermittlung einbinden zu lassen, zeigen auch die folgenden Gesprächsausschnitte aus dem bereits in Kapitel 5.1 dargestellten Hausbesuch.

Beispiel 7.1.4-B (DM650019, 22.03.2012, visita domiciliaria 4)

```
0096   G1:    enTONces ahora-
0097          ((räuspert sich, 0.8 sek))
0098          (--)
```

```
0099        vamos a ver las Vías- (.)
0100        de CÓmo NO se transmite el ve i hAche; (-)
0101  T1:   bueno=no se transmite por BEso-
```

Ähnlich wie im vorangegangenen Beispiel leitet die Gesundheitspromotorin mit den Diskursmarkern „entonces ahora" (Z. 96) einen Themenwechsel ein und kündigt die Nichtübertragungswege als neuen zu behandelnden Redegegenstand an („las vías [...] de cómo no se transmite al ve i hache", Z. 99-100). Das Format der Wissensvermittlung wird unspezifisch als „vamos a ver" (Z. 99) angegeben. Ob die Gesundheitspromotorin ihre Äußerung als eine an ihr Gegenüber gerichtete Frage intendiert oder nicht, ist unklar. Die Teilnehmerin behandelt sie in jedem Fall als Initiierung und setzt nach einer kurzen Pause zu einer Antwort an („no se transmite por beso", Z. 101).

Die IRF-Sequenz entsteht genau wie in Beispiel 7.1.4-A erst in zweiter Sequenzposition, setzt sich dann jedoch prototypisch fort: Die Teilnehmerin äußert sich zu ungefährlichen Verhaltensweisen wie dem Küssen, dem Umarmen und dem gemeinsamen Benutzen von Besteck und Kleidung (Z. 101-112). Dann ergreift die Gesundheitspromotorin wieder das Wort. Sie schließt die Sequenz mit einem ausführlichen Feedback zu weiteren Nichtübertragungswegen ab (Z. 114-123) und ruft dazu auf, Betroffene nicht zu diskriminieren, sondern ihnen wohlwollend und unterstützend zu begegnen (Z. 125-136).

Beispiel 7.1.4-B (Fortsetzung)

```
0144  G1:   aHOra- (-)
0145        CÓmo se transmite el ve i hache; (-)
0146  T1:   bueno=se transmite con una jeRINga;
```

Der beschriebene Sequenzverlauf wiederholt sich einen kurzen Moment später: Die Gesundheitspromotorin leitet einen Themenwechsel ein („ahora [...] cómo se transmite el ve i hache", Z. 144-145). Die Teilnehmerin behandelt diesen erneut als eine an sie gerichtete Frage und setzt zu einer Antwort an („se transmite con una jeringa", Z. 146).

Nach einiger Zeit kommt es schließlich zu folgender Sequenz, die die Bereitschaft der Teilnehmerin, sich in den Wissenstransfer involvieren zu lassen, noch deutlicher macht.

Beispiel 7.1.4-B (Fortsetzung)

```
0252   G1:   enTONce:s-
0253         aHOra le vamos a_hablAr- (-)
0254         de los PAsos-
0255         para el uso del conDÓN;
0256         (1.1)
0257         usTED me podría decir-
0258         CUÁles son los pasos para- (-)
0259         uno usar el preservaTIvo;
0260         (3.3)
0261   T1:   SÍ:-
0262         BUE[no-
0263   G1:      [NO=si NO los sabe-
0264         yO estoy aquí para expliCÁRselos; (-)
0265   T1:   yo me sé alGU:nos- (-)
0266   G1:   BUEno;
0267         dÍgame lo que usted se [SAbe;
0268   T1:                          [(lo que) me aCUERdo- (-)
0269         e:h-
0270         (1.2)
0271         TIEne que-
0272         el PEne tiene que-
0273         primero tengo que VER-
0274         la fecha de vencimiento del preservaTIvo;
```

Die Gesundheitspromotorin kündigt den korrekten Kondomgebrauch als neuen Redegegenstand an („los pasos para el uso del condón", Z. 254-255). Die Verwendung von „ahora le vamos a hablar" (Z. 253) legt einen unidirektionalen Wissensfluss von Promotorin zu Teilnehmerin nahe. In der sich anschließenden etwa einsekündigen Pause meldet sich die Teilnehmerin im Gegensatz zu allen vorherigen Sequenzen nicht zu Wort, woraufhin die Promotorin die Themenankündigung als eine an die Teilnehmerin gerichtete Frage reformuliert („usted me podría decir cuáles son los pasos para [...] uno usar el preservativo", Z. 257-259). Ob die IRF-Sequenz von Anfang an geplant ist oder die Promotorin zunächst tatsächlich einen unidirektionalen Wissensfluss beabsichtigt, bleibt unklar.

Die Teilnehmerin lässt mehr als drei Sekunden verstreichen, bevor sie die geschlossene Frage mit einem „sí" (Z. 261) beantwortet. Mit dem unmittelbar folgenden Diskursmarker „bueno" (Z. 262) signalisiert sie der Gesundheitspromotorin, dass sie das Rederecht zu behalten beabsichtigt. Überlappend dazu ergreift die Promotorin das Wort und bietet der Teilnehmerin an, die zweite Sequenzposition zu überspringen und sofort ins Feedback einzusteigen. Sie gibt ihr zu erkennen, dass ihr Nichtwissen keinesfalls als negativ zu werten ist, da es schließlich in ihren Aufgabenbereich als Gesundheitspromotorin fällt, das entsprechende Wissen zu vermitteln („si no los sabe yo estoy aquí para explicárselo", Z. 263-264). Die Teilnehmerin geht auf das Angebot nicht ein. Mit ihrer sich anschließenden Äußerung „yo me sé algunos" (Z. 265) gibt sie der Promotorin zum einen zu verstehen, dass sie über Teilwissensbestände verfügt. Zum anderen signalisiert sie ihr, dass sie bereit ist, diese zu äußern. Die Promotorin reagiert präferiert und erteilt der Teilnehmerin das Wort („dígame lo que usted se sabe", Z. 267). Überlappend dazu setzt diese zu einer von anfänglichen Formulierungsschwierigkeiten geprägten Antwort an (Z. 268-291).

7.1.5. Re-Etablierung der konditionellen Relevanz

Dass die Etablierung einer IRF-Sequenz nicht immer auf Anhieb gelingt, ist in Beispiel 7.1.2-A zu sehen, in dem die Teilnehmer die konditionelle Relevanz erst nach einer Reformulierung der Initiierung einlösen. Auch die folgende Sequenz illustriert, dass eine bewusst oder unbewusst vorgenommene falsche Interpretation des sequenziellen Zugzwanges zu einer Verzögerung in der Etablierung des Musters führen kann.

Beispiel 7.1.5-A (DM650017, 22.03.2012, visita domiciliaria 1)

```
214   G1:   enTONces=ahora yo te voy a hablar de los PAsos-
215         (--)
216         del conDÓN;
217         (1.0)
218         e::h-
219         el priMER-
220         tú sAbes explicarme cuáles son los PAsos-
221         para Usar correctaMENte-
222         un preservaTIvo; (-)
223   T1:   sí;
224         (---)
225   G1:   DÍgame a ver;
226         (1.2)
227   T1:   priMEro el preservativo no:-
228         no: se tiene_en los bolSIllos-
229         (--)
```

Die Gesundheitspromotorin leitet mit dem Diskursmarker „entonces" (Z. 214) einen Themenwechsel ein und kündigt der Teilnehmerin an, ihr den richtigen Kondomgebrauch darzulegen („ahora yo te voy a hablar de los pasos [...] del condón", Z. 214-216). Ihr metakommunikativer Kommentar enthält das im Spanischen nicht obligatorische Subjektpronomen „yo", was ihre Absicht zur Durchführung einer unidirektionalen Wissensvermittlungssequenz unterstreicht. Die Teilnehmerin scheint sich in die Rolle der zu-Belehrenden zu fügen, denn in der sich anschließenden einsekündigen Pause (Z. 217) äußert sie weder Widerspruch noch ergreift sie in anderer Form das Wort. Und auch die Gesundheitspromotorin bleibt zunächst im Plan. Nach einem gedehnt artikulierten Verzögerungsmarker („eh", Z. 218) setzt sie zur Wissensvermittlung an („el primer", Z. 219). Dann jedoch ändert sie überraschend die Richtung, indem sie die begonnene Aussage abbricht und das angekündigte Thema zu einer an die Teilnehmerin gerichteten geschlossenen Frage umformuliert („tú sabes explicarme cuáles son los pasos para usar correctamente un preservativo", Z. 220-222). Ohne metakommunikative Rahmung bricht sie mit der zuvor etablierten Selbstverpflichtung (Deppermann 2008: 69).

Die Teilnehmerin bestätigt die Existenz von Vorwissen, indem sie die Entscheidungsfrage mit einem einfachen, mit fallender Intonation geäußertem „sí" (Z. 223) beantwortet. Auf gesprächsorganisatorischer Ebene schließt sie die Sequenz damit ab. Die Gesundheitspromotorin erwartet jedoch offensichtlich die Präsentation des teilnehmerseitigen Vorwissens. Sie lässt eine knappe Sekunde verstreichen, bevor sie die Teilnehmerin explizit zur Antwort auffordert („dígame a ver", Z. 225). Diese kommt der Aufforderung nach einer längeren (Denk-) Pause, jedoch ohne Einwand ausführlich nach (Z. 227-243).

Die Verzögerung in der Etablierung der IRF-Sequenz ergibt sich im dargestellten Ausschnitt möglicherweise dadurch, dass die Gesundheitspromotorin zunächst eine monologische und unidirektionale Wissensvermittlungssequenz initiiert. Dann entscheidet sie sich um und schlägt einen neuen Weg ein, was für die Teilnehmerin offensichtlich (zu) überraschend geschieht. Hinzu kommt, dass die von der Gesundheitspromotorin verwendete Frageformulierung kommunikativ ambig ist. Die Teilnehmerin behandelt sie als Entscheidungsfrage, mit der die Promotorin zu eruieren versucht, ob die Teilnehmerin über Vorwissen verfügt oder nicht. Entsprechend antwortet sie mit einem einfachen „sí" (Z. 223). Die Promotorin hingegen zielt auf eine

Darlegung des vorhandenen Wissens ab. Als sie sich bewusst wird, dass die Teilnehmerin die konditionelle Relevanz als eingelöst betrachtet und keine weitere Äußerung plant – zu erkennen an der fast einsekündigen Pause in Zeile 224 –, macht sie den Zweck der Frage explizit und fordert ihr Gegenüber zur Einbringung ihres Vorwissens auf.

7.1.6. Ausstieg aus dem Muster

Die Analyse des Korpus belegt, dass die Teilnehmer sich in den meisten Fällen auf die Etablierung von IRF-Sequenzen einlassen und die zweite Sequenzposition besetzen. Von den Möglichkeiten eines Ausstiegs aus dem Muster machen sie nur selten Gebrauch.

Im folgenden Ausschnitt aus einem Hausbesuch versucht die Gesundheitspromotorin mehrmals vergeblich, eine IRF-Sequenz zu initiieren. Die Teilnehmerin erkennt die konditionelle Relevanz, ist jedoch nicht bereit oder in der Lage, sie einzulösen.

Beispiel 7.1.6-A (DM650018, 22.03.2012, visita domiciliaria 3)

```
0005   G1:   qué_HAN/
0006         e:h_ha_escuCHAdo hablar del ve i hAche; (-)
0007   T1:   aHA- (-)
0008   G1:   sAbes lo que_es la diferencia entre el ve i HAche
             y sida;
0009         (2.2)
0010   T1:   Dímelo (xxx xxx); (-)
0011   G1:   e:l-
0012         el vE i hache es el VIrus de inmunodefiCIENcia
             humAna;
```

Die Gesundheitspromotorin fragt die Teilnehmerin nach deren Vorwissen zu HIV („qué [...] ha escuchado hablar del ve i hache" (Z. 5-6). Diese reagiert mit einer mit gleichbleibender Intonation geäußerten Rückmeldepartikel, deren Funktion sich ohne eine detaillierte Berücksichtigung von Mimik und Gestik nicht eindeutig bestimmen lässt („aha", Z. 7). Die Partikel könnte ein Verzögerungsmarker sein, mittels dessen sich die Teilnehmerin Zeit für die Äußerungsformulierung verschafft. Wahrscheinlicher ist jedoch, dass sie nicht bereit ist, ihr Vorwissen in die Kommunikation einzubringen oder der Promotorin gegenüber zuzugeben, dass sie über ein solches gar nicht verfügt. Die Gesundheitspromotorin scheint den Unwillen der Teilnehmerin zu spüren, denn bereits nach kurzer Zeit versucht sie, sie durch Umformulierung der

Frage zu einer Antwort zu bewegen („sabes lo que es la diferencia entre el ve i hache y sida", Z. 8). Auch dieser Versuch ist nicht von Erfolg gekrönt. Die Teilnehmerin lässt mehr als zwei Sekunden verstreichen, während derer sie sich bewusst zu werden scheint, dass die Promotorin eine Antwort von ihr erwartet. Sie löst die konditionelle Relevanz ein, reagiert jedoch insofern unpräferiert, als dass sie der Gesundheitspromotorin den sprichwörtlichen Ball zurückspielt („dímelo", Z. 10). Mit ihrer Reaktion gibt die Teilnehmerin zu erkennen, dass sie nicht über das erfragte Wissen verfügt oder nicht bereit ist, dieses darzulegen. Die Promotorin lässt die teilnehmerseitige Antwortverweigerung unkommentiert und akzeptiert die nun ihr auferlegte konditionelle Relevanz. Sie beginnt damit, HIV und AIDS zu definieren, und kommt ihrer Rolle als Wissensvermittlerin damit voll und ganz nach.

Beispiel 7.1.6-A (Fortsetzung)

```
0040    G1:     las Vías de transmisión sexuales-=
0041            =tú sAbes CUÁles son;
0042            (--)
0043    T1:     a mi se me_ha_olvidado todo_Eso;
0044            (--)
0045    G1:     CÓmo,
0046            (1.4)
0047            las Vías de transmisión sOn-
```

Nach kurzer Zeit leitet die Gesundheitspromotorin zu den Übertragungswegen des Virus über und formuliert eine an die Teilnehmerin gerichtete Frage („las vías de transmisión sexuales tú sabes cuáles son", Z. 40-41).[134] Die Teilnehmerin reagiert auf die Initiierung erneut unpräferiert, indem sie ihr Nichtwissen nun explizit einräumt („a mi se me ha olvidado todo esto", Z. 43). Bei der Promotorin sorgt dies zunächst für Verwunderung, die sich in einem intonativ steigend artikulierten „cómo" (Z. 45) ausdrückt. Als die Teilnehmerin sich in der darauffolgenden fast eineinhalbsekündigen Pause nicht nochmals zu Wort meldet, steigt die Promotorin ohne weiteren Kommentar in die Wissensvermittlung ein („las vías de transmisión son", Z. 47).

---

[134] Der Fehler in der Themenformulierung („las vías de transmisión sexuales" statt „las vías de transmisión") wird weder von der Promotorin noch von der Teilnehmerin repariert und spielt für den weiteren Verlauf der Sequenz keine Rolle.

Beispiel 7.1.6-A (Fortsetzung)

```
0114   G1:   enTONces-=
0115         =el Uso: correcto del condón;=
0116         =TÚ te lo sabes;
0117         (2.0)
0118   G1:   tú no_has_Ido a a:-
0119         (1.1)
0120         a CHARlas;
0121         (1.2)
0122   T1:   ((unverständlich, 0.7 sek))
0123         que yo siempre estoy trabaJANdo-
0124         cuando (xxx xxx) Eso-
0125         (--)
0126   G1:   enseÑAR todo;
0127         (2.7)
0128         lo primero ES- (.)
0129         que uno le mira la fecha de venciMIENto;
```

Auch nach der zweiten gescheiterten Initiierung einer IRF-Sequenz gibt die Promotorin nicht auf. Nach einem erneuten Themenwechsel zielt sie abermals darauf ab, die Teilnehmerin in den Prozess der Wissensvermittlung einzubinden („el uso correcto del condón tú te lo sabes", Z. 115-116). Als sie auf ihre Frage keine verbale Antwort erhält – zu erkennen an der zweisekündigen Pause in Zeile 117 –, bringt die Promotorin ihre Verwunderung explizit zum Ausdruck. Sie erkundigt sich bei der Teilnehmerin, ob diese bislang keine entsprechende Aufklärungsveranstaltung besucht hat („tú no has ido [...] a charlas", Z. 118-120). Die Teilnehmerin antwortet knapp, dass sie zum Zeitpunkt des Stattfindens von Aufklärungsgesprächen für gewöhnlich arbeitet („que yo siempre estoy trabajando cuando [...] eso", Z. 123-124).[135] Ob die sich anschließende Äußerung der Gesundheitspromotorin („enseñar todo", Z. 126) Kritik oder lediglich Resignation ausdrückt, bleibt ebenso unklar wie die Funktion der darauffolgenden langen Pause. Schließlich kommt die Gesundheitspromotorin ihrem Bildungsauftrag ohne weiteren Kommentar nach und erläutert der Teilnehmerin die einzelnen Schritte eines korrekten Kondomgebrauchs (Z. 128-175).

---

[135] Am Ende des Gesprächs äußert die Teilnehmerin auf die im Zusammenhang mit der auszufüllenden Teilnehmerliste von der Promotorin gestellte Frage „cuántas veces usted ha participado en una charlita" (Z. 181-182), dass sie ein einziges Mal an einer Aufklärungsveranstaltung teilgenommen hat („yo fui una sola vez nada más", Z. 184-185).

Auch im folgenden Ausschnitt reagiert der Teilnehmer auf die Initiierung einer IRF-Sequenz unpräferiert. Er gibt den anwesenden Promotorinnen zu erkennen, dass er die etablierte konditionelle Relevanz erkennt, aber nicht willens oder in der Lage ist, sie einzulösen.

Beispiel 7.1.6-B (DM650022, 22.03.2012, visita domiciliaria 7)

```
0156   G1:    el uso coRRECto del condón;
0157          TÚ sabes cómo es;
0158          (--)
0159          el Uso coRRECto del preservativo; (-)
0160   T1:    no;
0161          (--)
0162   G2:    has usado el preservaTIvo;
0163   T1:    yo- (-)
0164          muy POco;
0165          pero yo no Ando en la CAlle;
0166   G1:    mhm;
0167          (4.0)
0168          priMEro- (-)
0169          hay que mirarle la fecha de venciMIENto-
```

Ähnlich wie im vorangegangenen Ausschnitt kündigt die Gesundheitspromotorin den Kondomgebrauch als neuen Redegegenstand an und versucht direkt im Anschluss, eine IRF-Sequenz zu initiieren („el uso correcto del condón tú sabes cómo es", Z. 156-157). Als der Teilnehmer in der darauffolgenden kurzen Pause nicht antwortet, wiederholt sie das zu behandelnde Thema in leicht reformulierter Form („el uso correcto del preservativo", Z. 159). Der Teilnehmer äußert ein mit fallender Intonation artikuliertes „no" (Z. 160) und beantwortet damit die in Zeile 157 gestellte geschlossene Frage. Angesichts des expliziten Eingeständnisses von Nichtwissen erkundigt sich eine zweite Gesundheitspromotorin nach den Kondomgebrauchsgewohnheiten des Teilnehmers. Dieser räumt ein, dass er sehr selten Kondome benutzt („muy poco", Z. 164). Er rechtfertigt sein Handeln damit, dass er keine wechselnden Geschlechtspartnerinnen hat, ausgedrückt durch „pero yo no ando en la calle" (Z. 165). Die erste Gesundheitspromotorin quittiert seine Aussage mit einem einfachen und wertneutralen „mhm" (Z. 166) und beginnt nach einer viersekündigen Pause damit, die entsprechenden Informationen zu vermitteln („primero [...] hay que mirarle la fecha de venciciemto", Z. 168-169 sowie im weiteren Verlauf bis Z. 208).

Sind die Teilnehmer Teil eines größeren Publikums und werden sie als solche nicht direkt angesprochen, gestaltet sich der Ausstieg aus dem IRF-Muster noch einfacher. Dies zeigt sich in der folgenden Sequenz, die aus einem Aufklärungsgespräch an einer Schule stammt. Das Gespräch ist von zahlreichen Nebengesprächen und Hintergrundgeräuschen geprägt, die die anwesende Lehrkraft mehrmals vergeblich durch Zischgeräusche zu unterbinden versucht.

Beispiel 7.1.6-C (DM650077, 31.03.2012, charla 4)

```
0056   G1:   entonces ahÍ les dice la pequeña definiCIÓN-
0057         (1.4)
0058         de quÉ_es el ve i HAche;
0059         (5.7)
0060         alguien me sabe decir qué_es el ve i HAche, (-)
0061   L1:   s::t;
0062         (2.6)
0063   G1:   ALguien me sabe decir qué_es el ve i HAche-=
0064         =porque_ahí tenemos la definición en el broCHURE;
0065         (2.7)
0066   L1:   s:::s:::t;
0067   T1:   (hicieron) una preGUNta,
0068         (---)
0069   G1:   que si ALguien me sabe decir qué_es el ve i
             HAche;
0070         (--)
0071   L1:   s:t s:t;
0072         (--)
0073   G1:   alguien me sabe decir qué_es el ve i HAche,
0074         (11.7)
0075         de_ESte lado-=
0076         =de_ESte lado acÁ;
0077         (2.3)
0078         MIren-=
0079         =DIce-
0080         el ve i hache es el VIrus de inmunodefiCIENcia;
```

Unter Verweis auf die Broschüren leitet die Gesundheitspromotorin die Sachverhaltsdarstellung ein („ahí les dice la pequeña definición [...] de qué es el ve i hache", Z. 56-58). Nach fast sechs Sekunden reformuliert sie die Themenankündigung in Form einer ans Publikum gerichteten geschlossenen Frage („alguien me sabe decir qué es el ve i hache", Z. 60). In der sich anschließenden Pause (Z. 62) äußert sich keiner der Teilnehmer zu Wort. Die Promotorin wiederholt die Initiierung mit minimal veränderter Intonation

(Z. 63) und aktualisiert dabei zugleich die Antworterwartung: Die Teilnehmer können die verteilten Aufklärungsbroschüren zu Rate ziehen („ahí tenemos la definición en el brochure", Z. 64). Das Publikum löst die etablierte konditionelle Relevanz in den folgenden knapp drei Sekunden abermals nicht ein, womit auch der zweite Versuch der Etablierung einer IRF-Sequenz misslingt.

Eine Teilnehmerin hat die Initiierung offensichtlich nicht richtig verstanden und scheint sich rückversichern zu wollen, ob eine konditionelle Relevanz besteht („hicieron una pregunta", Z. 67). Die Gesundheitspromotorin bestätigt ihr dies, indem sie die ursprüngliche Frage ein drittes und schließlich ein viertes Mal stellt (Z. 69 und Z. 73). Nach dem vierten Anlauf wartet sie fast zwölf Sekunden ab, bevor sie die Aufmerksamkeit der Teilnehmer auf die richtige Stelle in der Broschüre zu lenken versucht („de este lado", Z. 75 und „de este lado acá", Z. 76). Doch auch dieser Versuch bringt nicht den gewünschten Erfolg, und so liefert die Promotorin die gefragten Wissenselemente schließlich selbst (Z. 78-80).

Die Gesundheitspromotorin bleibt im dargestellten Beispiel lange Zeit im Muster und behält den eingeschlagenen methodischen Weg zunächst bei, obwohl ihr deutlich erkennbares Bemühen um Teilnehmeräußerungen immer wieder ins Leere läuft. Auch durch mehrmalige Wiederholung der Frage gelingt es ihr nicht, Antworten zu evozieren. Die Teilnehmer sind nicht zur Mitarbeit bereit, was die Promotorin letztlich erkennt, aber nicht kritisiert. Dass die Initiierung der IRF-Sequenz fehlschlägt, beeinflusst die Beziehung zwischen den Interaktanten in keiner Weise, hat jedoch Folgen für den weiteren Gesprächsverlauf. Die Promotorin unternimmt keine weiteren Anstrengungen, das Publikum ins Aufklärungsgespräch zu involvieren. Die sich über die komplette Sachverhaltsdarstellung erstreckende monologisch-unidirektionale Wissensvermittlung wird abgesehen von Nebengesprächen lediglich gegen Ende von einer kurzen Zwischenfrage seitens einer Teilnehmerin unterbrochen.

7.1.7. Sammeln von Antworten

Die bisherigen Ausschnitte zeigen, dass die Teilnehmer in der Regel präferiert auf die Versuche der Gesundheitspromotorinnen reagieren, IRF-Sequenzen zu etablieren. Sie kommen den sequenziellen Zugzwängen in den meisten Fällen nach und äußern sich mehr oder weniger ausführlich zu den jeweiligen Initiierungen. Die Beiträge bestehen zum Teil aus einzelnen Stichwörtern und kurzen Sätzen, zum Teil jedoch auch aus komplexen und umfassenden Äußerungen.

Eine in zweiter Sequenzposition zu beobachtende Auffälligkeit, die auch für Unterrichtskommunikation immer wieder beschrieben wird, stellt das Sammeln von Antworten dar.

Beispiel 7.1.7-A (DM650032, 24.03.2012, charla 4)

```
0032   G1:   QUÉ_es el ve i hAche;
0033         (--)
0034         algunos de ustedes saben qué_es el ve i HAche,
0035         (2.6)
0036         (xxx xxx)
0037   T1:   sí;
0038   T2:   creo que e:s=si no me equivoco=el VI:rus-
0039         (--)
0040         de SIda;
0041         (1.2)
0042   G1:   aHA,
0043         DÍmelo tÚ;
0044   T3:   VIrus de inmunodeficiencia- (-)
0045         adquiRIda;
0046   G1:   oKAY, (.)
0047   T1:   para MI es el-
0048         ES el vIrus-
0049         que ataca (la deFENsa del cuerpo humAno);
0050         (2.1)
0051   G1:   dice que_es el virus de inmunodeficiencia
              hu!MA!na;
```

Nach einer sehr knapp gehaltenen Begrüßung steigt die Gesundheitspromotorin in die Sachverhaltsdarstellung ein und fragt das Publikum nach deren Vorwissen zu HIV („algunos de ustedes saben qué es el ve i hache", Z. 34). Unmittelbar nachdem eine Teilnehmerin die geschlossene Frage bejaht, ergreift eine andere Teilnehmerin das Wort und definiert HIV als das AIDS-Virus („creo que es [...] el virus [...] de sida", Z. 38-40). Die Promotorin ratifiziert den Beitrag mit einer einfachen Hörerrückmeldung, die sie mit steigender Intonation äußert („aha", Z. 42). Sie ruft einen sich offensichtlich meldenden Teilnehmer auf und signalisiert damit explizit, dass sie an einer weiteren Antwort interessiert ist („dímelo tú", Z. 43). Die Antwort des Teilnehmers („virus de inmunodeficiencia [...] adquirida",

Z. 44-45) quittiert die Gesundheitspromotorin erneut mit einem einfachen, intonativ steigend geäußerten Rückmeldesignal („okay", Z. 46). Eine weitere Teilnehmerin interpretiert das interaktive Verhalten der Promotorin und ihrer Mitschüler als eine Situation des Sammelns von Antworten und meldet sich zu Wort („para mi [...] es el virus que ataca la defensa del cuerpo humano", Z. 47-49). Als sich in den darauffolgenden zwei Sekunden kein Teilnehmer mehr äußert, fällt die Sprecherrolle an die Promotorin zurück, die die Sequenz durch Auflösung des Akronyms abschließt („dice que es el virus de inmunodeficiencia humana", Z. 51).[136]

Dass die Gesundheitspromotorinnen Antworten nicht nur in Form von freiwilligen Beiträgen sammeln, sondern Teilnehmer gelegentlich auch durch Fremdwahl zur Formulierung einer weiteren Reaktion verpflichten, wird im folgenden Ausschnitt deutlich.

Beispiel 7.1.7-B (DM650027, 23.03.2012, charla)

```
0108   G1:   enTONces-
0109         QUÉ entiEnden por el sida;
0110         (3.9)
0111   T2:   BUEno-=
0112         =YO entiendo que es una enfermedad-
0113         (1.1)
0114         ((unverständlich, 1.6 sek))
0115   TX:   s::t;
0116         s: s: s: s:t; (-)
0117   T2:   no tiene CUra-
0118         (1.9)
0119   G1:   y usTEdes-¹
0120         (--)
0121         está aQUÍ=pero no está aQUÍ;²
0122         (--)
0123   T4:   estoy (oYENdo); (-)
0124   G1:   QUÉ entiEnde por el:-
0125         por el SIda;
0126         (1.8)
0127   T4:   BUEno- (-)³
0128         eh YO: por/
0129         lo que PUEdo entender-
0130         (1.1)
0131         que_el SIda-
```

---

[136] Die Sequenz wird in Pech (2016) ausführlich diskutiert. Im Mittelpunkt steht dabei die Frage, inwiefern das teilnehmerseitig eingebrachte Vorwissen interaktiv bearbeitet wird und die promotorenseitigen Strategien und Verfahren der Wissensvermittlung beeinflusst.

```
0132      (---)
0133      es Una enferme/
0134      Una enfermedad incuRAble-
```

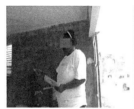
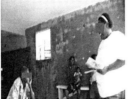
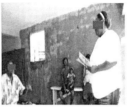

Screenshot 1   Screenshot 2   Screenshot 3

Die Gesundheitspromotorin fragt die Teilnehmer nach deren Vorkenntnissen zu AIDS („qué entienden por el sida", Z. 109). Eine Teilnehmerin formuliert einen teils unverständlichen Beitrag, der mit der Unheilbarkeit der Krankheit endet („no tiene cura", Z. 117). Im Anschluss an eine fast zweisekündige Pause spricht die Promotorin unbestimmte, ihr gegenüber sitzende Teilnehmer direkt an („y ustedes", Z. 119). Die Videoaufzeichnung zeigt, dass sie ihren Körper leicht in die Richtung der Angesprochenen dreht, den Arm hebt und mit den Fingern zu schnipsen beginnt (Screenshot 1). Ihre darauffolgenden Äußerungen richten sich an eine Einzelperson, die der Promotorin zufolge zwar körperlich anwesend, nicht jedoch partizipativ ist („está aquí pero no está aquí", Z. 121). Die Kamera schwenkt auf den Angesprochenen, der mit nach vorne gebeugter Haltung auf einer Bank sitzt. Mit der einen Hand stützt er seinen Kopf, die andere hängt locker herab (Screenshot 2). Er äußert, dass er den Ausführungen folgt („estoy oyendo", Z. 123). Sowohl das verbale und nonverbale Verhalten der Promotorin als auch die Körperhaltung des Teilnehmers und seine Aussage deuten darauf hin, dass er keinen Redewunsch signalisiert hat. Die Promotorin fordert ihn dennoch zu einer Antwort auf, indem sie die in erster Sequenzposition gestellte Frage in direkt an ihn gerichteter Form wiederholt („qué entiende [...] por el sida", Z. 124-125). Der Teilnehmer lässt einen kurzen Moment verstreichen, in dem er den Oberkörper aufrichtet und mit den Armen zu gestikulieren beginnt (Z. 126, Screenshot 3). Dann setzt er zu einer Antwort an.

7.1.8. Abschluss des Musters

Wie für IRF-Sequenzen typisch, fällt die Sprecherrolle nach dem teilnehmerseitigen Einlösen der konditionellen Relevanz an die Promotorinnen als Initiatoren des Musters zurück. Der genaue Moment, an dem dies geschieht, ist nicht festgelegt. Die Interaktanten handeln Zug um Zug aus, ob sie in der zweiten Sequenzposition verbleiben oder die Sequenz beenden. Ein Vorrecht auf die Bestimmung des Zeitpunktes für den Sequenzabschluss haben dabei in jedem Fall die Promotorinnen. Die Teilnehmer können solange sprechen, solange ihnen das Rederecht nicht abgenommen wird und die Promotorinnen in die dritte Sequenzposition einsteigen. In Ausschnitt 7.1.1-A (Z. 70-77) äußern sich auf die Frage nach AIDS beispielsweise vier Teilnehmer schnell hintereinander, bevor die Promotorin das Wort ergreift und die Sequenz mit einem Feedback abschließt. Die Gesundheitspromotorinnen können die zweite Sequenzposition zu expandieren versuchen, indem sie den Teilnehmern implizit oder explizit eine Phase des Sammelns von Antworten signalisieren. Zu sehen ist dies in den Beispielen 7.1.7-A und 7.1.7-B sowie ansatzweise auch in Ausschnitt 7.1.1-A (Z. 80-97). Umgekehrt können sie die Sprecherrolle bereits nach einer einzigen teilnehmerseitigen Erwiderung wieder an sich nehmen, wie unter anderem die Beispiele 7.1.1-A (Z. 62-69), 7.1.2-A und 7.1.3-A zeigen.

Dem Feedback wird eine oftmals wichtige Rolle für die Wissensvermittlung und Wissensaneignung zugeschrieben (siehe hierzu beispielsweise Wyßuwa/ Beier 2013: 135-137, Mehan 1985: 26). Im Mittelpunkt steht dabei die Frage, inwiefern die lehrerseitige Rückmeldung an den gegebenen Antworten anschließt und diese bewertet. Eine entsprechende Untersuchung hat zu berücksichtigen, welche Wissenselemente die Teilnehmer in zweiter Sequenzposition äußern und wie die Promotorinnen in dritter Sequenzposition auf die Teilnehmerrelevanzen eingehen. Sie zielt auf stärker inhaltsbezogene Aspekte ab als die vorliegende Darstellung der interaktiv-sequenziellen Organisation von IRF-Sequenzen und wird im Zusammenhang mit der thematischen Entwicklung des Aufklärungsgesprächs berücksichtigt (Kapitel 8.3.1).

Mit Blick auf die gesprächsstrukturelle Durchführung von IRF-Sequenzen bleibt abschließend festzuhalten, dass die Gesundheitspromotorinnen in vielen Fällen unmittelbar im Anschluss an die dritte Sequenzposition eine neue IRF-Sequenz initiieren. Die in Beispiel 7.1.1-A zu beobachtende Aneinanderreihung dreier IRF-Sequenzen hat dies anschaulich gezeigt. In anderen Fällen entwickelt sich das promotorenseitige Feedback zu einer monologisch-unidirektionalen Wissensvermittlungssequenz. Was unter einer solchen zu verstehen ist, stellt das sich anschließende Kapitel 7.2 dar.

7.2. Monologisch-unidirektionale Wissensvermittlungssequenzen

Unter monologisch-unidirektionalen Wissensvermittlungssequenzen werden Gesprächsabschnitte verstanden, in denen die Gesundheitspromotorinnen die Sprecherrolle über längere Zeit weder an die Teilnehmer abgeben noch an diese verlieren. Das Publikum meldet sich teils gar nicht zu Wort, teils mit kurzen Hörerrückmeldungen, die der Promotorin Aufmerksamkeit und gelegentlich auch Zustimmung und Verstehen signalisieren, ohne ihr das Rederecht zu entziehen. Monologisch-unidirektionale Wissensvermittlungssequenzen sind im gesamten Korpus zu finden und entsprechen dem Lehrervortrag als einem der bekanntesten Formate der mündlichen Wissensvermittlung. Sie erstrecken sich nicht selten über weite Teile des Aufklärungsgesprächs.

Monologisch-unidirektionale Wissensvermittlungssequenzen werden nicht metakommunikativ angekündigt und folglich nur dadurch als solche erkennbar, dass in einer bestimmten Phase des Gesprächs kein Sprecherwechsel (mehr) stattfindet. Sie entwickeln sich in den untersuchten Aufklärungsveranstaltungen

- aus dem promotorenseitigen Feedback in IRF-Sequenzen: Die Ausführungen der Promotorinnen gehen insofern über ein bloßes Feedback hinaus, als dass sie den Redegegenstand vertiefen und/oder neue Themen oder thematische Aspekte zur Sprache bringen (zu IRF-Sequenzen siehe Kapitel 7.1).
- aus Teilnehmerfragen: Das Rederecht fällt nach Teilnehmerfragen an die Promotorinnen zurück, die dem sequenziellen Zugzwang in zum Teil ausführlichen monologisch-unidirektionalen Beiträgen nachkommen (zur Beantwortung von Teilnehmerfragen siehe Kapitel 8.3.2).

- aus Teilnehmerzwischenrufen und längeren Teilnehmerbeiträgen: Die Promotorinnen sehen sich in ihrer Rolle als Wissensvermittlerinnen in der Pflicht, teilnehmerseitige Äußerungen zu kommentieren und gegebenenfalls zu korrigieren (zur Bearbeitung von Teilnehmerbeiträgen siehe Kapitel 8.3.2).
- nach Themenwechseln: Die Promotorinnen führen ein neues Thema in die Interaktion ein, etablieren jedoch keine IRF-Sequenz, sondern bearbeiten es monologisch-unidirektional (zu thematischen Übergängen siehe Kapitel 8.2).

Monologisch-unidirektionale Wissensvermittlungssequenzen enden,

- wenn die Promotorinnen nach einem Themenwechsel eine (weitere) IRF-Sequenz etablieren (zu IRF-Sequenzen siehe Kapitel 7.1).
- wenn die Gesundheitspromotorinnen sich nach teilnehmerseitigen Unklarheiten erkundigen und sich ein Teilnehmer mit einer Frage oder Äußerung zu Wort meldet (zu selbstinitiierten Teilnehmerbeiträgen siehe Kapitel 7.3).
- wenn ein Teilnehmer von sich aus einen Redewunsch äußert und die Promotorin ihm das Wort erteilt (siehe Kapitel 7.3).
- wenn ein Teilnehmer sich ohne Erteilung des Rederechts mit einer Frage oder einem Beitrag (überlappend) zu Wort meldet (siehe auch hierzu Kapitel 7.3).
- wenn Nebengespräche zu dominant werden und die Gesundheitspromotorinnen ihre Ausführungen unterbrechen, um die kommunikative Ordnung wiederherzustellen (zu kommunikativen Störungen siehe Kapitel 7.4).
- wenn die Gesundheitspromotorinnen die Sachverhaltsdarstellung als beendet ansehen und den Gesprächsabschluss einleiten (siehe Kapitel 10).

Die Ausführungen machen deutlich, dass monologisch-unidirektionale Wissensvermittlungssequenzen sich in jedem beliebigen Moment im Gesprächsverlauf entwickeln und jederzeit enden können. Die Gesundheitspromotorinnen haben ein ausgedehntes Rederecht und agieren als primäre Sprecherinnen. Sie können frei entscheiden, ob sie die zu vermittelnden Inhalte monologisch-unidirektional bearbeiten oder die Teilnehmer in die

Interaktion einbeziehen, sei es in Form von IRF-Sequenzen, im Rahmen von Frageunden oder durch Zulassen von teilnehmerseitigen Wortmeldungen. Dass sie Letzteres in aller Regel auch tun, zeigen die Kapitel 7.3 und insbesondere auch 8.3.

In monologisch-unidirektionalen Wissensvermittlungssequenzen nehmen die Teilnehmer wie auch die gegebenenfalls anwesenden Lehrkräfte die Rolle von (Zu-) Hörern ein. Dass diese Rolle nicht zwangsläufig mit Aufmerksamkeit und Wissensverarbeitung gleichzusetzen ist, liegt nahe und stellt eines der zentralen Probleme des Lehrervortrags dar. Gerade länger andauernde monologisch-unidirektionale Sequenzen stellen hohe Anforderungen an die Konzentration der Teilnehmer und fordern die Bereitschaft und Fähigkeit, sich mit den Inhalten auseinanderzusetzen und das Gelernte in die eigenen Wissensbestände zu integrieren (siehe hierzu beispielsweise Becker-Mrotzek/ Vogt 2001: 59-60). Umso wichtiger erscheint es, dass die Gesundheitspromotorinnen die zu vermittelnden Informationen nachvollziehbar strukturieren und adäquat veranschaulichen, Übergänge schaffen und ihre Rezipienten und deren mögliche Verstehensschwierigkeiten im Blick behalten.

Die Analyse des Korpus zeigt, dass sich die thematische Entwicklung und insbesondere die Gestaltung von Themenübergängen in monologisch-unidirektionalen Wissensvermittlungssequenzen nicht maßgeblich von der thematischen Entwicklung in anderen Formen der Gesprächsführung unterscheiden. Gleiches gilt für die Strategien und Verfahren der Wissensvermittlung, darunter der Einbezug der Aufklärungsbroschüren, der Umgang mit Fachbegriffen und der Einsatz veranschaulichender Darstellungsformen. Auf die Untersuchung einer monologisch-unidirektionalen Wissensvermittlungssequenz wird an dieser Stelle verzichtet. Verwiesen sei auf das in Kapitel 5.1 analysierte Fallbeispiel (insbesondere ab Z. 295, wo sich das Feedback zu einer sich bis zur Gesprächsbeendigung erstreckenden monologischen Sequenz entwickelt) sowie die in den Kapiteln 8 und 9 durchgeführten Analysen zur thematischen Organisation des Aufklärungsgesprächs und der Gestaltung des Wissenstransfers.

7.3. Frageunden und selbstinitiierte Teilnehmerbeiträge

In nahezu allen Aufklärungsgesprächen des untersuchten Korpus finden sich selbstinitiierte Teilnehmerbeiträge, das heißt Fragen und Äußerungen, die von den Teilnehmern spontan und ohne promotorenseitige Initiierung formuliert werden (zu freien Schüleräußerungen siehe beispielsweise Lüders 2003: 247-261). Melden sich mehrere Teilnehmer nacheinander zu Wort, entstehen zum Teil ausgedehnte Fragerunden, die sich aufgrund ihrer hohen Interaktivität und den aktiven Partizipationsmöglichkeiten für die Teilnehmer erheblich von IRF-Sequenzen und monologisch-unidirektionalen Wissensvermittlungssequenzen unterscheiden.

7.3.1. Entstehung von Fragerunden

Fragerunden werden in den wenigsten Fällen von den Promotorinnen angekündigt. In der Mehrzahl der Fälle entstehen sie dadurch, dass sich ein Teilnehmer an einem beliebigen Moment im Gesprächsverlauf eigeninitiativ zu Wort meldet, woraufhin es zu weiteren teilnehmerseitigen Fragen und Äußerungen kommt. Die Gesundheitspromotorinnen unterstützen sich entwickelnde Fragerunden, indem sie teilnehmerseitige Wortmeldungen in der Regel zulassen und das Publikum ermuntern, weitere Fragen zu stellen. Entsprechende Aussagen wirken dabei sowohl prospektiv als auch retrospektiv. Sie eröffnen den Raum für weitere teilnehmerseitige Äußerungen, legitimieren andererseits jedoch auch, dass vorherige Wortmeldungen gerechtfertigt waren:

- „qué otra pregunta" (DM650029/030, Z. 358)
- „alguna pregunta más" (DM650028, Z. 543, DM650072, Z. 515 und Z. 887, ähnlich auch DM650032, Z. 425 und DM650113/114, Z. 681)
- „tienen alguna otra pregunta" (DM650118, Z. 725, ähnlich auch DM650117, Z. 421)
- „estamos abiertos a todas las preguntas que me quieren hacer" (DM650027, Z. 692-693, ähnlich auch DM650028, Z. 819)

Gerade gegen Ende der Aufklärungsgespräche erkundigen sich die Promotorinnen verstärkt danach, ob noch Fragen oder Unklarheiten bestehen. Dies gilt nicht nur für Gespräche, in denen zuvor ausführliche interaktive Sequenzen stattfanden, sondern auch für solche, in denen sich die Teilnehmer im Gesprächsverlauf abgesehen von IRF-Sequenzen und gelegentlichen Hörerrückmeldungen nicht zu Wort meldeten. Entsprechende Rückversicherungsaktivitäten stehen zum Teil an der Schnittstelle zwischen Sachverhaltsdarstellung und Gesprächsbeendigungsinitiierung, zum Teil in der Gesprächsbeendigung selbst:

- „si te surge cualquier pregunta estamos a tu disposición" (DM650022, Z. 288-289)
- „todas las preguntas se han contestado no" (DM650031, Z. 426)
- „alguna pregunta" (DM650079, Z. 332 und DM650081, Z. 329, ähnlich auch DM650077, Z. 390)
- „si no tienen más preguntas gracias por su atención" (DM650118, Z. 918-919, ähnlich auch DM650110, Z. 450-453 und DM650112, Z. 332-333)

7.3.2. Teilnehmerseitige Übernahme der Sprecherrolle

Wie bereits erwähnt, ergeben sich Fragerunden in der Regel dadurch, dass sich die Teilnehmer eigeninitiativ zu Wort melden. Dies wirft zunächst einmal die Frage auf, wie sie die Sprecherrolle beanspruchen und sich das Rederecht für einen gegebenenfalls längeren Beitrag sichern.

Wie für Unterrichtskommunikation typisch, bewerben sich die Teilnehmer häufig um die Übernahme des nächsten Redebeitrags. Sie signalisieren den Gesundheitspromotorinnen explizit-verbal oder gestisch, dass sie bereit sind, in die Sprecherrolle zu treten und einen Beitrag zu formulieren. Dass sie das Wort erst dann ergreifen, wenn die Promotorinnen sie aufrufen, zeigen die folgenden beiden Beispiele stellvertretend für viele weitere Sequenzen.

Beispiel 7.3.2-A (DM650032, 24.03.2012, charla 4)

```
0198    G1:     si Una persona tiene el ve i hache-
0199            noSOtros no debemos de:- (-)
0200            de: echarle_a_un LAdo;
0201            debemos inCLUso-=
0202            =debemos darle nuestro aPOyo;
0203            (1.3)
0204            por Eso también (les voy) dando una CHARla-=
0205            =para que nos cuiDEmos;[1] (-)[2]
0206            DIme, (-)
0207    T1:     yO_oPIno que_Esas personas-
0208            que sufren Esa enferMEDAD- (-)
0209            hay que darles caRIño; (-)
```

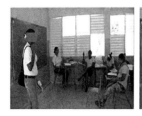 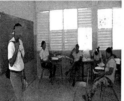

Screenshot 1   Screenshot 2

Die Promotorin appelliert an die Teilnehmer, HIV-positive Menschen nicht zu diskriminieren, sondern ihnen Unterstützung anzubieten („si una persona tiene el ve i hache [...] no debemos de [...] echarle a un lado debemos incluso [...] darle nuestro apoyo", Z. 198-202). Nach einer längeren Pause ergänzt sie, dass das Aufklärungsgespräch nicht zuletzt dazu dient, über adäquates Schutzverhalten zu informieren („por eso también les voy dando una charla para que nos cuidemos", Z. 204-205). Dass eine Teilnehmerin währenddessen einen Redewunsch signalisiert, lässt sich insbesondere an der Reaktion der Gesundheitspromotorin ablesen: Die Promotorin wendet ihr unmittelbar nach Beendigung ihres Beitrags den Blick zu (vergleiche hierzu die beiden Screenshots 1 und 2) und erteilt ihr das Rederecht („dime", Z. 206). Mit minimaler Verzögerung übernimmt die Teilnehmerin die Sprecherrolle und beginnt einen längeren Redebeitrag („yo opino que esas personas que sufren esa enfermedad [...] hay que darles cariño", Z. 207-209).

Auch im folgenden Ausschnitt ruft die Gesundheitspromotorin einen Teilnehmer auf. Sie reagiert dabei nicht auf eine nonverbale Redewunschsignalisierung wie in der vorherigen Sequenz, sondern auf eine explizit-metasprachliche Äußerung.

Beispiel 7.3.2-B (DM650029/030, 24.03.2012, charla 2)

```
0303   G1:   hay CAsos; (-)
0304         pero SON de:: noven/
0305         de CIEN-
0306         (---)
0307         un: DIEZ por CIENto;
0308         (1.5)
0309         MUY poca la la la:-
0310         (--)
0311   T3:   una preGUNta;
0312   G1:   Dígame JÓven;
```

```
0313   T3:   ve i hache y sida son lo MISmo; (-)
0314   G1:   NO: es lo MISmo-
0315         que te acabo de deCIR-
0316         que el ve i hache es el VIrus;
```

Die Gesundheitspromotorin äußert sich zu den Heilungschancen unter strenggläubigen Christen und vermittelt den Teilnehmern die fragwürdige Information, dass es entsprechende Fälle gibt („hay casos", Z. 303). Sie schränkt ihre Aussage insofern ein, als dass glaubensbasierte Heilungen nur in etwa zehn Prozent aller Fälle vorkommen („pero [...] de cien [...] un diez por ciento", Z. 304-307). Nach einer eineinhalbsekündigen Pause (Z. 308) setzt sie zu einer weiteren Äußerung an, bricht diese jedoch sogleich wieder ab (Z. 309). Ob sie ihre Aussage fortzuführen beabsichtigt, ist nicht klar, denn in der sich anschließenden Pause (Z. 310) äußert ein Teilnehmer einen Redewunsch („una pregunta", Z. 311). Die Promotorin lässt die angekündigte Frage zu („dígame jóven", Z. 312) und der Teilnehmer erkundigt sich, ob zwischen HIV und AIDS ein Unterschied besteht („ve i hache y sida son lo mismo", Z. 313). Die Gesundheitspromotorin verneint die Frage („no es lo mismo", Z. 314) und erklärt dem Teilnehmer unter Verweis auf bereits erfolgte Ausführungen, aber dennoch ausführlich, inwiefern sich HIV und AIDS voneinander unterscheiden (Z. 315-357).

In vielen Fällen melden sich die Teilnehmer ohne vorherige Autorisierung durch die Gesundheitspromotorinnen zu Wort, wobei sie in aller Regel die konventionellen Prinzipien des Sprecherwechsels beachten und sich an deutlich als solchen zu erkennenden übergaberelevanten Punkten orientieren.

Beispiel 7.3.2-C (DM650016, 18.03.2012, charla 3)

```
0495   T7:   BUE:no-
0496   TX:   ((unverständlich, 1.9 sek))
0497   G1:   <<unverständliche Nebengespräche> !CLA!ro que sí;
0498   TX:   ((unverständlich, 2.4 sek))
0499   G1:   la mujer esta en EL- (.)
0500         PLEno derecho-
0501         de exiGIRle al hOmbre-
0502         el preservaTI[vo;
0503   T4:                [MIre-
0504         (yo les voy a decir ALgo)- (-)
0505         cuando una perSOna-
0506         MUY allegAda-
0507         a (XXX xxx xxx xxx)-
0508         (pierde cuarenta Años)-
```

```
0509          (y Ella)-
0510          (xxx xxx xxx xxx xxx) ventiDOS Años;
0511          (--)
0512          y un muCHAcho-
0513          que es buen MO:zo y- (-)>
0514          tú lo VE:S-
0515          norMAL- (-)
```

Der Ausschnitt schließt an eine lang andauernde monologisch-unidirektionale Wissensvermittlungssequenz an, in der die Gesundheitspromotorin den Teilnehmern zuletzt darlegt, dass Frauen genau wie Männer das Recht haben, die Benutzung eines Kondoms zu fordern. Nach einer kurzen Phase aus teilnehmerseitigen Zwischenrufen (Z. 495-498) wiederholt sie ihre Kernaussage („la mujer está en el [...] pleno derecho de exigirle al hombre el preservativo", Z. 499-502). Eine Teilnehmerin antizipiert das inhaltliche und syntaktische Ende der promotorenseitigen Äußerung und ergreift mit minimaler Überlappung das Wort. Die Verwendung der Diskurspartikel „mire" (Z. 503) deutet an, dass sie einen längeren Redebeitrag plant, was der sich direkt anschließende Metakommentar „yo les voy a decir algo" (Z. 504) bestätigt. Ob die Promotorin die Wortmeldung mimisch oder gestisch legitimiert, ist in der Videoaufzeichnung nicht zu erkennen. Zu einer verbalen Zurückweisung der Übernahme der Sprecherrolle kommt es in jedem Falle nicht, und so fährt die Teilnehmerin fort. Ihre Ausführungen sind zum Teil unverständlich, was der Tatsache geschuldet ist, dass sie in einiger Entfernung zum Aufnahmegerät sitzt und ihre Äußerungen zunächst noch von teilnehmerseitigen Nebengesprächen begleitet sind.

Die meisten teilnehmerseitigen Wortmeldungen finden an übergaberelevanten Punkten oder nach vorheriger Autorisierung durch die Gesundheitspromotorinnen statt, doch kommt es immer wieder vor, dass einzelne Teilnehmer anderen Interaktanten und insbesondere auch den Promotorinnen mit mehr als minimaler Überlappung ins Wort fallen.

Beispiel 7.3.2-D (DM650113/DM650114, 15.04.2012, conversación 4)

```
0717   G1:    porque si TÚ te:-
0718          te CUIdas- (-)
0719          vives: meJOR tu condición de vIda- (-)
0720          te tomas tus medicaMENtos- (.)
0721          y vives tu vida norMAL-=
0722          =traBAjas-=
```

```
0723            =esTUdias- (-)
0724            ((unverständlich, 0.9 sek)) ve i [HAche;
0725    T1:                                    [esCÚchame-=
0726            =y:-
0727            ((unverständlich, 2.7 sek)) (-)
0728    G2:     m_mhm-
0729            (1.3)
0730            (NO saben qué_es) el portadOr- (-)
```

In Reaktion auf eine Teilnehmerfrage klärt die Gesundheitspromotorin das Publikum darüber auf, dass HIV-Positive nicht zwangsläufig an ihrer Infektion sterben. Sie informiert sie darüber, dass sie bei einem gesunden Lebensstil und entsprechender medikamentöser Behandlung ein vollkommen normales Leben führen und sogar arbeiten und studieren können (Z. 717-723). Während ihrer sich anschließenden, in Teilen unverständlichen Äußerung ergreift eine der Teilnehmerinnen das Wort („escúchame", Z. 725). Die Promotorin akzeptiert die Unterbrechung insofern, als dass sie ihre Äußerung zwar zu Ende führt, der Teilnehmerin das Rederecht jedoch nicht wieder abnimmt. Diese hat für knapp drei Sekunden die Sprecherrolle inne und äußert einen unverständlichen Beitrag (Z. 726-727). Dass die Aussage abgeschlossen ist, zeigt sich nicht nur an der finalen kurzen Pause, sondern insbesondere auch daran, dass sich die Teilnehmerin in den auf die promotorenseitige Hörerrückmeldung folgenden knapp eineinhalb Sekunden (Z. 729) nicht erneut zu Wort meldet. Das Rederecht fällt an die Promotorin zurück, die in ihren weiteren Ausführungen auf die Äußerung der Teilnehmerin eingeht.

Die bislang dargestellten Beispiele zeigen, dass sich die Teilnehmer im Verlauf der Aufklärungsgespräche häufig eigeninitiativ zu Wort melden und dabei auf unterschiedliche Art und Weise von den Gesundheitspromotorinnen unterstützt werden: Die Promotorinnen rufen die Teilnehmer auf, wenn diese sprachlich oder gestisch einen Redewunsch signalisieren. Sie autorisieren überlappende Sprecherwechsel und selbst Verstöße gegen die Regeln des Sprecherwechsels retrospektiv, indem sie dem unterbrechenden Teilnehmer ausreichend Redezeit zugestehen, um seinen Beitrag zu formulieren. Nicht zuletzt erkundigen sich die Promotorinnen oftmals nach (weiteren) teilnehmerseitigen Fragen und signalisieren dem Publikum damit, dass Wortmeldungen erlaubt und sogar gewünscht sind.

Eine über die gesprächsstrukturelle Ebene hinausgehende und damit detailliertere Betrachtung selbstinitiierter Teilnehmerbeiträge ist eng mit der Frage verzahnt, inwieweit die relevant gesetzten Inhalte die thematische Ordnung des Aufklärungsgesprächs beeinflussen. Der promotorenseitige Umgang mit eigeninitiativ eingebrachten teilnehmerseitigen Wortmeldungen lässt sich nicht unabhängig von inhaltlichen Aspekten beschreiben und wird in Kapitel 8.3 im Zusammenhang mit der thematischen Entwicklung der Aufklärungsgespräche untersucht.

7.4. Kommunikative Störungen

Unter kommunikativen Störungen werden Gesprächsverläufe verstanden, in denen die sequenzielle Struktur des Aufklärungsgesprächs Brüche und Diskontinuitäten aufweist. Kommunikative Störungen können auf redeorganisatorischer und/oder inhaltlich-thematischer Ebene auftreten. Im gesprächsanalytischen Sinne richtet sich der Fokus auf Irritationen, die sich die Interaktanten wechselseitig als solche anzeigen und die zu kompensatorischen und regulatorischen Maßnahmen führen.

Betrachtet man den Umfang kompensatorischer Maßnahmen, so lassen sich zwei Typen von kommunikativen Störungen unterscheiden: Zum einen solche, die das Aufklärungshandeln nur kurzzeitig beeinträchtigen oder unterbrechen und sich ohne großen Aufwand und schnell beheben lassen, zum anderen solche, bei denen sich die Wiederherstellung der kommunikativen Ordnung als interaktiv komplex und aufwändig erweist. Zum ersten Typ zählen temporäre Störungen auf Ebene der Sprecherwechselsystematik und Unterbrechungen, zum zweiten Typ teilnehmerseitige Nebengespräche.

7.4.1. Kurzzeitige Störungen der Sprecherwechselsystematik

Die bisherigen Analysen illustrieren, dass die im Aufklärungsgespräch zu beobachtende Sprecherwechselsystematik ein deutlich erkennbar auf die Gesundheitspromotorinnen zentrierter und von diesen weitgehend kontrollierter Prozess ist. Die Promotorinnen agieren als primäre Sprecherinnen und dominieren in dieser Funktion auch die Redezuteilung. Dies zeigt sich beispielsweise darin, dass sie die Teilnehmer jederzeit und unangemeldet durch Etablierung von konditionellen Relevanzen in die Interaktion involvieren und im Extremfall sogar ohne vorherige Meldung zur Formulierung des nächsten

Beitrages verpflichten (Fremdwahl, siehe hierzu beispielsweise Ausschnitt 7.1.7-B). Die Dominanz der Promotorinnen findet ihre Bestätigung auch in der Tatsache, dass sich die Teilnehmer oftmals gestisch und/oder verbal um Erteilung des Rederechts bewerben und sich erst dann äußern, wenn die Promotorinnen sie als nächste Sprecher autorisieren (programmierte und nicht-programmierte Selbstwahl). Nach ihren Beiträgen fällt die Sprecherrolle in vielen Fällen wieder an die Promotorinnen zurück.

Dass die Teilnehmer das Wort im untersuchten Korpus zum Teil auch dann ergreifen, wenn sie von den Gesundheitspromotorinnen nicht aufgerufen oder dazu aufgefordert werden, steht in keinem Widerspruch zur dominierenden Rolle der Promotorinnen. Der Grund für die Legitimität und Akzeptanz entsprechender Wortmeldungen liegt insbesondere darin, dass Verständnisprozeduren in wissensvermittelnden Interaktionen eine hohe Priorität haben (siehe beispielsweise Becker-Mrotzek/ Vogt 2001: 181). In den untersuchten Aufklärungsgesprächen kommt hinzu, dass sich die Teilnehmer mittels verschiedener Verfahren und Strategien gerade bei längeren Beiträgen ausführlich absichern, ob ihre Wortmeldung gerechtfertigt ist und ihnen das Rederecht für eine bestimmte Zeit zusteht.

Der im Anschluss diskutierte Abschnitt stellt eine Situation dar, in der die beschriebene Sprecherwechselsystematik für kurze Zeit zusammenbricht. Er zeigt, dass es die Gesundheitspromotorin mit ihrem regulierenden Eingreifen ist, die die kommunikative Ordnung wiederherstellt.

Beispiel 7.4.1-A (DM650072, 31.03.2012, charla 1)

```
0122   G1:   las Vías en que nO se transmite-
0123         (--)
0124         ALguien las sabe;
0125         (---)[1]
0126   T1:   <<unverständliche Nebengespräche> que NO se
             transmite,
0127   G1:   que NO;
0128         (--)
0129   T2:   NO se transmite de ((unverständlich, 1.5 sek))
0130   T5:   ni el suDOR=ni saLIva;>
0131   TX:   ((unverständlich, 3.1 sek))[2]
0132         (--)
0133   G1:   perMIso;
0134         (1.3)
0135         levantAndo la MAno-=
```

```
0136        =y así yo les_escucho meJOR y:-
0137        se PUEde:-³
0138        capTARlo (mejor)-
0139        un menSAje;
0140        (--)
0141        ⁴Dígame ustEd;
0142        (---)
0143        las Vías en que nO se transmite;
```

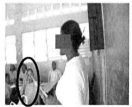 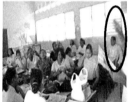 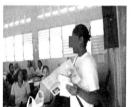

Screenshot 1   Screenshot 2   Screenshot 3

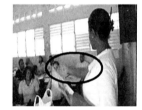

Screenshot 4

Die Gesundheitspromotorin initiiert eine IRF-Sequenz, in der sie das Publikum nach den Nichtübertragungswegen des HI-Virus fragt („las vías en que no se transmite [...] alguien las sabe", Z. 122-124). Während einzelne Teilnehmer die Hand heben (Screenshot 1), ergreifen andere sofort das Wort. Aus ihren Äußerungen lassen sich nur einzelne Aussagen herausfiltern: Eine Teilnehmerin stellt begleitet von Nebengesprächen eine kurze Verständnisfrage, die von der Promotorin bejaht wird (Z. 126-127). Zwei weitere Teilnehmerinnen äußern sich zum Teil unverständlich, doch es wird klar, dass sie mit ihren Beiträgen die gestellte Frage beantworten (Z. 129-130). Daran anschließend wird das Gespräch für etwa drei Sekunden vollkommen unverständlich (Z. 131). Mehrere Teilnehmer sprechen gleichzeitig und die Gesundheitspromotorin hebt nach kurzer Zeit den Arm, um die Aufmerksamkeit des Publikums auf sich zu lenken (Screenshot 2). Als die Gespräche abebben, holt sie sich das Rederecht zurück („permiso", Z. 133). Nach einer längeren Pause fordert sie die Teilnehmer dazu auf, ihr Redebedürfnis durch Melden kundzutun („levantando la mano", Z. 135). Die Promotorin ergänzt, dass sie die Antworten der Teilnehmer nur so verstehen kann („así yo les escucho mejor y se puede captarlo mejor un mensaje", Z. 136-139). Dabei lässt sie den nach wie vor erhobenen Arm sinken (Screenshot 3). Durch ihr regulatives Eingreifen zeigt die Promotorin an, dass sie das parallele Sprechen mehrerer Teilnehmer als kommunikative Störung empfindet. Sie (re-) etabliert das schultypische Melden-Aufrufen-Muster als gültiges Sprecherwechselsystem und setzt es sogleich in die Tat um, indem sie eine Teilnehmerin gestisch und sprachlich aufruft und damit als einzig legitime nächste Sprecherin autorisiert (Screenshot 4, „dígame usted", Z. 141).

Das dargestellte Beispiel spiegelt eine von vielen Situationen wider, in der sich die kommunikative Störung unter expliziter Thematisierung des schultypischen Sprecherwechselsystems schnell und einfach beheben lässt. Die Gesundheitspromotorin positioniert sich als die den Sprecherwechsel regulierende Instanz. Dass die Teilnehmer diese Selbstpositionierung akzeptieren, äußert sich dadurch, dass sie ihre parallel ablaufenden Äußerungen nach kurzer Zeit unterbinden und ihre Aufmerksamkeit auf die Promotorin ausrichten. Den mit der kommunikativen Störung einhergehenden kurzen inhaltlichen Bruch kompensiert die Promotorin durch Wiederholung der ursprünglich geäußerten Initiierung (Z. 143).

7.4.2. Unterbrechungen

Unter Unterbrechungen werden Sequenzen verstanden, die lokal begrenzt sind und sich aufgrund eines einfach zu bestimmenden Start- und Endpunktes und ihres fehlenden Themenbezugs deutlich erkennbar aus dem Gesprächsverlauf ausgliedern lassen (siehe hierzu beispielsweise Becker-Mrotzek/ Vogt 2001: 146-148).

Unterbrechungen ergeben sich im untersuchten Korpus insbesondere dann, wenn

- unbeteiligte Personen wie Passanten, Besucher oder Kinder den Raum betreten und wieder verlassen und ihr Kommen und Gehen von den Interaktanten kommentiert wird.
- die Promotorinnen einen Telefonanruf entgegennehmen.

- die Promotorinnen sich untereinander oder mit der Forscherin zum Verteilen oder Fehlen von Broschüren und/oder Kondomen austauschen.
- die Promotorinnen einen kurzen Exkurs zur Anwesenheit der Forscherin initiieren.
- die Promotorinnen den Teilnehmern beim Ausfüllen der Teilnehmerliste behilflich sind.

Die Auflistung zeigt, dass Unterbrechungen unterschiedliche Auslöser haben. Sie ergeben sich zum Teil in Folge von gesprächsexternen Störungen, zum Teil jedoch auch durch gesprächsinterne Exkurse und Aktivitäten. Gemeinsam ist allen Formen der Unterbrechung, dass der thematische Fokus deutlich erkennbar aufgehoben ist und bei Fortsetzung der Sachverhaltsdarstellung reetabliert werden muss. Die Plenumsöffentlichkeit bleibt in den im untersuchten Korpus zu beobachtenden Unterbrechungen oftmals bestehen, auch wenn die Promotorinnen ihre Aufmerksamkeit zeitweise vom Aufklärungsgeschehen abwenden und in divergierende Interaktionskontexte eintreten. Der Wiedereinstieg in die Sachverhaltsdarstellung gestaltet sich damit in aller Regel einfach, wie die folgenden Ausschnitte aus einem Hausbesuch und einem schulbasierten Aufklärungsgespräch zeigen.

Beispiel 7.4.2-A (DM650022, 22.03.2012, visita domiciliaria 7)

```
0052   G1:   e:h las VÍas de transmisión-=
0053         =TÚ sabes cuÁles son;
0054         (1.2)
0055         la vía de transmisión <<ein Handy vibriert>
               sexuAL:-
0056         (--)>
0057         oh;
0058         (1.0)
0059         hm-
0060         dame un perMIso; (-)
0061         <<telefoniert> dime LUcy;
0062         (3.9)
0063         a::y por aqui don/ donde CHEchi;
0064         (6.8)
0065         Alo;
0066         (1.7)
0067         por aQUÍ donde CHEchi=donde VIve::- (-)
0068         al LAdo donde chEchi;
0069         (1.8)
0070         Aha;
0071         (2.2)>
```

```
0072        pues si=enTONces- (-)
0073        por: vía de transmisión sexuAL-
0074        por jeRINga-
0075        por una transfusión de SANgre-
0076        (--)
0077        o por/ de: infección de MADre-
0078        a HIjo;
```

Die Gesundheitspromotorin versucht zu Beginn des Ausschnitts, eine IRF-Sequenz zu initiieren („las vías de transmisión tú sabes cuáles son", Z. 52-53). Der Versuch scheitert an der ausbleibenden Teilnehmerantwort (Z. 54). Daraufhin setzt sie zur Vermittlung der entsprechenden Inhalte an und nennt Sexualkontakte als einen ersten Übertragungsweg („la vía de transmisión sexual", Z. 55). Während ihrer Aussage beginnt ihr Handy zu vibrieren. Die Promotorin entschuldigt sich kurz beim Teilnehmer („dame un permiso", Z. 60) und nimmt das Gespräch entgegen („dime lucy", Z. 61). Dann telefoniert sie kurz mit dem Anrufer. Nach etwa fünfundzwanzig Sekunden endet das Telefonat (Z. 71) und die Gesundheitspromotorin wendet ihre Aufmerksamkeit wieder dem Teilnehmer zu. Unter Verwendung zweier Diskursmarker („pues si" und „entonces", Z. 72) sowie der Wiederholung des vor der Unterbrechung zuletzt geäußerten Inhalts („por vía de transmisión sexual", Z. 73) steigt sie erneut ins Aufklärungshandeln ein. Sie nennt weitere Übertragungswege (Z. 74-78) und führt diese im Rahmen einer sich anschließenden monologisch-unidirektionalen Wissensvermittlungssequenz aus.

Im nachfolgenden Ausschnitt gestaltet sich die Unterbrechung interaktiv komplexer, lässt sich – berücksichtigt man das verbale und nonverbale Verhalten der Interaktanten – aber dennoch ohne Probleme aus dem Fluss des Geschehens ausgliedern und damit als Unterbrechung identifizieren.

Beispiel 7.4.2-B (DM650081, 31.03.2012, charla 6)

```
0087   G1:  SIda_es[1] la_enfermedAd- (-)
0088        cuando nos descuiDAmos-=
0089        =(que) caEmos en la_eTApa- (.)
0090        SIda; (-)
0091   T1:  ah SÍ-
0092        (---)[2]
0093   G1:  (coRRECto);
0094        ((unverständlich, 9.3 sek))[3]
```

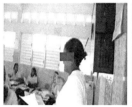 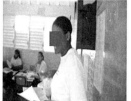 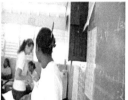

Screenshot 1   Screenshot 2   Screenshot 3

Der Ausschnitt setzt in einer länger andauernden monologisch-unidirektionalen Wissensvermittlungssequenz ein, in der die Gesundheitspromotorin zuletzt den Unterschied zwischen HIV und dem Vollbild AIDS erklärt („sida es la enfermedad [...] cuando nos descuidamos [...] caemos en la etapa [...] sida", Z. 87-90, Screenshot 1). Ein Teilnehmer reagiert mit einer einfachen Hörerrückmeldung („ah sí", Z. 91). In der sich anschließenden Pause betritt die Forscherin nach einer kurzen Abwesenheit wieder den Raum.[137] Die Gesundheitspromotorin wendet ihr die Aufmerksamkeit zu (Screenshot 2) und tauscht sich mit ihr zum Fehlen der Aufklärungsbroschüren aus, während die Forscherin an der Promotorin vorbei zum Lehrerpult geht (Z. 94, Screenshot 3).

Beispiel 7.4.2-B (Fortsetzung)

```
0094   G1:   ((unverständlich, 9.3 sek))³
0095   T1:   aquí QUÉ:-
0096         (--)⁴
0097   G1:   te han DAdo charla del ve i hAche;
0098   T1:   sí:; (-)
0099   G1:   (xxx xxx xxx XXX)-
0100         ⁵y QUÉ tiempo;
0101         (1.1)
0102   T1:   (xxx XXX); (-)
0103   G1:   mhm-
0104         ((Kommentare zum Ausfüllen der Liste, 6.2 sek))⁶
0105         ⁷enTONces=se DIce-
0106         (--)
0107         que-=
0108         =HAY personas que dIcen-
```

---

[137] Zu Beginn des Aufklärungsgesprächs weist die Promotorin das Publikum darauf hin, dass Broschüren eines bestimmten Typs fehlen. Die Forscherin verlässt daraufhin den Raum, um in der auf dem Schulhof parkenden Ambulanz nach den betreffenden Broschüren zu fragen.

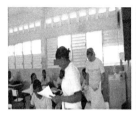 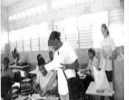 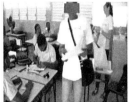

Screenshot 4   Screenshot 5   Screenshot 6

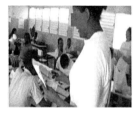

Screenshot 7

Ein Teilnehmer nutzt die Unterbrechung für ein persönliches Anliegen und äußert eine Unsicherheit zum Ausfüllen der Teilnehmerliste („aquí qué", Z. 95). Die Promotorin geht zu ihm (Screenshot 4) und hilft ihm einige Sekunden lang mit den auszufüllenden Feldern (Z. 97-104, Screenshot 5). Dann wendet sie sich wieder von ihm ab. Sie tritt ein paar Schritte vom Tisch des Teilnehmers zurück (Screenshot 6) und setzt das Aufklärungsgespräch fort. Den Wiedereinstieg markiert sie mit einer Diskurspartikel („entonces", Z. 105, Screenshot 7) und der sich anschließenden Initiierung einer Redewiedergabe („hay personas que dicen", Z. 108, zum Verfahren der Redewiedergabe siehe Kapitel 9.2.5). Die Plenumsöffentlichkeit bleibt während der gesamten etwa fünfundzwanzig Sekunden dauernden Unterbrechung bestehen, wie insbesondere das Blickverhalten der auf der Videoaufzeichnung zu sehenden Teilnehmer und das Ausbleiben von Nebengesprächen zeigen.

7.4.3. Nebenkommunikation

Anders als Unterbrechungen kennzeichnen sich Nebengespräche dadurch, dass sie länger andauern und nicht lokal begrenzt sind. Nebenkommunikation hat oftmals keinen konkreten Auslöser und lässt sich vom Hauptgespräch nur schwer oder gar nicht abgrenzen. Diese Beobachtung macht schon die Arbeitsgruppe Braunschweig, die Haupt- und Nebenkommunikation als komplex miteinander verflochten ansieht und die Dichotomie als nicht tragfähig betrachtet (Arbeitsgruppe Braunschweig 1983: 107, 109). Die Autoren merken des Weiteren an, dass sich Nebenkommunikation durch eine große thematische und strukturelle Vielfalt kennzeichnet und sich in empirischen Untersuchungen zahlreiche Formen und Varianten von Nebengesprächen beobachten lassen (Arbeitsgruppe Braunschweig 1983: 109).

Die Beschreibung der in den untersuchten Aufklärungsgesprächen zu findenden Nebengespräche stößt auf die angedeuteten Schwierigkeiten. Der sich anschließende Versuch einer Systematisierung zeigt, dass die Grenze zwischen Beiträgen innerhalb des Hauptgesprächs und nebenkommunikativ geäußerten Beiträgen fließend ist und Nebengespräche eine sehr heterogene Kategorie darstellen. Sie umfassen im zugrundeliegenden Korpus

- Teilnehmerbeiträge, die in der Plenumsöffentlichkeit geäußert, von den Promotorinnen jedoch insofern als thematisch nicht relevant markiert werden, als dass sie ihnen (zunehmend) ihre Aufmerksamkeit entziehen; der genaue Zeitpunkt, an dem aus einer teilnehmerseitigen Äußerung ein abschweifendes Nebengespräch wird, lässt sich in den seltensten Fällen eindeutig bestimmen.
- Teilnehmerbeiträge, die nicht in der Plenumsöffentlichkeit geäußert, von den Gesundheitspromotorinnen jedoch verstanden, aufgegriffen und zu einem plenumsöffentlichen und damit aufklärungsrelevanten Thema gemacht werden; wie auch im zuvor genannten Fall lässt sich der genaue Zeitpunkt, an dem ein im Hintergrund geäußerter Kommentar in den kommunikativen Vordergrund tritt, oftmals nicht eindeutig bestimmen.
- Teilnehmerbeiträge, die nicht in der Plenumsöffentlichkeit geäußert werden und das im Vordergrund ablaufende Aufklärungshandeln über einen gegebenenfalls längeren Zeitraum begleiten, wobei sie weder als kommunikative Störung behandelt noch in den kommunikativen Vordergrund geholt werden.
- Teilnehmerbeiträge, die nicht in der Plenumsöffentlichkeit geäußert und von den Promotorinnen und gegebenenfalls auch den Lehrkräften beanstandet und zu unterbinden versucht werden.

Die dargestellte Typisierung von Nebengesprächen unterstreicht nicht nur die enge Verwobenheit von Haupt- und Nebenkommunikation. Sie zeigt insbesondere auch, dass die Überlegung, ob ein Beitrag zum Hauptgespräch gehört oder als Nebengespräch zu betrachten ist, verschiedene Faktoren wie die wechselseitige Aufmerksamkeitsausrichtung der Interaktanten und den thematischen Bezug der Äußerung zu berücksichtigen hat.[138] Deutlich wird nicht zuletzt auch, dass Nebengespräche nicht *per se* eine kommunikative Störung darstellen, sondern erst dann zu einer solchen werden, wenn die Interaktanten sie durch ihr verbales und nonverbales Verhalten als störend markieren. Eine wichtige Rolle spielt dabei das Verhalten der Promotorinnen und die Frage, inwiefern sie Nebengespräche dulden oder monieren, das Aufklärungsgespräch im Vordergrund fortsetzen, das (alleinige) Rederecht zurückzubekommen versuchen oder die Plenumsöffentlichkeit auflösen, indem sie selbst in divergierende Interaktionskontexte eintreten oder anderen Aktivitäten nachgehen.

Der folgende Ausschnitt zeigt, dass sich Nebengespräche im untersuchten Korpus häufig aus (kurzen) teilnehmerseitigen Beiträgen entwickeln und die Gesundheitspromotorinnen sie nicht zwangsläufig als störend behandeln.

Beispiel 7.4.3-A (DM650118, 15.04.2012, conversación 8)

```
0851   G1:   y la persona sigue nor:MAL-
0852         sigue su vida norMAL-=
0853         =estudiando y trabaJANdo- (-)
0854         sin caer en CAma- (.)
0855         pero si SAbe que lo tiEne-=
0856         =se da CUEnta; (-)
0857         (xxx xxx) por Eso hay la_imporTANcia-
0858         [(de la PRUEba);
0859   T5:   [((unverständlich, 1.2 sek))
0860   TX:   ¹((unverständlich, 13.0 sek))
0861   G1:   <<unverständliche Nebengespräche> (es que Uno
             tiene) (xxx xxx) (conTIgo); (.)
0862         (porque signifIca que) si TÚ te das cuEnta-
0863         si Una persona se da cuEnta-
0864         (--)
0865         hay:- (.)
0866         aYUdas; (-)
0867         hay:=oFREcen ayudas-
```

---

[138] Ob vermeintliche Nebengespräche einen thematischen Bezug zum Aufklärungshandeln aufweisen oder nicht, lässt sich im untersuchten Korpus in vielen Fällen nicht beurteilen, da sie in der Aufnahme häufig nicht verständlich sind. Dies liegt wiederum daran, dass sie oftmals nicht in der Plenumsöffentlichkeit und/oder leise geäußert werden und zum Teil viele Nebengespräche gleichzeitig stattfinden.

```
0868            psicoLÓgicas-
0869            (---)
0870            hay una:-
0871            un::->
0872            espeCÍficamente ((unverständlich, 0.8 sek))
0873            que SON personas que- (-)
0874            esTÁN todos con ve i hache- (-)
0875            entonces tienen proGRAmas-
0876            para fortaleCER lo que es su- (-)
0877            su autoesTIma- (-)
0878            que les (rindan) aPOyo porque- (-)
0879            (xxx xxx) Una cosa que acaba mÁs rápido de
                los enfErmos-=
0880            =es reCHAzo;
```

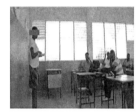

Screenshot 1

Der Ausschnitt stammt aus einem schulbasierten Aufklärungsgespräch. Die Gesundheitspromotorin informiert die Teilnehmer darüber, dass HIV-Positive ein normales Leben führen können, sofern sie von ihrer Infektion wissen und sich in Behandlung begeben („y la persona [...] sigue su vida normal estudiando y trabajando [...] sin caer en cama [...] si sabe que lo tiene", Z. 851-855). Sie betont, dass es aus diesem Grunde wichtig ist, einen HIV-Test zu machen („por eso hay la importancia de la prueba", Z. 857-858). Ausgehend von einem überlappend geäußerten und unverständlichen Teilnehmerbeitrag äußern sich mehrere Teilnehmer gleichzeitig und ebenfalls unverständlich zu Wort und die Gesprächssituation zerfällt in mehrere Stränge (Z. 859-860). Der Videoaufzeichnung ist zu entnehmen, dass die Gesundheitspromotorin ins Publikum blickt (Screenshot 1). Inwiefern sie den verschiedenen Zwischenrufen, Beiträgen und Gesprächen (oder einem Teil davon) zuhört, lässt sich nicht beurteilen, da sie weder gestisch noch verbal irgendeine Form der Hörerrückmeldung gibt. Nach etwa dreizehn Sekunden setzt sie überlappend zu den teilnehmerseitigen Äußerungen zu einem Beitrag an, in dem sie das Publikum über die Möglichkeiten der psychosozialen

Betreuung HIV-Positiver informiert („porque significa que [...] si una persona se da cuenta [...] hay [...] ayudas [...] psicológicas", Z. 862-868). Ihre Erklärung legt nahe, dass sie in Reaktion auf einen teilnehmerseitig geäußerten Beitrag erfolgt, den sie damit (im Gegensatz zu allen anderen, parallel dazu formulierten Äußerungen) in den kommunikativen Vordergrund holt. Die Promotorin fährt fort, dass es verschiedene Programme gibt, die Betroffenen Unterstützungsleistungen zur psychosozialen Verarbeitung der Infektion und Stärkung des Selbstwertgefühls anbieten („tienen programas para fortalecer lo que es [...] su autoestima [...] les rindan apoyo", Z. 875-878). Im Verlauf ihrer Äußerungen werden die Nebengespräche weniger und klingen schließlich komplett ab (Z. 871).

Der Ausschnitt zeigt zweierlei: Er illustriert zum einen, dass sich Nebengespräche im untersuchten Korpus häufig dann entwickeln, wenn das Aufklärungsgespräch ausgehend von teilnehmerseitigen Äußerungen oder Zwischenrufen immer stärker abschweift und in mehrere Einzelunterhaltungen zwischen kleineren Interaktantengruppen zerfällt. Die Sequenz macht zum anderen deutlich, dass die Gesundheitspromotorinnen sich entwickelnde Nebengespräche oftmals nicht als kommunikative Störung behandeln, sondern eine gewisse Zeit lang dulden und den Beiträgen zum Teil auch zuhören, bevor sie sich das Rederecht zurückerobern. Im vorliegenden Beispiel tut die Promotorin dies, indem sie überlappend zu den Nebengesprächen das Wort ergreift. Zu einem metakommunikativen Kommentar oder einer Ermahnung des Publikums kommt es dabei nicht. Die Promotorin verlässt sich darauf, dass die Teilnehmer sie als primäre Sprecherin akzeptieren, was diese nach ein paar Sekunden auch tun und die Nebengespräche einstellen. Unterstützung erfährt die Gesundheitspromotorin in der Rückerlangung der Sprecherrolle und der Wiederherstellung der Plenumsöffentlichkeit durch die Raumkinetik: Sie steht in herausragender Position vor dem Publikum, während die Teilnehmer an ihren jeweiligen Plätzen sitzen.

Anders als im dargestellten Beispiel beeinträchtigen Nebengespräche das Aufklärungshandeln in vielen Fällen so stark, dass sie von den Interaktanten als störend behandelt und interaktiv bearbeitet werden. Die Strategien und Verfahren, mit denen die Gesundheitspromotorinnen Nebengespräche zu unterbinden, die kommunikative Ordnung wiederherzustellen und für mehr

Ruhe und Aufmerksamkeit zu sorgen versuchen, sind vielfältig und sollen im Folgenden an verschiedenen Ausschnitten gezeigt werden.

(1) Ermahnung durch Zischlaute

Die Gesundheitspromotorinnen ermahnen das Publikum häufig durch Zischlaute, die in promotorenseitige Ausführungen eingebettet sind oder für sich alleine stehen und in Verbindung mit anderen Verfahren auftreten, wenn der gewünschte Effekt (zunächst) unterbleibt.

Beispiel 7.4.3-B (DM650015, 18.03.2012, charla 2)
```
1152   TX:    ((unverständlich, 5.0 sek))
1153   G1:    <<unverständliche Nebengespräche> A::H;
1154          s:::t;
1155          perMIso=perMIso;
1156          perMIso; (-)
1157          (si se PUEden)-
1158          (si se pueden) (xxx xxx XXX),
1159          (1.4)
1160          perMIso;
1161   L1:    s::;
1162   G1:    se PUEde uno,>
1163   TX:    ((unverständlich, 9.8 sek))
1164   G1:    <<bittet einen Teilnehmer nach vorne> VEN;>
```

Die Gesundheitspromotorin versucht in einer Sequenz aus unverständlichen Nebengesprächen, das Rederecht zurückzuerobern, und ergreift mittels einer Diskurspartikel das Wort („ah", Z. 1153). Mit der Absicht, die parallel ablaufende Nebenkommunikation zu unterbinden und das Publikum zur Ruhe zu ermahnen, äußert sie einen gedehnt artikulierten Zischlaut (Z. 1154). Diesem schließt sich ein dreifach geäußerter aufmerksamkeitsheischender Kommentar an („permiso", Z. 1155-1156). Die Promotorin setzt zu einer unverständlichen Aussage an, doch die Nebengespräche ebben nicht ab (Z. 1157-1158). Nach einer etwa eineinhalbsekündigen Pause startet sie einen weiteren Versuch („permiso", Z. 1160) und erhält dabei Unterstützung von der Lehrkraft (Z. 1161). Die Nebengespräche dauern nach wie vor an (Z. 1163). Dann bittet die Promotorin einen der Teilnehmer nach vorne, um den korrekten Kondomgebrauch zu erklären (Z. 1164).

Der Ausschnitt zeigt, dass die Gesundheitspromotorinnen in aller Regel mehrere sprachliche Mittel kombinieren, um Nebengespräche zu unterbinden und die Sprecherrolle zurückzubekommen. Dass aufmerksamkeitssichernde und implizit-ermahnende Diskursmarker wie beispielsweise das im vorliegenden Ausschnitt verwendete „permiso" dabei eine wichtige Rolle spielen, verdeutlicht auch die folgende Sequenz.

(2) Sicherung der Sprecherrolle durch aufmerksamkeitsheischende Diskursmarker

Beispiel 7.4.3-C (DM650118, 15.04.2012, conversación 8)

```
0665    G1:     <<unverständliche Nebengespräche> NO no no-=
0666            =(XXX xxx xxx xxx)-
0667            PAra que-
0668            Oye-=>
0669            =dEbe de_haber por lo ME:nos- (-)
0670            UN litro o mÁs- (-)
0671            de saLIva;
```

Begleitet von Nebengesprächen startet die Gesundheitspromotorin einen Beitrag (Z. 665-667). Die durch die Nebenkommunikation hervorgerufene hohe Geräuschkulisse versucht sie durch eine kurze, in ihre Äußerung eingeschobene aufmerksamkeitssichernde und implizit-ermahnende Diskurspartikel zu unterbinden („oye", Z. 668). Mit derselben Absicht verwenden die Promotorinnen in anderen Situationen die Diskursmarker „oiga" und „oigan", „mira", „mire" und „miren" sowie „permiso" (siehe hierzu den zuvor dargestellten Ausschnitt) und „por favor". Gerade die zuletzt genannte Diskurspartikel wird häufig mit explizit-verbalen Aufforderungen kombiniert.

(3) Ermahnung durch explizit-verbale Aufforderungen

Beispiel 7.4.3-D (DM650027, 23.03.2012, charla)

```
1613    G1:     <<unverständliche Nebengespräche> BUEno;
1614            =dePENde;
1615            porQUE::-
1616            a veces NO-=
1617            =pero (no le sabe_el) uso neceSArio- (-)
1618            ((unverständlich, 10.3 sek)) (-)
1619            por favor hagan un poquito de siLENcio-
1620            s::t- (-)
1621    G2:     s::s::-
1622            [s::t;
1623    T4:     [siLENcio;
1624    TX:     ((unverständlich, 3.1 sek))
```

```
1625   G1:   HAgan un poquito de silEncio-
1626         que_él me_está preguntando ALgo-
1627         que_en realiDAD-
1628         e:s neceSArio;
1629         (1.3)
```

In einer von Nebenkommunikation geprägten Gesprächsphase ergreift die Gesundheitspromotorin das Wort, um auf einen von einem Teilnehmer geäußerten Beitrag zu reagieren („bueno", Z. 1613). Die Nebengespräche nehmen im Verlauf ihrer Äußerung immer mehr zu, bis diese zuletzt unverständlich wird (Z. 1618). Die Promotorin sieht sich gezwungen, die Teilnehmer zu mehr Ruhe zu mahnen, und fordert sie explizit-verbal („por favor hagan un poquito de silencio", Z. 1619) sowie mittels eines Zischlautes (Z. 1620) zur Einstellung der Nebengespräche auf. Eine zweite Promotorin und einer der Teilnehmer kommen ihr zu Hilfe, doch die Nebengespräche dauern nach wie vor an (Z. 1621-1624). Auch eine erneute explizite Aufforderung inklusive Begründung bringen nicht den gewünschten Erfolg („hagan un poquito de silencio que él me está preguntando algo que en realidad es necesario", Z. 1625-1628). Am Ende fährt die Promotorin begleitet von Nebengesprächen fort (Z. 1630).

Ähnlich wie im dargestellten Beispiel fordert die Gesundheitspromotorin die Teilnehmer auch im folgenden Ausschnitt explizit-verbal zur Ruhe auf.

Beispiel 7.4.3-E (DM650029/030, 24.03.2012, charla 2)

```
0260   G1:   <<unverständliche Nebengespräche> pero Una
             persona con la (XXX xxx)-
0261         (1.6)
0262         denme un CHANce por favor-
0263         que_estoy medio aFÓnica->
0264   TX:   ((unverständlich, 6.4 sek))
0265   G1:   MIren-
0266         enTONces- (-)
0267         para noSOtros llegar a tener una relacion sexuAL
             con una perSOna- (-)
0268         debemos de conocErla;=
```

Die Ausführungen der Gesundheitspromotorin (Z. 260) sind von Nebengesprächen begleitet, die sie zu unterbinden versucht, indem sie die Sprecherrolle explizit-verbal einfordert („denme un chance por favor", Z. 262). Sie ergänzt, dass sie bereits heiser ist („que estoy medio afónica", Z. 263). Die

Nebengespräche dauern noch einen Moment an, dann klingen sie ab und die Gesundheitspromotorin fährt fort. Den Wiedereinstieg markiert sie mit zwei Diskursmarkern („miren", Z. 265 und „entonces", Z. 266).

Neben „silencio", „hagan silencio" und „denme un chance" finden sich im untersuchten Korpus auch die Imperative „escucha", „escuche" und „escuchen", „cállate", „cállese" und „cállense" sowie „atención" und „pongan atención".

Die bislang dargestellten Mittel sind nicht die einzigen Verfahren, mittels derer die Gesundheitspromotorinnen Nebengespräche zu unterbinden versuchen. Die gleiche Absicht verbirgt sich hinter Kommentaren, mit denen sie das interaktive Verhalten der Teilnehmer und den (zu) hohen Geräuschpegel kritisieren.

(4) Kritik am Verhalten der Teilnehmer

Beispiel 7.4.3-F (DM650015, 18.03.2012, charla 2)

```
1474   T2:   ((unverständlich, 0.7 sek))
1475         (--)
1476   G1:   NO_o-
1477         para QUÉ;
1478   TX:   ((Gelächter und Applaus, 7.8 sek))
1479   G1:   hijos por DIO:S-
1480         (--)
1481         usTEdes son adUltos-
1482         yo no estoy hablando con niños de cinco Años-
1483         (--)
1484         enTONces-
1485         (--)
1486         PONgo mi preservativo- (-)
```

Die Gesundheitspromotorin erklärt dem Publikum den korrekten Kondomgebrauch. An einem übergaberelevanten Punkt unterbricht ein Teilnehmer ihre Ausführungen mit einem unverständlichen Kommentar, der im Publikum für Applaus und Gelächter sorgt (Z. 1474-1478). Die Promotorin ergreift nach ein paar Sekunden das Wort und spricht die Teilnehmer direkt an („hijos por dios", Z. 1479). Mit ihrer anschließend geäußerten Kritik moniert sie das sprachliche und nichtsprachliche Verhalten des Publikums („ustedes son adultos [...] no estoy hablando con niños de cinco años", Z. 1481-1482). Sie markiert es als für die Altersgruppe unangebracht und gibt den Teilnehmern damit indirekt zu verstehen, dass ein entsprechendes Handeln auch im weiteren Verlauf des Gesprächs unerwünscht ist.

Noch deutlichere Kritik am Verhalten der Teilnehmer übt die Promotorin im folgenden Ausschnitt:

Beispiel 7.4.3-G (DM650013/014, 18.03.2012, charla 1)

```
0043   G1:   lo Único=que tienen que firmar un
             consentiMIENto- (-)
0044         que me dice a MI_i- (.)
0045         o dice a la_instituCIÓN-
0046         perMIso,
0047         (--)
0048         perMIso,
0049   TX:   ((unverständlich, 3.8 sek))
0050   G1:   YO soy profesora (mis NIños)-=
0051         =YO soy psicóloga tamBIÉN-
0052         y profesora tamBIÉN;
0053         y una COsa que no entiendo es- (-)
0054         que cuando alguien se para aQUÍ delante- (-)
0055         es porque QUIEre que los demÁs que están allÁ-
0056         e:h- (.)
0057         esCUchen; (-)
0058         si ustEd se PAra ahí y me_hAce una pregUnta-=
0059         =que tengo que caLLARme para escuchar su
             preGUNta;
0060         (--)
0061         sí, (-)
0062         entonces=Esto es respeto MUtuo; (-)
0063         que me resPEtan y yo tamBIÉN- (-)
0064         mi NOMbre es susana pÉrez como lo dIje- (-)
```

Die Sequenz entstammt einem Aufklärungsgespräch an einer Schule, das sich nach wie vor in der Eröffnungsphase befindet. Die Gesundheitspromotorin weist die Teilnehmer darauf hin, dass diese sich zu Dokumentationszwecken in eine Teilnehmerliste einzutragen haben („tienen que firmar un consentimiento [...] que me dice a mi [...] o dice a la institución", Z. 43-45). Sie bricht ihre Aussage angesichts des hohen Geräuschpegels ab und versucht, die Aufmerksamkeit des Publikums mit einem zweimaligen „permiso" auf sich zu ziehen (Z. 46-48). Als die Nebengespräche nicht abebben, initiiert die Promotorin eine Sequenz, in der sie das Verhalten des Publikum unter Verweis auf ihre Erfahrung als Psychologin und Lehrerin moniert („yo soy profesora [...] yo soy psicóloga también y profesora también", Z. 50-52). Sie verbalisiert ihr Unverständnis darüber, dass eine im vorderen Bereich des

Klassenraumes stehende Person nicht die volle Aufmerksamkeit des Publikums erhält („y una cosa que no entiendo es [...] que cuando alguien se para aquí delante [...] es porque quiere que los demás que están allá [...] escuchen", Z. 53-57). Dann ergänzt sie, dass sie im umgekehrten Fall – bei Fragen des Publikums – still sein müsste („si usted se para ahí y me hace una pregunta [...] tengo que callarme para escuchar su pregunta", Z. 58-59). Die Promotorin bezeichnet die wechselseitige Akzeptanz der Sprecherrolle als gegenseitigen Respekt („esto es respeto mutuo [...] que me respetan a mi y yo también", Z. 62-63) und fährt mit der Gesprächseröffnung fort (Z. 64).

Auffällig ist im untersuchten Korpus zuletzt auch, dass die Gesundheitspromotorinnen das Publikum immer wieder mit Argumenten von der Wichtigkeit der Aufklärungsgespräche und der Notwendigkeit eines aufmerksamen Zuhörens zu überzeugen versuchen und damit mehr implizit als explizit zur Ruhe mahnen.

(5) Argumentative Überzeugung des Publikums

Beispiel 7.4.3-H (DM650015, 18.03.2012, charla 2)

```
0226   TX:    ((unverständlich, 4.7 sek))
0227   G1:    ustedes SAben que-
0228          (--)
0229          (que_Ésta es otra VÍa);
0230          (---)
0231          quizás_a_usTEdes- (-)
0232          NO:_o les interEse- (-)
0233          pero quiZÁS tenga_un_amIgo-
0234          que_en algún moMENto- (-)
0235          vaya donde usTED-
0236          como amigos que SON-
0237          y le DIga-=
0238          =MIra- (-)
0239          e:h-
0240          me_está paSAndo ((unverständlich, 3.2 sek))
0241          (---)
```

Der Ausschnitt stammt aus einem Aufklärungsgespräch, das von vielen und oftmals im Hintergrund laufenden Nebengesprächen geprägt ist. Als die Gesundheitspromotorin die Teilnehmer über die Übertragungswege des Virus aufklären will, empfindet sie die Nebengespräche (Z. 226) als störend und initiiert eine Sequenz, in der sie das Publikum von der Wichtigkeit der gesundheitlichen Aufklärung zu überzeugen versucht. Sie hält fest, dass das

Thema die Teilnehmer selbst vielleicht nicht interessiert, dass diese jedoch gegebenenfalls einen Freund haben, der irgendwann auf sie zukommt („quizás a ustedes [...] no les interese [...] pero quizás tenga un amigo que en algún momento [...] vaya donde usted como amigos que son", Z. 231-236). Ein Teil der Äußerung ist unverständlich, doch es wird klar, worauf die Promotorin hinauswill: Mit dem in der Aufklärungsveranstaltung erworbenen Wissen können die Teilnehmer ihrem Freund in einer schwierigen Situation helfen (Z. 238-240).

Beispiel 7.4.3-H (Fortsetzung)

```
0241        (---)
0242   G1:  MUchas personas (que) salen ve i hache positIvos-
0243        ((unverständlich, 1.1 sek))
0244        (1.5)
0245        pero si enCUENtran un amigo que les da_apOyo-
0246        SAben qué pasa-
0247        (--)
0248        e:h-
0249        una charla de_ÉSta puede- (.)
0250        salvarle la vida a usTED-=
0251        =y a Otro; (-)
0252        y a Otro; (-)
0253        y a Otro;
0254        (---)
```

In den sich anschließenden, ebenfalls zum Teil unverständlichen Äußerungen thematisiert die Gesundheitspromotorin, dass seropositive Menschen in ihrem privaten Umfeld Unterstützung finden können („personas que salen ve i hache positivos [...] encuentran un amigo que les da apoyo", Z. 242-245). Sie resümiert, dass ein Aufklärungsgespräch wie die aktuell stattfindende Veranstaltung den Teilnehmern und vielen anderen Personen das Leben retten kann („una charla de esta puede [...] salvarle la vida a usted y a otro [...] y a otro [...] y a otro", Z. 249-253).

Beispiel 7.4.3-H (Fortsetzung)

```
0254        (---)
0255   G1:  las muCHAchas que_(están/andan) conmIgo- (-)
0256        SON-
0257        promoTOras-
0258        (1.7)
0259        de (xxx XXX xxx) y ve i hache sida;
0260        (---)
```

```
0261        y teNEmos que decirles-
0262        que MUchas personas-
0263        (---)
0264        por NO saber lo que_es ve i hAche- (-)
0265        por nO saber CÓmo se transmite-
0266        (1.4)
0267        se inFECtan-
0268        (--)
0269        o discriMInan a una persona (xxx xxx xxx xxx);
```

Unter Bezug auf die Erfahrungen, die Gesundheitspromotorinnen wie sie und ihre anwesenden Kolleginnen machen, thematisiert die Promotorin abschließend die Wissensklufthypothese. Sie weist das Publikum darauf hin, dass sich viele Menschen aufgrund von fehlendem Wissen mit HIV infizieren oder sich im Umgang mit HIV-positiven Menschen falsch verhalten („tenemos que decirles que muchas personas [...] por no saber lo que es ve i hache [...] por no saber cómo se transmite [...] se infectan [...] o discriminan a una persona", Z. 261-269).

Das Hauptargument, mit dem im vorliegenden Beispiel sowie in vielen weiteren Gesprächen um teilnehmerseitige Aufmerksamkeit geworben wird, ist das Grundprinzip gesundheitlicher Aufklärung: Riskantes Gesundheitshandeln beruht auf fehlendem Wissen (siehe hierzu Kapitel 2.2.3). Die Gesundheitspromotorinnen betonen immer wieder, dass die Prävalenzraten gerade unter Jugendlichen und jungen Erwachsenen sehr hoch sind und demzufolge insbesondere diese dem Aufklärungsgespräch aufmerksam zuhören sollten, wie der folgende Appell verdeutlicht:

> „quiero decirles principalmente a los jóvenes [...] a ustedes los jóvenes [...] que son los que menos atención prestan [...] que desgraciadamente [...] la mayor parte de las personas que están saliendo infectadas con ve i hache son jóvenes que no llegan ni siquiera a treinta años [...] porque los jóvenes no tienen responsabilidad no tienen ninguna información no están claros [...] de las cosas [...] y están con una hoy con otra mañana [...] sin ningún tipo de protección" (DM650119, Z. 779-799)

Die Gesundheitspromotorin spricht die anwesenden Jugendlichen und damit den Großteil des Publikums direkt an und unterstellt ihnen ein geringes Informationsbedürfnis. Sie hält unter Bedauern fest, dass die meisten HIV-Neuinfektionen auf junge Menschen entfallen, die nicht einmal dreißig Jahre alt sind. Als Grund für die hohen Ansteckungsraten bei Jugendlichen und jungen Erwachsenen nennt sie, dass diese nicht verantwortungsbewusst handeln, nicht über das notwendige Wissen verfügen und nicht verstehen, worum es geht. Die Promotorin ergänzt, dass junge Menschen häufig ohne adäquates Schutzverhalten promisk leben. Im weiteren Verlauf wiederholt sie ihr Bedauern darüber, dass es vor allem Jugendliche sind, die sich mit HIV anstecken. Als Provenienz für das geäußerte Wissen gibt sie ihre Erfahrung als Promotorin und die an verschiedenen Orten durchgeführten HIV-Tests an.

Die im Verlauf des Kapitels diskutierten Beispiele belegen, dass die Aufklärungsgespräche häufig von Nebengesprächen geprägt sind, diese jedoch nicht zwangsläufig als kommunikative Störung behandelt werden. In vielen Fällen dulden oder ignorieren die Gesundheitspromotorin Nebenkommunikation und führen das Aufklärungsgespräch parallel dazu fort. In anderen Fällen monieren sie die Nebengespräche und unternehmen diverse Versuche, sich das alleinige Rederecht zu sichern und das Publikum zur Ruhe zu mahnen.

Dass die Teilnehmer die Rolle der Gesundheitspromotorinnen als primäre Sprecherinnen und das damit einhergehende Recht der Redezuteilung nicht immer akzeptieren, zeigt sich daran, dass es den Promotorinnen zum Teil nicht gelingt, Nebengespräche dauerhaft und/oder vollständig zu unterbinden. Die Gesundheitspromotorinnen können das Publikum zwar ermahnen und um mehr Aufmerksamkeit werben, sie haben jedoch keine Möglichkeiten der Sanktionierung.

7.5. Lehrerbeiträge

Nebengespräche werden in den untersuchten Aufklärungsgesprächen nicht nur von den Gesundheitspromotorinnen, sondern oftmals auch von den anwesenden Lehrkräften moniert. Die Strategien und Verfahren, mittels derer die Lehrer das Publikum zur Ruhe mahnen und Nebenkommunikation zu unterbinden versuchen, sind ähnlich wie bei den Promotorinnen Zischlaute, aufmerksamkeitssichernde Diskurspartikeln und explizit-verbale Ermahnungen:

- „s", „st", „ps" und „sch" (zum Teil mehrmals im Verlauf von DM650015, DM650016, DM650028, DM650032, DM650077, DM650079, DM650113/114, DM650117, DM650119)

- „silencio" (DM650015, Z. 467, DM650015, Z. 1185, DM650112, Z. 357, DM650113/114, Z. 100, DM650119, Z. 316) und „silencio por favor" (DM650015, Z. 722, DM650016, Z. 222, ähnlich auch DM650074/075, Z. 46-47)
- „por favor" (DM650015, Z. 1239, DM650074/075, Z. 15, ähnlich auch DM650118, Z. 93)
- „pongan atención" (DM650016, Z. 269, DM650077, Z. 7-8, ähnlich auch DM650016, Z. 265) und „presten atención" (DM650112, Z. 26, ähnlich auch DM650119, Z. 94 und DM650032, Z. 88)
- „miren" (DM650112, Z. 358, DM650113/114, Z. 77, ähnlich auch DM650016, Z. 838-841, DM650113/114, Z. 113-114, DM650119, Z. 225 und Z. 231)
- „cállense" (DM650113/114, Z. 102 und Z. 140)

Alternativ oder ergänzend dazu finden die Lehrkräfte wie auch die Gesundheitspromotorinnen gelegentlich deutliche Worte für das als unangemessen betrachtete Verhalten des Publikums:

- In einem Gespräch verweist die Lehrkraft auf die große Bedeutung des behandelten Themas und plädiert unter Bezug auf das Alter der Teilnehmer für mehr Ernsthaftigkeit: „por favor que ella está explicando un tema sumamente importante [...] ustedes son grandes ya no tienen cinco años ni tienen cuatro años" (DM650015, Z. 468-473, vergleiche hierzu Beispiel 7.4.3-F, in dem die Promotorin das Verhalten der Teilnehmer als kindisch kritisiert).
- In einem anderen Gespräch betont die Lehrkraft unter Verweis auf falsches oder oftmals fehlendes Wissen die Wichtigkeit gesundheitlicher Aufklärung: „pónganle atención [...] muchos mitos con eso [...] y muchas falsas creencias [...] pongan atención para que sepan [...] la verdad del asunto" (DM650016, Z. 265-274). Im weiteren Verlauf kritisiert sie die Teilnehmer als unhöflich und ungebildet und thematisiert mit Blick auf die Aufnahmesituation die für eine Interaktion allgemein geltende Rollenverteilung zwischen Sprecher und Hörer: „señores miren [...] ustedes nos están demostrando que tienen ningún tipo de formación [...] tienen una cámara ahí [...] van a salir hablando todos juntos [...] porque si ella está hablando se supone [...] que ustedes son receptores

[...] deben callar [...] si uno está haciendo una pregunta los demás deben callar [...] para escuchar la pregunta [...] y [...] las respuestas para no volver a hacer las mismas preguntas" (DM650016, Z. 840-861, vergleiche hierzu Beispiel 7.4.3-G, in dem die Promotorin für ein wechselseitiges Respektieren der Sprecherrolle plädiert).

- In einem weiteren Fall aktualisiert die Lehrkraft die primär rezeptive Rolle der Teilnehmer und verweist das Publikum auf die geltende Sprecherwechselsystematik: „tienen que escuchar [...] cualquier pregunta [...] levanten la mano" (DM650119, Z. 96-99, vergleiche hierzu Beispiel 7.5.2-A, in dem die Promotorin das schultypische Melden-Aufrufen-System als Verfahren der Redezuteilung (re-)etabliert).
- In einem anderen Gespräch kommentiert die Lehrkraft das Ausbleiben von Fragen in einer von der Promotorin explizit etablierten Fragerunde und kritisiert damit implizit das geringe Informationsbedürfnis des Publikums: „parece que saben mucho ellos [...] que no preguntan nada" (DM650116, Z. 240-242).

Die bisherigen Ausführungen zeigen, dass die bei den schulbasierten Veranstaltungen zumeist anwesenden Lehrkräfte primär gesprächsorganisatorische Aufgaben erfüllen. Sie führen die Gesundheitspromotorinnen zum Teil explizit-verbal, zum Teil implizit als primäre Sprecherinnen ein und ebnen ihnen damit den Weg zur Durchführung der Aufklärungsgespräche (siehe hierzu Kapitel 6.1). Im Verlauf der Interaktion sichern sie die Rolle der Promotorinnen ab, indem sie das Publikum zum Zuhören auffordern und Nebengespräche als nicht erwünschtes Verhalten markieren. Sie ermahnen die Teilnehmer mit Hilfe von Zischlauten, aufmerksamkeitssichernden Diskurspartikeln und explizit-verbalen Aufforderungen, kritisieren wie auch die Promotorinnen gelegentlich das interaktive Verhalten des Publikums und werben unter Verweis auf die Notwendigkeit des vermittelten Wissens für mehr Aufmerksamkeit. Von dem ihnen in ihrer Rolle als Lehrkraft zustehenden Recht, die Schüler durch (angedrohte) Sanktionsmaßnahmen zum Zuhören zu bewegen, machen die Lehrkräfte keinen Gebrauch. Der Grund liegt offensichtlich darin, dass die Aufklärungsgespräche weder im Lehrplan vorgesehen noch prüfungsrelevant sind und insofern außerhalb des eigentlichen Unterrichts stehen.

Lehrerseitige Äußerungen, die über gesprächsorganisatorisch-regulierende Aktivitäten wie die initialen Einführungssequenzen und Ermahnungen hinausgehen, sind im untersuchten Korpus extrem selten und beschränken sich in aller Regel auf Rückmeldeaktivitäten wie Satzvollendungen und Nachformulierungen.

Beispiel 7.5-A (DM650119, 15.04.2012, conversación 9)

```
0136   G1:   cuando PAsa_a la_etapa de sida-=
0137         =Eso quiere decir-=
0138         =que_Ese sistema de defensa del cuerpo- (-)
0139         está totalmente destruIdo- (-)
0140         y_ahí viene un sinNÚmero de_enfermedades-
0141         (---)
0142         de cualquier cosita ((unverständlich,
              1.5 sek)) (-)
0143         (xxx xxx XXX) tuberculosis; (-)
0144         le DA::-
0145         diaRREa;
0146         se le cae el PE:lo; (-)
0147         le salen cosas en la PIEL;
0148   L1:   y no tiene deFEN[sas;
0149   G1:         [no tienen ninguna deFENsa-=
0150         =entonces cualQUIER virus-=
0151         =cualquier bacTEria-=
0152         =cualquier paRÁsito-
0153         (--)
0154   L1:   lo a[TAca;
0155   G1:       [lo aTAca; (-)
0156         porque el VIrus- (-)
0157         desTRUye- (-)
0158         ese sistema de defensa del CUERpo; (-)
```

Die Gesundheitspromotorin klärt die Teilnehmer in einer länger andauernden monologisch-unidirektionalen Wissensvermittlungssequenz über den Unterschied zwischen HIV und AIDS auf. Sie thematisiert, dass das Vollbild AIDS dann ausbricht, wenn das Immunsystem des Infizierten zusammenbricht („cuando pasa a la etapa de sida [...] ese sistema de defensa del cuerpo [...] está totalmente destruido", Z. 136-139). In der Folge treten zahlreiche Krankheiten auf („y ahí viene un sinnúmero de enfermedades", Z. 140) – beispielsweise die Tuberkulose („„tuberculosis", Z. 143) – und die Betroffenen leiden an verschiedenen Symptomen wie Durchfall („le da diarrea", Z. 144-145), Haarausfall („se le cae el pelo", Z. 146) und Hautausschlag („le salen cosas en la piel", Z. 147). Die Lehrerin äußert in einer kurzen Nachformulierung, dass Betroffene kein funktionierendes Immunsystem mehr haben, und wiederholt damit einen bereits von der Promotorin erwähnten Aspekt („y no tienen defensas", Z. 148). Die Gesundheitspromotorin ratifiziert die Nachformulierung in überlapp geäußerter und leicht reformulierter Form („no tienen ninguna defensa", Z. 149). Dann fährt sie mit ihren eigenen Ausführungen fort und beginnt mit der Formulierung eines Beitrags zu den Folgen der fehlenden Immunabwehr („entonces cualquier virus cualquier bacteria cualquier parásito", Z. 150-152). Noch bevor sie ihre Äußerung abschließt, vollendet die Lehrerin den Satz („lo ataca", Z. 154). Mit minimaler zeitlicher Verzögerung und unter Verwendung desselben Wortlautes schließt auch die Promotorin die begonnene Konstruktion ab („lo ataca", Z. 155). Anschließend fährt sie mit ihren Erklärungen fort („porque el virus [...] destruye [...] ese sistema de defensa del cuerpo", Z. 156-158).

Nachformulierungen und Satzvollendungen dienen den Lehrkräften dazu, sich als aufmerksam zuhörende Interaktanten zu positionieren und aufklärungsrelevantes Wissen zu demonstrieren, ohne den Gesundheitspromotorinnen das Rederecht abzunehmen oder ihnen die Rolle als primäre Sprecherinnen und Wissensvermittlerinnen streitig zu machen. In lediglich einem einzigen Gespräch äußert sich die Lehrkraft mehrmals mit Beiträgen zu Wort, die über Rückmeldeaktivitäten hinausgehen. Wie die Gesundheitspromotorin mit den Äußerungen umgeht, zeigt der folgende Ausschnitt stellvertretend für alle weiteren Gesprächsphasen, in denen sich die Lehrkraft aktiv in den Prozess der Wissensvermittlung einschaltet.

Beispiel 7.5-B (DM650113/114, 15.04.2012, conversación 4)

```
0232           (--)
0233   G1:     nosotros podemos VER-
0234   L1:     ustedes han VISto-
0235           (---)
0236           que:-
0237           QUÉ dirían usTEdes-
0238           si el NIño se alimenta de la MAdre; (-)
0239   T1:     se conTAgia; (-)
0240   L1:     se conTAgia- (.)
0241           NO se contagia;
0242   T2:     creo que [NO-
0243   T1:              [(xxx xxx xxx ) (se dice) que SÍ
               (xxx xxx)-
0244           [(xxx) con el SEno;
```

```
0245   T3:   [sí-
0246   L1:   se puede dar el SEno-=
0247         =porque (dentro de) la baRRIga- (-)
0248         (dentro de) la baRRIga-
0249         [el NIño-
0250   G1:   [(ay es) una buena preGUNta;
0251   L1:   el NIño- (-)
0252         está alimenTÁNdose de la mA[dre;
0253   G1:                              [de la MAdre; (-)
```

Nach ausführlichen Erläuterungen zur vertikalen Transmission versucht die Gesundheitspromotorin, einen Themenwechsel vorzunehmen („nosotros podemos ver", Z. 233).[139] Sie verliert das Rederecht an die Lehrkraft, die einen ans Publikum gerichteten Beitrag lanciert („ustedes han visto", Z. 234). Dass die Promotorin die lehrerseitige Wortübernahme akzeptiert, signalisiert sie zunächst dadurch, dass sie der Lehrerin das Rederecht in der sich anschließenden fast einsekündigen Pause nicht wieder abnimmt (Z. 235). Die Lehrerin fährt fort und formuliert eine Frage zum Risiko einer HIV-Infektion beim Stillen („qué dirían ustedes si el niño se alimenta de la madre", Z. 237-238). In den folgenden Sekunden melden sich verschiedene Teilnehmer zu Wort und lösen die von der Lehrkraft etablierte konditionelle Relevanz ein (Z. 239-245). Die Lehrerin betont bereits nach der ersten Antwort, dass eine Ansteckung über die Muttermilch ausgeschlossen ist („no se contagia", Z. 241). Dann ergänzt sie, dass vom Stillen keine Gefahr für das Kind ausgeht („se puede dar el seno", Z. 246). Sie setzt zu einer Erklärung an, während der die Gesundheitspromotorin die eingangs gestellte Frage als sinnvoll bezeichnet und die lehrerseitige Übernahme der Sprecherrolle damit retrospektiv legitimiert („es una buena pregunta", Z. 250). Mit der sich anschließenden Nachformulierung „de la madre" (Z. 253) gibt die Promotorin erneut zu erkennen, dass sie der Lehrkraft das beanspruchte Rederecht überlässt und sich selbst in der Hörerrolle fügt. Zugleich signalisiert sie ihre Aufmerksamkeit und ratifiziert die lehrerseitige Äußerung.

Die Gesundheitspromotorin macht mit ihrem interaktiven Verhalten nicht nur im dargestellten Ausschnitt, sondern auch im weiteren Verlauf deutlich, dass

---

[139] Die Floskel „nosotros podemos ver" dient einer einzigen Gesundheitspromotorin zur Markierung von Themenwechseln.

sie die Lehrkraft nicht als Konkurrentin wahrnimmt. Sie überlässt ihr die Sprecherrolle für ausführliche Beiträge, die sie mit verschiedenen Rückmeldeaktivitäten wie ratifizierenden Hörerrückmeldungen, Satzvollendungen und Nachformulierungen begleitet.

8. Thematische Entwicklung des Aufklärungsgesprächs

Die untersuchten Aufklärungsgespräche verfolgen das zentrale Ziel, den Teilnehmern Wissen zu HIV/AIDS zu vermitteln. Die Bearbeitung entsprechender Inhalte erfolgt im Hauptteil, der in der vorliegenden Arbeit aufgrund seiner inhaltlich-thematischen Strukturierung als Sachverhaltsdarstellung bezeichnet wird.

Das sich anschließende Kapitel zeichnet die inhaltlich-thematische Entwicklung des Hauptteils nach. Es zeigt, dass die thematische Organisation ein auf die Gesundheitspromotorinnen zentrierter und von diesen weitestgehend kontrollierter Prozess ist. Wie auch die Gesprächseröffnung, der Einstieg in die Sachverhaltsdarstellung und die Herstellung und Aufrechterhaltung der interaktiv-sequenziellen Ordnung liegt die inhaltliche Steuerung des Aufklärungsgesprächs deutlich erkennbar in der Hand der Promotorinnen, die nicht nur die zu vermittelnden Inhalte und die Reihenfolge ihrer Bearbeitung vorgeben, sondern auch über die Art des Umgangs mit teilnehmerseitig eingebrachten Relevanzen entscheiden.

Die Analysen gehen dreischrittig vor:

- Kapitel 8.1 zielt darauf ab, die im Aufklärungsgespräch bearbeiteten Themen zu systematisieren. Die vorgenommene Segmentierung richtet ihren Blick auf primär inhaltliche Kriterien, kommt im Zuge der Ausgrenzung verschiedener Redegegenstände jedoch nicht umhin, die themensteuernden Aktivitäten der Gesundheitspromotorinnen und damit die formalsprachliche Ebene ebenfalls zu berücksichtigen.
- Kapitel 8.2 ist als komplementär zu Kapitel 8.1 zu sehen. Es beschreibt, wie die Gesundheitspromotorinnen thematische Übergänge gestalten und mit Hilfe welcher formalsprachlicher Mittel und Strategien sie einzelne Sachverhaltskomponenten voneinander abgrenzen.
- Kapitel 8.3 stellt dar, welche Inhalte von den Teilnehmern in die Interaktion eingebracht werden. Darauf aufbauend untersucht es, wie die Gesundheitspromotorinnen Teilnehmerrelevanzen bearbeiten und in die thematische Entwicklung des Aufklärungsgesprächs einbeziehen.

8.1. Behandelte Sachverhaltskomponenten

Die Sachverhaltsdarstellung ist das zentrale Moment der Aufklärungsveranstaltung. Als die eigentliche Vermittlungsphase bildet sie den Kern des Aufklärungshandelns. Sie besteht aus verschiedenen Komponenten, die sich inhaltlich-thematisch definieren und als Sachverhaltskomponenten bezeichnet werden.

Der im vorliegenden Kapitel unternommene Versuch einer Systematisierung stellt die im Aufklärungsgespräch behandelten Sachverhaltskomponenten überblicksartig dar, trifft dabei jedoch auf die in Kapitel 3.2.3 beschriebenen Schwierigkeiten der inhaltlich-thematischen Segmentierung eines Gesprächs: Die Ausgrenzung verschiedener Sachverhaltskomponenten beruht auf einer ersten, intuitiv vorgenommenen Differenzierung, die inhaltlichen Kriterien folgt und die Einheitlichkeit eines Themas als solange gegeben sieht, solange die Interaktanten auf einen wechselseitig akzeptierten und als inhaltlich gleichartig behandelten Redegegenstand oder Sachverhalt referieren. Sie berücksichtigt zugleich auch die formalsprachliche Ebene und behält im Blick, wie die Interaktanten – insbesondere die Gesundheitspromotorinnen – thematische Einschnitte als solche markieren.

Die nachfolgend abgebildete und anschließend beschriebene Graphik richtet ihren Fokus auf die Frage, welche Themen die Gesundheitspromotorinnen im Gesprächsverlauf behandeln, zielt dabei jedoch zugleich auf eine Hierarchisierung in Haupt- und Unterthemen sowie eine Darstellung der Reihenfolge und Häufigkeit der Bearbeitung der einzelnen Sachverhaltskomponenten ab:

(1) Hierarchisierung: Die in der Sachverhaltsdarstellung zur Sprache kommenden Inhalte stehen in einem hierarchischen Verhältnis zueinander. Als zentrale und die thematische Grundstruktur des Aufklärungsgesprächs bildende Themenblöcke lassen sich HIV/AIDS, die Übertragungswege des Virus, die Nichtübertragungswege und der Kondomgebrauch identifizieren. Die inhaltliche Ausgestaltung der genannten Themenblöcke und die Detailliertheit ihrer Bearbeitung sind ebenso variabel wie die sequenzielle Realisierung untergeordneter Sachverhaltskomponenten. Die Hauptthemen werden durch eine unterschiedliche Anzahl an Unterthemen angereichert, die

wiederum in jeweils gekürzter oder expandierter Form behandelt und/oder wiederholt initiiert werden.[140]

(2) Reihenfolge: Die abgebildete Sequenzialität spiegelt den Ablauf der meisten Gespräche wider, ist jedoch nicht obligatorisch. Die zentralen Themenblöcke HIV/AIDS, Übertragungswege, Nichtübertragungswege und Kondomgebrauch werden bei nahezu allen Veranstaltungen in exakt der dargestellten Abfolge behandelt, wohingegen einzelne Komponenten in ihrer sequenziellen Bearbeitung nicht festgelegt sind und demzufolge als variable Sachverhaltskomponenten bezeichnet werden. Variable Sachverhaltskomponenten weisen meist eine Tendenz zu einem der zentralen Themenblöcke auf, werden zum Teil jedoch auch in anderen Zusammenhängen oder wiederholt thematisiert. Hinzu kommt, dass gerade variable Sachverhaltskomponenten keine in sich abgeschlossenen Bausteine bilden, sondern oftmals schrittweise ineinander übergehen.

(3) Häufigkeit: Die kräftigen Farben markieren Sachverhaltskomponenten, die in mehr als zwei Dritteln der insgesamt dreiunddreißig Veranstaltungen behandelt werden. Die mittelstarken Farben stehen für Sachverhaltskomponenten, die in mehr als einem Drittel, aber weniger als zwei Dritteln des Aufklärungskorpus zur Sprache kommen, wohingegen die blassen Farben Sachverhaltskomponenten kennzeichnen, die in weniger als einem Drittel der untersuchten Gespräche und damit bei maximal elf Veranstaltungen zu finden sind. Die unterschiedliche Häufigkeit zeigt, dass bestimmte Inhalte (nahezu) immer thematisiert werden, während andere zur Sprache kommen können, aber nicht zwangsläufig müssen.

---

[140] Ähnliches beschreibt Hindelang für Aufklärungsgespräche, die vor medizinischen Eingriffen stattfinden: Während bestimmte Elemente konstitutiv sind und in allen Gesprächen vorkommen, ist die Auswahl aus einem als solchen bezeichneten Untermusterkatalog je nach Situation verschieden (Hindelang 1986: 147).

Sachverhaltsdarstellung

Was ist HIV/AIDS?
- HIV als menschliches Immunschwächevirus
  - Herkunft von Tieren und Übertragung von Tier zu Mensch
- AIDS als erworbenes Immunschwächesyndrom
- Unterschied zwischen HIV und AIDS

Übertragungswege
- Sexuelle Übertragung und Geschlechtsverkehr
  - Präejakulation
  - Sexuell übertragbare Krankheiten
- Blut und Blutprodukte sowie Spritzengebrauch
- Vertikale Transmission

Nichtübertragungswege
- Auflistung von Beispielen: Grüßen, Umarmen, Sprechen,...
- Übertragbarkeit beim Küssen
- Tod des Virus an der Luft und in Nichtkörperflüssigkeiten
- Stigmatisierung

Kondomgebrauch
- Aufbewahrung von Kondomen
- Schritte einer korrekten Verwendung
- Mythen und Anwendungsfehler
- Feste Partnerschaft und Treue

Weitere variable Sachverhaltskomponenten
- Gründe für die Durchführung eines HIV-Tests
- Positiver Serostatus und/oder antiretrovirale Therapie
- Fehlende Sichtbarkeit von HIV/AIDS: *el sida no se ve en la cara*
- Sporadisch angesprochene Inhalte: Impfung und Heilung,...

Abbildung 5: Inhaltlich-thematische Organisation der Sachverhaltsdarstellung (eigene Darstellung)

Die Sachverhaltsdarstellung beginnt in allen Gesprächen mit den beiden Sachverhaltskomponenten HIV und AIDS. Im Mittelpunkt steht die Auflösung der Akronyme „VIH" zu „virus de inmunodeficiencia humana" und „SIDA" zu „síndrome de inmunodeficiencia adquirida" (siehe hierzu auch Kapitel 9.1.2). In etwas mehr als zwei Dritteln der untersuchten Gespräche gehen die Promotorinnen näher auf den Unterschied zwischen HIV und AIDS ein, indem sie Virus und Krankheit unter Bezug auf den zeitlichen Verlauf der Infektion als zwei aufeinanderfolgende Phasen beschreiben und dabei sowohl die Wirkweise des Virus im menschlichen Körper als auch die Symptomatik der Krankheit thematisieren (siehe hierzu auch Kapitel 9.2.2). In einem Drittel der Aufklärungsgespräche sprechen die Gesundheitspromotorinnen in Zusammenhang mit der Sachverhaltskomponente HIV das vermeintliche Tabu an, dass die Krankheit von Tieren stammt und/oder sich das Virus von Tier zu Mensch überträgt.

Im Anschluss an die Sachverhaltskomponenten HIV und AIDS thematisieren die Gesundheitspromotorinnen in nahezu allen Gesprächen die Übertragungswege des Virus. Sie sprechen die Übertragung auf sexuellem Wege, die Übertragung bei Bluttransfusionen und beim Spritzengebrauch sowie die Übertragung von der Mutter auf das Kind während der Schwangerschaft, bei der Geburt und beim Stillen an, wobei sie die einzelnen Wege in unterschiedlich expandierter Form behandeln. In vielen Gesprächen werden die Übertragungswege zunächst aufgezählt und anschließend ausführlich beschrieben, wohingegen sie in anderen Gesprächen lediglich kurz erwähnt werden. Die Nennung und gegebenenfalls Beschreibung der sexuellen Übertragbarkeit wird zum Teil um zwei variable Sachverhaltskomponenten ergänzt: Die Gesundheitspromotorinnen betonen in etwa jedem zweiten Gespräch, dass die Gefahr einer Infektion auch bei ausbleibender Ejakulation besteht, da bereits das Präjakulat ausreichend Viren für eine Ansteckung enthält. Alternativ oder ergänzend dazu halten sie in vierundzwanzig Gesprächen fest, dass es nicht nur HIV/AIDS, sondern viele weitere sexuell übertragbare Krankheiten wie die Syphilis, das humane Papillomvirus, den harten Schanker und die Gonorrhoe gibt.

An den Themenkomplex der Übertragungswege schließt sich derjenige der Nichtübertragungswege häufig nahtlos an (in wenigen Fällen geht er ihm voraus). Die Gesundheitspromotorinnen zählen verschiedene Situationen auf, in denen eine Ansteckung mit dem HI-Virus ausgeschlossen ist. Sie nennen beispielsweise das Sprechen mit einer infizierten Person, das Grüßen und Umarmen sowie das gemeinsame Benutzen von Besteck, Schwimmbädern und Toiletten. Ausgehend davon elaborieren sie verschiedene variable Komponenten: In knapp zwei Dritteln der untersuchten Gespräche gehen die Promotorinnen näher darauf ein, unter welchen Voraussetzungen sich HIV beim Küssen übertragen kann, nämlich dann, wenn die beteiligten Partner mindestens zwei Liter Speichel austauschen und/oder keine intakte Mundschleimhaut haben. In etwas mehr als einem Drittel der Aufklärungsgespräche thematisieren sie – häufig ausgehend von teilnehmerseitigen Fragen oder Anmerkungen –, dass das Virus nur in Körperflüssigkeiten überleben kann und in Flüssigkeiten wie Wasser oder Getränken sowie an der Luft nach wenigen Sekunden abstirbt. In ebenfalls knapp zwei Dritteln der untersuchten Veranstaltungen kommt zur Sprache, dass aufgrund der generell schweren Übertragbarkeit des HI-Virus keine Notwendigkeit besteht, infizierte Menschen im alltäglichen Leben zu meiden oder zu diskriminieren.

Die Gesundheitspromotorinnen weisen die Teilnehmer in allen untersuchten Aufklärungsgesprächen auf ein adäquates Schutzverhalten mittels Kondom hin, gehen jedoch nur bei etwas mehr als zwei Dritteln näher auf den Kondomgebrauch ein. Auffällig ist dabei, dass sie in den wenigsten Fällen alle der nachfolgend dargestellten Komponenten realisieren, sondern sie in der Regel selektiv und in unterschiedlicher Kombination und Detailliertheit zur Sprache bringen: In einem Drittel der untersuchten Gespräche thematisieren die Promotorinnen, wie Kondome richtig gelagert werden. Sie weisen die Teilnehmer darauf hin, dass die Aufbewahrung an zu heißen Orten oder in der Hosentasche die Gefahr birgt, dass die Kondome austrocknen und brüchig werden. Alternativ oder ergänzend dazu zählen die Gesundheitspromotorinnen in ebenfalls einem Drittel die einzelnen Schritte eines korrekten Kondomgebrauchs auf, die von der Kontrolle des Haltbarkeitsdatums und dem Öffnen der Kondomverpackung über das Überstreifen des Kondoms über den steifen Penis bis hin zur Entfernung des Kondoms und seiner Entsorgung führen. In etwas mehr als einem Drittel bringen die Promotorinnen verschiedene Anwendungsfehler zur Sprache und diskutieren beispielsweise, dass sich der Schutz durch die Benutzung von zwei übereinander gezogenen

Kondomen nicht erhöhen lässt und Frauen Gefahr laufen, sich eine Scheideninfektion zuzuziehen, wenn Kondome mit ungewaschenen Händen angefasst werden. Dass Kondome nicht nur bei wechselnden Geschlechtspartnern, sondern auch in festen Partnerschaften zu verwenden sind, thematisieren die Gesundheitspromotorinnen in zwei Dritteln aller untersuchten Aufklärungsgespräche. Als Grund geben sie an, dass man sich der Treue seines Partners nie hundertprozentig sicher sein kann.

In den meisten Aufklärungsgesprächen kommen weitere Sachverhaltskomponenten zur Sprache, die in unterschiedlicher Ausführlichkeit behandelt werden und insofern als variabel gelten können, als dass sie zum Teil nach Abschluss der großen Themenblöcke HIV/AIDS, Übertragungswege, Nichtübertragungswege und Kondomgebrauch thematisiert werden, zum Teil jedoch bereits in deren Verlauf: In etwa jedem zweiten Gespräch plädieren die Promotorinnen für die Durchführung eines HIV-Tests. Sie weisen die Teilnehmer darauf hin, dass ein solcher Klarheit verschafft und es ermöglicht, bei positivem Testausgang entsprechende Maßnahmen zu ergreifen, darunter insbesondere die antiretrovirale Therapie. Deren Wirkweise sowie Vor- und Nachteile werden in knapp zwei Dritteln der untersuchten Aufklärungsgespräche thematisiert und häufig sogar mehrmals angesprochen. Eine weitere variable Sachverhaltskomponente, die sich mehr oder weniger explizit durch die Veranstaltungen zieht, ist die fehlende Sichtbarkeit von HIV/AIDS. Die Gesundheitspromotorinnen betonen in etwa jedem zweiten Gespräch in unterschiedlichen Zusammenhängen, dass man Betroffenen ihren positiven Serostatus äußerlich nicht ansieht: „el sida no se ve en la cara".

Abgesehen von den bisher betrachteten Sachverhaltskomponenten behandeln die Interaktanten in einzelnen Aufklärungsgesprächen weitere Inhalte: AIDS wird gelegentlich mit anderen Krankheiten wie der Grippe, einer Krebserkrankung oder dem Denguefieber verglichen. Die Gesundheitspromotorinnen erwähnen bisweilen, dass sich vor allem junge Menschen mit HIV infizieren und es (noch) keine Impfung gegen die Krankheit und keine Heilung gibt. Mitunter sprechen sie die dominikanische Gesetzgebung bezüglich des Umgangs mit Betroffenen an und rufen die Teilnehmer dazu auf, als Multiplikatoren tätig zu werden und das erworbene Wissen in ihrem jeweiligen Umfeld weiterzugeben. Nur in jeweils einem einzigen Gespräch behandeln die Gesprächsteilnehmer Aspekte wie beispielsweise die Gefahren einer Mehrfachinfektion, homosexuelle Beziehungen und Abhängigkeitsstrukturen zwischen jungen Frauen und in der Regel deutlich älteren Männern, sogenannten *sugar daddies*.

Der vorliegende Versuch einer Systematisierung der in den untersuchten Aufklärungsgesprächen behandelten Inhalte verdeutlicht, dass sich die Gesundheitspromotorinnen an den Relevanzen der Biomedizin orientieren. Die ermittelten Sachverhaltskomponenten folgen einer bestimmten, auf wissenschaftlich-rationalen Erkenntnissen beruhenden kategorialen Unterteilung, die sich auch in den verteilten Aufklärungsbroschüren wiederfindet. Zur Sprache kommen die Auflösung der Akronyme und damit die wissenschaftlichen Definitionen von HIV und AIDS, die Wirkweise des Virus im menschlichen Körper und die Symptomatik der Krankheit, die unterschiedlichen Infektionswege und Ansteckungsrisiken, die Möglichkeiten der Diagnose und Therapie sowie der Kondomgebrauch als technische Maßnahme der Infektionsvermeidung. Politische, ökonomische, soziokulturelle und religiöse Dimensionen sowie persönliche Betroffenheiten und individuelle Erlebensmuster und Verarbeitungsstrukturen wie beispielsweise die Frage nach der subjektiven Wahrnehmung von HIV/AIDS im unmittelbaren Lebensumfeld spielen eine untergeordnete Rolle. All dies deckt sich mit einer Beobachtung, die auch Higgins und Norton machen:

> Since HIV/AIDS emerged as a crisis in the 1980s, most prevention efforts have worked to achieve biomedical understandings [...] through community-based education and voluntary counseling and testing services. In these educational settings, health educators typically give epidemiological explanations about the disease and provide information about what measures can be taken to prevent its spread. Biomedical approaches have been dominant due to the paradigm in which HIV/AIDS is centrally located in the western world, that is, the paradigm of nature science. (Higgins/ Norton 2010: 9-10)

8.2. Thematische Übergänge

Die sich anschließenden Ausführungen richten ihren Blick weniger auf die inhaltliche als vielmehr die formalsprachliche Ebene. Ausgehend von der Annahme, dass die thematische Entwicklung des Aufklärungsgesprächs ein von den Gesundheitspromotorinnen gesteuerter Prozess ist, geht das Kapitel der Frage nach, wie die Promotorinnen thematische Übergänge gestalten und von einer Sachverhaltskomponente zur nächsten überleiten. Es zeigt anhand verschiedener Ausschnitte, dass sich im untersuchten Korpus sowohl markierte Themenwechsel als auch thematische Verschiebungen identifizieren lassen (siehe hierzu Kapitel 3.2.3):

- Unter markierten Themenwechseln werden thematische Einschnitte verstanden, bei denen die Gesundheitspromotorinnen den Übergang von einer zur nächsten Sachverhaltskomponente deutlich erkennbar sprachlich und/oder metasprachlich anzeigen, mit der Folge, dass sich der Beginn einer Sachverhaltskomponente klar vom vorherigen Gesprächsverlauf abgrenzt und die entsprechende Sachverhaltskomponente ein sogenanntes *bounded topic* darstellt.
- Unter thematischen Verschiebungen werden fließende Themenentwicklungen verstanden, bei denen sich aus einem Aspekt einer Sachverhaltskomponente ohne Anzeichen eines markierten Übergangs ein neuer Redegegenstand ergibt und die behandelten Themen folglich als *shaded topics* zueinander stehen.

In den untersuchten Aufklärungsgesprächen fällt auf, dass die zentralen Themenblöcke – HIV/AIDS, Übertragungswege, Nichtübertragungswege und Kondomgebrauch – in aller Regel explizit-verbal als neue Redegegenstände ins Gespräch eingeführt werden, wohingegen die meisten variablen Sachverhaltskomponenten – beispielsweise die Themen Stigmatisierung, sexuell übertragbare Krankheiten oder feste Partnerschaft und Treue – sich im Gesprächsverlauf entwickeln und nicht erkennbar voneinander abgegrenzt werden.

8.2.1. Markierte Themenwechsel

Das nachfolgend diskutierte Beispiel gibt einen Einblick, mittels welcher sprachlichen und nichtsprachlichen Verfahren die Gesundheitspromotorinnen thematische Einschnitte gestalten, die sich als markierte Themenwechsel identifizieren lassen. Es zeigt, dass Pausen eine wichtige Rolle spielen, ebenso wie die Diskursmarker „entonces" und „también", die (topikalisierte)

Ankündigung der jeweils neuen Sachverhaltskomponente und Vorstrukturierungen durch Aufzählungen.

Der dargestellte Ausschnitt stammt aus einem Aufklärungsgespräch an einer Schule. Die Gesundheitspromotorin befindet sich in einer monologisch-unidirektionalen Wissensvermittlungssequenz, die an lediglich einer Stelle für einen kurzen Moment von Nebengesprächen unterbrochen wird. Sie erklärt den Teilnehmern zunächst den Unterschied zwischen HIV und AIDS, die Wirkweise des Virus, die Behandlungsmöglichkeiten bei HIV und die Bedeutung einer gesunden Lebensweise bei positivem Serostatus. Die folgende Sequenz schließt sich an.

Beispiel 8.2.1-A (DM650117, 15.04.2012, conversación 7)

```
0136   G1:   si la perSOna está_en la_etApa de:-
0137         de lo que es el VIrus-
0138         solaMENte- (.)
0139         y se da cuEnta a TIEMpo- (-)
0140         entonces la persona acude al MÉdico- (-)
0141         se pone en trataMIENto- (.)
0142         y Ese tratamiento Es totalmente GRAtis;
0143         (--)
0144         pero si se da cuenta a TIEMpo;
0145         (1.1)
0146         entonces hay VArias- (-)
0147         vArias VÍas de-
0148         con el CUAL se transmite lo que_es-
0149         el ve i HAche;
0150         (1.2)
0151         la priMEra vía es mediante las relaciones
               sexuAles- (-)
0152         donde_eXISte un intercambio de fluIdos- (-)
0153         es decir el SEmen y las secreciones
               vaginAles; (-)
0154         esa_es la vía princiPAL-=
0155         =por la cual se puede transmitir el SIda; (-)
0156         ustedes diRÁN=bueno si:- (-)
0157         si NO hay penetración una persona puede
               infectarse-=
0158         =pues- (-)
0159         puede_infecTARse; (-)
0160         porque_el simple conTACto del pene con la
               vagi:na- (-)
0161         YA_a- (-)
0162         Eso::- (-)
0163         es una VÍa para que la persona se:-
0164         (--)
```

```
0165        se inFECte de lo que_es-
0166        el ve i HAche;
0167        (--)
```

Die Gesundheitspromotorin klärt das Publikum über die Notwendigkeit eines frühzeitigen Therapiebeginns auf, wobei sie auf die Tatsache verweist, dass die Medikamente HIV-Positiven kostenfrei zur Verfügung stehen (Z. 136-144). Der darauf folgende Themenwechsel kündigt sich durch eine mehr als einsekündige Pause an (Z. 145). Er erfährt eine zusätzliche Markierung durch den Diskursmarker „entonces", an den sich unmittelbar die Nennung des neuen Redegegenstandes anschließt („entonces hay [...] varias vías [...] con el cual se transmite lo que es el ve i hache", Z. 146-149). Die ebenfalls mehr als einsekündige Pause in Zeile 150 schließt die themenüberleitenden Aktivitäten der Gesundheitspromotorin ab.

Die Promotorin kündigt mehrere Übertragungswege an („varias vías", Z. 147) und leitet einen ersten Übertragungsweg als solchen ein („la primera vía es", Z. 151). Der thematische Einstieg strukturiert ihre weiteren Ausführungen insofern vor, als dass er die Präsentation weiterer Formen impliziert. Die Gesundheitspromotorin spricht die sexuelle Übertragbarkeit des Virus an („mediante las relaciones sexuales [...] donde existe un intercambio de fluidos", Z. 151-152) und konkretisiert die angesprochenen Körperflüssigkeiten als Samenflüssigkeit und Vaginalsekret („es decir el semen y las secreciones vaginales", Z. 153). Im weiteren Verlauf bezeichnet sie die sexuelle Übertragung als den Hauptübertragungsweg von HIV/AIDS (Z. 154-155) und führt den Teilnehmern vor Augen, dass das Risiko einer Ansteckung bereits beim bloßen Kontakt zwischen Penis und Scheide besteht (Z. 156-166).

Beispiel 8.2.1-A (Fortsetzung)

```
0167        (--)
0168   G1:  tamBIÉN=hay otra FORma-
0169        de infecTARse que_es mediante la:s-
0170        (--)
0171        transfusiones sanGUÍneas-
0172        (1.1)
0173        Eso YA no es tan:-
0174        TAN común-=
0175        =porque_a_esa sangre (le hacen ya) MUcho:s- (-)
0176        eXÁmenes-
```

```
0177          (que hacen) PRUEbas a_esa sAngre y tOdo Eso- (-)
0178          PEro:- (-)
0179          Esa puede ser una poSIble forma- (-)
0180          de infecTARse- (.)
0181          de lo que_es el ve i HAche- (-)
```

Nach einer kurzen Pause (Z. 167) leitet die Gesundheitspromotorin zum zweiten Übertragungsweg über, den sie als „hay otra forma de infectarse" (Z. 168-169) ins Gespräch einführt. Unterstützt wird der Themenwechsel durch den akzentuiert geäußerten Diskursmarker „también" (Z. 168). Die Promotorin nennt Bluttransfusionen, schränkt die Gefahr einer Ansteckung jedoch kurz darauf ein (Z. 169-174). Als Erklärung fügt sie an, dass Blutkonserven in der Regel verschiedenen Tests unterzogen werden (Z. 175-177). Mit dem Verweis auf ein dennoch bestehendes Restrisiko schließt sie die Sachverhaltskomponente ab und leitet zum nächsten Redegegenstand über (Z. 178-181).

Beispiel 8.2.1-A (Fortsetzung)

```
0182   G1:    también otra forma E:S-
0183          (---)
0184          la transmisión vertiCAL-=
0185          =es decir de MAdre-
0186          a HIjo; (-)
0187          la MAdre puede:-
0188          (--)
0189          paSARle-
0190          el VIrus-
0191          al HIjo;
```

Die Gesundheitspromotorin markiert den thematischen Einschnitt erneut mit dem Diskursmarker „también" und kündigt einen weiteren Übertragungsweg an („también otra forma es", Z. 182). Sie nennt die vertikale Transmission, die sie sogleich als Mutter-Kind-Übertragung reformuliert (Z. 184-186). Ihre weiteren Ausführungen zur vertikalen Transmission werden aus Platzgründen ausgelassen. Sie enden damit, dass die Promotorin auf das Risiko einer Ansteckung beim Stillen verweist (Z. 226-232).

Beispiel 8.2.1-A (Fortsetzung)

```
0233          (1.1)
0234   G1:    pero Esas son:-
0235          las FORmas posibles que_una persona puede:-
0236          (--)
```

```
0237        infecTARse con lo que es el ve i HAche;
0238        (--)
0239        las formas que la persona NO se infecta- (-)
0240        que NO hay forma de que la persona se pueda
            infectar- (-)
0241        es a traVÉS de:-
0242        por ejemplo el saLUdo; (-)
```

Die Gesundheitspromotorin lässt nach ihren Ausführungen zur vertikalen Transmission etwa eine Sekunde verstreichen, bevor sie ihre Äußerungen als potenzielle Übertragungswege resümiert und den thematischen Block damit als abgeschlossen rahmt („esas son las formas posibles que una persona puede [...] infectarse con lo que el ve i hache", Z. 234-237). Nach etwa einer halben Sekunde (Z. 238) führt sie das nächste Thema in die Kommunikation ein, das sie als die Nichtübertragungswege des Virus ankündigt („las formas que la persona no se infecta", Z. 239). Die starke Betonung des „no" markiert den Gegensatz zum zuvor behandelten Redegegenstand der Übertragungswege und damit auch den thematischen Einschnitt. Nach einer Reformulierung der Themenankündigung (Z. 240) nennt die Promotorin das Grüßen als eine erste unbedenkliche Situation („a través de por ejemplo el saludo", Z. 241-242).

Betrachtet man markierte Themenwechsel in einer vom Einzelfall losgelösten Form, lassen sich die nachfolgend aufgelisteten Mechanismen als zentrale Elemente festhalten. Die dargestellten Beispiele aus verschiedenen Aufklärungsgesprächen verdeutlichen nicht nur das jeweilige Phänomen in gegebenenfalls unterschiedlicher Ausprägungsform, sondern zeigen wie auch Beispiel 8.2.1-A, dass es nicht ein einzelnes Element ist, das einen Themenwechsel markiert, sondern die Kombination verschiedener Merkmale und Strategien.

(1) Pausen und Verzögerungen

Beispiel 8.2.1-B (DM650017, 22.03.2012, visita domiciliaria 1)

```
0147    G1:     porque si: tú llevas una VIda-
0148            de relación sexuAL- (-)
0149            hoy con Uno mañana con Otro-
0150            y no te proTEges-
0151            entonces te puedes contaGIAR del virus;
```

```
0152          (1.3)
0153          e:::h-
0154          (1.6)
0155          de MAdre a hIjo;
0156          (2.9)
```

Die Gesundheitspromotorin klärt die Teilnehmerin darüber auf, dass ungeschützter Geschlechtsverkehr mit wechselnden Partnern ein hohes Infektionsrisiko birgt (Z. 147-151). Der sich anschließende Themenwechsel kündigt sich durch mehrere lange Pausen (Z. 152, Z. 154 und Z. 156), einen gedehnt artikulierten Verzögerungsmarker („eh", Z. 153) und die Nennung der neuen Sachverhaltskomponente – die Mutter-Kind-Übertragung – an („de madre a hijo", Z. 155).

(2) Themenstrukturierende Diskursmarker

Die zur Markierung von Themenwechseln eingesetzten Diskursmarker sind fast ausnahmslos „entonces" und „también". Diskurspartikeln wie „aparte de eso", „y" und „ahora" kommen im untersuchten Korpus nur sehr vereinzelt vor.

Beispiel 8.2.1-C (DM650017, 22.03.2012, visita domiciliaria 1)

```
0191  G1:   (xxx) enTONces si estuviéramos cien por ciento
             seGUros-
0192         de que la MAdre lo:-
0193         lo va_a_alimentar Ella-
0194         sin dejárselo a NAdie- (-)
0195         se le pudiera dar el SEno;
0196         (1.7)
0197         entonces las Vías- (-)
0198         de CÓmo no se transmite el sIda;
0199         (1.0)
```

Die Gesundheitspromotorin äußert sich zum Risiko einer HIV-Infektion beim Stillen, das ihren Ausführungen zufolge darin begründet liegt, dass Kinder HIV-positiver Mütter in vielen Fällen nicht nur Muttermilch, sondern auch andere Lebensmittel bekommen (Z. 191-195). Nach einer fast zweisekündigen Pause (Z. 196) kündigt sie unter Verwendung des Diskursmarkers „entonces" die Nichtübertragungswege des Virus als neues Thema an („entonces las vías [...] de cómo no se transmite el sida", Z. 197-198).

Ähnlich gestaltet sich der Themenwechsel im folgenden Ausschnitt:

Beispiel 8.2.1-D (DM650079, 31.03.2012, charla 5)

```
0204   G1:    el conDÓN- (-)
0205          ES-
0206          una VÍa de protección- (-)
0207          que nos CUIda de cual/
0208          de: de: contraER-
0209          cualquier i te Ese; (-)
0210          tamBIÉN- (-)
0211          le damos MUchos MAL Usos al condón; (-)
```

Die Gesundheitspromotorin appelliert an die Teilnehmer, bei allen Sexualkontakten Kondome zu verwenden, auch wenn diese zu einem vermeintlich geringeren Empfinden führen. Sie resümiert, dass Kondome eine Möglichkeit sind, sich vor sexuell übertragbaren Krankheiten zu schützen (Z. 204-209). Mit dem Diskursmarker „también" (Z. 210) leitet sie eine neue Sachverhaltskomponente ein, in deren Verlauf sie verschiedene Anwendungsfehler thematisiert („le damos muchos mal usos al condón", Z. 211).

(3) (Metakommunikative) Themenankündigungen und Topikalisierungen

Beispiel 8.2.1-E (DM650016, 18.03.2012, charla 3)

```
0259   TX:    ((unverständlich, 34.4 sek))
0260   G1:    aHOra yo les voy_a_hablar-
0261          de las FORmas-
0262          de cómo NO se transmite el ve i hache;
0263          (1.2)
```

Die Gesundheitspromotorin leitet einen markierten Themenwechsel ein, indem sie die zu bearbeitende Sachverhaltskomponente nach einer länger andauernden Sequenz aus Nebengesprächen metakommunikativ ankündigt („ahora yo les voy a hablar de las formas de cómo no se transmite el ve i hache", Z. 260-262).

Im folgenden Ausschnitt klärt die Promotorin die Teilnehmer über den Unterschied zwischen HIV und AIDS auf. Sie betont, dass sich ein Ausbruch des Vollbildes AIDS vermeiden lässt, wenn Betroffene sich frühzeitig in Therapie begeben (Z. 113-119). Die sich anschließende fast eineinhalbsekündige Pause markiert einen Einschnitt (Z. 120). Dann topikalisiert die Gesundheitspromotorin unter Verwendung des themenstrukturierenden Diskursmarkers „también" (Z. 121) den neuen Redegegenstand („en cuanto a las formas de contagiarse [...] del ve i hache", Z. 122-123). Als Aufhänger für die Elaborierung der Sachverhaltskomponente fungiert die Ankündigung, dass mit Blick auf die Übertragungs- und Nichtübertragungswege des Virus viele falsche Vorstellungen kursieren (Z. 124-128).

Beispiel 8.2.1-F (DM650110, 15.04.2012, conversación 1)

```
0113   G1:   si la persona determina a TIEMpo- (-)
0114         que tiene el ve i HAche-
0115         =y QUÉ hace;=
0116         =se pone en trataMIENto- (-)
0117         eh los tratamientos para ellos son totalmente
              GRAtis- (-)
0118         mensualMENte- (-)
0119         y las personas no pasan a lo que es la_etapa de
              SIda;
0120         (1.3)
0121         tamBIÉN:- (-)
0122         eh en cuanto a las FORmas de contagiarse del
              sIda; (-)
0123         o del ve i HAche; (-)
0124         hay MUcho:s-
0125         (--)
0126         YA:: últimamente no tantos-=
0127         =pero hay MUcho:s- (-)
0128         taBÚes en cuanto a Eso-=
```

(4) Explizite Themenabschlüsse

Thematische Übergänge, bei denen das vorherige Thema explizit-verbal abgeschlossen wird, sind im untersuchten Korpus selten.

Beispiel 8.2.1-G (DM650016, 18.03.2012, charla 3)

```
0288   G1:   NO se transmite tampoco-
0289         porque tú comas con Una cuchara-
0290         que una persona con ve i hache COma o:-
0291         que bebas Agua- (-)
0292         en Un envase con una persona con ve i hache COM/
0293         (--)
0294         esas son las formas de Cómo NO se transmite el
              ve i hache; (.)
0295         ahora Cómo se transmite_el ve i hache;
0296         (---)
```

Die Gesundheitspromotorin zählt verschiedene Situationen auf, in denen eine Ansteckung mit HIV ausgeschlossen ist (Z. 288-292). Den sich anschließenden Themenwechsel markiert sie, indem sie die behandelte Sachverhaltskomponente der Nichtübertragungswege resümierend abschließt („esas son las formas de como no se transmite el ve i hache", Z. 294) und den neuen Redegegenstand explizit-verbal ankündigt („ahora cómo se transmite el ve i hache", Z. 295).

(5) Vorstrukturierungen durch Aufzählungen

Ein im untersuchten Korpus oft verwendetes Verfahren der thematischen Gliederung sind Vorstrukturierungen durch Aufzählungen, die sich zum Teil bei den Übertragungs- und Nichtübertragungswegen des Virus, in erster Linie jedoch bei Erklärungen zum richtigen Kondomgebrauch und zu häufig zu beobachtenden Anwendungsfehlern finden:

- „el primer paso" – „el segundo paso" – „el tercer paso" – „el cuarto paso" bei der Erklärung des richtigen Kondomgebrauchs (DM650016, Z. 903, Z. 906, Z. 936, Z. 940, Z. 945 und Z. 956)
- „primero" – „después" – „entonces" – „entonces" bei der Erklärung des richtigen Kondomgebrauchs (DM650021, Z. 309, Z. 340, Z. 348 und Z. 353, ähnlich auch DM650018 und DM650022)
- „el primer paso" – „también" – „también" – „luego" – „también" – „también" bei der Erklärung des richtigen Kondomgebrauchs (DM650028, Z. 200, Z. 207, Z. 217, Z. 228, Z. 233 und Z. 249)
- „uno de los debidos usos del condón" – „también otro" – „uno de los mal usos" – „también otro de los mal usos" – „también otro" – „otro mal uso" – „también otro mal uso" – „también" – „también" bei der Darlegung von Anwendungsfehlern (DM650077, Z. 197, Z. 208, Z. 213, Z. 230, Z. 244, Z. 250, Z. 258, Z. 261 und Z. 286, ähnlich auch DM650079 und DM650081)
- „otra cosa" – „otra cosa" – „también" – „otra forma" – „otra cosa" bei der Darlegung von Anwendungsfehlern (DM650016, Z. 1004, Z. 1038, Z. 1058, Z. 1066 und Z. 1160)

Die Auflistung zeigt, dass die bereits diskutierten themenstrukturierenden Diskursmarker „entonces" und „también" auch innerhalb von Aufzählungen eine wichtige Rolle spielen.

(6) Bezugnahme auf die Broschüren

Ein mit großer Häufigkeit zu beobachtendes Verfahren der Markierung von Themenwechseln sind zumeist implizite Bezugnahmen auf die Aufklärungsbroschüren mithilfe der dritten Person Singular des Metaverbes „decir", die aufgrund ihrer immer wiederkehrenden Verwendung in themenstrukturierender Funktion stark in die Nähe eines Diskursmarkers rückt.

Beispiel 8.2.1-H (DM650081, 31.03.2012, charla 6)

```
0063   G1:   O transmisión verticAl de MAdre- (.)
0064         a HIjo;
0065         (1.5)
0066         dice las Vías en las que NO se transmIte;=
0067         =nO se transMIte- (-)
0068         por el suDOR- (-)
0069         por compartir platos y cuCHAras- (-)
0070         por compartir BAños y leTRInas- (.)
0071         por compartir pisCInas- (-)
```

Die Gesundheitspromotorin zählt die Übertragungswege des Virus auf und endet mit der vertikalen Transmission (Z. 63-64). Nach einer Pause von eineinhalb Sekunden leitet sie zur nächsten Sachverhaltskomponente über. Unter impliziten Bezug auf eine der Aufklärungsbroschüren („dice") kündigt sie die Nichtübertragungswege als neuen Redegegenstand an („las vías en las que no se transmite", Z. 66). Dann beginnt sie mit der Aufzählung verschiedener unbedenklicher Situationen und Verhaltensweisen (Z. 67-71).

Die Verwendung von „dice" in themenstrukturierender Funktion unterstreicht die Bedeutung der Aufklärungsbroschüren und zeigt zugleich die für die thematische Segmentierung eines Gesprächs charakteristische enge Verzahnung inhaltlicher und formalsprachlicher Kriterien: Die Gesundheitspromotorinnen orientieren sich nicht nur bei der Auswahl der zu vermittelnden Inhalte an den Aufklärungsbroschüren, sondern markieren auch Themenwechsel unter Bezugnahme auf diese. Dass die Broschüren darüber hinaus auch die Versprachlichung der Redegegenstände entscheidend beeinflussen, zeigen die Analysen in Kapitel 9.1.1.

8.2.2. Fließende Themenentwicklungen

Die nachfolgend analysierte Sequenz veranschaulicht, wie die Gesundheitspromotorin verschiedene, insbesondere variable Sachverhaltskomponenten anspricht, ohne sie explizit-verbal voneinander abzugrenzen. Ausgehend von der Aufzählung mehrerer Nichtübertragungswege kommt sie zunächst auf die Problematik der Stigmatisierung HIV-Positiver zu sprechen, gefolgt von der erneuten Thematisierung der Tatsache, dass sich HIV beim Grüßen nicht überträgt. Daran anschließend bringt sie zur Sprache, dass das HI-Virus an der Luft nur wenige Sekunden überlebt, während beim Küssen ein gewisses Risiko einer Ansteckung besteht:

Beispiel 8.2.2-A (DM650031, 24.03.2012, charla 3)

```
0173   G1:   solamente si la persona tiene griEtas- (-)
0174         o:: la encÍa:: daÑAda- (-)
0175         porque así se transMIte; (-)
0176         pero no=di que=por beso SÍ-
0177         porque tenDRÍAmos que tragAr- (.)
0178         por lo menos DOS lItros de salIva- (.)
0179         para transmitírsenos el VIrus-
0180         que_es el ve i HAche; (-)
0181         y SImplemente no estamos hablando del vIrus; (-)
0182         mUchas enfermedades MÁS- (-)
0183         como SON-
0184         (--)
0185         el: SÍfilis- (-)
0186         la gonoRREa- (-)
0187         el papiLO:ma- (-)
0188         el CHANCro- (-)
0189         MUchas enfermedades-
0190         que se adquieren a través de las relaciones
              sexuAles; (-)
0191         CÓ:mo nosotros nos podemos (xxx) de cualquier/
0192         cuidar de cualquier i te Ese de_Ese; (-)
0193         buEno=teniendo relaciones sexuAles- (-)
0194         CON protección;=
0195         =como es deBIdo; (-)
0196         y hay personas que DIcen-=
0197         =NO porque-
0198         (1.1)
0199         yo no voy_a_usar conDÓN- (-)
0200         porque YO (no lo uso) con mi:-
0201         YO (no más tengo que) mi/ mi mujEr; (-)
0202         está BIE:N- (-)
0203         usted (nada más) tiene su muJER- (.)
0204         (pero) sU mujer lo tiene_a usted SÓlo;
0205         (2.6)
```

Die Gesundheitspromotorin spricht mit dem Infektionsrisiko beim Küssen eine variable Sachverhaltskomponente an, die häufig in Zusammenhang mit den Nichtübertragungswegen behandelt wird. Sie klärt die Teilnehmer darüber auf, dass man sich mit HIV anstecken kann, wenn beide Partner im Mundraum Wunden oder Entzündungen haben oder mindestens zwei Liter Speichel austauschen (Z. 173-180). Ausgehend vom Stichwort „virus" (Z. 179) bringt sie eine weitere variable Sachverhaltskomponente zur Sprache. Die Promotorin thematisiert, dass es neben HIV noch viele weitere sexuell übertragbare Krankheiten wie die Syphilis, die Gonorrhoe, das humane Papillomvirus und den harten Schanker gibt (Z. 181-190). Die sexuelle Übertragbarkeit der genannten Infektionen nimmt sie wiederum zum Anlass, die Teilnehmer auf die Bedeutung korrekten Schutzverhaltens hinzuweisen und sie damit implizit dazu aufzufordern, Geschlechtsverkehr nur mit Kondom zu haben (Z. 191-195). Daran anschließend kommt sie auf die variable Komponente der Treue zu sprechen. Sie betont, dass die Verwendung eines Kondoms nicht nur bei wechselnden Sexualpartnern, sondern auch in festen Beziehungen empfohlen wird, da man sich der Treue des Partners niemals hundertprozentig sicher sein kann (Z. 196-204).

Der analysierte Ausschnitt verdeutlicht, dass es in erster Linie variable Sachverhaltskomponenten sind – im vorliegenden Fall die Themen „Übertragbarkeit beim Küssen", „Sexuell übertragbare Krankheiten" und „Feste Partnerschaft und Treue" –, die sich im Verlauf des Gesprächs als *shaded topics* entwickeln: Ausgehend von einem Aspekt oder Stichwort eines Redegegenstandes kommt die Gesundheitspromotorin auf die sich anschließende Komponente zu sprechen, ohne den Übergang in irgendeiner Form kenntlich zu machen. Die Sequenz unterstreicht des Weiteren die bereits in Kapitel 8.1 gemachte Beobachtung, dass variable Sachverhaltskomponenten nicht an ein bestimmtes Oberthema gebunden sind, sondern in verschiedenen Zusammenhängen thematisiert werden können. Die Komponente der sexuell übertragbaren Krankheiten weist beispielsweise eine Tendenz zum Themenblock der Übertragungswege auf, wird im betrachteten Ausschnitt jedoch im Kontext der Nichtübertragungswege behandelt.

8.3. Teilnehmerrelevanzen

Die bisherigen Ausführungen zeigen, dass es die Gesundheitspromotorinnen sind, die den thematischen Fokus des Aufklärungsgesprächs aufbauen und beibehalten. Sie bestimmen den inhaltlichen Verlauf der Interaktion und folgen dabei einem propositionalen Gesamtplan, der die Vermittlung bestimmter Hauptthemen vorsieht, daneben jedoch auch fakultativ-variable Sachverhaltskomponenten beinhaltet. Die Promotorinnen stellen sicher, dass der thematische Plan wie vorgesehen umgesetzt werden kann. Sie regulieren die zu behandelnden Inhalte insofern, als dass sie sie durch Fragen vorgeben oder in monologisch-unidirektionalen Sequenzen selbst vermitteln.

Dass die thematische Entwicklung von den Gesundheitspromotorinnen gesteuert wird, bedeutet nicht, dass Teilnehmerrelevanzen keine Rolle spielen. Das vorliegende Kapitel zeichnet den Einfluss nach, den teilnehmerseitig eingebrachte Inhalte auf die thematische Organisation des Aufklärungsgesprächs nehmen. Es geht davon aus, dass Teilnehmerrelevanzen eine nichtplanbare Grundlage für die Wissensvermittlung darstellen und der Umgang mit ihnen eine flexible Gesprächsführung von den Gesundheitspromotorinnen erfordert (Wyßuwa/ Beier 2013: 136, siehe auch Schmitt 2011: 16, Forytta/ Linke 1983: 39). Anhand verschiedener Fallbeispiele beantwortet es die folgenden Fragen, die sich gegenseitig bedingen und in den sich anschließenden Analysen in jeweils unterschiedlicher Gewichtung zum Tragen kommen:

- Mit welchen Inhalten melden sich die Teilnehmer eigeninitiativ oder in Folge sequenzieller Zugzwänge zu Wort?
- Inwiefern positionieren sich die Teilnehmer mittels der geäußerten Inhalte in einer bestimmten Art und Weise? Mit welchem Selbstdarstellungspotenzial gehen ihre Äußerungen einher?
- Wie gehen die Gesundheitspromotorinnen mit den von den Teilnehmern relevant gesetzten Inhalten um?

Die Art des Umgangs mit teilnehmerseitigen Relevanzen unterstreicht, dass die Teilnehmer lediglich auf Ebene einer lokalen Themensteuerung aktiv werden, wohingegen die globale Themensteuerung bei den Gesundheitspromotorinnen verbleibt (siehe hierzu beispielsweise Spiegel 2006: 90). Die Promotorinnen lassen teilnehmerseitige Relevanzen zum einen dann zu, wenn sie die Durchführung des propositionalen Gesamtplans nicht behindern, sondern sich adäquat in diesen einfügen. Sie akzeptieren sie zum anderen dann, wenn der Plan abgearbeitet ist. Dies wiederum wirkt sich auf den gesamten Gesprächsverlauf aus: Die Vermittlung des thematischen Gesamtplans erfolgt abgesehen von IRF-Sequenzen häufig monologisch-unidirektional, wohingegen viele Aufklärungsgespräche gegen Ende – und damit nach erfolgreichem Abschluss des Plans – von zahlreichen teilnehmerseitigen Beiträgen geprägt sind.

8.3.1. Teilnehmerantworten und ihre Bearbeitung in IRF-Sequenzen

IRF-Sequenzen stellen ein erstes Gesprächsformat dar, in dem sich die Teilnehmer zu Wort melden und den von den Promotorinnen gesetzten sequenziellen Zugzwängen abgesehen von wenigen Ausnahmen präferiert nachkommen (siehe hierzu Kapitel 7.1).

Anders als Kapitel 7.1 richten die sich anschließenden Ausführungen ihren Blick nicht auf die interaktiv-sequenzielle Organisation von IRF-Sequenzen, sondern auf die inhaltliche Ebene. Sie gehen der Frage nach, wie die Teilnehmer die zweite Sequenzposition besetzen, welche Inhalte sie äußern und wie sie ihre Antworten sprachlich gestalten. Die zweite Sequenzposition ist insofern interessant, als dass an den Antworten rekonstruiert werden kann, wie die Teilnehmer die promotorenseitige Initiierung verstanden haben und wie sie sich (epistemisch) positionieren. Letzteres ist wiederum die Voraussetzung dafür, das promotorenseitige Feedback und dessen (fehlenden) Bezug zu den Teilnehmerantworten beurteilen zu können.

Der nachfolgend analysierte Ausschnitt veranschaulicht, welche Inhalte die Teilnehmer in zweiter Sequenzposition äußern und inwieweit die Promotorinnen die relevant gesetzten Wissensbestände in dritter Sequenzposition bewerten und ihre eigenen Ausführungen auf den erfragten Wissensstand zuschneiden.

Beispiel 8.3.1-A (DM650072, 31.03.2012, charla 1)

```
0005   G1:    en el primer broCHUre-
0006          que: son las VÍas-=
0007          =aquí esTÁ_á- (-)
0008          les dice quÉ_es el ve i HAche;
0009          (--)
0010          lo están leyendo alGUnos,=
0011          =(que dIce) qué_es el ve i HAche, (-)
0012   T1:    SÍ_i- (.)
0013   G1:    QUIÉN me puede levantar la mAno-=
0014          =y decirme la definición del ve i HAche;
0015          (2.4)
```

```
0016        Dígame jOven; (.)
0017   T2:  el ve i HAche- (.)
0018        E:::S-
0019        (--)
0020        o SEa:- (.)
0021        el VIrus-=
0022        =entonces SIda-
0023        es la_enfermeDAD;=
0024        =el:: VE i hache es-
0025        (--)
0026        eh-
0027        se puede cuRAR-=
0028        =pero SIda es la que MAta; (-)
```

Die Sequenz beginnt damit, dass die Gesundheitspromotorin die Aufmerksamkeit des Publikums auf den Broschürenabschnitt lenkt, in dem Informationen zum ersten zu behandelnden Redegegenstand zu finden sind („en el primer brochure [...] les dice qué es el ve i hache", Z. 5-8). Nach einer kurzen Pause erkundigt sie sich nach dem Erfolg ihrer Orientierungsaktivitäten, wobei sie die zu beantwortende Frage wiederholt (Z. 10-11). Eine Teilnehmerin bestätigt, dass sie den entsprechenden Absatz im Blick hat („sí", Z. 12). Die Promotorin fordert die Gruppe daraufhin auf, sich zu Wort zu melden und HIV zu definieren („quién me puede levantar la mano y decirme la definición del ve i hache", Z. 13-14). Zu einer über das *passe-partout*-Verb „decir" hinausgehenden Spezifizierung der gewünschten Handlung kommt es nicht, doch implizieren die mehrmaligen Verweise auf die Aufklärungsbroschüre, dass die Promotorin eine Ablesesequenz intendiert. In der sich anschließenden Pause (Z. 15) meldet ein Teilnehmer einen Redewunsch an und wird von der Promotorin aufgerufen („dígame joven", Z. 16).

In der anschließend geäußerten Antwort des Teilnehmers fällt zweierlei auf: Der Teilnehmer interpretiert die promotorenseitige Initiierung zum einen nicht als Aufforderung zum Ablesen, sondern als Frage, die es aus den eigenen Vorwissensbeständen heraus zu beantworten gilt. Sein Beitrag ist zum anderen durch zahlreiche Unsicherheitsmarkierungen und Formulierungsschwierigkeiten gekennzeichnet, darunter viele kürzere und längere Pausen, Wortdehnungen, Konstruktionsabbrüche und Neuaufnahmen (Z. 17-21 und Z. 24-27) sowie Verzögerungspartikeln (Z. 20 und Z. 26). Bedingt durch die zahlreichen Formulierungsschwierigkeiten ist auch der propositionale Gehalt der Antwort nur schwer zu fassen. Der Teilnehmer definiert zunächst HIV als

Virus („el ve i hache [...] es [...] el virus", Z. 17-21) und AIDS als Krankheit („sida es la enfermedad", Z. 22-23). Als weiteres Kriterium bringt er die (potenzielle) Letalität von HIV und AIDS ins Spiel: Während HIV heilbar ist, endet AIDS tödlich („el ve i hache [...] se puede curar pero sida es la que mata", Z. 24-28).

Beispiel 8.3.1-A (Fortsetzung)

```
0028   T2:    =pero SIda es la que MAta; (-)
0029   G1:    ALguien tiene la definición más-=
0030          =Dígame;
```

Die Promotorin wendet sich direkt im Anschluss an den teilnehmerseitigen Beitrag ans Publikum und fordert die Teilnehmer zu einer anderen Definition auf („alguien tiene la definición más", Z. 29). Wie genau diese auszusehen hat, spezifiziert sie nicht, denn noch bevor sie ihre Aussage zu Ende bringt, ruft sie Teilnehmerin 5 auf („dígame", Z. 30). Der Komparationsausdruck „más" bleibt in der Luft hängen und es ist den Teilnehmern überlassen, die Leerstelle mit einem Adjektiv zu füllen. Die zuvor von Teilnehmer 2 geäußerte Antwort erfährt durch die Reaktion der Promotorin keine explizite Bewertung. Sie wird weder als falsch zurückgewiesen noch als richtig ratifiziert. Eine Phase des Sammelns von Antworten deutet sich an (siehe hierzu auch Kapitel 7.1.7).

Beispiel 8.3.1-A (Fortsetzung)

```
0030   G1:    =Dígame;
0031   T5:    el VE i hache es una infecci/
0032          es una ENferme/
0033          infecCIÓN- (-)
0034   T2:    [sexuAL;
0035   T5:    [que::- (-)
0036          que PUEde provocar la muerte;
0037   T2:    es de transmisión sexuAL;
0038          (---)
```

Wie Teilnehmer 2 liest auch Teilnehmerin 5 die Definition nicht aus der Broschüre ab. Sie äußert sich frei und hat dabei Formulierungsschwierigkeiten, die sich insbesondere in zwei Wortabbrüchen (Z. 31 und Z. 32) ausdrücken. Der Konstruktionsabbruch in den Zeilen 35-36 ist offenkundig der von Teilnehmer 2 produzierten Überlappung geschuldet. Der Teilnehmer versucht, die von Teilnehmerin 5 begonnene Aussage „el ve i hache es una [...]

infección" (Z. 31-33) fortzusetzen, indem er die sexuelle Übertragbarkeit des Virus ins Spiel bringt („sexual", Z. 34). Als er merkt, dass Teilnehmerin 5 ihre Antwort entgegen aller Formulierungsschwierigkeiten zu Ende zu führen gedenkt, hält er für einen Moment inne. Teilnehmerin 5 verweist auf die Letalität des Virus und schließt ihre Äußerung damit ab („que puede provocar la muerte", Z. 36). Unmittelbar darauf ergreift Teilnehmer 2 wieder das Wort und reformuliert seine vorherige Äußerung („es de transmisión sexual", Z. 37).

Beispiel 8.3.1-A (Fortsetzung)

```
0038        (---)
0039   G1:  alguien MÁS, (-)
0040        Dígame;
0041        (---)
0042   T4:  ((unverständlich, 1.1 sek))
0043   G1:  NO=no impOrta;
```

Die Antworten der Teilnehmer 2 und 5 offenbaren Unsicherheiten in der Verwendung der Begriffe „infección" und „enfermedad", sind hinsichtlich der potenziellen Letalität von HIV und der sexuellen Übertragbarkeit des Virus jedoch keineswegs falsch. Beides wird von der Gesundheitspromotorin zunächst weder kommentiert noch bewertet. Die Promotorin verbleibt im Sammeln von Antworten und ermuntert das Publikum zu ergänzenden Äußerungen („alguien más", Z. 39). Sie ruft einen weiteren Teilnehmer auf, dessen Aussage in der Aufnahme unverständlich ist, von der Promotorin jedoch kurz kommentiert wird (Z. 40-43).

Beispiel 8.3.1-A (Fortsetzung)

```
0043   G1:  NO=no impOrta;
0044   T3:  VIrus de::-
0045        el ve i HAche-
0046        VIrus de inmunodeficiencia humAna;
0047        (--)
0048        es el VIrus que:- (-)
0049        transmitido POR e:h-
0050        por contacto sexuAL-
0051        (--)
0052        po::r-
0053        e::hm:- (-)
0054        contActo con sangre infecTAda- (-)
0055        por- (-)
0056        e:h- (.)
```

```
0057    T4:     ((unverständlich, 1.1 sek)) (-)
0058            en definiTIvo-=
0059            =es un vIrus que ataca el sistema
                inmunológico- (-)
0060            <<pp> de la/ de la/ de la perSOna;> (-)
```

Direkt im Anschluss an den promotorenseitigen Kommentar ergreift ein weiterer Teilnehmer das Wort. Er definiert HIV entsprechend der biomedizinischen Bezeichnung als menschliches Immunschwächevirus („virus de inmunodeficiencia humana", Z. 46). Dann beginnt er mit der Aufzählung verschiedener Übertragungswege („transmitido por [...] contacto sexual [...] por [...] contacto con sangre infectada", Z. 49-54). Die Ausführungen des Teilnehmers sind wie auch bei Teilnehmer 2 und Teilnehmerin 5 von zahlreichen Formulierungsschwierigkeiten geprägt, darunter Konstruktionsabbrüche (Z. 44-46 und Z. 49-50), fehlende (Kopula-) Verben (Z. 45-46 und Z. 48-50), Pausen, Verzögerungspartikeln (Z. 49, Z. 53 und Z. 56) und Dehnungen.

Ob Teilnehmer 3 seine Aussage zu Ende führen will oder dankbar dafür ist, dass ihm das Wort abgenommen wird, bleibt unklar. Fest steht, dass Teilnehmer 4 ihn vor der Nennung eines dritten Übertragungsweges mit einer zunächst unverständlichen Äußerung unterbricht (Z. 57). Mit dem sich anschließenden „en definitivo" (Z. 58) kündigt Teilnehmer 4 eine resümierende Definition an, die darin besteht, HIV als ein das menschliche Immunsystem angreifendes Virus zu charakterisieren („es un virus que ataca el sistema inmunológico [...] de la persona", Z. 59-60). Als einzige Formulierungsunsicherheit fällt die dreifache Wiederholung von „de la" (Z. 60) auf.

Beispiel 8.3.1-A (Fortsetzung)

```
0061    G1:     como dice ÉL-
0062            es el virus de inmunodefiCIENcia-
0063            <<cresc> huMAna;>
0064            (---)
0065            Y el sIda;
0066            (1.5)
```

Nach einer kurzen Pause ergreift die Gesundheitspromotorin mit einem anaphorischen Verweis wieder das Wort („como dice él", Z. 61). Sie löst das Akronym auf und definiert HIV als das menschliche Immunschwächevirus („es el virus de inmunodeficiencia humana", Z. 62-63). Betrachtet man den propositionalen Gehalt ihrer Aussage, wird schnell klar, dass sich ihr Rückverweis entgegen des Prinzips der lokalen Kohärenz nicht auf den unmittelbar zuvor geäußerten Beitrag von Teilnehmer 4 bezieht, sondern auf die weiter zurückliegende Antwort von Teilnehmer 3, der HIV genau wie die Promotorin durch Auflösung des Akronyms bestimmt (Z. 45-46).

Nach einer fast einsekündigen Pause initiiert die Gesundheitspromotorin eine neue IRF-Sequenz. Sie stellt eine weitere Frage („y el sida", Z. 65) und signalisiert damit, dass die aktuelle Sequenz abgeschlossen ist und es vorerst zu keiner weiteren Bearbeitung von Teilnehmerantworten kommt. Die zum Teil wiederholt angesprochenen Aspekte der vermeintlichen Heilbarkeit des Virus, der potenziellen Letalität, der (sexuellen) Übertragbarkeit und der Wirkweise von HIV im menschlichen Körper spielen in der dritten Sequenzposition keine Rolle. Die Gesundheitspromotorin beschränkt sich darauf, das Akronym aufzulösen. Alle darüber hinausgehenden Beiträge werden weder ratifiziert noch berichtigt oder vertieft.

Die von den Teilnehmern geäußerten Antworten bilden nicht nur im analysierten Fallbeispiel, sondern auch in allen anderen IRF-Sequenzen des Korpus ein Kontinuum, das von fragmentarischen und fehlerhaften Wissensbeständen über semiprofessionelle Kenntnisse bis hin zu einem fundierten Verständnis biomedizinischer Definitionen, Konzepte, Wirkweisen und Zusammenhänge reicht. Die folgende Auflistung von Beiträgen, die die Teilnehmer auf die Frage nach HIV formulieren, verdeutlicht dies:[141]

- „una enfermedad" (DM650013/014, Z. 110), „es una enfermedad" (DM650016, Z. 34), „es una enfermedad dicen" (DM650022, Z. 25), „una infección" (DM650027, Z. 64)
- „un virus" (DM650013/014, Z. 113), „ve i hache es [...] un virus" (DM650016, Z. 23-24), „el virus" (DM650029/030, Z. 60)
- „es un virus de transmisión sexual" (DM650016, Z. 39), „eso es una enfermedad de transmisión sexual" (DM650020, Z. 33), „el virus del ve i hache es una infección que se transmite por las relaciones sexuales"

---

[141] In IRF-Sequenzen zu AIDS, zu den Übertragungswegen, zu den Nichtübertragungswegen und zum Kondomgebrauch zeigen sich sowohl mit Blick auf die Art der geäußerten Inhalte als auch auf die sprachliche Gestaltung der Teilnehmerbeiträge ähnliche Ergebnisse.

(DM650027, Z. 70-72), „es una enfermedad que se contagia a través de relaciones sexuales" (DM650034, Z. 28-29)

- „el virus es una enfermedad inmunodeficiencia" (DM650019, Z. 43), „virus de inmunodeficiencia [...] adquirida" (DM650032, Z. 44-45), „el virus de inmunodeficiencia humana" (DM650079, Z. 68), „el ve i hache es una deficiencia inmunoadquirida [...] inmunodeficiencia adquirida" (DM650119, Z. 70-75)
- „el sida" (DM650021, Z. 37), „creo que es si no me equivoco el virus [...] de sida" (DM650032, Z. 38-40), „el sida es un virus [...] causado por una [...] infección" (DM650074/075, Z. 74-76), „el ve i hache es [...] un virus de [...] antes del sida" (DM650119, Z. 77-82)
- „el ve i hache es una [...] cosa" (DM650028, Z. 28), „eso es parecido a una gente que tenga [...] el dengue" (DM650028, Z. 32-33), „el ve i hache es una malformación degenerativa" (DM650029/030, Z. 59)
- „para mi [...] es el virus que ataca la defensa del cuerpo humano" (DM650032, Z. 47-49), „el ve i hache es [...] una enfermedad [...] inmunodeficiencia adquirida sida [...] que [...] se [...] complementan [...] una cantidad de enfermedades [...] entonces [...] le afectan el sistema [...] inmunológico [...] entonces convierte en sida" (DM650023, Z. 57-76)

Die Antworten der Teilnehmer sind häufig von Formulierungsschwierigkeiten wie Dehnungen, Wort- und Konstruktionsabbrüchen, Reformulierungen und Neustarts sowie Pausen und Verzögerungspartikeln geprägt, was ihnen einen vorläufigen und potenziell reparaturbedürftigen Charakter verleiht. In den meisten Fällen umfassen sie einzelne Stichwörter, fragmentarische Äußerungen und kurze, aber syntaktisch vollständige Sätze. Hypotaktische Satzstrukturen sind selten und bestehen in der Regel aus Hauptsatz und Relativsatz.

In der dritten Sequenzposition fällt die oftmals fehlende oder unzureichende Bearbeitung der teilnehmerseitig eingebrachten Inhalte auf. Die Gesundheitspromotorinnen beziehen das Publikum in den Prozess der Wissensvermittlung ein und evozieren mit der Etablierung konditioneller Relevanzen zahlreiche Antworten und Antwortversuche, übergehen dann jedoch den Großteil der Teilnehmerbeiträge und schließen die jeweilige IRF-Sequenz stereotyp durch Nennung des gewünschten Wissenselements ab. Deutlich wird dies insbesondere bei Fragen nach HIV und AIDS, die oftmals auf eine bloße Auflösung der Akronyme abzielen.[142]

Die fehlende oder ungenügende Bearbeitung der Antworten führt in einigen Fällen dazu, dass fehlerhafte Elemente nicht identifiziert und falsche Äußerungen nicht korrigiert werden. Sie birgt die Gefahr, dass vorhandenes Wissen und neue Wissenselemente nicht adäquat miteinander vernetzt werden und sich Falschwissen verfestigt. Darüber hinaus wird den Teilnehmern suggeriert, dass ihre Vorkenntnisse keine wirkliche Rolle spielen, was sich gegebenenfalls nachteilig auf die Bereitschaft zur aktiven Mitarbeit auswirkt und die Kommunikations- und Lernmöglichkeiten einschränkt.

Das im Feedback zu beobachtende Verhalten der Gesundheitspromotorinnen unterstreicht, dass den untersuchten Aufklärungsgesprächen ein propositionaler Gesamtplan zugrunde liegt. Die Promotorinnen folgen einer bestimmten thematischen Entwicklung und zeigen eine oftmals geringe Bereitschaft, von dieser abzuweichen. Die formulierten Fragen dienen ihnen dazu, das Gespräch inhaltlich zu strukturieren. Sie fokussieren den jeweils relevanten thematischen Aspekt, eröffnen dabei jedoch einen eng umgrenzten Antwortrahmen, der nur bestimmte Aussagen zulässt.

Dass planabweichende und über die gewünschte Antwort hinausgehende Teilnehmeräußerungen in der Feedbackposition nicht berücksichtigt werden, bedeutet nicht, dass die Promotorinnen die entsprechenden Inhalte nicht an anderer Stelle in der Sachverhaltsdarstellung behandeln. Im eingangs dargestellten Beispiel 8.3.1-A kommt die Promotorin im weiteren Verlauf unter anderem auf die Übertragungswege des Virus – darunter die sexuelle Übertragung – und den Unterschied zwischen Virus und Krankheit zu sprechen.

---

[142] Dass die Gesundheitspromotorinnen das von den Teilnehmern im Rahmen von IRF-Sequenzen eingebrachte Vorwissen auffällig oft nicht oder nur unzureichend bearbeiten, wird auch in Pech (2016) an verschiedenen Beispielen ausführlich dargestellt. Der Beitrag geht davon aus, dass die Promotorinnen durch die in erster Sequenzposition gestellten Fragen einen unmittelbaren Einblick in die Wissensbestände der Teilnehmer haben. Die (gegebenenfalls ausbleibenden) Antworten ermöglichen ihnen, ihre Vorannahmen bezüglich der kognitiven Vorbedingungen des Publikums zu verifizieren, revidieren oder ergänzen, was elaboriertere Adressatenzuschnitte erlaubt als beispielsweise eine mediale Vermittlungssituation. Die Untersuchung kommt zu dem Ergebnis, „dass die Wissensvermittlung häufig standardisiert ist und trotz der offenkundig hohen Relevanz der Laienperspektive nicht an diese anknüpft" (Pech 2016: 237).

Dies geschieht jedoch mit zum Teil enormer zeitlicher Verzögerung und ohne anaphorische Verweise auf die von den Teilnehmern auf die Frage nach HIV gegebenen Antworten, was abermals zeigt, dass die Promotorinnen einen relativ starren propositionalen Gesamtplan verfolgen und bestimmte Sachverhaltskomponenten nur an bestimmten Stellen gültig sind.

8.3.2. Selbstinitiierte Teilnehmerbeiträge und ihre Bearbeitung

Die Teilnehmer kommen in den untersuchten Aufklärungsgesprächen nicht nur in IRF-Sequenzen zu Wort, sondern äußern sich häufig auch spontan und ohne promotorenseitige Initiierung. Wie die Gesundheitspromotorinnen mit selbstinitiativ eingebrachten Teilnehmerrelevanzen umgehen und inwiefern diese die thematische Entwicklung des Aufklärungsgesprächs beeinflussen, ist Gegenstand des folgenden Kapitels, das den Blick anders als Kapitel 7.3 nicht auf die sequenziell-interaktive, sondern primär auf die inhaltlich-thematische Ebene richtet. Die Analysen zeichnen nach, welche Inhalte die Teilnehmer äußern und wie die Promotorinnen auf diese reagieren. Sie zeigen, dass die Gesundheitspromotorinnen die thematische Steuerung des Aufklärungsgesprächs auch in interaktiven Gesprächsphasen insofern nicht aus der Hand geben, als dass sie darüber entscheiden, ob und inwieweit ein Beitrag im Gesprächsverlauf bearbeitet und damit als aufklärungsrelevant behandelt wird.

Selbstinitiierte Teilnehmeräußerungen sind eine nicht-planbare Grundlage für den thematischen Verlauf und haben das Potenzial, die intendierte Abarbeitung des propositionalen Gesamtplans zu stören (siehe hierzu beispielsweise Schmitt 2011: 23). Die folgenden Beispiele veranschaulichen, wie die Gesundheitspromotorinnen Teilnehmerrelevanzen

- mit Blick auf eine spätere Bearbeitung zurückstellen und damit als aufklärungsrelevanten, jedoch lokal nicht zum propositionalen Gesamtplan passenden Beitrag markieren.[143]
- unkommentiert übergehen und damit als einen für den thematischen Gesamtplan irrelevanten Inhalt abweisen.

---

[143] Rehbein spricht davon, dass entsprechende Äußerungen „mit dem gewünschten Thema zeitlich nicht konform sind" (Rehbein 1985: 19). Die Feststellung, wann der richtige Zeitpunkt ist, obliegt dem Lehrer, der nicht-passende Schüleräußerungen mittels Deplatzierungstechniken im Gesprächsverlauf verschiebt (Rehbein 1985: 20).

- unmittelbar bearbeiten und damit als aufklärungsrelevanten und sich in den propositionalen Gesamtplan adäquat einfügenden Inhalt behandeln.

(1) Lokale Zurückweisung

Mit anaphorischen Verweisen markieren die Gesundheitspromotorinnen den von den Teilnehmern jeweils angesprochenen Redegegenstand als thematisch einschlägig und wichtig, geben dem Publikum jedoch gleichzeitig zu verstehen, dass er erst an späterer Stelle behandelt wird:[144]

- „voy a hablar de eso cuando llegue a las formas que no se transmite" (DM650015, Z. 1019-1021)
- „espérate [...] vamos por partes porque estamos adelantando" (DM650016, Z. 139-143)
- „vamos a llegar a ese punto [...] estamos ahora tratando las vías de transmisión" (DM650027, Z. 304-308)

Die lokale Zurückweisung unterstreicht wie auch die fehlende Bearbeitung von offensichtlich planabweichenden Teilnehmerantworten in IRF-Sequenzen, dass den Aufklärungsgesprächen ein thematischer Gesamtplan zugrunde liegt, der eine bestimmte Reihenfolge in der Behandlung der zu vermittelnden Inhalte vorsieht.

(2) Globale Zurückweisung

Betrachten die Gesundheitspromotorinnen einen von den Teilnehmern eingebrachten Beitrag als nicht aufklärungsrelevant, weisen sie ihn in den untersuchten Gesprächen nicht explizit-verbal zurück, sondern übergehen ihn unkommentiert, indem sie einen Themenwechsel initiieren oder einen anderen Teilnehmer aufrufen.[145]

Beispiel 8.3.2-A (DM650032, 24.03.2012, charla 4)
```
0340   G1:   CÓmo debo de cuidArme; (-)
0341         NO teniendo malas NOches-=
0342         =lleVANdo mi VIda- (-)
```

---

[144] Im Sinne Foryttas und Linkes handelt es sich bei der explizit-verbalen Zurückweisung mit Begründung um eine offene Abwehrform, da sie als solche zu erkennen ist (Forytta/ Linke 1983: 49).
[145] Das unkommentierte Übergehen von Schüleräußerungen stellt für Forytta und Linke eine verdeckte Abwehrform dar, da sie als solche nicht zu erkennen ist (Forytta/ Linke 1983: 50).

```
0343        tranQUIla- (-)
0344        no beBIENdo- (-)
0345        no teniendo MUchas relaciones sexuales-=
0346        =porque teNER-
0347        MUchas relaciones sexuales deteriOra- (.)
0348        a la perSOna que tiene el vIrus;
0349        (1.2)¹
0350        (DIme);
0351        (--)
0352   T6:  ((erzählt von ihrem Schwangerschaftstest,
            18.4 sek))²
0353   G1:  ³(DIme);
```

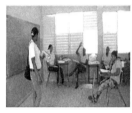 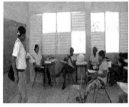 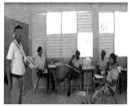

Screenshot 1   Screenshot 2   Screenshot 3

Die Gesundheitspromotorin informiert die Teilnehmer darüber, dass es sich bei positivem Serostatus empfiehlt, keine wilden Nächte zu verbringen, ein insgesamt ruhiges Leben zu führen, keinen Alkohol zu trinken und nicht zu viele Sexualkontakte zu haben (Z. 340-345). Sie erklärt, dass Geschlechtsverkehr mit zu vielen Partnern zu einer Verschlechterung des Gesundheitszustands führen kann (Z. 346-348). In der sich anschließenden Pause meldet sich eine Teilnehmerin (Screenshot 1). Die Promotorin erteilt ihr das Rederecht, woraufhin sie zum Teil unverständlich von einem wenige Monate zuvor durchgeführten Schwangerschaftstest erzählt (Z. 352). Die Videoaufnahme zeigt, dass die Gesundheitspromotorin ihr Kopf und Oberkörper zuwendet und während des fast zwanzigsekündigen Beitrags aufmerksam zuhört (Screenshot 2). Zu einer verbalen Hörerrückmeldung kommt es nicht. Als die Teilnehmerin ihre Äußerung abschließt, wendet sich die Gesundheitspromotorin kommentarlos von ihr ab und ruft eine weitere Teilnehmerin auf (Screenshot 3, „dime", Z. 353).

Das Beispiel zeigt, dass die Gesundheitspromotorinnen nicht jede teilnehmerseitige Wortmeldung als Beitrag betrachten, den es zu beantworten, zu kommentieren oder in anderer Weise im Gespräch zu berücksichtigen gilt.

Sie lassen den Teilnehmern ausreichend Redezeit, gehen in vielen Fällen jedoch nicht auf die relevant gesetzten Inhalte ein. Das Übergehen der Äußerungen wird im untersuchten Korpus weder metasprachlich gerahmt noch gegenüber dem Publikum begründet.

(3) Interaktive Bearbeitung

Dass die Gesundheitspromotorinnen Teilnehmerbeiträge mit Blick auf ihre inhaltlich-thematische Bedeutung selektieren und nur bestimmte Wortmeldungen bearbeiten und damit als aufklärungsrelevant behandeln, wird nicht zuletzt in Sequenzen deutlich, in denen sich mehrere Teilnehmer gleichzeitig und/oder nicht in der Plenumsöffentlichkeit äußern und die jeweilige Promotorin einen Einzelbeitrag explizit-verbal in den kommunikativen Vordergrund holt.

Beispiel 8.3.2-B (DM650016, 18.03.2012, charla 3)

```
0096   G1:   NO se cura-
0097         tamPOco;
0098   TX:   ¹((unverständlich, 21.4 sek))
0099         (2.3)
0100   G1:   esPÉrate-=
0101         =(quiero) contestarle a Ella-=
0102         =²DÍme amor-=
0103         =que tú me decías-
0104         (--)
```

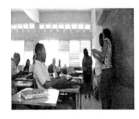 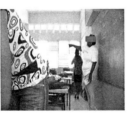

Screenshot 1   Screenshot 2

Die Gesundheitspromotorin klärt die Teilnehmer über den Unterschied zwischen HIV und AIDS auf. Sie äußert in Reaktion auf einen kurzen teilnehmerseitigen Zwischenruf, dass HIV nicht heilbar ist („no se cura tampoco", Z. 96-97). Dann wird sie von einer hinzutretenden unbekannten Person unterbrochen (Screenshot 1). Die ohnehin von zahlreichen Nebengesprächen geprägte Gesprächssituation zerfällt in parallel ablaufende und in der Aufnahme nicht zu verstehende Einzelunterhaltungen (Z. 98). Nach etwa einundzwanzig Sekunden richtet die Promotorin ihre Aufmerksamkeit wieder auf die Teilnehmer und meldet sich plenumsöffentlich zu Wort (Z. 100). Sie greift aus den zahlreichen Kommentaren und Zwischenrufen die Frage einer Teilnehmerin heraus und kündigt an, sie beantworten zu wollen („quiero contestarle a ella", Z. 101). Die Promotorin fordert die Teilnehmerin zur plenumsöffentlichen Wiederholung der gestellten Frage auf und markiert sie damit als aufklärungsrelevanten Inhalt, den es zu bearbeiten gilt („díme amor que tú me decías", Z. 102-103, Screenshot 2).

Die bislang betrachteten Beispiele belegen, dass es im Ermessen der Gesundheitspromotorinnen liegt, ob und wann teilnehmerseitig eingebrachte Äußerungen als aufklärungsrelevant behandelt und in der Plenumsöffentlichkeit bearbeitet werden. Die Promotorinnen lassen die Teilnehmer selbstinitiierte Beiträge formulieren, geben die thematische Steuerung des Aufklärungsgesprächs aber dennoch nicht aus den Händen. Sie entscheiden von Fall zu Fall, ob das Gespräch die durch die jeweilige Wortmeldung intendierte Richtung nimmt. Weicht ein Beitrag lokal oder global vom propositionalen Gesamtplan ab, übergehen ihn die Promotorinnen kommentarlos oder stellen ihn zurück, wobei sie prospektiv auf die entsprechende Themenbehandlung verweisen. Beurteilen sie ihn hingegen als thematisch einschlägig und wichtig, unterziehen sie ihn einer interaktiven Bearbeitung, deren Ausgestaltung maßgeblich von der Art der teilnehmerseitigen Äußerung abhängt.

Die Teilnehmer melden sich in den untersuchten Aufklärungsgesprächen mit zwei Typen von Beiträgen zu Wort. Sie stellen Fragen und markieren damit Wissensdefizite, äußern sich umgekehrt jedoch auch mit Vorkenntnissen unterschiedlicher Provenienz und Art. Inwiefern sich die Promotorinnen auf die jeweils zutage tretenden Relevanzen einlassen und diese in den Gesprächsverlauf integrieren, zeigen die sich anschließenden Analysen.

(1) Teilnehmerseitige Fragen

Ein Großteil der teilnehmerseitig eingebrachten Beiträge besteht aus Fragen, die sich sowohl auf den aktuellen Redegegenstand und die unmittelbar zuvor geäußerten Inhalte als auch auf darüber hinausgehende Themen beziehen. Die Teilnehmer formulieren ihre Fragen zum Teil kurz und gelegentlich sogar elliptisch, zum Teil betten sie sie in längere und komplexere Beiträge ein.

Dass die Teilnehmer sich mit Fragen zu Wort melden, ist in der Gesprächskonstellation eines Aufklärungsgesprächs nicht verwunderlich. Die gestellten Fragen spiegeln sowohl das Wissensdefizit als auch das Informationsbedürfnis des Fragenden wider und unterstreichen die gesprächstypische Rollenverteilung. Die Teilnehmer positionieren sich als zu-Belehrende und adressieren zugleich die Gesundheitspromotorinnen als Wissende, die ihnen die erfragten Informationen zur Verfügung stellen können. Sie weisen ihnen die kategoriengebundene Aufgabe zu, ihre Unklarheit zu beheben und die gezeigte Wissenslücke zu schließen. Die Promotorinnen kommen den etablierten konditionellen Relevanzen nach und erfüllen ihre Rolle als Wissensvermittler, indem sie das Publikum mit den Inhalten versorgen, die ihnen als geeignet erscheinen, das Wissensdefizit zu beheben.

Ein erstes und einfaches Bearbeitungsschema stellen Sequenzen aus teilnehmerseitiger Frage und promotorenseitiger Antwort dar. Eine (kurze) teilnehmerseitige Ratifizierung der Reaktion in dritter Sequenzposition ist möglich, aber nicht zwingend notwendig. Entsprechende Äußerungsfolgen lassen sich als prototypische Paarsequenz beschreiben und wie folgt darstellen:

$$\text{Frage }_{\text{Teilnehmer}} \rightarrow \text{Antwort }_{\text{Promotorin}} (\rightarrow \text{Ratifizierung }_{\text{Teilnehmer}})$$

Ein einfacher Bearbeitungsverlauf zeigt sich beispielsweise in Fallbeispiel 7.3.2-B, mit der Besonderheit, dass die Antwort der Gesundheitspromotorin in eine länger andauernde monologisch-unidirektionale Wissensvermittlungssequenz übergeht.

In vielen Fällen entwickeln sich aus Teilnehmerfragen mehrstufige Interaktionsverläufe, in denen Paarsequenzen so lange um Einschub- oder Postsequenzen erweitert werden, bis die Interaktanten sich wechselseitig anzeigen, dass die ursprüngliche Frage ausreichend behandelt wurde. Zu einer Einschubsequenz kommt es insbesondere dann, wenn die Promotorinnen die teilnehmerseitig etablierte konditionelle Relevanz zunächst aufschieben, indem sie eine Verständnisfrage zur ursprünglichen Teilnehmerfrage stellen. Postsequenzen entstehen, wenn der betreffende Teilnehmer mit der Beantwortung seines initialen Beitrags nicht zufrieden ist und mit einer weiteren Äußerung – beispielsweise einer Nachfrage oder einer Reformulierung der ursprünglichen Frage – eine neue konditionelle Relevanz etabliert. Der folgende Ausschnitt illustriert beides.

Beispiel 8.3.2-C (DM650028, 24.03.2012, charla 1)

```
0268   G1:   tienen alguna pregunta hasta_aHOra,
0269         (1.4)
0270   T5:   sí;
0271         (--)
0272   G1:   Dígame,
0273         (--)
0274   T5:   CUÁNto dura vivo:-
0275         el VIrus del si/
0276         el:-
0277         o SEa- (.)
0278         el SIda; (-)
0279         FUEra;=
0280         =FUEra de:: la (xxx xxx xxx); (-)
0281   G1:   eh-
0282         dos seGUNdos;=
0283         =inmediatamente el LÍquido la sangre sale afuera
              (xxx xxx)-
0284   T5:   oKAY;=
0285         =y (luEgo) que:=el LÍquido- (-)
0286         se MUEre-
0287         e:h- (-)
0288         NO: no no no:-
0289         (1.2)
0290   G1:   NO=porque murió-
0291   T5:   (xxx)=murió [YA;
0292   G1:              [dos seGUNdos- (-)
0293         dos seGUNdos dura vivo:- (-)
0294         ese virU:s saliendo al AIre;
0295   T5:   ((unverständliche Rückfrage zu Spritzbesteck,
              2.4 sek))
0296         (--)
0297   G1:   dura MÁS porque dónde_está; (-)
0298   T5    sí=está DENtro de (xxx xxx xxx);
0299         (1.3)
0300   G1:   Dígame joven; (-)
```

Im Anschluss an eine länger andauernde monologisch-unidirektionale Wissensvermittlungssequenz zum richtigen Kondomgebrauch erkundigt sich die Gesundheitspromotorin nach teilnehmerseitigen Unklarheiten („tienen alguna pregunta hasta ahora", Z. 268). Ein Teilnehmer signalisiert einen Redewunsch („sí", Z. 270). Er wird von der Promotorin aufgerufen („dígame", Z. 272) und erkundigt sich danach, wie lange das HI-Virus an der Luft überlebt („cuánto dura vivo el virus del [...] sida [...] fuera", Z. 274-279). Die Gesundheitspromotorin beantwortet die Frage (Z. 282-283). Der Teilnehmer ratifiziert die Antwort („okay", Z. 284) und stellt unmittelbar darauf eine elliptische Rückfrage (Z. 285-288). Die Rückfrage und gerade die darin vorkommenden zahlreichen Formulierungsschwierigkeiten deuten an, dass ihm der behandelte Sachverhalt noch nicht klar ist. Die Promotorin interpretiert dies genauso und wiederholt, dass das Virus sofort abstirbt („porque murió", Z. 290). Der Teilnehmer reagiert mit einer teilweisen Wiederholung der Äußerung der Promotorin („murió ya", Z. 291). Diese erklärt überlappend dazu nochmals, dass das Virus an der Luft nur zwei Sekunden überlebt („dos segundos [...] dura vivo [...] ese virus saliendo al aire", Z. 292-294). Der Teilnehmer stellt daraufhin eine weitere Rückfrage, deren Inhalt sich nur anhand von einzelnen verständlichen Bruchstücken rekonstruieren lässt. Er erkundigt sich danach, wie es möglich ist, sich über verunreinigtes Spritzbesteck mit HIV zu infizieren (Z. 295). Die Gesundheitspromotorin beantwortet die erneute Rückfrage, indem sie festhält, dass das Virus in Spritzen längere Zeit überlebt („dura más", Z. 297). Die Erklärung hierfür gibt sie in Form einer Frage an den Teilnehmer zurück („porque dónde está", Z. 297). Der Teilnehmer nennt die offensichtlich richtige Antwort (Z. 298). Weder die Gesundheitspromotorin noch der Teilnehmer melden sich daraufhin erneut zu Wort, womit sie das Thema als ausreichend geklärt und die Sequenz als abgeschlossen markieren (Z. 299).

Sieht man von der initialen Sequenz aus ungerichtetem Beitragsangebot, Redewunschsignalisierung und Aufrufen ab, ergibt sich folgendes Verlaufsschema:

Frage $_{Teilnehmer}$ → Antwort $_{Promotorin}$ → Rückfrage $_{Teilnehmer}$
→ Antwort $_{Promotorin}$ → Verständnisfrage $_{Teilnehmer}$ → Antwort $_{Promotorin}$
→ Rückfrage $_{Teilnehmer}$ → Antwort $_{Promotorin}$

Die Teilnehmerfrage macht eine mehrstufige Bearbeitung erforderlich, die im vorliegenden Fall zwischen der Promotorin und dem Teilnehmer erfolgt. Die ursprüngliche Sequenz wird solange um Paarsequenzen erweitert, bis alle Rückfragen des Teilnehmers beantwortet sind, die Wissenslücke behoben ist und auch die Promotorin keine weiteren Informationen mehr anfügt. Sie schließt die Sequenz endgültig ab, indem sie einen anderen Teilnehmer aufruft („dígame joven", Z. 300). Aus dessen Frage ergibt sich ein ebenfalls mehrstufiger Sequenzverlauf, der im Folgenden kurz beschrieben wird.

Beispiel 8.3.2-C (Fortsetzung)

```
0300   G1:   Dígame joven; (-)
0301   T6:   entre la muJER y:-
0302         y el HOMbre-
0303         (xxx) eh e:h- (.)
0304         que DUra más-
0305         Años de vida;
0306         (--)
0307   G1:   cuál dura má:s Años de vida;
0308   T6:   sí;
0309   G1:   PUEden durar iguAl=papí- (-)
0310         porque de/
0311         inmediAtamente les_están dando las (xxx xxx XXX
               xxx)-=
0312         =las mediCInas necesArias- (-)
0313         inmediatamente (portan) el VIrus-
0314         (--)
0315         duran [iGUAL-
0316   T6:         [(xxx xxx xxx xxx) la mujer dura MÁS-=
0317         =porque la mujer CAda mes- (-)
0318         (xxx xxx) la SANgre;
0319         (1.3)
0320   G1:   por Eso;
0321   T6:   sí;
0322   G1:   no::-
0323         no [CREo
0324   T6:       [CREo que (xxx xxx) (-)
0325   T4:   y:- (-)
0326         por QUÉ dicen a unas personas-=
0327         =(que algunas) personas son- (-)
0328         portaDOres del sIda; (-)
```

Der Teilnehmer will von der Promotorin wissen, ob Männer oder Frauen (vermutlich bei einer HIV-Infektion) länger leben („entre la mujer y [...] el hombre [...] que dura más años de vida", Z. 301-305). Durch die Wiederholung der Frage („cuál dura más años de vida", Z. 307) rückversichert sich die Gesundheitspromotorin, ob sie sie richtig verstanden hat. Der Teilnehmer ratifiziert die promotorenseitige Verständnisfrage („sí", Z. 308). Daraufhin antwortet ihm die Promotorin, dass das Geschlecht keinen Unterschied macht („pueden durar igual", Z. 309). Zur Erklärung ergänzt sie, dass bei einer Infektion sowohl Männer als auch Frauen medikamentös behandelt werden („porque [...] les están dando [...] las medicinas necesarias [...] inmediatamente portan el virus", Z. 310-313). Die Promotorin wiederholt, dass Frauen und Männer mit einer Infektion gleich lange leben können

(„duran igual", Z. 315). Überlappend dazu stellt der Teilnehmer eine nur zum Teil verständliche Rückfrage, die mit dem weiblichen Zyklus und der monatlichen Periode zusammenzuhängen scheint (Z. 316-318). Nach einem sich anschließenden Nachbarschaftspaar aus promotorenseitiger Verständnisfrage und teilnehmerseitiger Bejahung (Z. 320-321) verneint die Promotorin die vom Teilnehmer gestellte Frage, wobei sie ihre Antwort epistemisch herabstuft („no creo", Z. 323). Der Teilnehmer setzt überlappend dazu zu einer Äußerung an, verliert kurz darauf jedoch das Rederecht an einen Mitschüler (Z. 325-328).

Sieht man auch hier vom initialen Aufrufen ab, tritt folgendes Verlaufsschema zutage:

Frage $_{Teilnehmer}$ → Verständnisfrage $_{Promotorin}$ → Antwort $_{Teilnehmer}$
→ Antwort $_{Promotorin}$ → Rückfrage $_{Teilnehmer}$ → Verständnisfrage $_{Promotorin}$
→ Antwort $_{Teilnehmer}$ → Antwort $_{Promotorin}$

Im untersuchten Korpus lässt sich eine insgesamt große Bereitschaft der Promotorinnen beobachten, Teilnehmerfragen adäquat und oftmals umfassend zu beantworten. Dies wiederum unterstreicht, dass teilnehmerseitig gezeigten Wissensdefiziten eine hohe Relevanz zukommt und sie die thematische Entwicklung des Aufklärungsgesprächs lokal zu beeinflussen vermögen. Interessant ist im Zusammenhang mit Teilnehmerfragen nicht zuletzt, dass diese gelegentlich im interaktiven Zusammenspiel zwischen verschiedenen Gesundheitspromotorinnen beantwortet werden. Im folgenden Ausschnitt gibt die für das Aufklärungsgespräch zuständige Gesundheitspromotorin die Frage an eine zweite anwesende Promotorin weiter. Sie signalisiert damit zum einen, dass sie ihrer Kollegin mit Blick auf den unklaren Redegegenstand eine größere inhaltliche und/oder didaktische Kompetenz zuschreibt, verdeutlicht zum anderen jedoch auch die Bedeutung der Frage und die Wichtigkeit ihrer Beantwortung.

Beispiel 8.3.2-D (DM650072, 31.03.2012, charla 1)

```
0522   T10:  CÓmo: se_explIca-
0523         que:-
0524         un FEto-
0525         es formado de Una MAdre- (-)
0526         y NAce-
0527         SIN el vIrus;
```

```
0528          y por MEdio de_una operación se sAlva;
0529          (---)
0530   G1:    e:::h-
0531          (---)
0532          LYdia; (-)
0533          resPÓNdeme_esa pregunta a la señora;
0534   G2:    cómo ES,
0535          (--)
0536   G1:    CÓmo se_explIca- (.)
0537          que:_el FEto-
0538          NAce-
0539          de la MAdre- (.)
0540          (e_inmediata/)
0541          y:: no PUEde-
0542          y NAce-
0543          (--)
```

Eine Teilnehmerin stellt an einem übergaberelevanten Punkt eine Frage. Sie erkundigt sich danach, wie ein in einer vermutlich HIV-positiven Mutter heranwachsendes Kind von einer HIV-Ansteckung verschont bleibt, wenn es per Kaiserschnitt zur Welt kommt („cómo se explica que un feto es formado de una madre [...] y nace sin el virus y por medio de una operación se salva", Z. 522-528). Die Promotorin zögert zunächst einen Moment (Z. 529-531) und fordert dann eine zweite Gesundheitspromotorin zur Beantwortung der Frage auf („lydia [...] respóndeme esa pregunta a la señora", Z. 532-533). Die zweite Gesundheitspromotorin bittet um Wiederholung der Frage („cómo es", Z. 534). Daraufhin versucht die erste Gesundheitspromotorin, den Wortlaut der Teilnehmerin wiederzugeben, was ihr nur zum Teil gelingt („cómo se explica [...] que el feto nace de la madre [...] y nace", Z. 536-542).

Beispiel 8.3.2-D (Fortsetzung)

```
0543          (--)
0544   T10:   si:-
0545          (--)
0546          sin SIda;
0547   G2:    (y QUÉ le pasó); (.)
0548   T10:   e:h-
0549          por MEdio de-
0550          e:h-
0551          ceSÁrea;
0552   G2:    NO o-
0553   T10:   [(xxx xxx) es forMAdo de [la SANgre de la MAdre;
0554   G2:    [OIga lo que-              [LO que-
0555          lo que PAsa; (-)
```

```
0556        si la perSOna-
0557        tiene SIda- (-)
0558        en el momEnto que QUEda_embarazAda-
0559        (1.0)
0560        e:h=la criatUra va_a infecTARse; (-)
```

Die Teilnehmerin greift ein und liefert die fehlende Information („sin sida", Z. 546). Der zweiten Promotorin ist die Frage nach wie vor nicht klar („y qué le pasó", Z. 547) und die Teilnehmerin macht weitere Angaben („por medio de [...] cesárea", Z. 549-551 und „es formado de la sangre de la madre", Z. 553). Überlappend dazu setzt die zweite Gesundheitspromotorin zu einer Antwort an („oiga lo que [...] lo que [...] lo que pasa", Z. 554-555). Sie erklärt der Teilnehmerin, dass das ungeborene Kind sich in jedem Fall mit HIV ansteckt, wenn die Mutter im Moment des Schwangerwerdens bereits mit dem Virus infiziert ist („si la persona tiene sida [...] en el momento que queda embarazada [...] la criatura va a infectarse", Z. 556-560). In weiteren Ausführungen ergänzt sie, dass das Kind nur dann von einer Ansteckung verschont bleibt, wenn sich die Mutter erst im Verlauf der Schwangerschaft mit HIV infiziert und es per Kaiserschnitt zur Welt kommt. Als sie ihre Erklärungen nach mehr als einer Minute abschließt, fällt das Rederecht an die erste Gesundheitspromotorin zurück, die einen weiteren Teilnehmer aufruft (Z. 610).

(2) Teilnehmerseitiges Vorwissen

Neben Fragen äußern die Teilnehmer in den untersuchten Aufklärungsgesprächen immer wieder Vorwissen unterschiedlicher Provenienz und Art. Um welche Inhalte es sich dabei im Einzelnen handelt, inwiefern die Beiträge den Teilnehmern dazu dienen, sich in einer bestimmten Weise zu positionieren, und wie die Gesundheitspromotorinnen auf die gezeigten Relevanzen reagieren und sie in den Gesprächsverlauf integrieren, wird an drei Fallbeispielen gezeigt, in denen die Teilnehmer

- eine Klatschgeschichte wiedergeben,
- eine Aufklärungsbotschaft reproduzieren,
- biomedizinisches Wissen demonstrieren.

Das nachfolgend beschriebene Beispiel einer Klatschgeschichte stammt aus einem Hausbesuch bei einer älteren Dame, der sehr daran gelegen ist, eine thematisch einschlägige Erzählung wiederzugeben. Als die Promotorin betont, dass das Vertrauen in den Partner nicht vor einer Ansteckung mit HIV schützt, unternimmt sie den ersten Versuch, die Geschichte zu initiieren:

Beispiel 8.3.2-E (DM650020, 22.03.2012, visita domiciliaria 5)

```
0304   G1:    en la confianza es que_está_el proBLEma;
0305   T1:    es el proBLEma-=
0306          =(a mi_hicieron) una hisTOria una vez ya-
0307          [una-
0308   G1:    [SÍ porque-
0309          ahí_es que:_está_el desCUIdo-=
0310          =porque uno=di que NO=porque yo lo veo SAno- (-)
0311          no lo Uso enTONces-
0312          al: no lo_uSAR-
0313          ahí MISmo- (-)
0314          si Él está_infectAdo queda_infectAda ahí MISmo;
```

Die Gesundheitspromotorin erklärt, dass es problematisch ist, aus Vertrauen in den Partner auf Kondome zu verzichten („en la confianza [...] está el problema", Z. 304). Die Teilnehmerin ergreift mittels einer Nachformulierung das Wort („es el problema", Z. 305) und kündigt eine Geschichte an, die sie vom Hörensagen kennt („a mi hicieron una historia una vez", Z. 306). Die Promotorin lässt sich zu diesem Zeitpunkt nicht auf die Erzählung ein und nimmt der Teilnehmerin das Rederecht überlappend wieder ab (Z. 308). Sie fährt mit ihren Ausführungen fort und unterstreicht nochmals, wie wichtig es ist, Kondome zu verwenden (Z. 309-314). Daran anschließend beschreibt sie, wie Kondome nach dem Geschlechtsverkehr abzuziehen und zu entsorgen sind (Z. 317-336).

Beispiel 8.3.2-E (Fortsetzung)

```
0337   G1:    enTONces-
0338          (--)
0339          usted SAbe que-
0340          (--)
0341          le vamos_a regaLAR estos dos- (-)
0342          broCHURes-
0343          (--)
0344          Uno de- (-)
0345          cómo se transMIte-
0346          y uno del uso correcto del conDÓN-
0347          (1.3)
0348   T1:    fíjate BIEN e:h-
0349          (1.1)
```

```
0350        lo que yo te voy a conTAR ahora-
0351        ((lacht, 1.3 sek))
0352        Algo que_a mi me contaron hace MUcho [cuando yo:-
0353   G1:                                      [aha;
0354   T1:  trabaJAba- (.)
0355        una: una compañera de trabajo me contó ESto;
0356        (1.7)
```

Nach der Darstellung des korrekten Kondomgebrauchs verweist die Gesundheitspromotorin auf die Aufklärungsbroschüren und indiziert damit, dass das Gesprächsende naht (Z. 341-346, zu den Verfahren der Gesprächsbeendigung siehe auch Kapitel 10). Der Teilnehmerin scheint die geplante Geschichte wichtig zu sein, denn in der sich anschließenden Pause (Z. 347) unternimmt sie einen zweiten Versuch, sie zur Sprache zu bringen. Sie ergreift das Wort („fíjate bien", Z. 348) und kündigt abermals die Wiedergabe einer Erzählung an („lo que yo te voy a contar ahora", Z. 350). Nach einem kurzen Lachen ergänzt sie, dass ihr die Geschichte während ihrer lange zurückliegenden Berufstätigkeit von einer Arbeitskollegin erzählt wurde („algo que a mi me contaron hace mucho cuando yo trabajaba [...] una compañera de trabajo me contó esto", Z. 352-355). Die Promotorin nimmt ihr das Wort weder zu Beginn ihrer Äußerung – zum Beispiel in der mehr als einsekündigen Pause in Zeile 349 – noch im weiteren Verlauf ab. Mit der überlappend geäußerten Diskurspartikel „aha" (Z. 353) gibt sie der Teilnehmerin vielmehr zu erkennen, dass sie in der Sprecherrolle fortfahren darf und sie selbst die Rolle der Zuhörerin einnimmt.

Der bislang betrachtete Ausschnitt weist zahlreiche Elemente auf, die typisch für den Beginn einer Erzählung sind, aber auch die sich im Verlauf des Aufklärungsgesprächs herausgebildete Gesprächsdynamik widerspiegeln: Nachdem ihr erster Versuch der Wiedergabe der Erzählung gescheitert ist, wartet die Teilnehmerin einen geeigneten Moment ab, um sich erneut zu Wort zu melden. Sie überlässt der Gesundheitspromotorin so lange die Sprecherrolle, bis diese die Wissensvermittlung mit der Thematisierung der auszuhändigenden Broschüren zu einem erkennbaren Abschluss bringt. Die Teilnehmerin ergreift an einem deutlich als solchen zu identifizierenden übergaberelevanten Punkt das Wort und versucht, sich die Aufmerksamkeit der Promotorin zu sichern. Sie wartet einen kurzen Moment ab, ob sie die Sprecherrolle behält, und fährt dann fort, indem sie den geplanten Beitrag als narrative Sequenz ankündigt und auf diese Weise versucht, die gesprächsübliche Sprecherwechselsystematik außer Kraft zu setzen und sich ein extensives Rederecht zu sichern. Das sich anschließende Lachen deutet ihre Unsicherheit an, ob ihr die Sprecherrolle für einen längeren Beitrag zusteht. Und auch im weiteren Verlauf geht die Teilnehmerin sehr kleinschrittig vor. Sie steigt nach der Ankündigung nicht direkt in die Erzählung ein, sondern platziert weitere rahmende Elemente wie die Information, dass sie die angekündigte Geschichte vom Hörensagen kennt und dass es eine frühere Arbeitskollegin war, die sie ihr vor langer Zeit erzählte. Die Gesundheitspromotorin lässt im Verlauf der Sequenz mehrere potenziell übergaberelevante Punkte verstreichen, ohne der Teilnehmerin die Sprecherrolle wieder abzunehmen. Mit der Hörerrückmeldung „aha" signalisiert sie ihr abschließend, dass sie bereit ist, die Zuhörerrolle zu übernehmen. Die Teilnehmerin ist endgültig als Sprecherin autorisiert.

Beispiel 8.3.2-E (Fortsetzung)

```
0355    T1:    una: una compañera de trabajo me contó ESto;
0356           (1.7)
0357           que Ella conocía a una persona-
0358           (--)
0359           y Ese:-
0360           ese esposo era=mire=el esPOso-
0361           MÁS ejemPLA:R de por ahí-
0362           mire=e:se NU:nca llegaba ta:rde- (-)
0363           NUNca-
0364           bueno=si NO llegaba tarde-=
0365           =mucho menos iba_a_amanecer FUEra; (-)
0366           y ese=ese todo el TIEMpo (era) con su familia;
0367           (1.1)
0368           pero QUÉ sucede=que ÉL:-
0369           (1.1)
0370           CUANdo:- (-)
0371           cuando saLÍA_a_almorzar por ejemplo-
0372           (1.4)
0373           él tenía una aMANte- (-)
0374           cuando saLÍA_a_almorzar-
0375           usted VE; (-)
0376           usted se da CUENta de eso-=
0377           =(xxx xxx xxx xxx) para alla EH,
0378           (1.1)
```

Die Teilnehmerin steigt in die Erzählung ein und schafft eine zusätzliche Distanz zwischen der erzählenden Person – sich selbst – und den von der erzählten Geschichte Betroffenen, indem sie erwähnt, dass das Erlebnis nicht ihrer Arbeitskollegin widerfahren ist, sondern einer Person aus deren Bekanntenkreis („ella conocía a una persona", Z. 357). Dann schildert sie eindrucksvoll, dass der Ehemann der Bekannten ein Prachtexemplar von Mann war, der immer pünktlich nach Hause kam, nie auswärts nächtigte und viel Zeit mit seiner Familie verbrachte (Z. 360-366). Sie lässt die vermittelten Informationen rund eine Sekunde sacken und kommt zu einer ersten Dramatisierung, wobei sie Spannung aufzubauen versucht, indem sie das Aber zunächst metanarrativ ankündigt („pero qué sucede", Z. 368). Mit zwei mehr als einsekündigen Pausen (Z. 369 und Z. 372) zögert sie den ersten Höhepunkt nochmals hinaus, bevor sie ihn schließlich auflöst: Der Ehemann hatte eine Geliebte, die er immer zur Mittagszeit traf (Z. 368-374). Mit der sich anschließenden direkten Ansprache ihrer Zuhörerin unterstreicht die Teilnehmerin die Bedeutsamkeit ihrer Äußerung („usted ve", Z. 375 und „usted se da cuenta de eso", Z. 376).

Beispiel 8.3.2-E (Fortsetzung)

```
0378         (1.1)
0379   G1:   almorzaba aLLÁ; (-)
0380   T1:   oh;
0381   G1:   dónde la Otra;
0382   T1:   y el llegaba s/
0383         a la hora eXACta todos los días a su casa-
0384         pero mire lo que ha SIdo-
0385         (1.2)
0386         (para que usted vea) que eh eh-
0387         es/ eso lleva a Uno a saBER-
0388         (--)
0389         que NO hay serio;
0390         (--)
0391         para esas COsas;
0392         (1.4)
0393         no hay SErio-
```

In der folgenden kurzen Stille (Z. 378) meldet sich die Promotorin mit einer Rückfrage zu Wort („almorzaba allá", Z. 379 und „dónde la otra", Z. 381). Die Teilnehmerin bejaht die Frage und kommt zu einem ersten persönlichen Fazit. Sie äußert ihr Unverständnis darüber, dass ein vorbildhafter Ehemann, der nie zu spät nach Hause kommt, eine Geliebte hat (Z. 382-384). Daraus schlussfolgert sie wiederum, dass man sich auf nichts und niemanden mehr verlassen kann („eso lleva a uno a saber [...] que no hay serio [...] para esas cosas [...] no hay serio", Z. 387-393).

Beispiel 8.3.2-E (Fortsetzung)

```
0393    T1:     no hay SErio-
0394            y TÚ sabes qué pasó; (-)
0395            cómo se dieron CUENta;
0396            (1.2)
0397            seGÚ::N-
0398            ella me conTÓ;
0399            (--)
0400            que un DÍa-
0401            (--)
0402            como que coMIEron=tú ves- (-)
0403            coMIEron-
0404            (---)
0405            <<pp> se acosTAron; (-)
0406            y ÉL- (-)
0407            el hombre se muRIÓ-
0408            (1.5)
```

Unmittelbar an ihr erstes persönliches Fazit anschließend kündigt die Teilnehmerin die Fortsetzung der Erzählung an, in der es darum geht, wie der Betrug ans Licht kam (Z. 394-395). Sie zögert auch diesen zweiten Höhepunkt hinaus, indem sie sehr kleinschrittig vorgeht. Die Teilnehmerin erwähnt nochmals, dass sie die Geschichte vom Hörensagen kennt, ordnet das sich anschließende Ereignis einem unbestimmten Tag zu und erzählt Schritt für Schritt und zum Teil wiederholend, dass die betreffenden Personen zusammen aßen und anschließend Geschlechtsverkehr hatten (Z. 397-405). Sie baut Spannung auf, indem sie zwischen ihren Äußerungen immer wieder kurze und längere Pausen macht, die Stimme zunehmend senkt und einen verschwörerischen Tonfall anschlägt. Dann löst sie die Spannung auf und kommt zum zweiten Höhepunkt der Geschichte: Der Betrug flog auf, weil der Ehemann beim Geschlechtsverkehr mit der Geliebten verstarb („el hombre se murió", Z. 407).

Beispiel 8.3.2-E (Fortsetzung)

```
0408            (1.5)
0409    T1:     SE: murió el hOmbre en la casa;>
0410            (---)
0411    G1:     en la casa de LA-
0412            [de (la queRIda);
```

```
0413   T1:    [<<p> de la_aMANte;>
0414          SÍ que tenía- (-)
0415          cuando saLÍA_a almorzar (xxx xxx xxx);
0416          (1.3)
0417          y el hombre se muRIÓ-=
0418          =y ahí FUE que se dieron cuEnta;
0419          (---)
```

Die Teilnehmerin lässt eineinhalb Sekunden verstreichen und wiederholt mit dem Tod des Mannes die entscheidende Information (Z. 408-409). In der sich anschließenden Stille formuliert die Gesundheitspromotorin eine kurze Nachfrage, die ihr die Teilnehmerin unmittelbar und überlappend beantwortet (Z. 411-413). Dann resümiert sie als die wichtigsten Fakten der Erzählung, dass der Ehemann die Mittagszeit immer bei der Geliebten verbrachte und der Betrug erst aufflog, als er in deren Haus verstarb (Z. 415-418). Die Gesundheitspromotorin erkennt den Abschluss der Erzählung und schaltet sich wieder aktiv ins Gespräch ein, indem sie die wichtigsten Aspekte der Geschichte zu rekapitulieren und mögliche Konsequenzen abzuleiten versucht:

Beispiel 8.3.2-E (Fortsetzung)

```
0419          (---)
0420   G1:    mira aHÍ:- (-)
0421          [le había llevado (a ella) una enfermedad=a la
                mujer de la CAsa-
0422   T1:    [((unverständlich, 2.8 sek))
0423          (--)
0424   G1:    y Ella-
0425          y Ella no-
0426          ella (xxx xxx xxx) a deCIR-
0427          cómo lo lo: lo consiGUIÓ,
0428          [porque ÉL no salía de aQUÍ- (.)
0429   T1:    [(xxx xxx xxx XXX)
0430   G1:    venía a su HOra complet/
0431          venía temPRAno-
0432   T1:    un ejemPLAR-
0433   G1:    y no salía para ningún LAdo-=
0434          =pero mira como esTAba-
0435   T1:    MIra (lo que hacía que) [(xxx xxx) para Eso-
0436   G1:                            [en doble VIda-
0437   T1:    no hay SErio; (.)
0438   G1:    [NO_o-
0439   T1:    [no hay SErio;
0440   G1:    NO hay-
0441          NO hay-
```

```
0442            Uno no puede tener confianza-=
0443    T1:     [no puede tener conFIANza;
0444    G1:     [=porque_es_en la conFIANza que_está- (-)
0445            el desCUIdo; (-)
```

Die Gesundheitspromotorin unternimmt einen ersten Versuch, sich das Rederecht zu sichern und erste Schlüsse aus der Erzählung zu ziehen, doch die Teilnehmerin spricht zunächst überlappend und unverständlich weiter (Z. 420-422). Die Promotorin resümiert immer wieder unterbrochen von der Teilnehmerin, dass der Ehemann seine Frau leicht mit einer Geschlechtskrankheit hätte anstecken können, ohne dass diese sich deren Herkunft bewusst gewesen wäre, da er sich ihres Wissens zufolge nie irgendwo herumtrieb oder zu spät nach Hause kam (Z. 421-433). Gemeinsam mit der Teilnehmerin kommt sie zum Ergebnis, dass Doppelleben („doble vida", Z. 436) und Untreue („no hay serio", Z. 437-441) an der Tagesordnung sind. Die Gesundheitspromotorin extrahiert aus der teilnehmerseitigen Erzählung eine aufklärungsrelevante Botschaft, indem sie festhält, dass falsches Vertrauen schwerwiegende Konsequenzen nach sich ziehen kann („uno no puede tener confianza porque es en la confianza que está [...] el descuido", Z. 442-445). Die Teilnehmerin ratifiziert ihre Aussage mit einer Nachformulierung („no puede tener confianza", Z. 444). Dann versucht sie, den Gedanken fortzuführen:

Beispiel 8.3.2-E (Fortsetzung)

```
0446    T1:     enTONces=yo no sé cómo:-
0447            (---)
0448            cómo va_a ser la humanidad de_ahí_en adeLANte
                porque si-
0449            si Uno no conf/
0450            puede conFIAR-=
0451            =enTONces-
0452            y y y la-
0453            y la procreaCIÓN;
0454            cómo va_a SER, (-)
0455    G1:     BUEno- (-)
0456            aHÍ-
0457            [(problemas aHÍ);
0458    T1:     [<<lachend> no SÉ=cómo va_a SER,> (-)
0459            CÓmo;
0460            [(cómo cómo)-
0461    G1:     [enTONces-
```

```
0462   T1:   QUÉ se va_a seguir la [procreación;
0463   G1:                         [(xxx xxx xxx xxx xxx XXX)
0464         poder sobrevivir y no coger una enfermeDAD- (-)
0465         va_a tener que_usar todo el tiempo el
               preservaTIvo;
0466         (1.5)
0467         si no usa_el preservaTIvo-
0468         (1.5)
0469   T1:   no es seGUro (xxx);
0470   G1:   NO hay seguridad; (-)
0471         [porque aHOra las persOnas-
0472   T1:   [sí;
```

Die Teilnehmerin greift den Gedanken des fehlenden Vertrauens auf setzt ihn fort. Sie formuliert tiefgreifende Überlegungen zur Zukunft der Menschheit („yo no sé cómo [...] va a ser la humanidad de ahí en adelante porque si [...] uno no [...] puede confiar", Z. 446-450) und äußert Sorgen um deren Fortbestand („y la procreación cómo va a ser", Z. 453-454). Die Promotorin versucht, die Sprecherrolle zu übernehmen, was ihr zunächst nicht gelingt (Z. 455-457 und Z. 461). Die Teilnehmerin formuliert immer wieder die Frage, wie es mit der Menschheit weitergehen soll (Z. 458-462). Daraufhin führt die Gesundheitspromotorin die Überlegungen und Sorgen der Teilnehmerin auf eine aufklärungsrelevante Botschaft zurück. Sie betont, dass es im Sinne des Fortbestandes der Menschheit unabdingbar ist, immer Kondome zu verwenden („poder sobrevivir y no coger una enfermedad [...] va a tener que usar todo el tiempo el preservativo", Z. 464-465). Gesundheitspromotorin und Teilnehmerin kommen überein, dass es ohne Kondome keine Sicherheit gibt (Z. 467-472).

Beispiel 8.3.2-E (Fortsetzung)

```
0473   G1:   que usted cree que menos usted PIENsa-
0474         (2.0)
0475         [esTÁ:-
0476   T1:   [aQUÍ en el (xxx)=
0477         =NO sé si es verdad-
0478         (--)
0479         y eso=eso viene siendo casi igualito que la
               DROga;
0480   G1:   ya;
0481         (1.6)
0482         aPÚNtese ahí;
```

Gestärkt von der gemeinsamen Reflektion zum Fortbestand der Menschheit äußert die Teilnehmerin wenige Sekunden später einen neuen Gedankengang (Z. 476-479). Die Gesundheitspromotorin lässt sich auf die neuerliche Äußerung nicht ein. Sie schneidet der Teilnehmerin das Wort ab („ya", Z. 480) und leitet das Gesprächsende ein, indem sie sie zum Eintragen in die Teilnehmerliste auffordert („apúntese ahí", Z. 482). In den letzten etwa dreißig Sekunden des Gesprächs füllen Promotorin und Teilnehmerin gemeinsam die Liste aus. Die Teilnehmerin unternimmt keinen weiteren Versuch, eine Erzählung zu initiieren oder einen Gedanken zu platzieren. Das Gespräch endet mit einer wechselseitigen Dankessequenz.

Die dargestellte Erzählung weist zahlreiche Merkmale auf, die sie als dreischrittige Klatschgeschichte ausweisen (zu Klatsch siehe beispielsweise Bergmann 1987, Keppler 1987): Sie beginnt mit einer einleitenden Präsequenz, in der die Teilnehmerin und die Promotorin die Bereitschaft zum Austausch der Klatschgeschichte intersubjektiv aushandeln und den Weg für die sich anschließende Erzählung ebnen. Insbesondere die Teilnehmerin als die aktiv klatschende Person versichert sich, dass sich die Situation für eine Klatschgeschichte eignet und sie die Sprecherrolle für längere Zeit innehat. Sie eröffnet der Promotorin mehrere Slots, um aus der Erzählung auszusteigen, und zwar nicht nur in der Präsequenz, sondern auch vor der ersten Dramatisierung, nach der Darstellung des ersten Höhepunktes sowie im Verlauf und im Anschluss an die erste Evaluation. Die Gesundheitspromotorin macht von der Möglichkeit eines Ausstiegs aus der Klatschgeschichte keinen Gebrauch, sondern lässt der Teilnehmerin genug Redezeit, um die Erzählung abzuschließen.

Nach dem erfolgreichen Abschluss der Präsequenz folgt die eigentliche Klatscherzählung, in der die Teilnehmerin eine der Promotorin unbekannte normabweichende Handlung einer abwesenden dritten Person rekonstruiert. Das Klatschobjekt wird im Gegensatz zu traditionellen Formen des Klatsches nicht namentlich genannt. Die Teilnehmerin referiert weder auf geteiltes Vorwissen noch auf eine eindeutig identifizierbare und beiden Interaktanten bekannte Einzelperson. Im Mittelpunkt der Erzählung steht die als schändlich dargestellte Handlung an sich, was der Klatscherzählung ihren ambiguen und sozial gefährlichen Charakter nimmt. Die Teilnehmerin gibt die Ereignisse nicht wertneutral wieder, sondern stellt insbesondere den Gegensatz zwischen dem Klatschobjekt als vorbildlichen und fürsorglichen Ehemann und Familienvater auf der einen Seite und als betrügerischer und untreuer Persönlichkeit auf der anderen Seite in einem dramatisierenden und zum Teil verschwörerischen Tonfall dar.

Das Ende der Klatschgeschichte wird von der Teilnehmerin deutlich erkennbar markiert. Sie gibt der Promotorin durch die Wiederholung der Kernelemente, die fallenden Intonationsverläufe und die langen Pausen klar zu verstehen, dass sie nichts mehr zu ergänzen hat, den nächsten Redezug nicht mehr für sich beansprucht und die Klatschgeschichte zur Kommentierung freigibt. In der finalen Evaluation wird das Verhalten des untreuen Ehemannes im interaktiven Meinungsaustausch diskutiert und als verwerflich deklariert. Das dargestellte individuelle Handeln wird weitestmöglich generalisiert, indem es als typisch für die gesamte Menschheit beschrieben wird. Die Teilnehmerin und die Promotorin schlagen Interpretationsmuster und Deutungsangebote vor und bewerten die Handlung vor dem Hintergrund allgemeiner sozialer und moralischer Normen und einer als sinnvoll erachteten Lebenspraxis.

Dass die Teilnehmerin die Erzählung zweimal zu lancieren versucht, legt nahe, dass es ihr nicht nur um Zeitvertreib und die Befriedigung eines Redebedürfnisses geht. Wie auch bei traditionellen Klatschgeschichten scheint sie vielmehr auf eine Demonstration von Wissen bei gleichzeitiger Schaffung von Vertrautheit und Komplizenschaft abzuzielen. Sie offenbart der Promotorin ihr Bewusstsein für eine in Zusammenhang mit HIV/AIDS stehende Problematik und verdeutlicht, dass sie das gesellschaftlich-soziale Zusammenleben aufmerksam beobachtet und zu reflektieren vermag. Sie thematisiert und veranschaulicht das Problem der Untreue und reproduziert damit eine Sachverhaltskomponente, die auch in den untersuchten Aufklärungsgesprächen immer wieder zur Sprache kommt und die sie möglicherweise beim Besuch einer ähnlichen Veranstaltung erworben hat. Bestärkt wird sie von einem offenkundig vorhandenen Wir-Gefühl, das sich aus der Tatsache speist, dass sowohl die Gesundheitspromotorin als auch sie selbst in einem ähnlichen soziokulturellen und von Machismo geprägten Umfeld leben.

Die Gesundheitspromotorin lässt sich auf die Wiedergabe der Klatschgeschichte ein. Sie gesteht der Teilnehmerin ausreichend Redezeit zu und begleitet die Erzählung mit zwei kurzen Rückfragen. Die Promotorin akzeptiert den mit der Klatschgeschichte einhergehenden Redegegenstand, macht den von der Teilnehmerin initiierten Wechsel der Gesprächsmodalität vom Aufklären zum Klatschen dann jedoch schnell und zielstrebig wieder rückgängig, indem sie sich in der Evaluationssequenz an aufklärungsrelevanten Maßstäben orientiert und das Gespräch erneut in die präferierte Richtung lenkt. Sie thematisiert die Gefahr einer Ansteckung mit sexuell übertragbaren Krankheiten durch einen vermeintlich treuen Partner und die Notwendigkeit eines kontinuierlichen Kondomgebrauchs und reduziert die Erzählung damit auf die Aspekte, aus denen sich eine Aufklärungsbotschaft ableiten lässt.

Auch im folgenden Beispiel lässt sich die Promotorin auf den teilnehmerseitig eingebrachten Beitrag ein und bearbeitet ihn im weiteren Gesprächsverlauf.

Beispiel 8.3.2-F (DM650072, 31.03.2012, charla 1)

```
0339   G1:   Dígame joven; (-)
0340   T6:   e:h por eJEMplo (las perso/) eh (xxx)
0341         las personas que AISlan-
0342         por eJEMplo;
0343         porque YO::-
0344         (--)
0345         estudié en muchos casos sobre_ESto; (-)
0346         las personas que AISlan- (.)
0347         porque TENgan esa_enfermedAd- (-)
0348         e:h-
0349         se van enferMANdo mentalMENte- (.)
0350         porque (xxx XXX xxx) ese muchacho-
0351         que_era MUY amigo de_nosOtros- (-)
0352         y la familia nO (deJAba) que (xxx XXX xxx) una
               vEz-
0353         ((unverständlich, 1.5 sek))
0354         (--)
0355         YA en:-
0356         en: las ÚLtimas etapas de la enfermedAd-
0357         ((unverständlich, 10.3 sek))
0358         (--)
0359         entonces las personas tamBIÉN se-
0360         se_enfErman mentalMENte; (-)
```

Die Gesundheitspromotorin ruft eine Teilnehmerin auf („dígame joven", Z. 339). Diese kündigt eine Beispielerzählung an („por ejemplo", Z. 340 und Z. 342) und gibt explizit zu erkennen, dass sie sich ausgiebig mit dem sich anschließenden Sachverhalt auseinandergesetzt hat („porque yo [...] estudié en muchos casos sobre esto", Z. 343-345). Dann beschreibt sie, dass Menschen, die von der Gesellschaft aufgrund ihrer HIV-Infektion stigmatisiert werden, mental sehr stark leiden („las personas que aislan [...] porque tengan esa enfermedad [...] se van enfermando mentalmente", Z. 346-349). Die Teilnehmerin schildert den konkreten Fall eines sehr engen Freundes, der offensichtlich von der eigenen Familie verstoßen wurde und unter der Situation litt (Z. 350-357). Die Ausführungen sind nur zum Teil verständlich, doch resümiert die Teilnehmerin abschließend den Kern ihrer Äußerung: Betroffene leiden nicht nur körperlich unter ihrer Infektion, sondern auch psychisch („entonces las personas también [...] se enferman mentalmente", Z. 359-360).

Die Teilnehmerin inszeniert sich im dargestellten Ausschnitt als eine Person, die sich mit ihrer Umgebung aktiv auseinandersetzt und soziale Probleme reflektiert. Sie demonstriert Vorwissen bezüglich des gesellschaftlichen Umgangs mit HIV und AIDS und der Auswirkungen von Diskriminierungen auf den Infektions- und Krankheitsverlauf und reproduziert damit einen möglicherweise beim Besuch einer anderen Aufklärungsveranstaltung erworbenen Inhalt. Veranschaulicht durch die Wiedergabe der Krankheitsgeschichte eines engen Freundes wirbt sie implizit für die Unterlassung stigmatisierender und diskriminierender Verhaltensweisen. Die Teilnehmerin thematisiert eine von den Promotorinnen im untersuchten Korpus immer wieder angesprochene Aufklärungsbotschaft, was sich nicht zuletzt im promotorenseitigen Umgang mit dem geäußerten Inhalt widerspiegelt:

Beispiel 8.3.2-F (Fortsetzung)

```
0361   G1:   ellos MISmos-
0362         porque_(inmediataMENte)-
0363         nO hay una cosa más fuErte que_el ceREbro;
0364         (--)
0365         cuando te van aisLANdo-=
0366         =tú vas graBANdo-=
0367         =no me QUIEren-=
0368         =me desPREcian- (.)
0369         (xxx xxx xxx) tengo_esta_enfermeDAD- (-)
```

```
0370          pero (xxx xxx xxx) somos seres huMAnos-
0371   TX:    ((unverständlich, 2.1 sek))
0372   G1:    DIme,
```

Die Promotorin greift die Überlegungen der Teilnehmerin auf und führt sie weiter aus, womit sie die Teilnehmerrelevanz nicht nur als inhaltlich korrekten, sondern zugleich auch als aufklärungsrelevanten Redegegenstand markiert. Sie erklärt, dass das Gehirn einen entscheidenden Einfluss auf das menschliche Denken und Handeln hat („no hay una cosa más fuerte que el cerebro", Z. 363). Wenn HIV-Positive immer wieder stigmatisiert werden, prägt sich in ihrem Denken ein, dass niemand sie mag (Z. 365-368). Der abschließende Kommentar der Promotorin ist nur zum Teil verständlich, doch liegt nahe, dass sie an die Menschlichkeit appelliert („pero [...] somos seres humanos", Z. 370). Nach etwa zwei Sekunden ruft sie einen weiteren Teilnehmer auf („dime", Z. 372).

Als ein letztes Beispiel für teilnehmerseitig eingebrachte Redegegenstände wird im Folgenden ein Ausschnitt diskutiert, in dem der Teilnehmer ohne promotorenseitig etablierte konditionelle Relevanz biomedizinisches Fachwissen reproduziert.

Beispiel 8.3.2-G (DM650118, 15.04.2012, conversación 8)

```
0114   G1:    =el VIrus- (.)
0115          ataca_el sistema inmunoLÓgico- (-)
0116          de:: la perSOna- (-)
0117          es decir el sistema de deFENsa que tenemos TOdos;
0118          (---)
0119   T2:    y YO creo que:-
0120          que_el SIda-
0121          tamBIÉN- (.)
0122          deBIla:-
0123          (--)
0124          e:l- (-)
0125          la la: CE/
0126          la CÉlula; (-)
0127          se la/ la VA:-
0128          la la/ se la VA:-
0129          porque: la-
0130          la VA destruyendo pero pOco a pOco;
```

Die Gesundheitspromotorin klärt die Teilnehmer darüber auf, dass HIV das menschliche Immunsystem angreift, und umschreibt das Immunsystem im alltagssprachlichen Sinne als das körpereigene Abwehrsystem (Z. 114-117).

In der sich anschließenden Pause ergreift ein Teilnehmer das Wort. Er rahmt den geplanten Beitrag als seinen persönlichen Kenntnisstand, wobei er die Gültigkeit des Wissens epistemisch herabstuft („y yo creo que", Z. 119). Die Äußerungen beziehen sich darauf, dass AIDS die menschlichen Körperzellen schwächt und nach und nach zerstört (Z. 120-130). Sie sind von unzähligen Formulierungsschwierigkeiten wie Pausen, Konstruktionsabbrüchen und Neuaufnahmen, Wortwiederholungen und Wortdehnungen geprägt. Der Teilnehmer äußert einerseits einen profunden Wissensstand zur Wirkweise des Virus, legt andererseits jedoch eine erhebliche Unsicherheit an den Tag, was die Versprachlichung seiner Vorkenntnisse betrifft.

Beispiel 8.3.2-G (Fortsetzung)

```
0131    G1:    o SEA-=
0132           =Oye lo que pasa_es que:-
0133           el VIrus- (-)
0134           mientras la perSOna está en la_etapa del vIrus-
0135           la persona esTÁ:-
0136           norMAL; (-)
0137           no::-
0138           no está_en CAma- (-)
0139           no se siente MAL-
0140           sino la persona tiene una vida totalmente norMAL;
0141           (--)
0142           pero cuando PAsa_a la_etapa de SIda- (.)
0143           (yA es) cuando la persona empIEza_a
                enferMARse- (-)
0144           (le emPIEza a darle) diaRREA;
0145           (--)
```

Die Gesundheitspromotorin weist den Beitrag des Teilnehmers weder zurück noch bestätigt sie ihn. Die einleitende Verwendung des Reformulierungsmarkers „o sea" (Z. 131) deutet vielmehr darauf hin, dass sie ihn aufgenommen hat und in anderen Worten wiederzugeben plant. Ihr sich unmittelbar anschließender Kommentar „oye lo que pasa es que" (Z. 132) unterstreicht die Reformulierungsabsicht. Er markiert die Äußerung des Teilnehmers nicht als falsch, impliziert jedoch, dass sie einer wie auch immer gearteten Überarbeitung bedarf. In der Reformulierung des teilnehmerseitig eingebrachten Wissens verlässt die Gesundheitspromotorin die zellbiologische Ebene. Ob sie dies aufgrund ihrer eingeschränkten Kompetenz auf dem betreffenden Gebiet tut oder im Sinne einer besseren Verständlichkeit auf Seiten der übrigen Teilnehmer handelt, bleibt unklar. Sie geht nicht auf die angesprochene zellschädigende Eigenschaft des HI-Virus ein, sondern differenziert zwei Krankheitsphasen, die sie mit alltagsweltlich verständlichen Auswirkungen beschreibt: Solange sich ein Betroffener in den Anfangsstadien einer HIV-Infektion befindet, ist er weder bettlägerig noch krank und kann ein vollkommen normales Leben führen (Z. 134-140). Erst bei Ausbruch des Vollbildes AIDS verschlechtert sich sein Gesundheitszustand rapide und es treten die ersten Symptome auf (Z. 142-144).

Dem im untersuchten Aufklärungskorpus deutlich erkennbaren Bedürfnis der Teilnehmer, ihre Wissensbestände und Erfahrungen eigeninitiativ in die Kommunikation einzubringen und die Rolle der zu belehrenden Zuhörer damit zweitweise zu verlassen, steht eine insgesamt hohe Bereitschaft der Promotorinnen gegenüber, das relevant gesetzte Vorwissen einer interaktiven Bearbeitung zu unterziehen, sofern es sich adäquat in den propositionalen Gesamtplan einfügt. Die Teilnehmer melden sich immer wieder mit Beiträgen zu Wort, in denen sie erlebte oder vom Hörensagen bekannte Ereignisse schildern, die in Zusammenhang mit HIV/AIDS stehen, und/oder semi-professionelle Wissensbestände präsentieren und Aufklärungsbotschaften reproduzieren. Sie positionieren sich als Wissende, denen die biomedizinischen Hintergründe zu HIV und AIDS (möglicherweise aus bereits besuchten Aufklärungsgesprächen) bekannt sind und die sich in ihrem eigenen (Sexual-) Leben aufklärungskonform verhalten. Deutlich wird dies insbesondere in Sequenzen, in denen sich die Teilnehmer als korrekt handelnd inszenieren, indem sie beispielsweise ihren persönlichen Umgang mit HIV-positiven Menschen schildern und ihre Mitmenschen implizit dazu auffordern, es ihnen gleichzutun und Betroffene nicht zu diskriminieren. In der Bearbeitung von Teilnehmerrelevanzen fällt auf, dass die Promotorinnen die eingebrachten Inhalte im Sinne des intendierten Wissenstransfers instrumentalisieren. Sie machen die teilnehmerseitigen Äußerungen zum Gegenstand des Aufklärungshandels, reduzieren sie dabei jedoch auf die Aspekte, aus denen sie aufklärungsrelevante Informationen ableiten oder die sie zu einer Aufklärungsbotschaft umdeuten können. Damit zeigt sich erneut, dass die Promotorinnen einem propositionalen Gesamtplan folgen, der nur bestimmte Redegegenstände als wichtig betrachtet.

9. Verfahren der Wissensvermittlung im Aufklärungsgespräch

Die untersuchten Aufklärungsgespräche zielen darauf ab, den Teilnehmern Wissen zu HIV/AIDS zu vermitteln und ihnen damit zu ermöglichen, sich in ihrem (Sexual-) Leben aufklärungskonform zu verhalten und riskante Handlungen zu unterlassen.

Dass die Gesprächsrollen unterschiedlich verteilt sind und die an den untersuchten Aufklärungsgesprächen beteiligten Personen in einem hierarchischen Verhältnis zueinander stehen, haben die Kapitel zur Gesprächseröffnung, zu den Beteiligungsstrukturen und zur thematischen Entwicklung gezeigt. Die Analysen haben verdeutlicht, dass es die Gesundheitspromotorinnen sind, denen zentrale Gesprächsaufgaben wie die Eröffnung des Gesprächs, der Einstieg in die Sachverhaltsdarstellung, die Etablierung von monologisch-unidirektionalen oder dialogisch-interaktiven Gesprächsformaten, die Herstellung und Aufrechterhaltung der kommunikativen Ordnung sowie die Auswahl der zu vermittelnden Inhalte, die thematische Entwicklung der Gespräche und die Berücksichtigung und Bearbeitung selbstinitiierter Teilnehmerrelevanzen obliegen.

Das sich anschließende Kapitel zeichnet unter Berücksichtigung ausgewählter Phänomene und Verfahren nach, wie die Gesundheitspromotorinnen den Wissenstransfer sprachlich-kommunikativ gestalten und die für ihre Gesprächspartner notwendigen Zusammenhänge herstellen. Es geht davon aus, dass es sich bei den untersuchten Aufklärungsgesprächen um Experten-Laien-Verhältnisse handelt, in dem die Gesundheitspromotorinnen als Gesprächsteilnehmer mit einem Mehr an Wissen auf Gesprächspartner mit geringeren Wissensbeständen treffen und es in ihrer Verantwortung liegt, sich in der Wissensvermittlung und Äußerungsgestaltung an der Perspektive der Teilnehmer zu orientieren und das Wissensgefälle damit bestmöglich zu überbrücken. Die Analysen nähern sich der Fragestellung von zwei Seiten: Sie zielen zum einen darauf ab, den Grad an Fachlichkeit und Fachsprachlichkeit zu beschreiben, und zeigen in diesem Zusammenhang, wie die Promotorinnen mit den in den Aufklärungsbroschüren fixierten konzeptionell schriftlichen Textbausteinen sowie mit Fachwörtern umgehen (Kapitel 9.1). Zum anderen beleuchten sie, welche Verfahren der Veranschaulichung die Promotorinnen einsetzen, um die zu vermittelnden Inhalte nachvollziehbar und unter Bezug auf die Lebenswelt der Teilnehmer zu versprachlichen und damit für eine größtmögliche Verständlichkeit zu sorgen (Kapitel 9.2).

9.1. Fachlichkeit und Fachsprachlichkeit im Aufklärungsgespräch

Das vorliegende Kapitel stellt sich die Frage, wie hoch der Grad an Fachlichkeit und Fachsprachlichkeit im Aufklärungsgespräch ist. Es geht davon aus, dass sich Fachlichkeit und Fachsprachlichkeit insbesondere auf zwei Ebenen manifestieren, und zwar im Umgang mit den Broschüren als schriftlich fixierten Aufklärungsmaterialien und in der Verwendung von Fachwortschatz. Die Ausführungen zielen auf die Beantwortung von zwei Fragen ab: (1) Inwieweit greifen die Gesundheitspromotorinnen auf ein konzeptionell schriftliches Medium wie die Broschüren zurück und welche Rolle spielen vorformulierte Textbausteine im Zuge der Wissensvermittlung? (2) Inwieweit behandeln die Promotorinnen Bezeichnungen und Ausdrucksweisen als fachsprachlich und wie gehen sie mit vermeintlich fachsprachlichen Begriffen um?

9.1.1. Ablesesequenzen

Die Aufklärungsbroschüren sind für die Durchführung der untersuchten Aufklärungsgespräche zentral. Sie dienen den Gesundheitspromotorinnen häufig als Einstieg in die Sachverhaltsdarstellung (siehe Kapitel 6.5) und auch für die thematische Entwicklung spielen sie eine wichtige Rolle. Die Promotorinnen realisieren viele Themenwechsel unter Bezug auf die Broschüren (siehe Kapitel 8.2.1) und elizitieren in IRF-Sequenzen oftmals nicht das Vorwissen der Teilnehmer, sondern fordern diese zum Ablesen bestimmter Abschnitte auf (siehe Kapitel 7.1.2).

Das sich anschließende Kapitel wird zeigen, dass die Broschüren nicht nur einen Orientierungsrahmen für die thematische Entwicklung des Aufklärungsgesprächs bilden, sondern selbst die Versprachlichung der zu vermittelnden Inhalte entscheidend beeinflussen. Es geht der Frage nach, wie und wo Broschürentexte wörtlich wiedergeben werden, wie entsprechende Ablesesequenzen in den Gesprächsverlauf eingebettet sind und wo es zu Abweichungen vom genauen Wortlaut kommt. Interessant ist dabei nicht zuletzt, welche Funktion Ablesesequenzen im Zuge der Wissensvermittlung erfüllen und ob und wie die Teilnehmer auf sie reagieren.

Ablesesequenzen betreffen (1) die Auflösung der Akronyme HIV und AIDS und (2) die Nennung von drei Beispielen der Nichtübertragbarkeit sowie insbesondere (3) die Auflistung der drei Hauptübertragungswege und (4) eine kurze Beschreibung der virologischen Grundlagen einer HIV-Infektion:

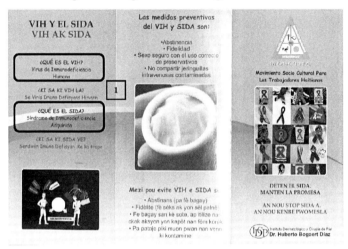

Abbildung 6: Textbausteine „HIV und AIDS" der Aufklärungsbroschüre „HIV/AIDS" (Quelle: MOSCTHA, eine vergrößerte Darstellung findet sich im Anhang)

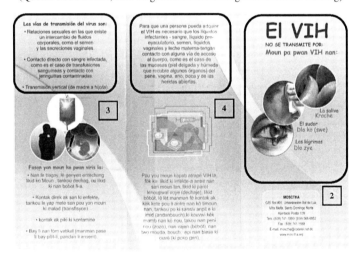

Abbildung 7: Textbausteine „Nichtübertragungswege", „Übertragungswege" und „Virologische Grundlagen einer HIV-Infektion" der Aufklärungsbroschüre „HIV/AIDS" (Quelle: MOSCTHA, eine vergrößerte Darstellung findet sich im Anhang)

Die folgende Sequenz dient als Einstieg in die Frage, wie und wo die Gesundheitspromotorinnen den Broschürentext wörtlich wiedergeben. Sie liefert zugleich einen ersten Hinweis darauf, aus welchem Grund Passagen abgelesen werden.

Beispiel 9.1.1-A (DM650081, 31.03.2012, charla 6)

```
0031   G1:   en Este broCHUre les dice- (.)
0032         QUÉ_es el ve i hAche y QUÉ_es el sIda;
0033         (---)
0034         como SON un grupo pequEño-
0035         lo voy a decir rápido-=
0036         =para que salgan (XXX xxx)
0037         (1.3)
0038         QUÉ_es el ve i hAche-
0039         vIrus de inmunodeficiEncia huMana; (-)
0040         QUÉ_es el sIda- (-)
0041         síndrome de inmunodeficiencia AdquiRIda; (-)
0042         quiere decIr que se adQUIEre; (-)
0043         a través de las relaciones sexuAles- (-)
0044         !SIN! protecciÓn; (.)
0045         NO hay;
0046   ED:   NO hay;
0047   G1:   (xxx xxx)
0048         (1.2)
```

Die Gesundheitspromotorin leitet die Sachverhaltsdarstellung unter Verweis auf die verteilten Aufklärungsbroschüren ein („en este brochure les dice [...] qué es el ve i hache y qué es el sida", Z. 31-32). Mit der Begründung, dass es sich um ein kleines Publikum handelt, kündigt sie eine schnelle Abhandlung der zu vermittelnden Inhalte an („como son un grupo pequeño lo voy a decir rápido", Z. 34-35). Nach einer Pause stellt sie die erste Frage („qué es el ve i hache", Z. 38). Um dem Anspruch eines zügigen Vorankommens gerecht zu werden, etabliert sie keine IRF-Sequenz, sondern beantwortet die Frage unmittelbar selbst (Z. 39). Gleiches wiederholt sich bei der Frage nach AIDS (Z. 40-41). Inwiefern sie die Auflösung der Akronyme aus der Broschüre abliest, lässt sich nicht beurteilen, da die Videoaufzeichnung erst mit etwa zweiminütiger Verzögerung einsetzt. Dann reformuliert die Promotorin das Partizip „adquirida" („quiere decir que se adquiere", Z. 42) und ergänzt ungeschützten Geschlechtsverkehr als Übertragungsweg („a través de las relaciones sexuales [...] sin protección", Z. 43-44). Eine kurze Nebensequenz zum Fehlen von Broschüren schließt sich an (Z. 45-48).

Beispiel 9.1.1-A (Fortsetzung)

```
0048         (1.2)
0049   G1:   SIN protección-=
0050         =enTONces=DIce-
0051         (1.4)
0052         e::h-
0053         las VÍas de transmisión de_este virus sOn- (-)
0054         las relaciOnes sexuales en las que_eXISten-
0055         interCAMbios de fluidos corporAles- (-)
0056         cOmo el SEmen- (.)
0057         y la secreCIÓN- (.)
0058         VAgInal; (-)
0059         conTACto directo con sAngra infectada- (-)
0060         como en cAso de transfuSIÓN; (-)
0061         sanGUInea-=
0062         =Y contacto con jerInga contaminada; (-)
0063         O transmisión verticAl de MAdre- (.)
0064         a HIjo;
0065         (1.5)
0066         dice las VÍas en las que NO se transmIte;=
```

Den Abschluss der Nebensequenz und den Wiedereinstieg ins Aufklärungshandeln markiert die Gesundheitspromotorin durch die Wiederholung des zuletzt geäußerten Inhalts („sin protección", Z. 49). Mit dem Diskursmarker „entonces" und unter Bezug auf eine der Broschüren leitet sie anschließend zu den Übertragungswegen als neuen Redegegenstand über (Z. 50-53). Sie liest die entsprechenden Abschnitte aus der Broschüre ab, wobei sie kleine Änderungen vornimmt. Die Promotorin fügt beispielsweise einen Artikel („las", Z. 54) und eine Konjunktion („o", Z. 63) ein und ersetzt den Diminutiv „jeringuillas" durch die Grundform „jeringa" (Z. 62). Die Aufgabe der Numerusopposition („la secreción vaginal" statt „las secreciones vaginales", Z. 57-58, „transfusión sanguínea" statt „transfusiones sanguíneas", Z. 60-61 und „jeringa contaminada" statt „jeringuillas contaminadas", Z. 62) ist mit hoher Wahrscheinlichkeit der dominikanischen Aussprache geschuldet. Die Ablesesequenz endet mit einem erneuten, unter implizitem Bezug auf die Aufklärungsbroschüren vorgenommenen Themenwechsel („dice las vías en las que no se transmite", Z. 66).

Die wörtliche Wiedergabe des Broschürentextes dient der Gesundheitspromotorin im vorliegenden Beispiel dazu, die geplanten Inhalte schnell und zeitökonomisch zu vermitteln. Das Ablesen entbindet sie von der Aufgabe, den Redegegenstand in eigene Worte zu fassen. Es hat den positiven Nebeneffekt, dass die Promotorin die zu vermittelnden Themen vollständig wiedergibt und keinen wichtigen Aspekt vergisst. Der Broschürentext stellt für die Gesundheitspromotorinnen ein sicheres Terrain dar, wie auch der folgende Ausschnitt aus einer IRF-Sequenz unterstreicht.

Beispiel 9.1.1-B (DM650079, 31.03.2012, charla 5)

```
0079   G1:   e::h- (-)
0080         CÓmo nosotros podemos contraer esta enfermedad;
0081         (1.8)
0082         DÍme;
0083   T6:   hAy de: varias maNEras-=
0084         =puede ser de transmisión sexuAl-=
0085         =puede SE:R- (-)
0086         meDIANte una jeringuIlla-
0087         que (esté) uSAda yA-
0088         con alguien que (lo haya utiliZAdo);
0089   G1:   aHA-
0090         (--)
0091   T7:   transfusión de SANgre-
0092         (1.4)
```

Die Gesundheitspromotorin initiiert eine IRF-Sequenz zu den Übertragungswegen des Virus und ruft eine Teilnehmerin auf (Z. 80-82). Diese kommt der etablierten konditionellen Relevanz nach, indem sie verschiedene Übertragungswege ankündigt („hay de varias maneras", Z. 83) und Geschlechtsverkehr und gebrauchte Spritzen als mögliche Formen nennt (Z. 84-88). Die Promotorin kommentiert die Äußerung mit einem abwartenden „aha" (Z. 89). Dann ergreift eine weitere Teilnehmerin das Wort und ergänzt Bluttransfusionen („transfusión de sangre", Z. 91). Als sich in den folgenden etwa eineinhalb Sekunden kein Teilnehmer mehr äußert, fällt die Sprecherrolle an die Promotorin zurück.

Beispiel 9.1.1-B (Fortsetzung)

```
0092         (1.4)
0093   G1:   may/ e:h- (-)
0094         (sí el/ VÍas);
0095         (--)
0096         DIce-
0097         las vías de transmisión (xxx) SO:N-
0098         las relaciones sexuAles-
0099         en las que exIsten intercAmbios de fluIdos- (-)
0100         como SO_on-
```

```
0101           corpoRAles-
0102           como son el SEmen y las secreciones
               vaginAles; (-)
0103           contacto diRECto-
0104   L1:     sch:::t-
0105   G1:     con-
0106   T6:     SANgre;
0107   G1:     denme un CHANce por favOr-
0108           (--)
0109           contacto diRECto con sAngre infectAda-=
0110           =en el CAso de transmisión sanguÍnea- (-)
0111           Y:_y- (-)
0112           de transfusión sanGUÍnea- (.)
0113           y contacto con jerInga contamiNAda; (-)
0114           transmisión vertIcal de madre a HIjo;=
0115           =son VÍas- (.)
0116           de transmisión sexuAl;
```

Die Gesundheitspromotorin ergreift das Wort und setzt zu einem Feedback an. Sie äußert sich zunächst sehr stockend und bricht ihre Aussagen immer wieder ab (Z. 93-94). Nach einer kurzen Pause verweist sie auf die Broschüre („dice", Z. 96) und beginnt, den Absatz zu den Übertragungswegen vorzulesen („las vías de transmisión [...] son", Z. 97). In der Ablesesequenz fallen ähnliche Abweichungen wie im vorangegangenen Beispiel auf: Die Promotorin ergänzt Elemente wie den bestimmten Artikel „las" (Z. 97) und das Kopulaverb „ser" (Z. 100 und Z. 102). Sie ersetzt den Diminutiv „jeringuillas" abermals durch „jeringa" (Z. 113) und artikuliert einzelne Nomen ohne wortfinale Pluralmarkierung („transfusión sanguínea" statt „transfusiones sanguíneas", Z. 112 und „jeringa contaminada" statt „jeringuillas contaminadas", Z. 113). Interessant sind die drei Versprecher während des Ablesens und direkt im Anschluss: Die Promotorin vergisst zunächst das Adjektiv „corporales" und sieht sich gezwungen, die sich anschließende Konstruktion abzubrechen und das Adjektiv nachzuliefern (Z. 99-102). Grund hierfür ist allem Anschein nach die Tatsache, dass „fluidos" und „corporales" im Broschürentext durch einen Zeilenumbruch getrennt sind, denn auch in vielen anderen Gesprächen artikulieren die Promotorinnen das Adjektiv erst nach einer Pause (siehe hierzu auch Beispiel 9.1.1-E). Zum zweiten Versprecher kommt es kurze Zeit später. Die Promotorin äußert „transmisión sanguínea" statt „transfusión sanguínea" – wohl aufgrund der phonologischen Ähnlichkeit zwischen den beiden

Begriffen – und bricht auch hier die unmittelbar folgende Konstruktion ab, um sich selbst zu verbessern (Z. 110-113). Der letzte Versprecher findet im Anschluss an die Wiedergabe des Broschürentextes statt, als die Promotorin die aufgezählten Übertragungswege als solche zu resümieren versucht („son vías", Z. 115), dabei jedoch irrtümlicherweise die sexuelle Übertragung nennt („de transmisión sexual", Z. 116). Der offensichtlich auf der semantischen Relation zwischen dem Hyperonym „vía de transmisión" und dem Hyponym „vía de transmisión sexual" beruhende Fehler bleibt im vorliegenden Ausschnitt unbemerkt und unkorrigiert.[146] Inwiefern sich die drei promotorenseitigen Versprecher auf die im Publikum herrschende und insbesondere in der Ermahnsequenz (Z. 104-107) deutlich als solche erkennbare Unruhe zurückführen lässt, ist unklar.

Der betrachtete Ausschnitt ist ein weiteres Beispiel dafür, dass die Gesundheitspromotorinnen teilnehmerseitige Antworten in IRF-Sequenzen nicht interaktiv bearbeiten, sondern in eine standardisierte Form der Wissensvermittlung verfallen. Anstatt die von den Teilnehmern relevant gesetzten Wissensbestände in ihrer Äußerungsformulierung zu berücksichtigen, greifen sie auf vorgefertigte Textbausteine zurück, die ihnen Sicherheit und Orientierung zu geben scheinen. Die Versprecher und Abweichungen vom genauen Wortlaut deuten wiederum darauf hin, dass die Promotorinnen die Texte zum Teil, jedoch nicht vollständig auswendig beherrschen. Beides unterstreicht das folgende Beispiel, in dem die Promotorin zu einer wörtlichen Wiedergabe ansetzt, dann jedoch davon abweicht und einzelne Begriffe unsystematisch nennt.

Beispiel 9.1.1-C (DM650018, 22.03.2012, visita domiciliaria 3)

```
0098    G1:    enTONces-
0099           (1.6)
0100           para que una persona adQUIEra el ve i hache-
0101           es neceSArio que tenga contActo- (-)
0102           con: la muCOsa; (-)
```

---

[146] Die Gesundheitspromotorinnen verwechseln die Begriffe „vías de transmisión" und „vía de transmisión sexual" häufig (siehe beispielsweise auch DM650018, Z. 31, Z. 35, Z. 40, DM650020, Z. 51 und DM650021, Z. 85). Zu einer Selbstkorrektur wie in der folgenden Sequenz kommt es dabei nur selten: „y las vías de transmisión sexuales eh las vías de transmisión tú sabes cuáles son" (DM650022, Z. 51-52).

```
0103        es deCIR- (-)
0104        con sang/
0105        con la SANgre-
0106        (---)
0107        o con: SEmen-
0108        (--)
0109        COsas así;
```

Die Gesundheitspromotorin klärt die Teilnehmerin über mögliche Ansteckungswege wie ungeschützten Geschlechtsverkehr, verunreinigtes Spritzbesteck und die Mutter-Kind-Übertragung auf. Ihre Ausführungen enden damit, dass ungeborene Kinder bei Beachtung entsprechender Maßnahmen von einer Infektion verschont bleiben. Mit einiger Verzögerung setzt sie zur Wiedergabe des Broschürentextes zu den virologischen Grundlagen einer Ansteckung mit HIV an, wobei sie bereits zu Beginn geringfügig davon abweicht, indem sie das Modalverb „poder" auslässt („para que una persona adquiera el ve i hache es necesario que" statt „para que una persona pueda adquirir el ve i hache es necesario que", Z. 100-101). Ob die Promotorin den Text abliest und im weiteren Verlauf die Orientierung verliert oder ihn von vornherein aus dem Gedächtnis zu rezitieren versucht, lässt sich aufgrund der fehlenden Videoaufzeichnung nicht nachvollziehen. Fest steht, dass sie in dem Moment, in dem es um virologische Details wie infektiöse Körperflüssigkeiten und die Wege, auf denen diese in den Körper einer nichtinfizierten Person gelangen, einschlägige Begriffe zusammenhangslos nennt. Sie spricht von Schleimhaut („mucosa", Z. 102) und reformuliert diese als Blut („sangre", Z. 105) und Sperma („semen", Z. 107). Die Aussage ist von zahlreichen Formulierungsschwierigkeiten wie stetig länger werdenden Pausen, Dehnungen und einem Wortabbruch (Z. 104) geprägt. Den Abschluss bildet ein Vagheit indizierender *passe-partout*-Ausdruck („cosas así", Z. 109).

Auch in der folgenden Sequenz beginnt die Gesundheitspromotorin mit der wörtlichen Wiedergabe eines Broschürenabschnitts, bricht diese nach kurzer Zeit jedoch ebenfalls ab und beendet die Sequenz mit der unsystematischen Nennung einzelner Fachbegriffe. Das Beispiel ist insofern interessant, als dass die Promotorin den Einbezug der Broschürentexte zuvor *ad absurdum* führt, indem sie die Teilnehmerin implizit zum Ergänzen des genauen Wortlautes auffordert, ohne die gewünschte Aktivität als solche zu rahmen und der Teilnehmerin die entsprechende Broschüre auszuhändigen.

Beispiel 9.1.1-D (DM650020, 22.03.2012, visita domiciliaria 5)

```
0150    G1:     enTONces-
0151            (1.9)
0152            para QUÉ para p/
0153            yo voy_a_hacer otra preGUNta-=
0154            =para Una persona que pueda_adquirir el ve i
                hache es neceSArio,
0155            (1.2)
0156            SAbe más o menos; (-)
0157    T1:     no; (-)
0158            (cómo aSÍ);
0159            (1.3)
0160            para Una persona,
0161            (--)
0162    G1:     MIre-
0163            Una persona que adquiere el ve i hache es
                neceSArio que- (-)
0164            los LÍquidos- (-)
0165            infectados=SAngre=LÍquido- (-)
0166            SEmen- (-)
0167            muCOsa-
0168            (--)
0169            con Eso se le puede pegar el ve i hache;
0170            (---)
0171    T1:     Aha;
0172            (---)
```

Genau wie im vorangegangenen Beispiel erklärt die Gesundheitspromotorin der Teilnehmerin, wie sich HIV überträgt. Ihre Äußerungen enden abermals damit, dass sich eine HIV-Infektion bei Neugeborenen vermeiden lässt, wenn bestimmte Maßnahmen berücksichtigt werden. Dann leitet die Promotorin einen Themenwechsel ein („entonces", Z. 150). Sie setzt zu einer Äußerung an, die sich retrospektiv als die beginnende Wiedergabe des Broschürentextes entpuppt („para qué", Z. 152). Die Promotorin bricht die Konstruktion sofort wieder ab und kündigt eine weitere Frage und damit IRF-Sequenz an („yo voy a hacer otra pregunta", Z. 153). Sie rezitiert den Beginn des entsprechenden Broschürenabschnitts („para una persona que pueda adquirir el ve i hache es necesario", Z. 154) und zeigt mittels der steigenden Intonation am Ende an, dass sie von der Teilnehmerin die Vervollständigung der als *designedly incomplete utterance* konzipierten Äußerung erwartet (zu *designedly incomplete utterances* siehe insbesondere Koshik 2002). Als sich die Teilnehmerin in der sich anschließenden Pause nicht zu Wort meldet, macht die Promotorin explizit, dass ihr Beitrag als erster Zug einer IRF-Sequenz gedacht ist und mit einer konditionellen Relevanz einhergeht („sabe más o menos", Z. 156). Die Teilnehmerin verneint daraufhin, über das gefragte Wissen zu verfügen („no", Z. 157). Die sich anschließende Rückfrage (Z. 158) und insbesondere die mit fragender Intonation geäußerte Wiederholung von „para una persona" (Z. 160) unterstreichen ihre Irritation. Die Promotorin erkennt, dass sie mit keiner Antwort rechnen kann, und geht zum Feedback über („mire", Z. 162). Sie gibt erneut den Beginn des Broschürenabschnitts in leicht variierter Form wieder („una persona que adquiere el ve i hache es necesario que", Z. 163) und fährt mit der unsystematischen Nennung verschiedener Begriffe fort („los líquidos [...] infectados", Z. 164-165, „sangre", Z. 165, „semen", Z. 166, „mucosa", Z. 167). Dann verliert sie endgültig den Faden und schließt ihren Beitrag mit einer abermals sehr allgemein gehaltenen und dem Broschürentext in keiner Weise mehr entsprechenden Äußerung ab („con eso se le puede pegar el ve i hache", Z. 169). Die Teilnehmerin ratifiziert die Aussage mit einem einfachen „aha" (Z. 171).

In den bislang betrachteten Ausschnitten wird deutlich, dass die wörtliche Wiedergabe des Broschürentextes sowohl als primäres als auch als ergänzendes Format der Wissensvermittlung fungiert: In 9.1.1-A und 9.1.1-B erfolgt die Darstellung der Übertragungswege des Virus durch eine wörtliche Wiedergabe des entsprechenden Abschnitts, womit die Ablesesequenz die eigentliche Wissensvermittlungssequenz darstellt. In 9.1.1-C und 9.1.1-D hingegen klären die Promotorinnen das Publikum zunächst in eigenen Worten über mögliche Übertragungswege auf, während die (versuchte) Wiedergabe des Broschürentextes zu den virologischen Grundlagen einer HIV-Infektion als vertiefendes Wissenselement dient. Ähnliches lässt sich im folgenden Ausschnitt beobachten, in dem die Promotorin Sexualkontakte als einen ersten Übertragungsweg nennt und anschließend unter Bezugnahme auf die Aufklärungsbroschüren im virologischen Sinne reformuliert.

Beispiel 9.1.1-E (DM650028, 24.03.2012, charla 1)

```
0074   G1:   las vÍas de transmisión del vi/
0075         de_este virus ES;
0076         a través de las relaciones sexuAles-¹ (-)
0077         SIN protección; (-)
0078         se DIce- (-)
0079         relaciones sexuales² en las que eXISten- (-)
0080         intercambios de fluIdos- (.)
0081         corporales³ como el SEmen- (-)
0082         y las secreciones vagiNAles; (-)
0083         DIcen las personas-=
0084         =ay que NO porque:-⁴
0085         (1.3)
0086         YO tuve relaciones sexuales con él y no::-
0087         no la_eyaculé DENtro; (-)
```

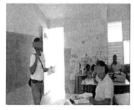 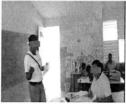 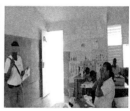

Screenshot 1   Screenshot 2   Screenshot 3

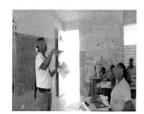

Screenshot 4

Die Gesundheitspromotorin kündigt die Übertragungswege des HI-Virus als neuen Redegegenstand an und nennt ungeschützten Geschlechtsverkehr als eine erste Möglichkeit („las vías de transmisión [...] de este virus es a través de las relaciones sexuales [...] sin protección", Z. 74-77). Ihr Blick ist dabei ins Publikum gerichtet (Screenshot 1). Dann verweist sie implizit auf die Broschüren („se dice", Z. 78) und gibt den Inhalt wieder (Z. 79-82). Dass die Promotorin den Text trotz der geringfügigen Abweichung vom entsprechenden Abschnitt abliest, zeigt nicht nur ihr der Videoaufzeichnung zu entnehmendes eindeutig auf die Broschüre gerichtetes Blickverhalten (Screenshots 2 und 3), sondern auch die Tatsache, dass die Pausen am Ende der Intonationsphrasen (Z. 79, Z. 80 und Z. 81) exakt mit den Zeilenumbrüchen in der Broschüre übereinstimmen.

Sprachstrukturell ist die Ablesesequenz folgendermaßen in den Gesprächsverlauf eingebettet: Die Gesundheitspromotorin kündigt die Übertragungswege des HI-Virus an (Z. 74-75) und nennt in rhematischer Position ungeschützten Geschlechtsverkehr als eine erste Form (Z. 76-77). In der sich anschließenden Ablesesequenz wird das Rhema der Vorgängeräußerung – Geschlechtsverkehr – zum neuen Thema (Z. 79). Dieses wird unter Wiedergabe des Broschürentextes im biomedizinischen Sinne reformuliert (Z. 79-82). Die Ablesesequenz endet damit, dass die Promotorin den Blick wieder ins Publikum richtet und eine Redewiedergabe initiiert („dicen las personas", Z. 83, Screenshot 4). Im Gegensatz zur Ablesesequenz geht es in dieser nicht um eine virologische Beschreibung des Infektionsrisikos beim Geschlechtsverkehr, sondern um die Entkräftung einer als solchen präsentierten und offenkundig weit verbreiteten Falschmeinung zu den Gefahren einer Ansteckung trotz Coitus interruptus (zum Verfahren der Redewiedergabe siehe Kapitel 9.2.5).

Die dargestellten Beispiele verdeutlichen, dass die Promotorinnen die Broschürentexte sowohl als primäres als auch als ergänzendes Format der Wissensvermittlung einsetzen, wobei sie nicht immer sprachlich markieren, dass ihre Aussagen eine (nahezu) wörtliche Wiedergabe von Textpassagen sind. Die zitierten Texte enthalten das zu vermittelnde Wissen in kompakter und komprimierter Form und ermöglichen den Promotorinnen damit eine schnelle und zeitsparende Vermittlung. Sie entbinden sie von der Aufgabe, teils komplexe biomedizinische Inhalte in eigene Worte zu fassen, und geben ihnen sowohl mit Blick auf die Vollständigkeit als auch auf die Korrektheit des wiedergegebenen Wissens Sicherheit und Orientierung. Mit dem Rückgriff auf vorformulierte Textbausteine kommen die Gesundheitspromotorinnen ihrem Auftrag der Wissensvermittlung unter Verringerung ihrer eigenen Denkprozesse und Formulierungshandlungen nach. Deutlich wird dies insbesondere in Sequenzen, in denen sie sich nach Formulierungsschwierigkeiten wieder in sicheres Terrain begeben, indem sie die zu vermittelnden Inhalte aus den Broschüren ablesen. Die Teilnehmer äußern nach promotorenseitigen Ablesesequenzen keine Verständnisschwierigkeiten.

Stellen die Broschürentexte einerseits einen Sicherheit versprechenden Rahmen für die Promotorinnen dar, so sind sie andererseits eine stete Quelle für Fehler. Abweichungen vom Broschürentext reichen von geringfügigen Modifikationen über Versprecher bis hin zum kompletten Abbruch der wörtlichen Wiedergabe. Geringfügige Modifikationen treten beispielsweise im Einfügen grammatikalischer Morpheme wie Artikel und Konjunktionen, in der Aufgabe der Numerusopposition bei einzelnen Nomen und im Ersatz von Diminutivformen durch Normalformen zutage. Versprecher lassen sich häufig auf die Zeilenumbrüche in den Broschüren oder phonologische Ähnlichkeiten und/oder semantische Relationen zwischen einzelnen Ausdrücken zurückführen. Zu einem Abbruch der wörtlichen Wiedergabe kommt es, wenn die Promotorinnen aus nicht nachzuvollziehenden Gründen den Faden verlieren und die begonnene Äußerung durch eine lediglich noch rudimentäre, bruchstückhafte und unsystematische Nennung einzelner Begrifflichkeiten abzuschließen versuchen. Dabei legen sie gravierende Unsicherheiten an den Tag, die sich in einem stockenden Sprechen und langen Pausen, in der Verwendung von *passe-partout*-Ausdrücken und in Wort- und Konstruktionsabbrüchen und Reformulierungshandlungen niederschlagen. Formulierungsschwierigkeiten beim Abbruch von Ablesesequenzen deuten wie auch Versprecher darauf hin, dass die Promotorinnen mit den in den Broschüren dargestellten Informationen nicht hundertprozentig vertraut sind. Sie implizieren, dass sie die Textbausteine als Hilfestellung nutzen, um dem Anspruch einer umfassenden und korrekten Wissensvermittlung gerecht zu werden und dem Aufklärungsgespräch den Anschein von Fachlichkeit zu geben, ohne die in den Broschüren dargestellten Inhalte bis ins Detail verinnerlicht zu haben.

9.1.2. Zum Umgang mit Fachbegriffen

Fachbegriffe stellen eines der zentralen Merkmale von Fachsprachen dar und spiegeln ein hohes Maß an Fachlichkeit wider. Ihre Verwendung in der Interaktion ist häufig ambivalent. Mit Blick auf eine umfassende und detaillierte Darstellung komplexer (biomedizinischer) Sachverhalte sind Fachbegriffe einerseits hilfreich und gegebenenfalls sogar notwendig, denn sie transportieren Fachwissen in komprimierter Form. In der Kommunikation zwischen

Experten und Laien erweisen sie sich andererseits schnell als Hürde. Sie werden für viele Verständnisschwierigkeiten verantwortlich gemacht und können eine erfolgreiche Wissensvermittlung erschweren oder im schlimmsten Falle verhindern. Bei der häufigen und unreflektierten Verwendung von Fachbegriffen besteht die Gefahr, dass die Darstellung der zu vermittelnden Inhalte für die Laien unverständlich wird und die Interaktion ihrem Ziel einer anschaulichen und nachvollziehbaren Informationsvermittlung nicht mehr nachkommt (siehe beispielsweise Brünner 2011: 247).

Eine grundsätzliche Vermeidung von Fachbegriffe in der Kommunikation zwischen Experten und Laien gilt trotz aller Schwierigkeiten als der falsche Weg. Als entscheidend wird vielmehr die Frage diskutiert, wie die Interaktanten mit Fachwortschatz umgehen: Wann, wie und in welchem Umfang gebrauchen die Gesprächsteilnehmer Fachbegriffe? Wird Fachwortschatz erklärt und wenn ja, mittels welcher Strategien und Verfahren? Und: Inwiefern markieren die Interaktanten die Verwendung von Fachbegriffen als problematisch und (potenziell) verständnishemmend (siehe hierzu beispielsweise Brünner 2011: 147-148)?

Die sich anschließenden Abschnitte setzen sich zum Ziel, den Fachwortgebrauch im Aufklärungsgespräch zu beleuchten. In einem gesprächsanalytisch-konstruktivistischen Sinne gehen sie davon aus, dass Fachbegriffe nicht *a priori* existieren, sondern erst dann als solche zu werten sind, wenn die Interaktanten sie wechselseitig erkennbar als Fachbegriffe behandeln. Der folgende Ausschnitt dient als Beispiel, in dem die Interaktanten einen offensichtlichen Fachbegriff routiniert verwenden und damit gerade nicht als solchen markieren.

Beispiel 9.1.2-A (DM650113/114, 15.04.2012, conversación 4)

```
0770   G1:   dePENde de tu::s-
0771         antiCUERpos (xxx xxx XXX) (-)
0772         si están FUERtes=pues- (-)
0773         los anticuErpos van a: a deteNER- (-)
0774         el: el VIrus-
```

Die Gesundheitspromotorin beschreibt die Tatsache, dass das Vollbild AIDS solange nicht ausbricht, solange die körpereigene Abwehr stark genug ist, das HI-Virus effektiv zu bekämpfen („si están fuertes [...] los anticuerpos van a [...] detener [...] el virus", Z. 772-774). Mit „anticuerpos" verwendet sie einen

Begriff, der in Wörterbüchern als fachsprachlich markiert ist, von den Interaktanten jedoch nicht als Fachbegriff behandelt wird.[147] Die Promotorin verwendet die Bezeichnung routiniert und ohne Anzeichen von Formulierungsschwierigkeiten. Ob die Teilnehmer den Begriff verstehen, bleibt unklar, sie äußern jedoch keine Verstehensschwierigkeiten, welche die Promotorin zu einer wie auch immer gearteten Begriffsdefinition oder Umschreibung verleiten.

Die im Folgenden diskutierten Beispiele verdeutlichen drei in den untersuchten Aufklärungsgesprächen immer wieder zutage tretende Strategien, mittels derer die Gesundheitspromotorinnen eine Ausdrucksweise als (zu) abstrakt und komplex, potenziell verständnishemmend und damit fachsprachlich markieren:

- Die Promotorinnen bezeichnen eine bestimmte Ausdrucksweise explizit als gemeinsprachlich und signalisieren damit, dass sie auf einen implizit als fachsprachlich markierten alternativen Begriff verzichten.
- Die Promotorinnen reformulieren oder spezifizieren einen bestimmten Ausdruck unter Bezug auf die Alltagswelt des Publikums und signalisieren damit, dass sie ihn für problematisch und möglicherweise unverständlich halten.
- Die Gesundheitspromotorinnen zeigen deutlich wahrnehmbare Unsicherheiten in der Verwendung einer bestimmten Ausdrucksweise und suggerieren damit, dass der entsprechende Begriff einen fachsprachlichen Charakter hat.

(1) Verzicht auf Fachbegriffe

Als eine erste Auffälligkeit in der Verwendung von Fachbegriffen im Aufklärungsgespräch zeigt sich deren bewusste Vermeidung. Die Promotorinnen greifen auf Ausdrucksweisen zurück, die sie explizit nicht als fachsprachlich, sondern als vulgär- oder populärsprachlich markieren.

---

[147] Im „Diccionario del Uso del Español" wird der Begriff „anticuerpo" der Fachsprache der Medizin zugerechnet und wie folgt definiert: „Proteína capaz de combinarse específicamente con un antígeno, el cual ha estimulado su producción" (Moliner 1998: 195). Die „Real Academia Española" markiert den Begriff als zu den Fachsprachen der Medizin und Biologie gehörend und definiert ihn folgendermaßen: „Sustancia producida en el organismo animal por la presencia de un antígeno, contra cuya acción reacciona específicamente" (Real Academia Española 2017b).

Beispiel 9.1.2-B (DM650110, 15.04.2012, conversación 1)

```
0240  G1:   en una esCUEla que_estuvimos-
0241        un joven hizo una preGUNta-
0242        (1.0)
0243        y ÉL decía- (-)
0244        que SI::-
0245        (--)
0246        si él NO::-
0247        no eyacuLAba- (-)
0248        si él poDÍA contaminarse-
0249        (---)
0250        con el ve i HAche-=
0251        =si la persona lo teNÍA; (-)
0252        porque_ÉL entendía-
0253        que como no haBÍA una eyaculación-
0254        no haBÍA-
0255        (---)
0256        ningún proBLEma; (-)
```

Die Gesundheitspromotorin kündigt die Wiedergabe einer Frage an, die ein Jugendlicher während einer nicht näher bestimmten vergangenen Aufklärungsveranstaltung stellte („en una escuela que estuvimos un joven hizo una pregunta", Z. 240-241). Die Unklarheit des jungen Mannes bezieht sich darauf, ob er sich bei ausbleibender Ejakulation mit HIV infizieren kann, wenn sein/e Sexualpartner/in HIV-positiv ist („y él decía [...] que si [...] él [...] no eyaculaba [...] si él podía contaminarse [...] con el ve i hache si la persona lo tenía", Z. 243-251). Die Promotorin ergänzt, dass der Jugendliche davon ausgeht, dass die Gefahr einer Ansteckung erst im Moment der Ejakulation besteht („porque él entendía que como no había una eyaculación no había [...] ningún problema", Z. 252-256).

Beispiel 9.1.2-B (Fortsetzung)

```
0257  G1:   pero en realidad no es aSÍ-=
0258        =desde que hay un conTACto- (-)
0259        lo que es pene vaGIna;=
0260        =ustedes SAben que:- (-)
0261        e::h- (.)
0262        hay una PARte-
0263        que:_el HOMbre-=
0264        =aunque NO haya_eyaculado pero:-
0265        (1.1)
0266        al prinCIpio-
0267        (--)
```

```
0268      lo que vulgarMENte le dicen-
0269      como una baBIta-=
0270      =que BOtan-=
0271      =ALgo; (.)
```

Die Gesundheitspromotorin dementiert die Annahme, dass eine Ansteckung mit HIV erst dann möglich ist, wenn es zur Ejakulation kommt („pero en realidad no es así", Z. 257). Sie hält fest, dass das Risiko einer Infektion bereits in dem Moment besteht, in dem Penis und Vagina miteinander in Kontakt kommen („desde que hay un contacto [...] lo que es pene vagina", Z. 258-259). Unter Bezug auf einen vermeintlichen *common ground* setzt sie zu einer längeren Erklärung des Sachverhalts an („ustedes saben que", Z. 260). Die Promotorin beschreibt im Folgenden die Tatsache, dass der Mann lange vor der Ejakulation eine geringe Menge einer Flüssigkeit absondert, die ausreicht, um eine weibliche Eizelle zu befruchten. Sie bezeichnet das sogenannte Präejakulat zunächst unspezifisch als „una parte" und verortet es als bereits zu Beginn des Sexualkontakts austretend („hay una parte que el hombre aunque no haya eyaculado [...] al principio", Z. 262-266). Dann definiert die Gesundheitspromotorin die Flüssigkeit näher. Sie greift dabei nicht auf einen biomedizinisch-neutralen Begriff wie „líquido preseminal", „líquido preeyaculatorio", „fluido preseminal" oder „fluido preeyaculador" zurück, sondern umschreibt sie als ein vom Mann ausgestoßenes schleimig-zähflüssiges Sekret: „una babita que botan" (Z. 269-270).[148] Die Promotorin markiert die Bezeichnung explizit-verbal als vulgärsprachlich („lo que vulgarmente le dicen", Z. 268) und leitet sie durch eine Vergleichspartikel ein („como", Z. 269). Die Verwendung des Verbes

---

[148] Das Substantiv „baba" definiert die „Real Academia Española" in ihrem aktuellen Online-Wörterbuch wie folgt: „(1) Saliva espesa y abundante que fluye a veces de la boca humana y de la de algunos mamíferos. (2) Líquido viscoso segregado por ciertas glándulas del tegumento de la babosa, el caracol y otros invertebrados. (3) Jugo viscoso de algunas plantas" (Real Academia Española 2017c). Gemeinsam ist allen Bedeutungen die klebrigzähe Konsistenz der jeweils beschriebenen Flüssigkeit, die auch ein vor wenigen Jahren erschienenes Wörterbuch zum dominikanischen Spanisch als erste Bedeutung festhält: „1. [...] Cualquier líquido viscoso" (Academia Dominicana de la Lengua 2013: 63). Das Verb „botar" gibt die „Real Academia Española" in vielen und zum Teil regionalen oder veralteten Bedeutungsvarianten an. Die im vorliegenden Beispiel zutreffende Bedeutung umschreibt sie folgendermaßen: „(1) Arrojar, tirar, echar fuera a alguien o algo" (Real Academia Española 2017d). Ähnlich die „Academia Dominicana de la Lengua", die „botar" in einer von vielen Bedeutungen als „expeler un organismo alguna secreción" definiert (Academia Dominicana de la Lengua 2013: 102).

„botar" impliziert, dass der Austritt des Präejakulats mit hoher Geschwindigkeit erfolgt. Der Gebrauch der Diminutivform bei „baba" legt wiederum nahe, dass es sich lediglich um eine geringe Menge der beschriebenen Flüssigkeit handelt. Den Abschluss der Definitionsbemühungen bildet das Indefinitpronomen „algo", das in zwei Bedeutungsvarianten vorkommt.[149] In seiner ersten Bedeutung verweist das Pronomen auf eine unbestimmte Gegebenheit von nicht näher definierter Beschaffenheit. Eine entsprechende Verwendung unterstreicht wie auch der Gebrauch der Vergleichspartikel „como" die Tatsache, dass die Ausführungen der Promotorin eine grobe Annäherung an den zu bezeichnenden Sachverhalt darstellen. In seiner zweiten Bedeutung beschreibt das Indefinitpronomen eine kleine Menge einer bestimmten Maßeinheit. In dieser Bedeutung zielt es wie auch die Diminutivform von „baba" darauf ab, dass das Präejakulat nur in geringer Menge abgesondert wird.

Beispiel 9.1.2-B (Fortsetzung)

```
0272   G1:   YA::- (.)
0273         aHÍ_í:-
0274         (---)
0275         en Esa-
0276         parte aHÍ::-
0277         lo que E:S-
0278         (--)
0279         e:h-
0280         puede fecunDARle-
0281         con Eso una mujer puede salir embara[zAda; (.)
0282   T1:                                       [sí;
0283   G1:   aunque no haya penetraCIÓN; (-)
```

Im weiteren Verlauf hält die Gesundheitspromotorin fest, dass das Präejakulat ausreicht, um eine Eizelle zu befruchten. Sie betont, dass eine Frau auch dann schwanger werden kann, wenn es nicht zur Ejakulation des Mannes kommt. Die zahlreichen Dehnungen und Pausen und die Verzögerungspartikel „eh" (Z. 279) deuten ebenso wie die Reformulierung („ahí", Z. 273 zu „en esa parte ahí", Z. 275-276) und der sich anschließende Konstruktionsabbruch („lo que es", Z. 277) darauf hin, dass die Promotorin

---

[149] In der Definition der „Real Academia Española": „(1) Designa una realidad indeterminada cuya identidad no se conoce o no se especifica. (2) Denota una cantidad pequeña e indeterminada de alguna magnitud" (Real Academia Española 2017e).

Schwierigkeiten hat, die richtigen Worte zu finden. Zur Bezeichnung des Präejakulats verwendet sie erneut das unspezifische Nomen „parte" (Z. 276).

Die Sequenz endet mit einer Übertragung der vermittelten Erkenntnisse auf HIV/AIDS. Die Promotorin klärt die Teilnehmer darüber auf, dass man sich auf demselben Weg mit dem Virus infizieren kann, wie es zu einer (ungewollten) Schwangerschaft kommt (Z. 285-288). Sie resümiert, dass das Risiko einer Infektion beim bloßen Kontakt zwischen Penis und Scheide und damit auch bei ausbleibender Penetration besteht (Z. 289-298).

Auch im nachfolgend dargestellten Beispiel geht es um das Risiko, sich bei ausbleibender Ejakulation mit HIV zu infizieren. Die Promotorin umschreibt den Sachverhalt mit einem Ausdruck, den sie als populärsprachlich bezeichnet.

Beispiel 9.1.2-C (DM650119, 15.04.2012, conversación 9)

```
0332   G1:   OIgan por favor-=
0333         =porque: YO no sé si ustedes han escuchado
              personas que dicen-
0334         yo salí embaraZAda-
0335         como se DIce popularmente- (-)
0336         dando BROcha;
0337         (--)
0338         entonces=así mismo como vA_ese esPERma- (-)
0339         así mIsmo puede ir el VIrus; (-)
0340         es decir=nO hace falta ni siQUIEra una
              penetración- (-)
0341         para contaGIARse-=
0342         =el SIMple conTACto-
0343         (2.0)
0344         PUEde (-)
0345         contaGIAR;
```

Die Gesundheitspromotorin fordert die Teilnehmer zum Zuhören auf („oigan por favor", Z. 332) und leitet eine Redewiedergabe ein („porque yo no sé si ustedes han escuchado personas que dicen", Z. 333, zum Verfahren der Redewiedergabe siehe Kapitel 9.2.5). Sie gibt die fremde Perspektive aus Sicht des entsprechenden Urhebers wieder, wobei sie mit „dando brocha" (Z. 336) auf einen Ausdruck zurückgreift, den sie prospektiv als populärsprachlich rahmt („como se dice popularmente", Z. 335).

Der Ausdruck „dar brocha" wird in den untersuchten Aufklärungsgesprächen häufig verwendet. Er setzt sich aus dem Verb „dar" und dem Nomen

„brocha" zusammen und bedeutet in wörtlicher Übersetzung „Bürste/ Pinsel/ Quaste geben". Im Wörterbuch der „Real Academia Española" sowie dem „Diccionario de Uso del Español" (Moliner 1998) ist der Ausdruck lediglich für das panamaische Spanisch in der Bedeutung „jemanden schmeicheln" belegt.[150] Eine Anfrage in der Suchmaschine Google ergibt mehrere Treffer, die eindeutige Hinweise auf eine zweite oder alternative Bedeutung des Ausdrucks liefern. Ein Onlinewörterbuch mit dem Namen „Diccionario Libre" beschreibt „dar brocha" für das dominikanische Spanisch neben „schmeicheln" wie folgt: „dar brocha es cuando una mujer es señorita, pa [sic] no tener todo el acto sexual…le pasan el pene por la vagina como si tuvieran pintando…dando brocha".[151] In einem weiteren Onlinewörterbuch namens „Tu Babel" definiert ein Nutzer „dar brocha" nahezu identisch als „juego sexual en que el hombre pasa el pene por la parte exterior de la vagina de la mujer para excitarse los dos" und ordnet den Ausdruck dem küstennahen kolumbianischen Spanisch zu.[152] Ein anderer Nutzer definiert den Ausdruck für das kubanische Spanisch mit „sin penetrar el pene" und spezifiziert: „Una especie de ejercicio sexual con el propósito de evitar embarazos o de causar una desfloración".[153] Für das dominikanische Spanisch findet sich auf „Tu Babel" lediglich die Bedeutung „schmeicheln".[154] Anders in einem vor wenigen Jahren von der „Academia Dominicana de la Lengua" veröffentlichten Wörterbuch des dominikanischen Spanisch, das „dar brocha" als „frotar el pene contra los genitales de una persona" verzeichnet und als jugend-, vulgär-, allgemein- und umgangssprachlich markiert (Academia Dominicana de la Lengua 2013: 107).

Die Definitionsversuche der Internetnutzer und der für das dominikanische Spanisch zu findende Wörterbucheintrag machen deutlich: Der Ausdruck

---

[150] In beiden Wörterbüchern findet sich der Ausdruck „dar brocha" unter dem Lema „brocha". Definiert wird er als „(1) Dar coba" (Real Academia Española 2017a) und „Lisonjear" (Moliner 1998: 417).
[151] Die Definition wurde laut Angaben auf der Webseite am 14. November 2009 von einem anonymen Nutzer veröffentlicht (Diccionario Libre 2017).
[152] Die Definition wurde vor mehr als drei Jahren von einem Nutzer namens „ARGOJR" veröffentlicht (Tu Babel 2017a).
[153] Die Definition wurde vor mehr als vier Jahren von einem Nutzer namens „Vientoenpopa" veröffentlicht (Tu Babel 2017b).
[154] Die Definition wurde vor mehr als vier Jahren von einem Nutzer namens „Vientoenpopa" veröffentlicht (Tu Babel 2017c).

„dar brocha" ist auf den hispanophonen Karibikinseln sowie den Anrainerstaaten des mittel- und südamerikanischen Kontinents verbreitet, und zwar in zwei verschiedenen Bedeutungen. Er verweist zum einen auf den Akt des Schmeichelns einer Person, von der man sich bestimmte Vorteile erhofft. Zum anderen bezeichnet er eine Art des sexuellen Kontakts, bei der der Mann mit seinem Penis in einer Weise über die Scheide der Frau streicht, die an Pinselbewegungen erinnert, ohne in sie einzudringen. Einträge und Fragen wie die Folgenden, die auf verschiedenen Onlineplattformen und Blogs erscheinen, unterstreichen insbesondere die zweite Bedeutung: „Por Qué ‚Dar Brocha' es Sexualmente ilógico" (Zabeton o. J.), „¿quiero darle brocha a mi novia?" (Yahoo Respuestas o. J.), „¿Puedo quedar embaraza [sic] porque mi novio me halla [sic] hecho brocha?"[155] (Todo Expertos o. J.).

Damit zurück zum Beispiel: Die Promotorin gibt dem Publikum deutlich erkennbar zu verstehen, dass sie auf eine nicht-fachsprachliche Begrifflichkeit zurückgreift. Mit der in die Redewiedergabe eingebetteten expliziten Markierung des Ausdrucks „dar brocha" als populärsprachlich deutet sie an, dass sie sich vom gewählten Register distanziert, es im Sinne einer authentischen Redewiedergabe jedoch als passend erachtet. Die Sequenz endet wie das vorangegangene Beispiel mit der Feststellung, dass es beim bloßen Kontakt zwischen Penis und Scheide und damit auch bei ausbleibender Penetration zu einer Übertragung von Sperma und demzufolge zu einer Infektion mit HIV kommen kann (Z. 338-245).

Als eine erste Strategie im Umgang mit Fachwortschatz lässt sich deren Vermeidung festhalten. Die Promotorinnen verzichten auf Fachbegriffe und ersetzen sie durch Ausdrücke, die sie explizit-verbal der Allgemeinsprache zuschreiben. Mit der registersprachlichen Zuordnung suggerieren sie, dass mehrere Arten der Versprachlichung des zu vermittelnden Inhalts existieren und es auch einen den betreffenden Sachverhalt bezeichnenden fachsprachlichen Ausdruck gibt. Ob sie diesen kennen und sich absichtlich gegen seinen Gebrauch entscheiden oder auf einen alternativen Ausdruck zurückgreifen, weil ihnen der Fachbegriff im Moment des Äußerns entfallen ist, bleibt offen.

---

[155] Das Beispiel illustriert eine Varianz in der Verwendung des Verbs, indem es „dar" durch „hacer" ersetzt.

Die Verwendung eines populär- oder vulgärsprachlichen Begriffs anstelle eines Fachwortes kann als Ausdruck einer gelingenden Adressatenorientierung gewertet werden. Die Promotorinnen lassen sich auf das vermeintliche Register des Publikums ein und schaffen damit eine größere Nähe zu den Teilnehmern. Sie verstärken den Alltagsbezug der zu vermittelnden Inhalte, was einen positiven Effekt auf die Verstehensprozesse der Teilnehmer hat und die Wissensvermittlung zu begünstigen vermag.

(2) Umschreibung von Fachbegriffen

Eine zweite Strategie im Umgang mit Fachbegriffen besteht in der Nennung der jeweiligen Bezeichnung in Kombination mit einer unterschiedlich gestalteten Reformulierung oder Spezifizierung. Die Gesundheitspromotorinnen kennzeichnen einen Fachbegriff dadurch als solchen, dass sie ihn in mehr oder weniger alltagssprachlicher Art und Weise umschreiben, wobei die Umschreibung an die Nennung des Begriffs anschließen oder vorausgehen kann.

Gemeinsam ist allen Formen der Reformulierung oder Spezifizierung von Fachbegriffen die Tatsache, dass sie einen alltagsweltlichen Bezug herzustellen versuchen. Die für die Gesprächspartner als zu abstrakt und unverständlich eingeschätzten Bezeichnungen werden definiert, erklärt, konkretisiert, in einen allgemeinsprachlichen Begriff übersetzt oder mit einem als bekannt vorausgesetzten Sachverhalt verglichen.[156] Letzteres zeigt sich in folgendem Ausschnitt, in dem die Gesundheitspromotorin den Begriff „lubricante" unter Zuhilfenahme der Vergleichspartikel „como" umschreibt.

Beispiel 9.1.2-D (DM650079, 31.03.2012, charla 5)

```
0217   G1:    =el condón NO se usa en la cartEra- (-)
0218          porque_inmediatamEnte yo uso el condón en la
              carTEra-
0219          (---)
0220          el lubriCANte se le sale-=
0221          =SAben que_el lubricante_es como un Agua- (-)
0222          entonces se SEca-=
0223          =inmediatamente que_use el conDÓN- (.)
0224          se ROMpe-
```

---

[156] Verfahren der Konkretisierung spielen nicht nur mit Blick auf die Umschreibung von Fachbegriffen, sondern auch hinsichtlich der Veranschaulichung komplexerer Zusammenhänge und Sachverhalte eine große Rolle. Kapitel 9.2.2 greift Konkretisierungen als Mittel der Herstellung eines alltagsweltlichen Bezugs erneut auf.

In einer langen monologisch-unidirektionalen Wissensvermittlungssequenz klärt die Gesundheitspromotorin über Fehler in der Lagerung und Verwendung von Kondomen auf. Sie weist die Teilnehmer darauf hin, dass Kondome nicht im Portemonnaie aufbewahrt werden dürfen („el condón ne se usa en la cartera", Z. 217). Als Grund gibt sie an, dass Kondome bei falscher Lagerung auszutrocknen drohen und in der Folge beim Gebrauch reißen („porque inmediatamente yo uso el condón en la cartera [...] el lubricante se le sale [...] se seca [...] se rompe", Z. 218-224). In die Erklärung eingebettet findet sich eine kurze Sequenz, in der die Promotorin den Begriff „lubricante" umschreibt und dadurch als Fachbegriff markiert. Mit Verweis auf vermeintliches Vorwissen ihrer Gesprächspartner („saben que", Z. 221) vergleicht sie die für die gleitmittelartige Beschichtung von Kondomen verwendete Bezeichnung „lubricante" mit Wasser und verdeutlicht damit die Tatsache, dass Kondome in feuchtem Ambiente verpackt sind („el lubricante es como un agua", Z. 221). Mit dem Vergleich werden die weiteren Ausführungen der Promotorin und insbesondere die direkt im Anschluss formulierte Gefahr des Austrocknens („se seca", Z. 222) für die Teilnehmer plausibler und leichter nachvollziehbar. Den Abschluss der Wortumschreibung und den Wiedereinstieg in die eigentliche Erklärung markieren eine kurze Pause (Z. 221) und die Diskurspartikel „entonces" (Z. 222).

Im folgenden Ausschnitt übersetzt die Promotorin den Fachbegriff unter Verwendung eines Reformulierungsmarkers in einen allgemeinsprachlichen Ausdruck und gewährleistet damit ein besseres Verständnis.

Beispiel 9.1.2-E (DM650117, 15.04.2012, conversación 7)

```
0182   G1:    también otra forma E:S-
0183          (---)
0184          la transmisión vertiCAL-=
0185          =es decir de MAdre-
0186          a HIjo; (-)
```

Die Gesundheitspromotorin klärt die Teilnehmer über die Übertragungswege des Virus auf. Als dritte Form („también otra forma es", Z. 182) nennt sie die vertikale Transmission, die sie unter Verwendung des Reformulierungsmarkers „es decir" unmittelbar in einen allgemeinsprachlichen Begriff übersetzt („la transmisión vertical es decir de madre a hijo", Z. 184-186). Die Bestandteile der Bezeichnung Mutter-Kind-Übertragung – im Spanischen

„transmisión de madre a hijo" – sind deutlich durchsichtiger als die der vertikalen Transmission und verhelfen dem Publikum damit zu einem besseren Verständnis des dargestellten Sachverhalts.

Eine Reformulierung des Begriffs der vertikalen Transmission findet sich in vielen Aufklärungsgesprächen. In den meisten Fällen schließt sie ohne jegliche sprachliche Markierung an die Nennung des Fachbegriffs an: „forma vertical de madre a hijo" (DM650118, Z. 349-351) sowie insbesondere „transmisión vertical de madre a hijo" (DM650015, Z. 293-295, DM650027, Z. 467-469, DM650032, Z. 105, DM650072, Z. 240, DM650077, Z. 139, DM650079, Z. 114, DM650081, Z. 63-64, DM650110, Z. 220-225, DM650112, Z. 153-155). Im folgenden Ausschnitt ist das Gegenteil der Fall: Eine Teilnehmerin nennt die Mutter-Kind-Übertragung als möglichen Infektionsweg, wobei sie die alltagssprachliche Bezeichnung verwendet. Die Gesundheitspromotorin ergänzt im Anschluss daran den Fachbegriff der vertikalen Transmission.

Beispiel 9.1.2-F (DM650023, 22.03.2012, visita domiciliaria 7)

```
0283   T2:   entonces por Esa vía- (-)
0284         sanGUÍnea-
0285         (--)
0286         puEde-
0287   T4:   y de MAdre a hIjo- (-)
0288   T2:   [puede conseGUIRse;
0289   G1:   [que_es la transmiSIÓN verticAl-
0290   T1:   eXAC[to;
0291   G1:       [la que_aCAba de decir Annie;
0292   T2:   CUÁL;
0293   T4:   de Madre [a hIjo-
0294   G1:             [de MAdre a hIjo-
0295   T1:             [de MAdre a hIjo-
```

In der dritten Position einer IRF-Sequenz zu den Übertragungswegen des Virus äußert sich Teilnehmerin 2 zu den Gefahren verunreinigter Spritzen („entonces por esa vía [...] sanguínea [...] puede", Z. 283-286). Eine weitere Teilnehmerin nimmt ihr für einen kurzen Moment das Wort ab und ergänzt die Mutter-Kind-Übertragung („y de madre a hijo", Z. 287). Daran anschließend überlappen eine Äußerung von Teilnehmerin 2 und eine der Gesundheitspromotorin. Während Teilnehmerin 2 die in den Zeilen 283-286 begonnene Konstruktion abschließt („puede conseguirse", Z. 288), bezieht sich die

Promotorin auf den Beitrag von Teilnehmerin 4. Sie bezeichnet die genannte Mutter-Kind-Übertragung als vertikale Transmission und liefert damit den Fachbegriff nach („que es la transmisión vertical", Z. 289). Teilnehmerin 1 reagiert mit einer Ratifizierung („exacto", Z. 290). Unklar ist, ob sie damit die Aussage von Teilnehmerin 2 („por esa vía [...] sanguínea [...] puede conseguirse", Z. 283-288) oder die gemeinsame Äußerungsproduktion von Teilnehmerin 4 und der Gesundheitspromotorin („de madre a hijo [...] que es la transmisión vertical", Z. 287-289) meint. Mit minimaler Überlappung startet die Promotorin einen Beitrag, in dem sie explizit macht, dass sich die Nennung des Fachbegriffs der vertikalen Transmission auf die Äußerung von Teilnehmerin 4 bezieht („la que acaba de decir annie", Z. 291). Dann erkundigt sich Teilnehmerin 2 nach dem aktuellen Redegegenstand („cuál", Z. 292). Die Frage unterstreicht, dass sie zum Zeitpunkt der Thematisierung der vertikalen Transmission noch mit der Beendigung ihres eigenen Beitrags beschäftigt war. Teilnehmerin 4, die Gesundheitspromotorin und Teilnehmerin 1 beantworten die Frage wortgleich und zu großen Teilen überlappend durch Nennung der alltagssprachlichen Bezeichnung („de madre a hijo", Z. 293-295).

Ähnlich wie die vertikale Transmission wird auch der Begriff des Immunsystems in den meisten Aufklärungsgesprächen in einen alltagssprachlichen Ausdruck übersetzt und damit als zu spezifizierender Fachbegriff behandelt. Auffällig in der Umschreibung ist der kontinuierliche Rückgriff auf ein im Zusammenhang mit Krankheiten weit verbreitetes Metaphernsystem, und zwar die Kriegsmetaphorik.

Beispiel 9.1.2-G (DM650118, 15.04.2012, conversación 8)

```
0114   G1:   =el VIrus- (.)
0115         ataca_el sistema inmunoLÓgico- (-)
0116         de:: la perSOna- (-)
0117         es decir el sistema de deFENsa que tenemos TOdos;
```

Die Gesundheitspromotorin beschreibt das menschliche Immunsystem („el sistema inmunológico [...] de la persona", Z. 115-116) unter Verwendung eines Reformulierungsmarkers als ein Abwehrsystem, über das jeder verfügt („es decir el sistema de defensa que tenemos todos", Z. 117). Die Wirkweise des HI-Virus stellt sie als einen Akt des Angriffs auf eben jenes Verteidigungssystem dar („el virus ataca el sistema inmunológico", Z. 114-115). Die

Kriegsmetaphorik hat ein großes Veranschaulichungspotenzial, das insbesondere auf ihrer starken Konventionalisierung beruht (Sontag 2005). Sie zieht sich durch das gesamte Korpus und wird in Kapitel 9.2.1 näher beschrieben.

Eine interessante Form des Umgangs mit Fachbegriffen, die in einem oftmals engen Zusammenhang zur Kriegsmetaphorik steht, ist die Auflösung der fachsprachlichen Akronyme HIV und AIDS. Die bisherigen Analysen haben gezeigt, dass den Promotorinnen in den untersuchten Aufklärungsgesprächen sehr daran gelegen ist, die beiden Begriffe unter Zerlegung in ihre Wortbestandteile zu bestimmen. In IRF-Sequenzen führt dies nicht selten dazu, dass teilnehmerseitige Antworten und die darin enthaltenen Wissenselemente nur unzureichend bearbeitet werden (siehe Kapitel 8.3.1 und Pech 2016).

Im nachfolgend analysierten Beispiel initiiert die Gesundheitspromotorin eine IRF-Sequenz, in der sie die Teilnehmer zum Ablesen der in der Broschüre zu HIV abgedruckten Definition – die Auflösung des Akronyms – auffordert. Eine Teilnehmerin kommt der Anweisung in zweiter Sequenzposition nach. Der dargestellte Ausschnitt entstammt dem promotorenseitigen Feedback.

Beispiel 9.1.2-H (DM650112, 15.04.2012, conversación 3)

```
0061   G1:   Okay; (-)
0062         el ve i hache es el VIrus de inmunodeficiencia
             humAna; (-)
0063         VIrus-
0064         porque no es la enfermedad en SI;
0065         (--)
0066         e_inmunodeficiencia-
0067         porque aTAca el sistEma inmunológico de la
             persOna-=
0068         =es decir el sisTEma de:- (-)
0069         de deFENsa que tiene el cuErpo-=
0070         =y huMAno porque es para humAnos-=
0071         =no es para aniMAles- (.)
0072         coMO:-
0073         (--)
0074         ANtes que=YO sé que mUchos de ustedes han
             escuchAdo-=
0075         =que deCÍan-=
0076         =AH eso fue por por:-
0077         (--)
0078         porque un hombre tuvo relación con_un aniMAL- (-)
```

```
0079        y por eso se le peGÓ; (-)
0080        sin embargo no es aSÍ- (-)
0081        no se les pega_a_aniMAles-=
0082        =sólo a los humAnos les aTAca; (-)
```

Die Gesundheitspromotorin ratifiziert die Äußerung der Teilnehmerin („okay", Z. 61) und wiederholt die Definition des Fachbegriffs HIV, die in einer Auflösung des Akronyms besteht („el ve i hache es el virus de inmunodeficiencia humana", Z. 62). Anders als in vielen anderen Gesprächen initiiert sie danach keinen Themenwechsel zu AIDS, sondern geht detailliert auf die einzelnen Wortbestandteile des fachsprachlichen Kurzwortes ein und liefert damit unterschiedliche gestaltete Verstehenshilfen. Sie nennt den ersten Begriff „virus" (Z. 63) und grenzt ihn vom Krankheitsstadium ab („porque no es la enfermedad en si", Z. 64). Dann nennt sie den zweiten Begriff „inmunodeficiencia" (Z. 66) und veranschaulicht ihn unter Rückgriff auf die Kriegsmetaphorik. Die Promotorin beschreibt die Wirkweise des Virus als einen Angriff auf das menschliche Immunsystem („ataca el sistema inmunológico de la persona", Z. 67). Den Begriff des Immunsystems übersetzt sie in den allgemeinsprachlichen Begriff des körpereigenen Abwehrsystems („es decir el sistema de [...] defensa que tiene el cuerpo", Z. 68-69). Zuletzt nennt die Promotorin den Begriff „humano" (Z. 70) und bestimmt ihn näher. Sie hält fest, dass HIV nur den Menschen und keine Tiere betrifft („es para humanos no es para animales", Z. 70-71). Zur weiteren Verdeutlichung thematisiert sie ein offenkundig lange Zeit kursierendes Tabu („yo sé que muchos de ustedes han escuchado que decían [...] eso fue [...] porque un hombre tuvo relación con un animal [...] y por eso se le pegó", Z. 74-79). Sie entkräftet es („sin embargo no es así", Z. 80) und betont abermals, dass Tiere nicht betroffen sind („no se les pega a animales", Z. 81). Unter erneutem Rückgriff auf die Kriegsmetaphorik wiederholt sie, dass das HI-Virus nur den Menschen angreift („sólo a los humanos les ataca", Z. 82).

Im folgenden Ausschnitt zerlegt die Promotorin das fachsprachliche Akronym AIDS in seine Wortbestandteile, bestimmt diese im Gegensatz zum vorherigen Beispiel jedoch nicht näher.

Beispiel 9.1.2-I (DM650110, 15.04.2012, conversación 1)

```
088   G1:   dice que_el sida es SÍNdrome de inmunodeficiencia-
089         adquiRIda-=
090         =es deCIR; (-)
091         el sida es YA la enfermedad en sI;
```

Unter Verweis auf die Broschüren löst die Promotorin das Akronym AIDS auf („dice que el sida es síndrome de inmunodeficiencia adquirida", Z. 88-89). Die sich anschließende Umschreibung des Fachbegriffs leitet sie mit einem Reformulierungsmarker ein („es decir", Z. 90). Sie beschränkt sich auf die kurze Erklärung, dass es sich bei AIDS um die Krankheit selbst handelt („el sida es ya la enfermedad en si", Z. 91). Was sich hinter den einzelnen (fachsprachlichen) Wortbestandteilen „síndrome", „inmunodeficiencia" und „adquirida" verbirgt, lässt die Promotorin im vorliegenden Fall offen. Im weiteren Verlauf ihrer Ausführungen ergänzt sie, dass AIDS tödlich enden kann. Sie nennt typische Symptome des Ausbruchs des Vollbildes und stellt damit auch ohne Analyse der Bestandteile des Akronyms einen Bezug zur vermeintlichen Alltagserfahrung der Teilnehmer her (siehe hierzu auch Kapitel 9.2.2).

Das Akronym „ITS" wird im untersuchten Korpus wie auch seine Langform „infecciones de transmisión sexual" durch Nennung typischer, als bekannt vorausgesetzter sexuell übertragbarer Krankheiten wie die Syphilis, das humane Papillomvirus, den harten Schanker und die Gonorrhoe konkretisiert und damit ebenfalls als fachsprachlich behandelt:

Beispiel 9.1.2-J (DM650016, 18.03.2012, charla 3)

```
0626   G1:   nos debemos de cuiDAR-
0627         de MUchas-
0628         infecCIOnes de transmisión sexuAl-
0629         que HAY; (-)
0630         como el papiLOmA- (-)
0631         el CHANcro- (.)
0632         la gonoRREa- (-)
0633         e:l SÍfilis-
0634         (---)
0635         todas Esas son infecCIOnes-
0636         de transmiSIÓN sexuAl- (-)
```

Mit Blick auf die Verfahren der Reformulierung und Spezifizierung von Fachbegriffen fällt schließlich auf, dass die Promotorinnen häufig auch abstrakte Ausdrücke wie „abstinencia", „relaciones sexuales casuales", „autoestima" und „intercambio de fluidos" definieren und dadurch als potenziell unverständliche fachsprachliche Ausdrucksweisen markieren:

- „el virus se transmite [...] también porque nosotros no tenemos abstinencia [...] abstinencia quiere decir [...] proponer la primera relación" (DM650016, Z. 366-375)
- „tengan abstinencia [...] abstinencia quiere decir [...] que cuando ustedes vean [...] una mujer [...] o la mujer un hombre [...] no se vayan de una vez [...] abstinencia es abstenerse [...] a una relación sin conocer la persona" (DM650027, Z. 1986-1996)
- „teniendo abstinencia [...] abstinencia es tener [...] una sola pareja" (DM650116, Z. 55-60)
- „existen muchas relaciones sexuales casuales [...] las relaciones sexuales casuales son aquellas [...] en que la persona sale a la calle [...] te conozco hoy [...] tengo relaciones contigo" (DM650077, Z. 179-183)
- „teniendo relaciones sexuales casuales [...] cuáles son las relaciones sexuales casuales [...] las que cuando yo salí a la calle una vez [...] conocí a una persona [...] tuve relaciones con él sin protección" (DM650032, Z. 315-319)
- „eso le baja la autoestima a la persona [...] la autoestima es el valor [...] que uno se da a si mismo" (DM650032, Z. 404-406)
- „se hace un intercambio de fluidos [...] intercambio significa que tú me das y yo te doy" (DM650015, Z. 697-701)

Die Promotorinnen behandeln einen Ausdruck dadurch als fachsprachlich-komplex und potenziell unverständlich, dass sie ihn in unterschiedlicher Art und Weise definieren, erklären, konkretisieren, in einen allgemeinverständlichen Ausdruck übersetzen oder mit einem als bekannt vorausgesetzten Konzept oder Sachverhalt vergleichen. Gemeinsam ist allen Formen, dass sie auf die Alltagswelt des Publikums Bezug nehmen und auf ein besseres Verständnis abzielen. Ein besonderer Fall der Umschreibung eines Fachwortes ist die Auflösung des Akronyms, die in allen untersuchten Aufklärungsgesprächen eine wichtige Rolle spielt. Durch die Zerlegung in seine einzelnen Wortbestandteile machen die Promotorinnen den Wortkörper sichtbar. Inwiefern dies ohne zusätzliche Erklärungen zu den einzelnen teils fachsprachlichen Komponenten zu einem tatsächlichen Verständnis der zugrundeliegenden biomedizinischen und virologischen Zusammenhänge führt, bleibt fraglich.

(3) Unsicherheiten in der Fachwortverwendung

Ein letztes Indiz, das auf den fachsprachlichen Charakter eines Begriffs schließen lässt, stellen Unsicherheiten in seiner Verwendung dar. Unter Unsicherheiten sollen hierbei sowohl Wortfindungsschwierigkeiten und der Rückgriff auf *passe-partout*-Wörter als auch die fehlerhafte Nennung des Fachbegriffs und die unvollständige oder falsche Auflösung des Akronyms verstanden werden.

Wortfindungsschwierigkeiten, die letztlich zu einer Vermeidung des intendierten Fachbegriffs führen, zeigen sich in folgendem Ausschnitt.

Beispiel 9.1.2-K (DM650016, 18.03.2012, charla 3)
```
0164    G1:     si TÚ te cuidas adecuadamEnte-
0165            vas al MÉdico- (-)
0166            LLEvas tu tratamiEnto-=
0167            =te dan tu:::s-
0168            (--)
0169            tu::s-
0170            tu:s anti/
0171            tu mediCIna-
0172            para tú:::- (-)
0173            estar norMAL- (-)
0174            tú mueres de cualQUIER otra enfermedAd- (.)
0175            y NO mueres de la_etapa sIda-
```

In einer Sequenz zum Unterschied zwischen HIV und AIDS klärt die Gesundheitspromotorin das Publikum über die Handlungs- und Therapiemöglichkeiten bei positivem Serostatus auf. Sie informiert die Teilnehmer, dass Betroffene bei einem gesunden Lebensstil („si tú te cuidas adecuadamente", Z. 164) und medizinischer Behandlung („vas al médico [...] llevas tu tratamiento", Z. 165-166) nicht zwangsläufig an AIDS sterben („tú mueres de cualquier otra enfermedad [...] y no mueres de la etapa sida", Z. 174-175). Die Promotorin unternimmt den Versuch, die ärztliche Behandlung als antiretrovirale Therapie zu bezeichnen und damit den biomedizinisch korrekten Fachbegriff zu verwenden. Sie setzt wiederholt zu einer entsprechenden Aussage an, doch fallen ihr auch nach mehreren, durch

Wortfindungsschwierigkeiten geprägten Anläufen nicht mehr als die ersten beiden Silben des Ausdrucks „antirretrovirales" ein (Z. 167-170). Anstelle des medizinischen Fachbegriffs verwendet sie schließlich die deutlich allgemeinere, damit aber auch allgemeinverständlichere Bezeichnung „medicina" (Z. 171). Auch bei der Darstellung der Wirkweise der entsprechenden Medikamente treten Formulierungsschwierigkeiten zutage, die sich in einer Dehnung und einer kurzen Pause äußern (Z. 172). Die Promotorin liefert schlussendlich keine Erklärung der virologischen Zusammenhänge, sondern beschreibt die Wirkung einer erfolgreichen medikamentösen Behandlung mittels der unspezifischen Ausdrucksweise „estar normal" (Z. 173).

In der sich anschließenden Sequenz gelingt der Promotorin die Nennung des Fachbegriffs der antiretroviralen Therapie mit kurzer Verzögerung.

Beispiel 9.1.2-L (DM650028, 24.03.2012, charla 1)
```
0333   G1:   tienes que ir al MÉdico-
0334         para que te dEn tus antirretro/ eh viRAles- (.)
0335         tu mediCIna-=
0336         =cuiDARte-
0337         NO llevas la vida desorganiZAda-
```

Die Promotorin erklärt den Teilnehmern, was bei Bekanntwerden einer HIV-Infektion zu tun ist: Betroffene müssen zum Arzt gehen, um antiretrovirale Medikamente zu erhalten („tienes que ir al médico para que te den tus antirretro [...] virales", Z. 333-334). Abgesehen davon müssen sie sich schonen („cuidarte", Z. 336) und ein geregeltes Leben führen („no llevas la vida desorganizada", Z. 337). Die Nennung des Begriffs der antiretroviralen Therapie bereitet der Gesundheitspromotorin für einen kurzen Moment Schwierigkeiten, die sich in einem Verzögerungsmarker („eh", Z. 334) äußern. Auffällig ist daneben die sich unmittelbar anschließende Übersetzung in den allgemeinsprachlichen Ausdruck „medicina", die sich als funktional zweideutig beschreiben lässt: (1) Die Gesundheitspromotorin reformuliert den Fachbegriff „antirretrovirales" um sicherzustellen, dass das Publikum den Inhalt ihrer Äußerung versteht. (2) Die Promotorin ist sich unsicher, ob sie den Fachbegriff korrekt verwendet hat, und begibt sich mit der Nennung der allgemeinsprachlichen Bezeichnung „medicina" wieder in vertrautes Terrain.

Der Begriff „antirretrovirales" bereitet den Gesundheitspromotorinnen immer wieder Schwierigkeiten. Dies zeigen sowohl seine oftmals stockende Nennung und fehlerhafte Verwendung (im Korpus finden sich „antivirales" ebenso wie „retrovirales") als auch seine häufige Umschreibung oder Ersetzung durch „medicamentos" oder „medicina" und sein Gebrauch in Kombination mit dem *passe-partout*-Ausdruck „cosas así" (siehe beispielsweise „antivirales [...] y cosas así", DM650020, Z. 106-107). Ähnliche Schwierigkeiten wie bei „antirretrovirales" treten bei der Auflösung der Akronyme HIV und AIDS zutage, die in vielen Fällen unvollständig oder fehlerhaft erfolgt:

- „y el sida es el virus [...] de inmunodeficiencia adquirida" (DM650018, Z. 15-16)
- „el sida es el síndrome de inmunodeficiencia humana" (DM650019, Z. 74)
- „el sida es el virus de inmunodeficiencia [...] humana" (DM650028, Z. 50-51)
- „el ve i hache es el virus de inmunodeficiencia" (DM650077, Z. 80)
- „y sida [...] es el síndrome [...] de deficiencia adquirida" (DM650116, Z. 34-37)
- „el ve i hache es síndrome de inmunodeficiencia humana" (DM650119, Z. 85)

Die Beispiele zeigen, dass die Promotorinnen bei der Auflösung der Akronyme HIV und AIDS die Wortbestandteile durcheinanderbringen. Die Fehler bleiben in aller Regel unbemerkt und werden weder selbst- noch von anderen Interaktanten wie den Teilnehmern oder den Lehrkräften fremdrepariert. Wie groß die Unsicherheit der Promotorinnen in der Verwendung der fachsprachlichen Akronyme HIV und AIDS ist, verdeutlicht auch das folgende Beispiel.

Beispiel 9.1.2-M (DM650017, 22.03.2012, visita domiciliaria 1)

```
0076   G1:    enTONces- (-)
0077          de: inmunodeficiencia huMAna; (-)
0078          es EL que:-
0079          (---)
0080          el que CAUsa el síndrome- (-)
```

```
0081        de::-
0082        el SIda;
0083        (---)
0084        ese VIrus;
```

Die Gesundheitspromotorin klärt die Teilnehmerin über HIV auf und betont, dass das Virus anders als oftmals angenommen nur den Menschen und keine Tiere betrifft (Z. 61-74). Sie endet damit, dass HIV nur das menschliche Immunsystem angreift („entonces [...] de inmunodeficiencia humana", Z. 76-77). Dann präsentiert sie das HI-Virus als den Auslöser für AIDS („es el que [...] causa [...] el sida", Z. 78-82). Dabei setzt sie zunächst zu einer Wiedergabe der gesamten Wortgruppe „síndrome de inmunodeficiencia adquirida" an („el síndrome [...] de", Z. 80-81). Als ihr diese nicht gelingt, bricht sie die begonnene Konstruktion ab und greift auf das Akronym AIDS zurück („el sida", Z. 82).

Die Gesundheitspromotorinnen haben in den untersuchten Aufklärungsgesprächen oftmals Schwierigkeiten, eine bestimmte Ausdrucksweise (korrekt) zu äußern, was auf deren fachsprachlichen Charakter schließen lässt. Entsprechende Schwierigkeiten manifestieren sich in Wortfindungsprozessen in Zusammenhang mit Verzögerungsmarkern, Wort- und Konstruktionsabbrüchen, Dehnungen und Pausen. Gelingt den Promotorinnen die Artikulation eines intendierten Fachworts auch nach mehreren Anläufen nicht, weichen sie oftmals auf allgemeinsprachliche Begriffe und/oder *passe-partout*-Ausdrücke aus. Nicht selten gebrauchen die Gesundheitspromotorinnen Fachbegriffe fehlerhaft oder lösen Akronyme unvollständig oder falsch auf. Auffällig dabei ist, dass entsprechende Verwendungen in den meisten Fällen weder von den Promotorinnen selbst noch von den Teilnehmern oder Lehrkräften als korrekturbedürftig markiert und/oder selbst- oder fremdrepariert werden.

Die Analysen belegen, dass die Gesundheitspromotorinnen um Fachlichkeit und Fachsprachlichkeit bemüht sind und Wert auf den Gebrauch bestimmter, als fachsprachlich zu wertender Ausdrücke legen. Die Nennung und Auflösung der Akronyme HIV und AIDS spielt hierbei eine ebenso prominente Rolle wie die Verwendung von Begriffen wie „antirretrovirales", „transmisión vertical" und „sistema inmunológico". Fachbegriffe geben den Promotorinnen genau wie die häufig abgelesenen Textbausteine Sicherheit und Orientierung und dienen ihnen dazu, komplexe Sachverhalte und Zusammenhänge in komprimierter und eindeutiger Form zu beschreiben und zugleich Fachkompetenz zu demonstrieren. Als ambig erweist sich ihre Verwendung insofern, als dass die Promotorinnen zum Teil erhebliche Unsicherheiten an den Tag legen und fachsprachliche Ausdrücke falsch verwenden, was wiederum auf eine eingeschränkte fachliche Kompetenz schließen lässt.

Sowohl der Verzicht auf fachsprachliche Ausdrucksweisen und ihr Ersatz durch populär- oder vulgärsprachliche Begriffe als auch die im untersuchten Korpus häufig zu beobachtende allgemeinsprachliche Umschreibung begünstigen eine adressatengerechte Wissensvermittlung. Die Gesundheitspromotorinnen orientieren sich bewusst oder unbewusst an den lebensweltlichen Erfahrungen der Teilnehmer und werden damit dem gerade für Experten-Laien-Kommunikation immer wieder formulierten Anspruch einer verständlichen Darstellung von Inhalten und bestmöglichen Überbrückung von Wissensdifferenzen gerecht. Wie stark der Alltagsbezug der promotorenseitigen Erklärungen ist, zeigt das sich anschließende Kapitel.

9.2. Veranschaulichungsverfahren

Eine zentrale Aufgabe wissensvermittelnder Interaktionen wie der untersuchten Aufklärungsgespräche besteht darin, komplexe (biomedizinische) Sachverhalte zu veranschaulichen und verständlich zu präsentieren. Veranschaulichende Verfahren zielen darauf ab, einen Alltagsbezug herzustellen, indem sie neues Wissen in Bezug zu geteiltem oder als bekannt vorausgesetztem Alltagswissen setzen, auf konkretere und damit nachvollziehbare Ebenen bringen, an persönliche Erfahrungen anbinden und/oder fiktive Alltagssituationen entwerfen und schildern. Zu zentralen Verfahren der Veranschaulichung zählen Metaphern, Vergleiche und Analogien, Beispiele und Beispielerzählungen sowie Konkretisierungen und Szenarios (siehe hierzu beispielsweise Brünner/ Gülich 2002).

Das folgende Kapitel beschäftigt sich mit den in den untersuchten Aufklärungsgesprächen zu beobachtenden Veranschaulichungsverfahren. Dabei zeigt sich, dass die Gesundheitspromotorinnen auf klassische Phänomene wie Metaphern, Konkretisierungen, Szenarios und Zahlenangaben ebenso zurückgreifen wie auf ein Verfahren, das in der vorliegenden Arbeit als Redewiedergabe bezeichnet wird und mit großer Häufigkeit vorkommt.

9.2.1. Metaphern

In einem traditionellen und lange Zeit vorherrschenden Verständnis gelten Metaphern als sprachliche Ausdrucksmittel, die ästhetischen Zwecken dienen und insbesondere in poetischen Texten zur Anwendung kommen. Eine deutliche Erweiterung dieses klassischen Metaphernbegriffs liefern der Linguist George Lakoff und der Philosoph Mark Johnson, deren konzeptuell-kognitive Metapherntheorie eine der bislang prominentesten Herangehensweisen an Metaphern darstellt (Lakoff/ Johnson 1980). Lakoff und Johnson verstehen Metaphern nicht als rein sprachliche Phänomene, sondern als fundamentale Ausdrucksformen der menschlichen Kognition. Metaphern organisieren und strukturieren die Wahrnehmung, das Denken, das Handeln und in letzter Instanz auch die Sprache des Menschen. Sie beschreiben einen Sachverhalt oder Vorgang im Erfahrungsbereich eines anderen und machen ihn durch Verknüpfung mit einem verwandten oder ähnlichen Konzept verstehbar. Durch die metaphorische Übertragung eines konzeptuellen Bereichs auf einen anderen veranschaulichen Metaphern abstrakte und komplexe Zusammenhänge und wirken sich positiv auf das Verständnis aus.[157] Dabei sind sie immer selektiv. Sie heben bestimmte Eigenschaften hervor und verdecken andere, die mit dem jeweiligen Metaphernsystem nicht kongruent sind. Metaphern kommen häufig nicht isoliert vor, sondern bilden umfassende und ausgebaute Metaphernsysteme. Sie sind in vielen Fällen hochgradig konventionalisiert und werden im alltäglichen Sprachgebrauch zumeist unbewusst verwendet.

Mit ihrem veranschaulichenden Potenzial eignen sich Metaphern insbesondere für die Kommunikation zwischen Experten und Laien. Das sich anschließende Kapitel geht der Frage nach, welche Rolle Metaphern und Metaphernsysteme in den untersuchten Aufklärungsgesprächen spielen und inwieweit sie dazu dienen, komplexe und abstrakte Sachverhalte verständlich und nachvollziehbar zu vermitteln.

---

[157] Die metaphorische Übertragung findet für Lakoff und Johnson nicht auf der sprachlichen, sondern auf der konzeptuellen Ebene statt. Dass die menschliche Sprache metaphorisch organisiert ist, liegt daran, dass sie das metaphorisch strukturierte Denken des Menschen widerspiegelt. Metaphern sind für Lakoff und Johnson sowohl konzeptuelle als auch sprachliche Metaphern.

Ein umfassendes Metaphernsystem, das sich durch alle Gespräche zieht und bereits in Kapitel 9.1.2 angesprochen wurde, ist die Kriegsmetaphorik. Kriegsmetaphern stellen hochgradig konventionalisierte Metaphern dar, die in europäischen und westlich orientierten Kulturkreisen als Teil eines geteilten kulturellen Wissens vorausgesetzt werden. Die Kriegsmetaphorik speist sich aus dem weitläufigen und produktiven Bedeutungsfeld des Krieges mit seiner einschlägigen militärsprachlichen Lexik. Sie ist so stark konventionalisiert, dass die militärische Herkunft der Begriffe oftmals verblasst. Ihr hoher Bekanntheitsgrad und ihre große Beliebtheit gehen in erster Linie auf die gute bildliche Vorstellbarkeit des zugrundeliegenden Konzepts zurück. Kriegsmetaphern liefern ein einprägsames Bild von Konflikt und Gegnerschaft, aber auch von Aggressivität, gewaltsamen Handlungen, Auseinandersetzungen und dem Gegensatz zwischen Gut und Böse (siehe hierzu auch Küster 1978: 81). Sie konzeptualisieren die Dichotomien Freund und Feind, Sieg und Niederlage, Angriff und Verteidigung und finden in vielen Bereichen Anwendung. Eingehend untersucht wird beispielsweise die Verwendung von Kriegsmetaphern in der politischen Berichterstattung (siehe insbesondere Küster 1978, Reger 1977, Ulucan 2000, Harms 2008).

Auch in Krankheitsdarstellungen spielen Kriegsmetaphern eine zentrale Rolle, denn Krankheiten unterliegen ähnlichen Regularitäten wie kriegerische Auseinandersetzungen. Sie werden als Invasionen körperfremder Organismen verstanden, die sich in den menschlichen Körper einnisten und die Macht übernehmen. Der Körper reagiert mit militärischen Operationen und alarmiert und mobilisiert sein körpereigenes Abwehrsystem (siehe hierzu auch Sontag 2005: 82). Im Verlauf der Krankheit bekämpfen sich Körper und Krankheitserreger. Gewinnt das Immunsystem, gilt die Krankheit als besiegt. Bei einer Niederlage droht dem Menschen der Tod.

Susan Sontag ist eine der ersten, die den Gebrauch von Kriegsmetaphern in Krankheitsdarstellungen beschreibt. In einem ursprünglich 1989 erschienenen Essay hält sie fest, dass die Kriegsmetaphorik die Erklärung medizinischer Vorgänge seit Beginn des 20. Jahrhunderts beherrscht und die gesundheitliche Aufklärung dominiert (Sontag 2005: 82-83). Kriegsmetaphern sind ein fruchtbares Bildspenderfeld, das nicht zuletzt den Diskurs über HIV/AIDS entscheidend prägt (Sontag 2005: 87-94). Auf diesen Umstand weist auch Dilger hin. Er merkt an, dass „für zahlreiche europäische Länder sowie den Norden Amerikas die Verwendung von Kriegsmetaphern charakteristisch ist und das Sprechen über AIDS ohne dieselben bis heute kaum auskommt" (Dilger 2000: 167).[158]

Die häufige Verwendung von Kriegsmetaphorik in den untersuchten Aufklärungsgesprächen wird in den folgenden Ausschnitten noch einmal deutlich. Die Beispiele zeigen zum einen, dass Kriegsmetapern nicht nur mit Blick auf HIV/AIDS eingesetzt werden, sondern auch zur allgemeinen Darstellung von viralen Vorgängen und Krankheitsgeschehen. Sie verdeutlichen zum anderen, dass sich sowohl die Gesundheitspromotorinnen als auch die Teilnehmer ihrer bedienen, was die hohe Konventionalisierung und Verbreitung des Bildspenderfeldes unterstreicht:

- „es el virus que ataca la defensa del cuerpo humano" (DM650032, Z. 48-49, Teilnehmer, ähnlich auch Z. 56-59, Teilnehmer sowie DM650113/114, Z. 124, Promotorin)
- „este virus ataca exclusivamente [...] a las personas" (DM650110, Z. 76-77, ähnlich auch DM650112, Z. 82, DM650113/114, Z. 172-173)
- „porque ataca el sistema inmunológico de la persona" (DM650119, Z. 88, ähnlich auch DM650110, Z. 61-65, DM650112, Z. 67-69, DM650117, Z. 100-103 und Z. 116-118, DM650118, Z. 114-117, DM650119, Z. 105-107)
- „el papiloma humano le ataca a la mujer como el hombre [...] ataca a la matriz de la mujer" (DM650112, Z. 205-210, ähnlich auch DM650118, Z. 566-568)
- „nosotros tenemos un sistema de defensa en el cuerpo que nos protege [...] de las enfermedades" (DM650119, Z. 102-104, ähnlich auch DM650117, Z. 108-115, DM650119, Z. 91-92)
- „así puede contagiarse porque la defensa le baja" (DM650020, Z. 119-120, ähnlich auch DM650017, Z. 187-189, ähnlich auch DM650019, Z. 226-227 und Z. 234, DM650020, Z. 138-143)

---

[158] Dass die Kriegsmetaphorik nicht das einzige Metaphernmodell ist, das den Diskurs über HIV/AIDS prägt, zeigt Liebert, der mit Blick auf die wissenschaftliche AIDS-Forschung und Theoriebildung Metaphern aus den Bereichen Transport, Produktion, Kommunikation und Computer beschreibt (1995).

- „la placenta protege el niño [...] de cualquier virus que vaya a atacarle" (DM650118, Z. 360-361)
- „nace sin el virus y por medio de una operación se salva" (DM650072, Z. 526-528, Teilnehmer)
- „si están fuertes [...] los anticuerpos van a [...] detener [...] el virus" (DM650113, Z. 772-774)
- „esos tratamientos no permiten [...] que el virus pase [...] forman una defensa [...] y el virus no avanza" (DM650118, Z. 199-206)
- „es la enfermedad en si [...] lo que destruye el sistema de la gente" (DM650023, Z. 101-103, Teilnehmer)
- „cuando pasa a la etapa de sida eso quiere decir que ese sistema de defensa del cuerpo [...] está totalmente destruido" (DM650119, Z. 136-139)
- „va a pasar [...] a lo que es la etapa de sida [...] porque la persona no va a tener con qué combatir ese virus" (DM650118, Z. 187-189, ähnlich auch DM650118, Z. 757-783)
- „se deteriora ya practicamente [...] todo su cuerpo todo su organismo [...] toda su defensa se deteriora [...] cuando ya está en la etapa sida" (DM650113/114, Z. 56-60)

Die Kriegsmetaphorik findet ihren Niederschlag in Ausdrücken des Angriffs und der Verteidigung: Krankheitserreger attackieren den Körper („atacar") und drohen ihn zu zerstören („deteriorar", „destruir"). Der Körper verfügt jedoch über ein Abwehrsystem („defensa", „sistema de defensa"), das er aktivieren kann und das Angreifer bekämpft („combatir") und im besten Falle aufhält („detener"). Das System schützt den Körper („proteger") und hilft ihm, sich gegenüber Gefahren zu verteidigen („salvarse").

Neben der dominierenden Kriegsmetaphorik finden sich im untersuchten Korpus vereinzelt Metaphern, die als nicht-konventionell zu werten sind und von denen zwei an dieser Stelle dargestellt werden sollen. Dass die Metaphern von den Gesprächspartnern verstanden werden, zeigt sich an deren jeweiligen Reaktionen.

Beispiel 9.2.1-A (DM650019, 22.03.2012, visita domiciliaria 4)

```
0074    G1:    el sida es el SÍNdrome de inmunodeficiencia
               humAna; (-)
0075    T1:    Aha; (-)
0076    G1:    que quiere dejar DIcho-
0077           que ya Eso es cuando la perSOna- (-)
0078           TIEne en SI la enfermedAd- (-)
0079           porque el VIrus es- (-)
0080           cuando Uno tiene la la:-
0081           las RÁfagas-
0082    T1:    el ve i HAche;
0083    G1:    Aha; (-)
0084           enTONces- (-)
0085           yA SIda- (-)
0086           es la eTApa finAl-=
```

Die Promotorin löst das Akronym AIDS (fälschlicherweise) als menschliches Immunschwächesyndrom auf („el sida es el síndrome de inmunodeficiencia humana", Z. 74). Die Teilnehmerin signalisiert mittels einer einfachen Hörerrückmeldung ihr Verständnis („aha", Z. 75). Dann kündigt die Promotorin unter Verwendung eines Reformulierungsausdrucks weitere Erklärungen an („que quiere dejar dicho", Z. 76). Sie bezeichnet AIDS als das abschließende Krankheitsstadium (Z. 77-78) und grenzt HIV unter Verwendung einer sich aus dem Begriffsfeld der Meteorologie stammenden Metapher davon ab: Die Promotorin beschreibt HIV als Windböe und damit als Vorbote eines potenziell gefährlichen Wetterphänomens („el virus es [...] cuando uno tiene [...] las ráfagas", Z. 79-81). Dass sie die Metapher der Unheil ankündigenden Böe spontan kreiert, deuten die kurzzeitigen Formulierungsschwierigkeiten an. Die Teilnehmerin macht deutlich, dass sie das Bild versteht und in der Lage ist, den meteorologischen Ausdruck der Windböe auf eine HIV-Infektion als die dem Vollbild AIDS vorausgehende Vorstufe zurückzubeziehen („el ve i hache", Z. 82). Die Promotorin ratifiziert die von der Teilnehmerin geäußerte gedankliche Verknüpfung („aha", Z. 83) und fährt fort, indem sie AIDS als Endstadium bezeichnet (Z. 84-86) und mögliche Symptome aufzuzählen beginnt.

Im nachfolgend dargestellten Ausschnitt ist es eine Teilnehmerin, die zur Verdeutlichung des Unterschieds zwischen HIV und AIDS eine Metapher kreiert.

Beispiel 9.2.1-B (DM650023, 22.03.2012, visita domiciliaria 8)

```
0170   G1:   cuando tenemos ve i HAche- (-)
0171         todavía solamente estamos en la priMEra
             etapa- (.)
0172         DE- (-)
0173         l:: de la enfermeDAD no vamos a decir-
0174         sino de la condiCIÓN de vida de la/
0175         del paCIENte; (-)
0176         enTONces- (-)
0177         y: LAS enfermedades- (-)
0178         son las que !EN!tran- (-)
0179         a traVÉS del virus; (-)
0180   T1:   y suSAna-=
0181         =yo creo que el ve i hache es como una PUERta
             aBIERta- (.)
0182         [a Otras enferme[des;
0183   G1:   [para los VIrus;  [a Otras [enfermedades;
0184   T2:                              [SÍ_i- (.)
```

Die Gesundheitspromotorin erklärt den Teilnehmerinnen den Unterschied zwischen HIV und AIDS. Sie bezeichnet HIV als die erste Phase, vermeidet dabei jedoch explizit die Verwendung des Begriffs Krankheit (Z. 170-175). Was sie unter einer Krankheit versteht und inwiefern sich eine HIV-Infektion von einer solchen unterscheidet, macht sie im Folgenden klar: Die Promotorin personifiziert (opportunistische) Krankheiten, indem sie ihnen die Eigenschaft zuschreibt, den Körper eines Menschen über dessen HIV-Infektion zu betreten („las enfermedades [...] son las que entran [...] a través del virus", Z. 177-179).

An einer übergaberelevanten Stelle ergreift eine der Teilnehmerinnen das Wort („y susana", Z. 180). Sie führt den Gedanken fort und baut die Formulierung metaphorisch aus. Epistemisch herabgestuft („yo creo que") und unter Verwendung der Vergleichspartikel „como" kreiert sie die Metapher der geöffneten Tür: „yo creo que el ve i hache es como una puerta abierta [...] a otras enfermedades" (Z. 181-182). Die Teilnehmerin beschreibt HIV als offenstehende Pforte, durch die andere Krankheiten in den Körper eindringen können. Das Virus macht den Körper anfällig für Gesundheitsrisiken und Krankheitserreger, denen es sprichwörtlich Tür und Tor öffnet.[159]

---

[159] Eine ähnliche Metapher zur Veranschaulichung der Infektion der menschlichen Zelle mit HIV beschreibt Liebert: Die sogenannte Hausmetapher konzeptionalisiert den

Die Gesundheitspromotorin partizipiert an der Konstruktion der Metapher und signalisiert damit zugleich ihr Verständnis. Sie vervollständigt das Bild zunächst überlappend zur Teilnehmerin, wobei sie nicht von Krankheiten im Allgemeinen, sondern von krankheitsauslösenden Viren spricht („para los virus", Z. 183). Dann ratifiziert sie die Metapher durch eine wörtliche Wiederholung des zweiten Teils („a otras enfermedades", Z. 183). Eine weitere Teilnehmerin signalisiert mittels einer einfachen Hörerrückmeldung, dass auch sie die Metapher der geöffneten Tür nachvollziehen kann („sí", Z. 184).

9.2.2. Konkretisierungen

Unter Konkretisierungen werden sprachliche Mittel verstanden, die abstrakte Sachverhalte unter Bezug auf lebensweltliche Erfahrungen auf eine konkretere und damit nachvollziehbare Ebene bringen. Konkretisierungen dienen den Gesundheitspromotorinnen in den untersuchten Aufklärungsgesprächen einerseits dazu, fachsprachliche Ausdrücke allgemeinverständlich zu umschreiben. Kapitel 9.1.2 hat einen Einblick in entsprechende Verwendungsweisen gegeben. Sie werden andererseits eingesetzt, um komplexe biomedizinische Konzepte und Zusammenhänge zu veranschaulichen. Das vorliegende Kapitel zeigt, dass Konkretisierungen insbesondere in der Darstellung des zeitlichen Verlaufs einer HIV-Infektion vom Moment der Ansteckung bis zum Ausbruch des Vollbildes AIDS eine entscheidende Rolle spielen.

Eine Einteilung in verschiedene Stadien ist bei vielen Krankheiten typisch und gerade auch für den Diskurs über HIV/AIDS zentral (Sontag 2005: 92). Anders als in biomedizinischen Darstellungen (siehe Kapitel 2.1.1) wird eine HIV-Infektion in den untersuchten Aufklärungsgesprächen nicht in vier, sondern lediglich in zwei Phasen gegliedert. Die Promotorinnen differenzieren HIV als Anfangsstadium und AIDS als Endstadium. Worin sich die beiden Stufen unterscheiden, machen sie unter Rückgriff auf Konkretisierungen klar, die sich auf die Lebenswelt der Teilnehmer beziehen und aus darin zu beobachtenden Situationen, Verhaltensweisen und Ereignissen speisen. Die folgenden Ausführungen zeichnen die promotorenseitigen Erklärungen zum

---

menschlichen Körper als Haus und die Körperzellen als Zimmer, die HIV unerlaubterweise betritt (Liebert 1995: 167-168).

zeitlichen Verlauf einer HIV-Infektion und den Unterschied zwischen HIV und AIDS unter Diskussion verschiedener Ausschnitte nach. Sie zeigen, dass die Promotorinnen ihre Darstellungen immer wieder an Alltagserfahrungen des Publikums anbinden und damit für eine große Verständlichkeit und Anschaulichkeit sorgen.

Eine HIV-Infektion wird in den betrachteten Aufklärungsgesprächen als Anfangsstadium beschrieben, in dem sich bei Betroffenen noch keine Symptome manifestieren:

Beispiel 9.2.2-A (DM650016, 18.03.2012, charla 3)

```
0071    G1:     (xxx xxx) el VIrus es- (-)
0072            cuando emPIEza;
0073            (--)
0074            que todavía uno no tiene ningún SÍNtoma;
0075            (---)
0076            (se puede estar) (sin) diaRREa-
0077            FIEbre-=
```

Die Gesundheitspromotorin bezeichnet eine HIV-Infektion als den Beginn eines nicht näher definierten Zustandes („el virus es [...] cuando empieza", Z. 71-72). Sie ergänzt, dass sich das Anfangsstadium durch seine Symptomfreiheit kennzeichnet („todavía uno no tiene ningún síntoma", Z. 74). Was unter Symptomfreiheit zu verstehen ist, konkretisiert sie durch Nennung von zwei Symptomen, die einer AIDS-Erkrankung typischerweise zugeschrieben werden: Betroffene leiden weder an Durchfall („se puede estar sin diarrea", Z. 76) noch an Fieber („fiebre", Z. 77).

Infizierte Personen können ein normales Leben führen, wie die Promotorinnen in den untersuchten Gesprächen immer wieder betonen:

Beispiel 9.2.2-B (DM650118, 15.04.2012, conversación 8)

```
0134    G1:     mientras la perSOna está en la_etapa del vIrus-
0135            la persona esTÁ:-
0136            norMAL; (-)
0137            no::-
0138            no está_en CAma- (-)
0139            no se siente MAL-
0140            sino la persona tiene una vida totalmente norMAL;
```

Die Promotorin hält fest, dass HIV-infizierte Personen normal weiterleben können („mientras la persona está en la etapa del virus la persona está normal", Z. 134-135). Zur genaueren Bestimmung dessen, was sie unter einem normalen Leben versteht, dient erneut eine Konkretisierung: Die Gesundheitspromotorin nennt als Beispiele für die angesprochene Normalität, dass Betroffene nicht bettlägerig sind („no está en cama", Z. 138) und sich nicht schlecht fühlen („no se siente mal", Z. 139).

Auch im folgenden Ausschnitt greift die Promotorin auf eine Konkretisierung zurück, um den Sachverhalt des normalen Weiterlebens zu veranschaulichen. Sie ergänzt, dass sich Betroffene einer antiretroviralen Therapie unterziehen müssen, um nicht ins Stadium AIDS zu gelangen:

Beispiel 9.2.2-C (DM650112, 15.04.2012, conversación 3)

```
0109   G1:   una persona puede tener ve i hache y norMAL-=
0110         =puede estar por aHÍ- (-)
0111         camiNANdo-
0112         (--)
0113         puede trabaJAR- (-)
0114         estuDIAR-=
0115         =hacer CUANtas cosas-=
0116         =pero Eso si_se pone en trataMIENto;
0117         (---)
0118         para no pasar a lo que_es la etapa de SIda;
0119         (---)
0120         porque yA en la_etapa de sida SÍ la persona tiene
               problemas;
```

Die Gesundheitspromotorin betont wie im zuvor dargestellten Beispiel, dass HIV-infizierte Personen ein normales Leben führen können („una persona puede tener ve i hache y normal", Z. 109). Wie ein normales Leben aussieht, macht sie unter Verwendung einer Konkretisierung klar: Betroffene sind mobil („puede estar por ahí [...] caminando", Z. 110-111). Sie können arbeiten („puede trabajar", Z. 113), studieren („estudiar", Z. 114) und viele Dinge unternehmen („hacer cuantas cosas", Z. 115). Voraussetzung hierfür ist, dass sie sich einer antiretroviralen Therapie unterziehen („pero eso si se pone en tratamiento", Z. 116). Die Medikamente sollen verhindern, dass das Vollbild AIDS ausbricht („para no pasar a lo que es la etapa de sida", Z. 118). Der Gegensatz zwischen HIV und AIDS deutet sich bereits an: Bei AIDS treten Probleme auf, die im vorliegenden Ausschnitt nicht spezifiziert werden („en la etapa de sida sí la persona tiene problemas", Z. 120).

Mit Blick auf die Wirkweise der antiretroviralen Therapie finden sich im untersuchten Korpus immer wieder Konkretisierungen:

Beispiel 9.2.2-D (DM650110, 15.04.2012, conversación 1)

```
0429    G1:     aunque NO se puede curar el ve i hAche-
0430            pero se PUEde prevenir-=
0431            =es decir los medicaMENtos- (-)
0432            NO permiten que_el vIrus- (.)
0433            aVANce; (-)
0434            y que la persona LLEgue a lo que_es la etapa de-
0435            (--)
0436            de SIda; (.)
```

Die Gesundheitspromotorin betont, dass sich HIV wenn auch nicht heilen, so aber dennoch behandeln lässt („aunque no se puede curar el ve i hache pero se puede prevenir", Z. 429-430). Worin vorbeugende Maßnahmen bei einer vorliegenden HIV-Infektion bestehen, konkretisiert sie unter Verwendung einer Personifizierung: Die Medikamente werden als handelnde Akteure dargestellt, die ein Fortschreiten des Virus verhindern („los medicamentos [...] no permiten que el virus [...] avance", Z. 431-433). Damit vermeiden sie, dass beim Betroffenen das Vollbild AIDS ausbricht („y que la persona llegue a lo que es la etapa de [...] sida", Z. 434-436). Mit der Personifizierung bringt die Gesundheitspromotorin die komplexe, auf biomedizinischen und virologischen Prozessen beruhende Wirkweise der antiretroviralen Therapie auf eine konkrete und für die Teilnehmer nachvollziehbare Ebene.

Weitere Konkretisierungen finden sich mit Blick auf die zweite Voraussetzung, die Betroffene erfüllen müssen, um trotz ihrer HIV-Infektion ein normales Leben führen zu können:

Beispiel 9.2.2-E (DM650016, 18.03.2012, charla 3)

```
0181    G1:     pero si YO me_estoy dando mi tratamiento
                adecuAdo-=
0182            =y vivo una vida SAna-
0183            (--)
0184            SAna quiere decir-
0185            NO tengo relaciÓn- (-)
0186            como LOca-
0187            (--)
0188            e:h NO ando bebiEndo-=
0189            =(xxx xxx) mala NOche-
0190            no ando usando DROgas- (-)
0191            eso_es una vida SAna- (-)
```

```
0192        comer SAno-
0193        (--)
0194        comer mucha ensaLAda-
0195        y mucha::- (-)
0196        la LEche-=
0197        =FRUtas y Eso-
0198        entonces=yo puedo adquirir Otra enfermedAd-
0199        que me LLEve a la muerte-
0200        y el SIda no me MAta;
```

Die Promotorin klärt das Publikum darüber auf, dass infizierte Personen sich einer medikamentösen Therapie unterziehen und auf einen gesunden Lebensstil achten müssen („si yo me estoy dando mi tratamiento adecuado y vivo una vida sana", Z. 181-182). Tun sie dies, sterben sie nicht an AIDS, sondern an einer beliebigen anderen Krankheit („entonces yo puedo adquirir otra enfermedad que me lleve a la muerte y el sida no me mata", Z. 198-200). In die Ausführungen eingebettet findet sich eine umfangreiche Konkretisierung. Die Promotorin verdeutlicht dem Publikum durch Nennung verschiedener Verhaltensweisen, worin eine gesunde Lebensweise besteht („sana quiere decir", Z. 184): Zu vermeiden sind ein ausschweifendes Sexualleben („no tengo relación [...] como loca", Z. 185-186), übermäßiger Alkoholkonsum („no ando bebiendo", Z. 188), durchzechte Nächte („mala noche", Z. 189) und Drogenmissbrauch („no ando usando drogas", Z. 190). Zu einem gesunden Leben gehört darüber hinaus, sich gesund zu ernähren („comer sano", Z. 192). Dies konkretisiert die Gesundheitspromotorin wiederum durch eine kurze Aufzählung geeigneter Lebensmittel: Salat („comer mucha ensalada", Z. 194), Milch („la leche", Z. 196), Obst („frutas", Z. 197) und dergleichen („y eso", Z. 197).

Unterziehen sich Betroffene keiner antiretroviralen Therapie und achten sie nicht auf einen gesunden Lebensstil, droht die Gefahr, dass das Vollbild AIDS ausbricht. Das sogenannte Endstadium manifestiert sich durch das Auftreten typischer Symptome, die auch die Promotorinnen in den untersuchten Gesprächen aus Gründen der Veranschaulichung immer wieder ansprechen:

Beispiel 9.2.2-F (DM650017, 22.03.2012, visita domiciliaria 1)

```
0115   G1:   ahora si tú te desCUIdas- (-)
0116         el VIrus se convierte e/
0117         yA: en la_eTApa final-
0118         que es SIda- (-)
0119         entonces ahÍ es donde te salen las LLA:gas-
0120         te salen los (xxx XXX xxx)=los VÓmitos=la
               diaRREa- (-)
0121         pierdes el PElo- (.)
0122         te pone:s delgaDIto e_irreconoCIBle;
```

Die Promotorin weist die Teilnehmer darauf hin, dass bei einem ungesunden Lebenswandel das Vollbild AIDS auszubrechen droht („si tú te descuidas [...] el virus se convierte [...] en la etapa final que es sida", Z. 115-117). Dieses konkretisiert sie durch Nennung verschiedener Symptome, die AIDS typischerweise zugeschrieben werden: Betroffene leiden unter Hautveränderungen („ahí es donde te salen las llagas", Z. 119) und Erbrechen („los vómitos", Z. 120) sowie Durchfall („la diarrea", Z. 120). Ihnen fallen die Haare aus („pierdes el pelo", Z. 121) und sie verlieren bis zur Unkenntlichkeit an Gewicht („te pones delgadito e irreconocible", Z. 122).

Die Gesundheitspromotorinnen konkretisieren das Vollbild AIDS im untersuchten Korpus nicht nur durch Nennung typischer Symptome, sondern gelegentlich auch, indem sie den (plötzlichen) Zusammenbruch des Immunsystems fokussieren:

Beispiel 9.2.2-G (DM650022, 22.03.2012, visita domiciliaria 7)

```
0041   G1:   el SIda es yA la-
0042         la enfermeDAD en si; (-)
0043         cuando uno YA-=
0044         =tú ves una persona que esTÁ:- (-)
0045         levanTAda- (-)
0046         que_está BIEN=FUERte-=
0047         =y de_Una_hora_a Otra ya-
0048         va caYENdo=va caYENdo;=
0049         =es el SIda;
```

Wann AIDS ausbricht und wie genau sich die Krankheit äußert, erklärt die Gesundheitspromotorin im dargestellten Ausschnitt weder mit Blick auf virologische Zusammenhänge wie steigende Viruslasten und abnehmende Helferzellen noch mit Blick auf potenzielle und äußerlich wahrnehmbare Symptome wie Haarausfall, Gewichtsverlust, Durchfall und Erbrechen. Sie beschreibt AIDS stattdessen als einen Zustand der vollständigen körperlichen Erschöpfung. Zur Veranschaulichung skizziert die Promotorin den fiktiven Fall einer HIV-positiven Person, die zunächst gesund und stark ist und von ihren Mitmenschen entsprechend wahrgenommen wird („tú ves una persona que está [...] levantada [...] que está bien fuerte", Z. 44-46). Den Ausbruch des Vollbildes AIDS deutet sie schließlich damit an, dass der Betroffene von einem Moment auf den anderen zusammenbricht („y de una hora a otra ya va cayendo va cayendo", Z. 47-48).

9.2.3. Szenarios

Mit Szenarios versetzen die Gesundheitspromotorinnen das Publikum in fiktive Situation. Sie schildern Ereignisse und Handlungen und entwerfen kurze Alltagserlebnisse, die den Teilnehmern die zu vermittelnden Informationen plastisch vor Augen führen. Die in den untersuchten Aufklärungsgesprächen zu findenden Szenarios verdeutlichen einerseits die Risiken und Gefahren bestimmter Verhaltensweisen, veranschaulichen andererseits jedoch auch, welche Situationen und Momente als ungefährlich einzustufen sind. Sie dienen den Promotorinnen im ersten Fall dazu, das Publikum zu warnen und zur Aufgabe gefährlicher Handlungen zu bewegen. Im zweiten Fall zielen sie darauf ab, Ängsten und Vorurteilen entgegenzuwirken.

Die folgenden Ausführungen beschreiben die Themenfelder, die von den Gesundheitspromotorinnen im untersuchten Korpus üblicherweise mit Szenarios veranschaulicht werden.

(1) Promiskes Sexualverhalten und ungeschützte One-Night-Stands

Beispiel 9.2.3-A (DM650016, 18.03.2012, charla 3)

```
0311   G1:    se transmite tamBIÉN- (-)
0312          e::h vía transmisión sexuAl-
0313          SIN protección;
0314          (---)
0315          e::h las perSOnas-
0316          (---)
0317          prácticamente nosOtros los dominiCAnos-
0318          somos una gente muy acTIva- (-)
0319          e::h NO miramos- (-)
0320          NO:::-
0321          (--)
0322          penSAmos en el momEnto-=
0323          =sino que conocemos a_una perSOna-
```

```
0324        y nos vamos a la CAma;
0325        (--)
0326        pero tampoco tenemos conciencia de_exigirle un
            preservaTIvo;
0327        (1.4)
0328        enTONces-
0329        el: SExo SIN protección- (-)
0330        es Una de las FORmas- (.)
0331        de infecTAR;
```

In einer Sequenz zu den Übertragungswegen des HI-Virus thematisiert die Gesundheitspromotorin Sexualkontakte, wobei sie mittels der starken Betonung der Präposition „sin" die Tatsache unterstreicht, dass das Risiko einer Ansteckung nur bei ungeschütztem Geschlechtsverkehr besteht („se transmite también [...] vía transmisión sexual sin protección", Z. 311-313). Zur Verdeutlichung der Gefahren häufiger ungeschützter Sexualkontakte initiiert sie ein eng an die Lebenswelt des Publikums angebundenes Szenario. Sie bezeichnet Dominikaner – darunter sich selbst – als sexuell sehr aktive Menschen, die in entscheidenden Momenten nicht nachdenken („prácticamente nosotros los dominicanos somos una gente muy activa [...] no miramos [...] no [...] pensamos en el momento", Z. 317-322). Zur weiteren Veranschaulichung skizziert sie die fiktive Situation eines One-Night-Stands: Man lernt eine Person kennen und geht direkt mit ihr ins Bett („conocemos a una persona y nos vamos a la cama", Z. 323-324). An ein adäquates Schutzverhalten denkt dabei ihren Ausführungen zufolge niemand („pero tampoco tenemos conciencia de exigirle un preservativo", Z. 326). Die Promotorin holt die Teilnehmer mit der Konstruktion des Szenarios in ihrem Lebensumfeld ab. Sie tritt ihnen insofern nicht zu nahe, als dass sie sich selbst in die geschilderte Situation einbezieht und das Verhalten als solches nicht (negativ) bewertet. Die kurze Schilderung dient der Sensibilisierung der Teilnehmer für potenziell riskante Situationen, mit denen sie sich in ihrem Alltag immer wieder konfrontiert sehen. Sie liefert einen ersten Hinweis darauf, wie sie sich in entsprechenden Momenten verhalten können und sollen, um sich vor einer Ansteckung zu schützen – und zwar mit dem Gebrauch eines Kondoms. Die Sequenz endet mit der erneuten Feststellung, dass eine HIV-Infektion nur bei ungeschützten Sexualkontakten droht („el sexo sin protección [...] es una de las formas [...] de infectar", Z. 329-331).

(2) Ungewaschene Hände bei Kondomgebrauch
Beispiel 9.2.3-B (DM650019, 22.03.2012, visita domiciliaria 4)

```
0362   G1:   porque muchas personas dicen que el preservaTIvo-
0363         (--)
0364         DA infección; (-)
0365         que el preservativo NO da infección; (-)
0366         DA infección-
0367         el maNEjo- (.)
0368         de CÓmo tú usas el preservativo; (-)
0369         si TÚ pasas el día-
0370         o tu esPOso- (-)
0371         trabaJANdo- (-)
0372         manociando diNEro-=
0373         =agarrándose en una GUAgua-=
0374         =agarrándose de aQUÍ- (-)
0375         y después LLEga-
0376         y de una vez SAcó un preservativo-=
0377         =y a tener relaCIÓN-
0378         (--)
0379         TOdo lo que (agarró) por la cAlle- (-)
0380         está contamiNAdo;
0381         (--)
0382         entonces Esa contaminación- (-)
0383         (él) la TRAe- (-)
0384         al preservaTIvo; (-)
0385         al instante de uSAR el preservativo-
0386         TOda esa infección-=
0387         =toda esa contaminaCIÓN-
0388         queda en tu vaGIna; (-)
```

Die Gesundheitspromotorin thematisiert das verbreitete Gerücht, dass Kondome Scheideninfektionen verursachen („porque muchas personas dicen que el preservativo [...] da infección", Z. 362-364). Sie betont, dass es nicht das Kondom an sich ist, das Infektionen hervorruft, sondern der falsche Umgang mit ihm („el preservativo no da infeción [...] da infección el manejo [...] de cómo tú usas el preservativo", Z. 365-368). Zur Veranschaulichung konstruiert sie ein ausführliches Szenario. Sie schildert die Situation eines Paares, das den ganzen Tag unterwegs ist und dabei mit den unterschiedlichsten Dingen in Berührung kommt: Die Partner arbeiten, fassen Geld an und halten sich in „guaguas"[160] fest („si tú pasas el día o tu esposo [...]

---

[160] Der Begriff „guagua" bezeichnet in der Dominikanischen Republik ein Sammeltaxi, das ähnlich wie ein Linienbus auf einer bestimmten Strecke verkehrt (siehe hierzu auch Academia Dominicana de la Lengua 2013: 346).

trabajando [...] manociando dinero agarrándose en una guagua", Z. 369-373). Anschließend kommen sie nach Hause, nehmen ein Kondom und haben Geschlechtsverkehr („y después llega y de una vez sacó un preservativo y a tener relación", Z. 375-377). Die Promotorin erklärt, dass sich der über den Tag auf den Händen angesammelte Schmutz auf das Kondom überträgt („todo lo que agarró por la calle [...] está contaminado [...] entonces esa contaminación [...] él la trae [...] al preservativo", Z. 379-384). Dann fährt sie mit der Schilderung der fiktiven Situation fort: Sobald die Partner das verunreinigte Kondom benutzen, gelangen der Schmutz und damit auch Krankheitserreger in die Scheide der Frau („al instante de usar el preservativo toda esa infección toda esa contaminación queda en tu vagina", Z. 385-388). Mit dem Szenario zeichnet die Promotorin plastisch nach, auf welchem Weg Schmutz und Krankheitserreger in einer typischen Alltagssituation in die Scheide einer Frau gelangen und dort eine Infektion auslösen können.

(3) Nicht sachgerecht entsorgte Kondome

Beispiel 9.2.3-C (DM650081, 31.03.2012, charla 6)

```
0246    G1:    debemos de amaRRARlo- (-)
0247           y boTARlo-=
0248           =donde_el condÓn no estÉ al alCANce de los
                nIños; (-)
0249           porque los NIños creen que_el condón es veJIga;
0250           (---)
0251           inmediataMENte-
0252           una persona tiene una i te Ese-
0253           (--)
0254           el niño VIEne- (-)
0255           aGArra-
0256           (--)
0257           sOpla_el condÓn- (.)
0258           QUÉ va_a pasar con Esa::- (-)
0259           contaMIna/ Eso:- (-)
0260           Esa-=
0261           =cualQUIER i te ese (xxx xxx) que:-
0262           TENga_el condÓn- (-)
0263           se lo va_a_introducir al NIño- (-)
0264           QUÉ va_a pasar enTONces; (-)
0265           el NIño va_a_adquirir-
0266           Esa i te ese-=
0267           =puede SER- (.)
0268           el- (-)
0269           el orgaNISmo del nIño se-
0270           se le pUdra por DENtro;
```

In einer Sequenz zum richtigen Kondomgebrauch weist die Gesundheitspromotorin darauf hin, dass Kondome nach dem Gebrauch zuzubinden und außerhalb der Reichweite von Kindern zu entsorgen sind („debemos de amarrarlo [...] y botarlo donde el condón no esté al alcance de los niños", Z. 246-248). Zur Erklärung fügt sie an, dass Kinder Kondome für Luftballons halten („porque los niños creen que el condón es vejiga", Z. 249).[161] Die dabei bestehende Gefahr verdeutlicht die Promotorin unter Konstruktion eines Szenarios, in dem ein Kind ein gebrauchtes Kondom findet, zur Hand nimmt und aufbläst („el niño viene [...] agara [...] sopla el condón", Z. 254-257). Wurde das Kondom von Personen benutzt, die an einer sexuell übertragbaren Krankheit leiden, steckt sich das Kind den Ausführungen der Promotorin zufolge mit dieser an („inmediatamente una persona tiene una i te ese [...] cualquier i te ese [...] que tenga el condón [...] se lo va a introducir al niño [...] el niño va a adquirir esa i te ese", Z. 251-252 und Z. 261-266). Für die Folgen findet die Gesundheitspromotorin drastische Worte: Der Körper des Kindes verrottet innerlich („el organismo del niño [...] se le pudra por dentro", Z. 269-270).

Eingebettet in ein nahezu identisches Szenario betont die Gesundheitspromotorin im folgenden Ausschnitt, dass die geschilderte Situation wie eine lustige Anekdote wirkt, aber dennoch einen wahren Kern hat („lo vemos una especie de que es un relajo [...] pero no es un relajo", Z. 282-283).[162] Der Metakommentar verleiht der kurios anmutenden Schilderung eine größere Ernsthaftigkeit und unterstreicht die Brisanz des Themas:

Beispiel 9.2.3-D (DM650079, 31.03.2012, charla 5)

```
0282   G1:    lo vemos una_esPEcie de que Es un reLAjo- (.)
0283          pero NO es un relAjo;
0284          (--)
0285          hay NIños que: sOplan el condÓn- (-)
```

In den bislang dargestellten Beispielen setzen die Gesundheitspromotorinnen Szenarios ein, um gesundheitliche Gefahren zu verdeutlichen, die Teilnehmer vor entsprechenden Risiken zu warnen und sie zu einem Umdenken und der

---

[161] Das Nomen „vejiga" bezeichnet im dominikanischen Spanisch einen Luftballon (Academia Dominicana de la Lengua 2013: 691).
[162] Die „Academia Dominicana de la Lengua" definiert das Nomen „relajo" als „1. Diversión desordenada [...] 2. Broma" (Academia Dominicana de la Lengua 2013: 595).

Aufgabe risikobehafteter Verhaltensweisen zu bewegen. Anders in den folgenden Beispielen, in denen die Szenarios das Gegenteil bewirken: Die Promotorinnen schildern Situationen, die für das Alltagsleben der Teilnehmer typisch sind und in denen gerade keine gesundheitlichen Risiken drohen. Die dargestellten Szenarios zielen darauf ab, Ängste abzubauen, Vorurteilen zu beseitigen und die Teilnehmer zu einem respektvollen Umgang mit HIV-infizierten Personen aufzufordern.

(4) Nichtübertragungswege

Beispiel 9.2.3-E (DM650017, 22.03.2012, visita domiciliaria 1)

```
0200   G1:   el sIda no se transmite por aBRAzo-
0201         (---)
0202         no se transmite con LÁgrimas- (-)
0203         no se transmite porque tú vayas_a_un inoDOro- (-)
0204         y te SIENtes- (-)
0205         que una persona infectada ya_ha Ido- (-)
0206         no se transmite porque tu te BAñes en una
              piscIna- (-)
0207         con una persona que tenga el virus del ve i
              HAche-
0208         (--)
0209         e::h- (.)
0210         porque tu comas con una cuchAra que_esa persona
              coMIÓ-
0211         (---)
0212         tampoco se transmite de ninguna de_esas maNEras;
```

In einer Sequenz zu den Nichtübertragungswegen nennt die Gesundheitspromotorin zunächst Umarmungen und Tränenflüssigkeit („el sida no se transmite por abrazo [...] no se transmite con lágrimas", Z. 200-202). Zur weiteren Veranschaulichung der Nichtübertragbarkeit des Virus konstruiert sie drei Kurzszenarios, in denen sie ihr Gegenüber unter Verwendung der zweiten Person Singular in unterschiedliche Alltagssituationen versetzt. HIV überträgt sich ihren Ausführungen zufolge nicht,

- wenn man sich auf eine Toilette setzt, die von einer HIV-positiven Person benutzt wurde („no se transmite porque tú vayas a un inodoro [...] y te sientes [...] que una persona infectada ya ha ido", Z. 203-205).
- wenn man in einem Schwimmbecken badet, in dem sich eine HIV-positive Person aufhält („no se transmite porque tu te bañes en una

piscina [...] con una persona que tenga el virus del ve i hache", Z. 206-207)
- wenn man mit demselben Besteck wie eine HIV-positive Person isst („porque tú comas con una cuchara que esa persona comió", Z. 210).

Die Promotorin resümiert, dass eine HIV-Infektion auf all diesen Wegen ausgeschlossen ist („tampoco se transmite de ninguna de esas maneras", Z. 212).

Ergänzend oder alternativ zu den dargestellten Szenarios schildern die Gesundheitspromotorinnen in anderen Gesprächen weitere typische Alltagssituationen, in denen es zu keiner Ansteckung kommt. Dabei versetzen sie entweder sich selbst („yo") oder die Teilnehmer („tú" oder „usted") in die dargestellte Situation:

- „no se transmite tampoco [...] que bebas agua [...] en un envase con una persona con ve i hache" (DM650016, Z. 288-292)
- „no se transmite porque tú le des afecto a una persona con ve i hache" (DM650019, Z. 121-122)
- „porque yo abrazo a una persona no se me va a pegar el ve i hache" (DM650077, Z. 159-160) und „porque yo le dé la mano [...] no se me va a pegar el ve i hache" (Z. 161-162)
- „ni el hecho de que yo te abrace [...] o te salude [...] y porque tú tengas el virus se me va a transmitir esa enfermedad" (DM650079, Z. 166-169)
- „porque usted le da la mano a alguien no se le va a pegar el sida" (DM650112, Z. 282-283), „porque usted vaya quizá al baño con una persona infectada por eso no se le va a pegar el sida" (Z. 285-287) und „porque usted habla con una persona que tenga el virus tampoco por eso se le va a pegar" (Z. 288-289)

Das Ziel, dem Publikum die Angst vor dem Umgang mit HIV-positiven Menschen zu nehmen, verfolgt die Promotorin auch mit dem im folgenden Beispiel entworfenen Szenario:

Beispiel 9.2.3-F (DM650023, 22.03.2012, visita domiciliaria 8)

```
0528   G1:    si: Una persona es-
0529          e:::h-
0530          (--)
0531          atropellada aHÍ- (-)
```

```
0532          y es ve i hache posiTIvo-
0533          y usted no lo SAbe- (-)
0534    T4:   y usTED lo [(xxx) (agaRRÓ)-
0535    G1:              [y usted la_agaRRÓ- (-)
0536          y lo lleVÓ:-
0537          al hospiTAL- (-)
0538          <<acc> él es ve i hache posiTIvo-=
0539          =usted no lo SAbe-=
0540          =pero si ustEd no tiene ninguna_herIda-> (-)
0541          [y lo asistiÓ-
0542    T3:   [(xxx xxx xxx xxx)
0543          (---)
0544    G1:   no imPORta; (-)
```

Die Gesundheitspromotorin versetzt die Teilnehmer in die fiktive Situation eines Autounfalls, in der eine HIV-positive Person angefahren wird („si una persona es [...] atropellada ahí [...] y es ve i hache positivo", Z. 528-531). Die zu Hilfe eilende Person weiß nichts vom positiven Serostatus des Unfallopfers („y usted no lo sabe", Z. 533) und fasst die verletzte Person an („y usted la agarró", Z. 535). Eine Teilnehmerin partizipiert an der Konstruktion des Szenarios, indem sie überlappend zur Promotorin denselben Gedanken äußert („y usted lo [...] agarró", Z. 534). Die Gesundheitspromotorin setzt das Szenario mit der Aussage fort, dass die helfende Person die verletzte Person ins Krankenhaus bringt („y lo llevó al hospital", Z. 536-537). Sie schließt mit der Feststellung, dass der Serostatus eines Unfallopfers beim Leisten von Erster Hilfe irrelevant ist, wenn die helfende Person keine offene Wunde hat („él es ve i hache positivo usted no lo sabe pero si usted no tiene ninguna herida [...] y lo asistió [...] no importa", Z. 538-544).

9.2.4. Zahlen und Statistiken

Zur Veranschaulichung hoher oder geringer Ansteckungswahrscheinlichkeiten greifen die Gesundheitspromotorinnen häufig auf Zahlenangaben zurück. Die folgenden Beispiele zeichnen nach, wo und wie sie in den untersuchten Aufklärungsgesprächen Zahlen und statistische Werte einsetzen, um den Teilnehmern gesundheitliche Risiken zu verdeutlichen. Die sich von Gespräch zu Gespräch zum Teil unterscheidenden Angaben zeigen, dass nicht der genaue Wert entscheidend ist, sondern lediglich die Tatsache, dass dieser sich in einem hohen oder niedrigen Bereich bewegt.

(1) Übertragungsrisiko beim Küssen

Das Übertragungsrisiko beim Küssen geben die Gesundheitspromotorinnen als gering an, solange beide Partner eine intakte Mundschleimhaut haben. Zu einer Ansteckung kommt es ihrer Aussage zufolge nur dann, wenn die Küssenden im Verlauf des Kusses mindestens ein oder zwei Liter Speichel austauschen:

Beispiel 9.2.4-A (DM650077, 31.03.2012, charla 4)

```
0359   G1:    =pero si NO tiene Eso-
0360          tendríamos que tragarnos por lo menos DOS
               lItros- (.)
0361          de saLIva de_Esa persona- (-)
0362          PAra llegar a contraer el-
0363          e:h-
0364          contraer el VIrus que_es el ve i hAche; (-)
```

Dass Menschen beim Küssen eine derartige Menge an Speichel austauschen, stellen die Promotorinnen zum Teil explizit als unwahrscheinlich oder absurd dar:

Beispiel 9.2.4-B (DM650110, 15.04.2012, conversación 1)

```
0384   G1:    porque para el VE i hache transmitirse-
0385          POR la saliva-
0386          tiene que haber MÍnimo- (-)
0387          UN litro de saliva;
0388          un interCAMbio;=
0389          =y NAdie <<lachend> besándose-> (-)
0390          pasa tanta saLIva verdad;=
```

Mit überraschten Zwischenrufen signalisieren auch die Teilnehmer immer wieder, dass sie den genannten Wert für absurd halten:

Beispiel 9.2.4-C (DM650023, 22.03.2012, visita domiciliaria 8)

```
0506   G1:    DOS litros de saliva-
0507          para usted adquirir el ve i HAche-
0508          <<Gelächter> de una persona que tiene_el ve i
               HA[che;
0509   T1:        [DOS [LItros;
0510   T2:             [CLAro-=>
```

(2) Übertragungsrisiko bei Schwangerschaft und Geburt

Ein ebenfalls geringes Übertragungsrisiko besteht laut den Promotorinnen für Kinder HIV-positiver Mütter, sofern während der Schwangerschaft und Geburt bestimmte medizinische Maßnahmen ergriffen werden:

Beispiel 9.2.4-D (DM650110, 15.04.2012, conversación 1)

```
0346    G1:     al hacer la vía ceSÁrea- (-)
0347            hay u:n noVENta por ciento de posibilidAd- (-)
0348            que el niño SALga sin lo que e:s- (-)
0349            el ve i HAche; (-)
```

Die angegebenen Prozentzahlen weichen wie auch die Literangaben beim Küssen häufig voneinander ab. Im dargestellten Ausschnitt beziffert die Promotorin die Chancen, eine HIV-Infektion des Kindes zu vermeiden, auf 90 Prozent. In anderen Gesprächen sprechen die Promotorinnen von 97 Prozent, von 93 Prozent oder von 90-99 Prozent:

- „solamente el tres por ciento [...] de los niños [...] de madres infectadas [...] pueden venir con ve i hache porque hay un noventa y [...] siete por ciento que pueden salir sin ve i hache" (DM650023, Z. 325-333)
- „y hay un noventa y tres por ciento [...] de los niños [...] que vienen sanos" (DM650031, Z. 305-311)
- „hay un noventa noventa y nueve por ciento de posibilidades que el niño nazca sin [...] lo que es el virus" (DM650117, Z. 222-225)

(3) Übertragungsrisiko beim ungeschützten Geschlechtsverkehr

Das Übertragungsrisiko bei ungeschützten Sexualkontakten geben die Promotorinnen als sehr hoch an. In folgendem Ausschnitt beziffern sie es mit Blick auf sexuell übertragbare Krankheiten im Allgemeinen auf 90 Prozent:

Beispiel 9.2.4-E (DM650072, 31.03.2012, charla 1)

```
0217    G1:     por Eso decimos que a traVÉS-
0218            (--)
0219            del conTACto sexual de una vEz- (-)
0220            puede usted tener UN:-
0221            noventa por CIENto de adquirir una i te Ese; (-)
0222            PORque_estamos compartiendo fluIdos; (-)
0223            inmediatamEnte la persona tiene relaciones
                sexuAles- (-)
```

```
0224            SIN protección con una persona- (-)
0225            tiene un noventa por ciento de cualQUIER-
0226            coger cualQUIER i te Ese;
```

In Reaktion auf eine von einem Teilnehmer geäußerte Beispielerzählung merkt die Promotorin im folgenden Ausschnitt an, dass ungeschützter Geschlechtsverkehr mit einem HIV-positiven Partner nicht zwangsläufig zu einer Ansteckung führt. Ihrem Zahlenbeispiel zufolge bleibt jedoch nur eine von hundert Personen und damit ein geringer Prozentsatz von einer Infektion verschont, was wiederum das hohe Risiko ungeschützter Sexualkontakte unterstreicht:

Beispiel 9.2.4-F (DM650016, 18.03.2012, charla 3)

```
0720    G1:     Eso puede:-
0721            suceDER-
0722            que de U::N-
0723            (--)
0724            cien por/ de UN cien-
0725            Uno- (-)
0726            PUEda:-
0727            tener relación con una persona infectTAda-
0728            y no quedar infecTAdo; (-)
0729            pero NO se ve a diArio;
```

Dass man sich selbst dann mit HIV infizieren kann, wenn man in einer festen Partnerschaft lebt, machen die Promotorinnen in den untersuchten Gesprächen immer wieder deutlich. Dem folgenden Zahlenbeispiel zufolge stecken sich 90 Prozent aller HIV-positiven Menschen während einer Beziehung an:

Beispiel 9.2.4-G (DM650023, 22.03.2012, visita domiciliaria 8)

```
0210    G1:     el noVENta por ciento de las personas-
0211            viviendo con ve i HAche son- (-)
0212            personas que se han infecTAdo- (-)
0213            duRANte una relación; (-)
```

Ein zusätzliches Risiko ergibt sich in diesem Zusammenhang dadurch, dass viele Infizierte nichts von ihrer Infektion wissen – gemäß den Angaben der Promotorinnen 60 Prozent:

Beispiel 9.2.4-H (DM650074/075, 31.03.2012, charla 2)

```
0554   G2:   tOma un condón y proTÉgase para que no se
             inFECte; (-)
0555         porque lamentablemente de cAda DIEZ personas-
0556         que_esTÁN infectadas con ve i hache sIda-
0557         SEIS no saben que son positIvos;
```

Schutz vor einer Ansteckung bieten Kondome, deren Sicherheit die Gesundheitspromotorinnen auf 99 Prozent oder sogar 100 Prozent beziffern:

Beispiel 9.2.4-I (DM650021, 22.03.2012, visita domiciliaria 6)

```
0216   G1:   el sexo seGUro- (-)
0217         con conDÓN es corre/
0218         e:h coRRECto-=
0219         =usted esTÁ- (-)
0220         un cien por ciEnto cuiDAdo-
0221         (--)
0222         con el uso del conDÓN-=
```

(4) Überlebenschancen des Virus an der Luft

Die Promotorinnen betonen in den untersuchten Aufklärungsgesprächen immer wieder, dass das HI-Virus nur in Körperflüssigkeiten überleben kann. Kommt es mit Luft in Kontakt, stirbt es innerhalb kürzester Zeit ab. Die Zeitspanne bis zu seinem Tod geben sie in nahezu allen Fällen mit zwei Sekunden an:

Beispiel 9.2.4-J (DM650029/030, 24.03.2012, charla 2)

```
0430   G1:   el VIrus inmediatamente sale_al aire-=
0431         =a los DOS segundos muEre; (-)
```

(5) Kosten der antiretroviralen Therapie

Die Gesundheitspromotorinnen thematisieren häufig die enorme finanzielle Belastung, die mit einer HIV-Infektion einhergeht. Die monatlichen Kosten der antiretroviralen Therapie beziffern sie in einem Rechenbeispiel auf 300 Dollar, in zwei weiteren Gesprächen auf 3.000 Dollar. Auch wenn die Zahlen stark voneinander abweichen, ist die Botschaft klar: Die Therapie ist mit Kosten verbunden, die keiner der Anwesenden aus eigener Tasche begleichen kann:

Beispiel 9.2.4-K (DM650113/114, 15.04.2012, conversación 4)

```
0554   G2:   un/ el medicaMENto cuEsta- (.)
0555         mensualmEnte cuesta tres MIL- (-)
0556         DÓlares; (-)
0557         y ninGUno de nosotros puede pagar tres mil
             dólares- (-)
0558         por- (-)
0559         MES- (-)
0560         por un medi/ un medicaMENto;
```

Die bislang diskutierten Ausschnitte zeigen, dass die Gesundheitspromotorinnen häufig auf Zahlen und statistische Werte zurückgreifen, um hohe oder niedrige Ansteckungswahrscheinlichkeiten zu veranschaulichen und für gesundheitliche Risiken zu sensibilisieren. Wichtig ist dabei nicht der genaue Wert, sondern das generelle veranschaulichende Potenzial der jeweiligen Zahlenangabe. Dies wird insbesondere daran deutlich, dass die angegebenen Zahlen oftmals stark variieren. Ob für eine Ansteckung beim Küssen ein oder zwei Liter Speichel erforderlich sind, ist irrelevant; entscheidend ist die Tatsache, dass es sich um eine derart große Menge handelt, dass eine Infektion auf diesem Weg ausgeschlossen erscheint. Gleiches gilt für alle anderen statistischen Werte: Das Übertragungsrisiko bei Schwangerschaft und Geburt bewegt sich im (niedrigen) einstelligen Bereich, wohingegen eine Ansteckung bei ungeschützten Sexualkontakten mehr als wahrscheinlich ist; Kondome bieten einen (nahezu) hundertprozentigen Schutz und sind insbesondere vor dem Hintergrund wichtig, dass sich fast alle Infizierte in festen Partnerschaften anstecken und viele Betroffene nichts von ihrer Infektion wissen; die Kosten der antiretroviralen Therapie sind so hoch, dass der Einzelne nicht selbst dafür aufkommen kann; eine Ansteckung mit HIV bei alltäglichen sozialen Aktivitäten wie dem Grüßen, Sprechen und Umarmen oder dem gemeinsamen Benutzen von Gegenständen ist ausgeschlossen, da das Virus außerhalb von Körperflüssigkeiten nur wenige Sekunden überlebt.

Neben ihrer veranschaulichenden Funktion erfüllen Zahlen und statistische Angaben einen weiteren Zweck. Sie erwecken den Anschein einer wissenschaftlichen Fundierung, verleihen der zu vermittelnden Aufklärungsbotschaft mehr Gewicht und betonen den Expertenstatus der Gesundheitspromotorinnen. Die Zahlenangaben suggerieren, dass die Promotorinnen in hohem Maße mit den vermittelten Inhalten vertraut sind und selbst aus wissenschaftlicher Perspektive argumentieren können. Dass sie in keinem Fall die Quelle angeben, spielt dabei ebenso wenig eine Rolle wie die Tatsache, dass sie unterschiedliche Werte nennen.

Die Promotorinnen sind sich des sowohl veranschaulichenden als auch Wissenschaftlichkeit erzeugenden Potenzials von Zahlen und statistischen Werten bewusst und setzen Zahlenangaben gezielt ein. Dies verdeutlicht auch der sich anschließende Ausschnitt, in dem die Promotorin auf eine Statistik zurückgreift, deren Inhalt offensichtlich mehr auf ihren eigenen Erfahrungswerten als auf tatsächlich erhobenen, wissenschaftlich basierten Fakten beruht.

Beispiel 9.2.4-L (DM650081, 31.03.2012, charla 6)

```
0198   G1:    =NO=que_el condón da infecCIÓN; (-)
0199          PEro-
0200          (---)
0201          CÓmo;=
0202          =se lavaron las MAnos al usar el condÓn;
0203          (1.1)
0204          CAsi el ochEnta por ciento nO se lava las manos-=
0205          =al uSAR el condón;
```

Die Gesundheitspromotorin entkräftet den verbreiteten Mythos, dass Kondome Scheideninfektionen hervorrufen. Sie resümiert, dass es nicht die Beschaffenheit des Kondoms ist, die zu Komplikationen führt, sondern die Art und Weise seines Gebrauchs („no que el condón da infección [...] pero [...] cómo", Z. 198-201). Ihren Ausführungen zufolge besteht die Gefahr darin, dass Kondome in der Regel mit ungewaschenen Händen angefasst werden („se lavaron las manos al usar el condón", Z. 202). Zur Verdeutlichung der Problematik und Fundierung ihrer Aussage greift sie auf eine Statistik zurück, laut der sich nahezu 80 Prozent aller Menschen vor dem Kondomgebrauch nicht die Hände waschen. Ob dem Wert eine tatsächliche Erhebung zugrunde liegt oder die Promotorin ihn spontan konstruiert, ist unklar, spielt für die veranschaulichende und Wissenschaftlichkeit erzeugende Wirkung jedoch keine Rolle.

9.2.5. Redewiedergabe

Im untersuchten Korpus lassen sich zahlreiche Formen der Redewiedergabe beobachten, die einer auffälligen Verwendungsweise unterliegen und eine bestimmte Funktionalität verfolgen.[163] Einen ersten Einblick in die in den Gesprächen anzutreffende Spezifik der Darstellung fremder Rede gibt das folgende Beispiel:

Beispiel 9.2.5-A (DM650028, 24.03.2012, charla 1)

```
0164    G1:    como hAY personas que DIcen-=
0165           =que NO-=
0166           =que yo no me Uso- (-)
0167           el condón con mi paREja; (-)
0168           no;=
0169           =el condón es para uSARlo-=
0170           =hasta con nuestra pareja de confiANza; (-)
0171           PORque:- (-)
0172           yo estoy aquí pero no sé donde está mi
                esPOso-; (-)
```

Der Ausschnitt zeigt in kurzer und prägnanter Form die zentralen Besonderheiten und typischen Eigenschaften des im vorliegenden Kapitel näher dargestellten Musters der Redewiedergabe:

- Es sind in erster Linie die Gesundheitspromotorinnen, die sich der Strategie bedienen. In Einzelfällen greifen auch die Teilnehmer auf das Muster zurück, verfolgen damit jedoch einen anderen Zweck als die Promotorinnen. Beispiel 9.2.5-O präsentiert einen Fall einer teilnehmerseitigen Übernahme des Musters.
- Wiedergegeben werden keine singulären vergangenen Ereignisse, sondern hypothetische Situationen. Dass es sich um generische Darstellungen handelt, zeigt sich nicht nur im völligen Fehlen eines konkreten situativen Hintergrunds, sondern auch in der Wiedergabe der Perspek-

---

[163] Das rhetorische Verfahren der Redewiedergabe ist Gegenstand zahlreicher Untersuchungen, die unter Verwendung unterschiedlicher Begrifflichkeiten verschiedene Verwendungsweisen in mannigfaltigen Interaktionskontexten beschreiben. Einen Überblick über Forschungsarbeiten zur Redewiedergabe gibt beispielsweise König (2013). Formen von Redewiedergabe, bei denen es um generische, zukünftige, fiktive, hypothetische oder negierte und damit potentielle Sprechsituationen geht, untersucht Ehmer in einer umfangreichen Monographie (Ehmer 2011).

tive unbestimmter Urheber („hay personas", Z. 164) und dem Gebrauch der Präsensform eines *verbum dicendi* („dicen", Z. 164).

- Die Gesundheitspromotorin nimmt die Perspektive des jeweiligen Urhebers ein und gibt sie unter Verwendung der ersten Person Singular wieder („yo no me uso", Z. 166 und „mi pareja", Z. 167).
- Die Darstellung der fremden Rede dient insofern als Ausgangspunkt für eine aufklärungsrelevante Botschaft, als dass die wiedergegebene Aussage als falsche Ansicht markiert und unmittelbar korrigiert wird („no", Z. 168 sowie Z. 169-172).

Das für die untersuchten Aufklärungsgespräche typische Muster der Redewiedergabe weist eine dreigliedrige Struktur aus (1) Einleitung der Redewiedergabe durch einen Metakommentar, (2) Darstellung der fremden Perspektive und (3) Berichtigung der wiedergegebenen Aussage auf. Es wird in den sich anschließenden Ausführungen detailliert beschrieben und mit Blick auf seine für das Aufklärungsgespräch typische Funktionalität untersucht. Im Mittelpunkt steht hierbei die Frage, inwiefern das Muster den Gesundheitspromotorinnen dazu dient, zu vermittelnde Inhalte durch Anbindung an die vermeintliche Perspektive der Teilnehmer zu veranschaulichen. Die Diskussion weiterer Beispiele verleiht dem Verfahren der Redewiedergabe schärfere Konturen und zeigt, dass es nicht nur in der bereits dargestellten Standardform, sondern auch in verschiedenen strukturell und funktional ähnlichen Modifikationen zum Einsatz kommt.

(1) Einleitung der Redewiedergabe

Die Gesundheitspromotorinnen kündigen die Redewiedergabe in den meisten Fällen explizit-verbal an und grenzen sie damit deutlich erkennbar vom umgebenden Gesprächskontext ab. Sie legen sich auf keinen konkreten Urheber fest, sondern verwenden einen die äußernde Person nicht näher bestimmenden Ausdruck:

- „hay personas que" (DM650016, Z. 587, DM650017, Z. 67, DM650028, Z. 164 und Z. 179, DM650031, Z. 196, DM650072, Z. 83 und Z. 188, DM650077, Z. 103 und Z. 198, DM650079, Z. 184 und Z. 196-197 sowie DM650081, Z. 108 und Z. 139)

- „muchas personas" (DM650016, Z. 1006, DM650019, Z. 362, DM650110, Z. 322, DM650112, Z. 306, DM650113/114, Z. 27, Z. 145, Z. 149, Z. 155 und Z. 188 sowie DM650117, Z. 406)
- „las personas" (DM650019, Z. 54, DM650020, Z. 190 und Z. 195, DM650028, Z. 56 und Z. 83 sowie DM650074, Z. 316 und Z. 560, ähnlich auch DM650028, Z. 261, DM650077, Z. 240, DM650079, Z. 196 und DM650119, Z. 333)
- „mucha gente" (DM650016, Z. 61) und „gente" (DM650081, Z. 147)
- „hay unos que" (DM650031, Z. 88) und „uno" (DM650020, Z. 310)
- „alguien" (DM650032, Z. 177)
- „otros" (DM650028, Z. 388)
- „muchos jóvenes" (DM650016, Z. 742)
- „hay mujeres que" (DM650028, Z. 234), „las mujeres" (DM650077, Z. 209) und „la mujer" (DM650016, Z. 1009)
- „el hombre" (DM650016, Z. 1008)
- Subjektaussparung mit dem Verb in der 3. Person Plural (DM650022, Z. 35, DM650028, Z. 176 und Z. 340, DM650032, Z. 397, DM650077, Z. 204, DM650110, Z. 70 und DM650112, Z. 75)
- Unpersönliche Konstruktionen mit „se" (DM650028, Z. 177, DM650031, Z. 85, DM650077, Z. 102 und DM650081, Z. 116)

Als einleitendes Verb kommt in nahezu allen Fällen das *verbum dicendi* „decir" zum Einsatz. Gelegentlich greifen die Gesundheitspromotorinnen auf *verba sentiendi* wie „pensar" und „creer" oder Funktionsverbgefüge wie „tener de creencia" zurück.

Die Verwendung bedeutungsschwacher Verben und die geringe Varianz in der Wahl des redeeinleitenden Verbes zeigen, dass es den Gesundheitspromotorinnen nicht um eine spannende szenische Vergegenwärtigung vergangener Ereignisse geht. Gleiches unterstreichen die fehlende Einbettung in einen zeitlich und/oder lokal definierten episodischen Hintergrund, die generische Urheberschaft der reproduzierten Rede und die Verwendung des Präsens als Tempus der redeeinführenden Quotativform. Die Gesundheitspromotorinnen geben keine singulären Dialogsequenzen wieder, sondern hypothetische und Allgemeingültigkeit beanspruchende Situationen und Denkweisen. Ob und von wem die wiedergegebenen Inhalte jemals artikuliert wurden, ist irrelevant und wird nicht versprachlicht. Im Vordergrund steht die Darstellung des propositionalen Gehalts.

(2) Darstellung der fremden Perspektive

Die reproduzierte Rede kann sehr kurz ausfallen und im Extremfall aus einer einzigen Intonationsphrase bestehen. In den meisten Fällen erstreckt sie sich über mehrere Sprecherbeiträge. Zentrales, den Beginn der fremden Perspektive kontextualisierendes Merkmal ist neben dem redeeinleitenden Kommentar der Wechsel in die erste Person Singular. An der sprachlichen Oberfläche macht sich dies im Gebrauch des im Spanischen nicht-obligatorischen Subjektpronomens „yo" und/oder entsprechender Verbformen, Possessivpronomen, Objektpronomen und Reflexivpronomen bemerkbar:

- „porque yo te tengo confianza" (DM650020, Z. 303)
- „yo tuve relaciones sexuales con él" (DM650028, Z. 86)
- „yo no me eyaculé dentro" (DM650028, Z. 648)
- „si fulano tiene el ve i hache [...] ya no lo voy a saludar" (DM650032, Z. 179-180)
- „yo tengo mi pareja [...] solamente estoy con él" (DM650072, Z. 328-330)
- „yo estoy segura de mi" (DM650112, Z. 308, DM650117, Z. 409)
- „fulana es amiga mía y tiene el ve i hache" (DM650016, Z. 589-590)
- „yo no me uso [...] el condón con mi pareja" (DM650028, Z. 166-167)
- „me puede echar sangre en un jugo" (DM650016, Z. 591)
- „eso me da infección" (DM650077, Z. 210)
- „se me va a pegar" (DM650110, Z. 156)
- „si yo me beso con una persona que tiene el ve i hache me voy a contagiar" (DM650113/114, Z. 189-191)
- „el condón se me rompió" (DM650028, Z. 262)

Eine über die deiktische Verschiebung der Personenreferenz hinausgehende Markierung erfährt der Beginn der reproduzierten Rede durch die häufig zu beobachtende Verwendung von Diskursmarkern. Zum Einsatz kommt insbesondere ein akzentuiert geäußertes „no", das nahezu immer mit weiteren Partikeln wie „que", „porque" und/oder „di que" kombiniert wird:

- „no" (DM650032, Z. 291, DM650072, Z. 328)
- „no que" (DM650028, Z. 341, DM650032, Z. 227)
- „que no" (DM650028, Z. 165)
- „no porque" (DM650028, Z. 646-647, DM650031, Z. 197, DM650072, Z. 189 und Z. 321, DM650077, Z. 241)
- „di que no" (DM650081, Z. 109)
- „que no porque" (DM650020, Z. 303)
- „di que no porque" (DM650020, Z. 310, DM650028, Z. 180, DM650032, Z. 178-179 und Z. 244)
- „ay que no porque" (DM650028, Z. 84)

Weitere, jedoch nur in Einzelfällen gebrauchte redeeinleitende Diskursmarker sind „oye" (DM650032, Z. 398) und „bueno" (DM650110, Z. 154) sowie Kombinationen wie „ah porque" (DM650113/114, Z. 189) und „di que ay" (DM650016, Z. 588).

Im folgenden Ausschnitt kontextualisiert die Gesundheitspromotorin die reproduzierte Rede durch eine redeeinleitende Quotativform („hay personas que dicen", Z. 108), die Verwendung redeinitialer Diskursmarker („di que no", Z. 109) sowie den Gebrauch der ersten Person Singular („yo uso el condón [...] simplemente con mi esposa", Z. 109-110):

Beispiel 9.2.5-B (DM650081, 31.03.2012, charla 6)

```
0108   G1:   =HAY personas que dIcen-
0109         di que=NO=yO uso el conDÓN- (.)
0110         simplemEnte con mi esPOsa;
```

Eine Kombination aller drei Kontextualisierungsverfahren – Quotativform, Diskursmarker und deiktische Verschiebung – ist nicht erforderlich, um die fremde Rede vom umgebenden Kontext abzugrenzen. Dass beispielsweise die Verwendung von Diskursmarkern nicht zwingend notwendig ist, zeigt der folgende Ausschnitt:

Beispiel 9.2.5-C (DM650117, 15.04.2012, conversación 7)

```
0406   G1:   entonces MUchas personas dicen-
0407         para QUÉ yo me voy a protege:r-
0408         (--)
0409         porque yo estoy segura de MI- (-)
```

Selbst bei fehlender oder elliptischer metasprachlicher Redeeinleitung bleibt die reproduzierte Rede als solche erkennbar, wenn die Gesundheitspromotorinnen sie unter Verwendung redeinitialer Diskursmarker („di que no", Z. 310) und/oder den Wechsel in die erste Person Singular („yo lo veo sano [...] no lo uso", Z. 310-311) durchführen:

Beispiel 9.2.5-D (DM650020, 22.03.2012, visita domiciliaria 5)

```
0309    G1:    ahí_es que:_está_el desCUIdo-=
0310           =porque uno=di que NO=porque yo lo veo SAno- (-)
0311           no lo Uso enTONces-
0312           al: no lo_uSAR-
0313           ahí MISmo- (-)
0314           si Él está_infectAdo queda_infectAda ahí MISmo;
```

Eine Veränderung der Stimmqualität und auffällige prosodische Verfahren der Redewiedergabe wie ein variierender Tonhöhenverlauf und Rhythmus und eine sich ändernde Lautstärke und Sprechgeschwindigkeit lassen sich im untersuchten Korpus nicht feststellen. Die Gesundheitspromotorinnen verwenden ein lediglich marginal überhöhtes prosodisches Design, was eine Beobachtung unterstreicht, die bereits mit Blick auf die redeeinleitende Quotativform sichtbar wurde: Die Promotorinnen verzichten auf eine szenische Inszenierung der reproduzierten Rede. Die fremde Perspektive wird unter Kombination verschiedener Verfahren vom umgebenden Kontext abgegrenzt, erfährt jedoch keine bewusste Ausschmückung oder affektive Gestaltung.

(3) Berichtigung der reproduzierten Rede

Die Bewertung der fremden Rede erfolgt bei der im untersuchten Korpus zu beobachtenden Form der Redewiedergabe nicht implizit, sondern stellt einen elementaren Bestandteil des Musters dar.[164] Doch wie genau kontextualisieren die Gesundheitspromotorinnen den Wechsel von der fremden zur eigenen Perspektive und wie bauen sie den Gegensatz zwischen dem durch die reproduzierte Rede transportierten Falschwissen und dem in dritter Sequenzposition präsentierten Aufklärungswissen auf?

---

[164] Günthner beschreibt beispielsweise suprasegmentale Merkmale wie eine verzerrte Stimme als Verfahren, mittels derer ein Sprecher die wiedergegebene Aussage evaluiert (Günthner 2002).

Ein erstes, an der sprachlichen Oberfläche sichtbares Indiz der Markierung des Übergangs von der zweiten zur dritten Sequenzposition und damit von der reproduzierten Rede zu deren Evaluation ist die erneute Verschiebung der Personendeixis. Mit der Abkehr von der ersten Person Singular signalisieren die Gesundheitspromotorinnen, dass sie wieder aus ihrer eigenen Perspektive heraus argumentieren. Eine zusätzliche Kontextualisierung erfährt der Übergang durch den Einsatz der Konjunktion „pero" oder gesprächsstrukturierender Diskursmarker wie „entonces" oder „bueno":

Beispiel 9.2.5-E (DM650112, 15.04.2012, conversación 3)

```
0306   G1:    =(xxx) MUchas personas-=
0307          =yo no me debo de hacer Eso;
0308          yo estoy segura de MI- (-)
0309          o YO::- (-)
0310          estoy CLAra con con mi paREja como:-
0311          se DIce popularmEnte; (-)
0312          BUEno-
0313          las raZOnes por las cuales una persona-
0314          debe hacerse la PRUEba- (-)
0315          Es para conocer su condición de saLUD; (-)
```

Wendet man den Blick von der sprachlichen Oberfläche ab und betrachtet die in dritter Sequenzposition vorgenommene Evaluation der reproduzierten Rede, so zeigen sich verschiedene Strategien, die sich in den untersuchten Fällen zum Teil überlagern und/oder ergänzen.

Eine erste Strategie zur Bewertung der reproduzierten Rede besteht in der Negierung des propositionalen Gehalts. Der Gegensatz zwischen dem in zweiter Sequenzposition dargestellten hypothetischen Falschwissen und dem in dritter Sequenzposition vermittelten korrekten Aufklärungswissen wird hierbei besonders explizit. Die Negierung kann durch einen kurzen metasprachlichen Kommentar wie „y en verdad no es así" (siehe beispielsweise DM650110, Z. 157) oder „sin embargo no es así" (siehe Beispiel 9.2.5-J) erfolgen. Häufig drückt sie sich durch ein unmittelbar an die wiedergegebene Rede angeschlossenes (stark) akzentuiert geäußertes „no" aus:

Beispiel 9.2.5-F (DM650032, 24.03.2012, charla 4)

```
0177   G1:    por eso (alguien) DIce-=
0178          =di que NO-=
0179          =pOrque si fulano tiene el ve i HAche- (.)
0180          ya no lo voy a saluDAR; (-)
```

```
0181        NO: e::h-
0182        o me/ nO me bebo el Agua; (-)
0183        (xxx xxx xxx) el JUgo-
0184        NO; (-)
0185        porque es que DOS segundos que dUra- (-)
0186        el virus FUEra del aire;
```

Die Gesundheitspromotorin leitet die Redewiedergabe metasprachlich ein („por eso alguien dice", Z. 177) und führt sie unter Verwendung redeinitialer Diskursmarker („di que no", Z. 178) und der ersten Person Singular durch (Z. 179-183). Sie gibt die Angst vieler Menschen wieder, sich beim Grüßen einer HIV-positiven Person oder bei Trinken vermeintlich verseuchten Wassers oder Saftes mit dem HI-Virus anzustecken. Den Abschluss der fremden Rede markiert das stark akzentuierte, die reproduzierte Meinung zurückweisende „no" (Z. 184). Eine kurze Erklärung zum Sachverhalt schließt sich an: An der Luft stirbt das HI-Virus nach nur zwei Sekunden ab („porque es que dos segundos que dura [...] el virus fuera del aire", Z. 185-186).

Eine zweite, häufig zu beobachtende Strategie besteht in einer Problematisierung des propositionalen Gehalts der reproduzierten Rede:

Beispiel 9.2.5-G (DM650020, 22.03.2012, visita domiciliaria 5)

```
0301   G1:  uste::d NO:-
0302        no lo Usen-=
0303        =que NO=porque yo te tengo confiANza- (-)
0304        en la confianza es que_está_el proBLEma;
```

Die Wiedergabe der fremden Perspektive erfolgt im dargestellten Beispiel ohne redeeinleitende Quotativform. Sie drückt sich in der initialen Verwendung diverser Diskursmarker und insbesondere dem betonten Äußern der Partikel „no" („que no porque", Z. 303) sowie dem Wechsel in die erste Person Singular („yo te tengo confianza", Z. 303) aus. Die Gesundheitspromotorin gibt die Meinung einiger Menschen wieder, in einer auf gegenseitigem Vertrauen basierenden Partnerschaft auf den Gebrauch eines Kondoms verzichten zu können. Den Abschluss der reproduzierten Rede markieren die kurze Pause (Z. 303) sowie die sich anschließende Problematisierung der dargestellten Denkweise: Die Gesundheitspromotorin greift das entscheidende Element der wiedergegebenen Perspektive auf („confianza", Z. 303) und stellt es als riskant dar („en la confianza es que está el problema", Z. 304).

Die Problematisierung der reproduzierten Rede erfolgt nicht selten in Frageform. Ein Element des propositionalen Gehalts dient den Gesundheitspromotorinnen als Ausgangspunkt für eine in den Raum geworfene Frage, mittels derer sie das Publikum auf ein riskantes Denken und/oder Handeln aufmerksam machen. In vielen Fällen schließt sich eine einschlägige Handlungsaufforderung an:

Beispiel 9.2.5-H (DM650079, 31.03.2012, charla 5)

```
0184   G1:   hay personas que DIcen-=
0185         =YO_o- (-)
0186         sImplemente tengo relaciones sexuales con mi
              esPOso-=
0187         =y el esPOso; (-)
0188         simplemente las tiene conTIgo; (-)
0189         enTONces-
0190         debEmos de cuiDARnos- (-)
0191         HASta con nuestra parEja- (-)
0192         DE confiAnza;
```

Die Gesundheitspromotorin leitet die Redewiedergabe ein (Z. 184) und reproduziert die fremde Perspektive unter Verwendung der ersten Person Singular (Z. 185-186). Sie präsentiert die von offensichtlich vielen Menschen vertretene Überzeugung, dem Partner sexuell treu zu sein, was häufig als Grund dafür genommen wird, in einer festen Partnerschaft auf den Gebrauch von Kondomen zu verzichten („yo [...] simplemente tengo relaciones sexuales con mi esposo", Z. 185-186). Den Wiedereinstieg in die eigene Perspektive bildet die in den Raum geworfene Frage, ob man sich der Treue des Partners tatsächlich immer sicher sein kann („y el esposo [...] simplemente las tiene contigo", Z. 187-188). Die Promotorin beantwortet diese unmittelbar selbst, indem sie resümierend dazu aufruft, auch in einer festen Partnerschaft nicht auf Schutzmaßnahmen zu verzichten („debemos de cuidarnos [...] hasta con nuestra pareja [...] de confianza", Z. 190-192).

Im folgenden Ausschnitt wird die Antwort auf die in den Raum geworfene Frage nicht in Form einer Handlungsaufforderung versprachlicht, sondern durch Konstruktion eines Szenarios veranschaulicht:

Beispiel 9.2.5-I (DM650077, 31.03.2012, charla 4)

```
0209   G1:   las mujeres DIcen-=
0210         =Eso me da infecciÓn; (-)
0211         por QUÉ me puede dar infección el condón; (.)
0212         por uno de los mal Usos que le damos al
               condón; (-)
0213         uno de los mal Usos es- (.)
0214         que mi esposo llega (xxx xxx) de la CAlle- (-)
0215         agarra_el conDÓN-=
0216         =se lo POne-=
0217         =MUY bueno; (.)
0218         se lo POne;=
0219         =sí; (-)
0220         pero con las MAnos sUcias-=
0221         =de DÓNde viene su espOso; (-)
0222         de agaRRARse-=
0223         =(xxx xxx xxx) en_un veHÍculo-=
0224         =(xxx) pone la mano aQUÍ- (-)
0225         y DÓNde va el condón;=
0226         =a la vaGIna-=
0227         =que_es la parte MÁS- (-)
0228         senCIlla-
0229         que tenemos noSOtras las mujEres; (-)
```

Die Gesundheitspromotorin leitet die Redewiedergabe metasprachlich ein („las mujeres dicen", Z. 209) und führt sie unter Verwendung der ersten Person Singular durch. Sie reproduziert die Angst vieler Frauen, sich bei der Kondomnutzung mit Krankheitserregern zu infizieren („eso me da infección", Z. 210). In der dritten Sequenzposition reformuliert sie die reproduzierte Rede in Form einer Frage („por qué me puede dar infección el condón", Z. 211) und beantwortet diese sogleich selbst: Eine Ansteckung mit Krankheitserregern erfolgt nur bei einer falschen Nutzung des Kondoms („por uno de los mal usos que le damos al condón", Z. 212). Zur Verdeutlichung des Sachverhalts entwickelt die Promotorin ein Szenario, in dem der Mann nach Hause kommt und sich das Kondom mit ungewaschenen Händen überzieht, mit der Folge, dass die an den Händen haftenden Keime und Krankheitserreger auf das Kondom übergehen und von dort in die Scheide der Frau und damit eine ihrer empfindlichsten Körperteile gelangen (Z. 214-229, zu Szenarios siehe auch Kapitel 9.2.3).

Die bislang dargestellten Beispiele zeigen, dass die Gesundheitspromotorinnen in den untersuchten Aufklärungsgesprächen häufig auf eine Form der

Redewiedergabe zurückgreifen, die sich als dreiphasig beschreiben lässt und eine bestimmte Funktionalität erfüllt.

Die erste Sequenzposition bilden metakommunikative Kommentare zur Einleitung der fremden Perspektive. Die Redeeinleitung ist nicht obligatorisch, wird in den meisten Fällen jedoch vollständig realisiert. Der Urheber der wiederzugebenden Rede bleibt dabei genauso unbestimmt wie der lokale und temporale Kontext, in dem diese vermeintlich geäußert wurde. Die reproduzierte Rede ist in keinen situativen Erzählhintergrund eingebettet und knapp und nüchtern gestaltet. Die Gesundheitspromotorinnen variieren das einleitende Verb kaum und verwenden nahezu ausschließlich ausdrucksschwache *verba dicendi* oder *sentiendi* im Präsens. All dies deutet darauf hin, dass es ihnen nicht um die Reproduzierung tatsächlicher vergangener Ereignisse geht, sondern um die Thematisierung hypothetischer Ansichten und Aussagen.

Die zweite Sequenzposition besteht aus der reproduzierten Rede. Den Beginn der Wiedergabe markiert oftmals die akzentuiert geäußerte Partikel „no" in Verbindung mit weiteren Partikeln wie „que", „porque" und „di que". Die Reproduzierung der fremden Perspektive erfolgt in aller Regel in der ersten Person Singular. Sie umfasst vermeintlich weit verbreitete Meinungen und Denkweisen. Die Gesundheitspromotorinnen legen keinen Wert auf eine stilistisch auffällige Inszenierung und/oder spannende Animation der fremden Rede. Damit zeigt sich auch in der zweiten Sequenzposition, was bereits in der ersten Position deutlich wurde: Die Redewiedergabe dient nicht der Unterhaltung des Publikums, sondern fokussiert den propositionalen Gehalt der reproduzierten Perspektive.

Welchen Zweck die Gesundheitspromotorinnen mit der Redewiedergabe verfolgen, offenbart sich in der dritten Sequenzposition und damit der Phase, der in der Regel der meiste Raum zukommt: Die präsentierten Ansichten und Meinungen werden von den Promotorinnen widerlegt. Sie werden explizit zurückgewiesen, problematisiert oder in Frage gestellt und damit als falsch, veraltet und/oder riskant markiert. Nicht selten schließen die Gesundheitspromotorinnen eine entsprechende aufklärungskonforme Handlungsaufforderung an.

Die Reproduzierung der fremden Perspektive fungiert in den untersuchten Aufklärungsgesprächen als Aufhänger für die Darstellung aufklärungsrelevanter Inhalte. Das Muster dient den Gesundheitspromotorinnen dazu, falsches Wissen, potenzielle Gegenargumente und Einwände sowie falsche Schlussfolgerungen zu entkräften und zu Aufklärungsbotschaften umzudeuten, bevor sie von den Teilnehmern überhaupt geäußert werden. Es bindet die zu vermittelnden Inhalte an die Lebenswelt der Teilnehmer und deren potenzielle Ansichten, Meinungen und Verhaltensweisen an und erfüllt damit eine veranschaulichende Funktion. Zu *face-threatening acts* kommt es nicht, denn die reproduzierte Rede wird dem Publikum nicht direkt zugeschrieben (zu *face-threatening acts* siehe Brown/ Levinson 1987). Die Art der Darstellung suggeriert, dass es Menschen gibt, die die wiedergegebenen Ansichten vertreten und/oder sich entsprechend äußern. Ob sich die Teilnehmer dazu zählen und mit der reproduzierten Perspektive identifizieren wollen, bleibt ihnen selbst überlassen.

Das beschriebene Muster der Redewiedergabe findet sich im untersuchten Korpus nicht nur in der bereits dargestellten Standardform, sondern auch in funktional und strukturell ähnlichen Modifikationen.

(1) Verlagerung in die Vergangenheit

Eine erste Modifikation besteht in der Verlagerung der wiedergegebenen Rede in die Vergangenheit, was zu einer weiteren Distanzierung vom propositionalen Gehalt führt und als zusätzliches Mittel zur Vermeidung von *face-threatening acts* fungiert. Die Gesundheitspromotorinnen verwenden das redeeinleitende *verbum dicendi* oder *sentiendi* im Imperfekt und ergänzen oftmals das Temporaladverb „antes".

Beispiel 9.2.5-J (DM650112, 15.04.2012, conversación 3)

```
0074   G1:    ANtes que=YO sé que mUchos de ustedes han
              escuchAdo-=
0075          =que deCÍan-=
0076          =AH eso fue por por:-
0077          (--)
0078          porque un hombre tuvo relación con_un aniMAL- (-)
0079          y por eso se le peGÓ; (-)
0080          sin embargo no es aSÍ- (-)
0081          no se les pega_a_aniMAles-=
0082          =sólo a los humAnos les aTAca; (-)
```

Wie auch in der Standardform leitet die Gesundheitspromotorin die Wiedergabe der fremden Rede metakommunikativ ein, wobei der Urheber der Äußerung unbestimmt bleibt (Z. 74-75). Das redeeinleitende Verb steht im Imperfekt und damit einem Tempus, das länger andauernde und zeitlich nicht begrenzte Zustände in der Vergangenheit beschreibt („decían", Z. 75). Das betont geäußerte Temporaladverb „antes" (Z. 74) unterstreicht die Verlagerung in die Vergangenheit. Die reproduzierte Perspektive wird sowohl personal (unbestimmte Urheberschaft der äußernden Person) als auch temporal (unbestimmter Äußerungszeitpunkt in der Vergangenheit) von der aktuellen Gesprächssituation entkoppelt. Eine zusätzliche Distanzierung erfährt sie im dargestellten Beispiel durch die epistemischen Herabstufung „yo sé que muchos de ustedes han escuchado" (Z. 74). Die Gesundheitspromotorin schreibt den Teilnehmern die wiedergegebene Äußerung weder explizit noch implizit zu, sondern suggeriert im Gegenteil, dass sie dem Publikum lediglich vom Hörensagen bekannt ist.

Die im Präteritum reproduzierte Rede thematisiert den irrtümlichen Glauben, dass sich der Mensch beim Sex mit einem Tier mit HIV angesteckt hat (Z. 78-79). In der dritten Sequenzposition entkräftet die Promotorin die fremde Perspektive zunächst metakommunikativ („sin embargo no es así", Z. 80) und betont anschließend, dass Tiere anders als Menschen nicht von HIV/AIDS betroffen sind (Z. 81-82). Mit der Verwendung des Präsens unterstreicht die Promotorin die Gültigkeit ihrer Aussage und markiert den Gegensatz zwischen dem in einem Vergangenheitstempus als überholt präsentierten Falschwissen und dem aktualisierten und richtigen Aufklärungswissen.

(2) Formen indirekter Redewiedergabe

Die bisherigen Ausführungen zeigen, dass die Gesundheitspromotorinnen auf eine szenische Stilisierung und Ausschmückung der Redewiedergabe verzichten und damit signalisieren, dass es ihnen rein um den propositionalen Gehalt der reproduzierten Perspektive geht. Die Redewiedergabe dient nicht der Unterhaltung, sondern in erster Linie der Information des Publikums. Noch deutlicher wird dies in Beispielen wie dem Folgenden, in denen die Promotorinnen die fremde Perspektive nicht in Form direkter, sondern in Form indirekter Redewiedergabe thematisieren.

Beispiel 9.2.5-K (DM650019, 22.03.2012, visita domiciliaria 4)

```
0362    G1:    porque muchas personas dicen que el preservaTIvo-
0363           (--)
0364           DA infección; (-)
0365           que el preservativo NO da infección; (-)
0366           DA infección-
0367           el maNEjo- (.)
0368           de CÓmo tú_usas el preservativo; (-)
```

Der Unterschied zwischen dem dargestellten Beispiel und den bereits analysierten Ausschnitten besteht einzig darin, dass die Gesundheitspromotorin die fremde Perspektive in Form indirekter Redewiedergabe reproduziert, deutlich erkennbar an der Verwendung der Konjunktion „que" (Z. 362) und dem Fehlen von redeinitialen Diskursmarkern und/oder Interjektionen. Die Struktur des Musters und seine Funktionalität bleiben dieselben: Eine fremde Perspektive wird metakommunikativ eingeführt (Z. 362), dargelegt (Z. 362-364) und unmittelbar danach entkräftet (Z. 365-368). Dabei zeigen sich viele der bereits beschriebenen Merkmale: Urheber der Aussage ist eine unbestimmte Gruppe an Personen („muchas personas", Z. 362). Als redeeinleitendes Verb verwendet die Gesundheitspromotorin ein bedeutungsschwaches *verbum dicendi* im Präsens („dicen", Z. 362). Thema der reproduzierten Stimme ist die bereits im Rahmen anderer Beispiele diskutierte Angst, sich beim Benutzen von Kondomen eine Infektion zuzuziehen („el preservativo [...] da infección", Z. 362-364). Und auch die Berichtigung der fremden Perspektive entspricht den bereits dargestellten Verfahren: Die Gesundheitspromotorin negiert den propositionalen Gehalt der fremden Rede mit deutlich betonter Verneinungspartikel („el preservativo no da infección", Z. 365) und stellt richtig, dass die Gefahr nur bei einem unsachgemäßen Gebrauch von Kondomen besteht („da infección el manejo [...] de cómo tú usas el preservativo", Z. 366-368).

Formen indirekter Redewiedergabe sind im untersuchten Korpus ebenso zahlreich wie Formen direkter Redewiedergabe. Sie erfüllen denselben Zweck und lassen sich zur weiteren Distanzierung von der reproduzierten Perspektive wie auch das Standardmuster in die Vergangenheit setzen:

Beispiel 9.2.5-L (DM650019, 22.03.2012, visita domiciliaria 4)

```
0053   G1:   se tenía ese taBÚ- (-)
0054         que las personas deCÍAN-
0055         que_era de aniMAL-=
0056         =que_el hombre había vivido con un SImio-=
0057         =que había vivido con PErro- (-)
0058         y que así era que se: propagaba esa_
               enfermeDAD; (-)
0059         Esa enfermedad únicamente se transMIte- (-)
0060         en VÍA relación sexuAl- (-)
0061         de huMAnos;
```

(3) Wiedergabe fremder Handlungen

Gelegentlich weiten die Gesundheitspromotorinnen das Standardmuster der Redewiedergabe auf die Reproduktion fremder Handlungen und Verhaltensweisen aus:

Beispiel 9.2.5-M (DM650077, 31.03.2012, charla 4)

```
0231   G1:   que_hay perSOnas-
0232         que_usan los condones en la carTEra;
0233         el condón NO se puede utilizar en la cartera-=
0234         =por QUÉ- (-)
0235         inmediataMENte- (.)
0236         yo_uso el condón en la carTEra- (-)
0237         el lubriCANte-
0238         se le SAle- (-)
0239         y el condón tiEnde a romPERse-=
```

Die Gesundheitspromotorin reproduziert im dargestellten Ausschnitt keine fremde Meinung, sondern eine offenkundig verbreitete Verhaltensweise. Genau wie im Standardmuster ist die Sequenz dreischrittig: Die Gesundheitspromotorin bereitet die Wiedergabe der Verhaltensweise vor, lässt die Urheber der Handlung dabei jedoch unbestimmt („hay personas", Z. 231). Dem Publikum steht frei, ob es sich mit dem präsentierten Verhalten identifiziert oder nicht. Dann thematisiert die Promotorin das Handeln („usan los condones en la cartera", Z. 232) und markiert es als falsch („el condón no se puede utilizar en la cartera", Z. 233). Weitere Erklärungen schließen sich an (Z. 234-239). Die Darstellung der Verhaltensweise dient als Ausgangspunkt für die Vermittlung aufklärungsrelevanten Wissens: Die Teilnehmer sollen nicht denselben Fehler machen wie all diejenigen, die Kondome im Portemonnaie aufbewahren.

(4) Formen der Zuschreibung ans Publikum

Die reproduzierte Perspektive wird in Einzelfällen weder personal noch temporal von der aktuellen Gesprächssituation entkoppelt, sondern dem Publikum direkt zugeschrieben:

Beispiel 9.2.5-N (DM650110, 15.04.2012, conversación 1)

```
0079   G1:    MÁS para_abajo hay otra-
0080          Otra:: pregunta que dice-=
0081          =qué_es el SIda;
0082          y usTEdes dirán-
0083          pero eso_es lo MISmo-
0084          porque-
0085          TIEne el sida o tiEne/
0086          TIEne el virus- (-)
0087          no es lo MISmo- (-)
```

Die Gesundheitspromotorin weist die Teilnehmer auf die in der Broschüre abgedruckte Frage nach AIDS hin (Z. 79-81) und unterstellt ihnen in diesem Zusammenhang, HIV und AIDS gleichzusetzen. Die Sequenz ist wie das Standardmuster dreischrittig aufgebaut: Die Promotorin leitet die Redewiedergabe ein („ustedes dirán", Z. 82) und gibt die dem Publikum zugeschriebene Meinung wieder (Z. 83-86). Mit der Korrektur der Meinung positioniert sie die Teilnehmer als Interaktanten, die es mit Blick auf den entsprechenden Aspekt zu belehren gilt („no es lo mismo", Z. 87). Eine Abschwächung erfährt das Handeln der Promotorin durch den Gebrauch des modalen, eine Vermutung ausdrückenden Futurs „dirán" (Z. 82) und die Tatsache, dass sie die Falschmeinung wertneutral wiedergibt und nicht einen einzelnen Teilnehmer anspricht, sondern das Publikum als Gruppe adressiert.

(5) Teilnehmerseitige Übernahme des Musters

Die große Popularität des Musters unterstreicht nicht zuletzt die Tatsache, dass es gelegentlich von den Teilnehmern übernommen wird, die sich damit als wissend positionieren und zugleich von der reproduzierten Perspektive distanzieren:

Beispiel 9.2.5-O (DM650017, 22.03.2012, visita domiciliaria 1)

```
0238   T1:   y no se tiEnen en: partes caLIENtes-=
0239         =porque si NO_o-
0240         (xxx XXX xxx) el líquido que TRAen- (-)
0241         por eso que se ROMpen-=
0242         =y: dIcen a VEces que_el condón no SIRve- (-)
0243         y: ES de la forma que lo Usan- (-)
```

In der zweiten Sequenzposition einer IRF-Sequenz zum richtigen Kondomgebrauch äußert die Teilnehmerin, dass Kondome nicht an heißen Orten gelagert werden dürfen, da sie sonst spröde werden und beim Geschlechtsverkehr reißen (Z. 238-241). Ihre Ausführungen enden mit der Reproduktion einer als falsch präsentierten Meinung, die sie genau wie die Gesundheitspromotorinnen metakommunikativ ankündigt („dicen a veces", Z. 242), in indirekter Form wiedergibt („que el condón no sirve", Z. 242) und anschließend widerlegt („y es de la forma que lo usan", Z. 243).

10. Beendigung des Aufklärungsgesprächs

Als Gesprächsbeendigung gilt die Phase eines Gesprächs, in der die Interaktanten den Hauptteil schrittweise beenden und die Gesprächssituation koordiniert auflösen. Die Gesprächsbeendigung ist ein kooperatives Unterfangen, das sich durch fortlaufende wechselseitige Gesprächsbeendigungsinitiativen und Rückversicherungsaktivitäten kennzeichnet (siehe hierzu Kapitel 3.2.2).

Das sich anschließende Kapitel geht der Frage nach, wie die Interaktanten in den untersuchten Aufklärungsgesprächen aus der Sachverhaltsdarstellung aussteigen und die Gesprächsbeendigung einleiten und durchführen. Die Analysen zeigen, welche Gesprächsaktivitäten sich als Angebote zum Gesprächsabschluss identifizieren lassen, von wem sie ausgehen und wie die jeweiligen Gesprächspartner auf sie reagieren.

10.1. Ausstieg aus der Sachverhaltsdarstellung

Der anschließend untersuchte Ausschnitt stammt aus einem Hausbesuch und illustriert, wie die Promotorin unvermittelt in die Gesprächsbeendigung einsteigt und ihre Initiative zu einem direkten Abschluss des Gesprächs führt.

Beispiel 10.1-A (DM650018, 22.03.2012, visita domiciliaria 3)

```
0173   G1:   lo: lo_Echas en_un zafaCÓN-
0174         y te LAvas las mAnos; (-)
0175         y LISto; (-)
0176         si quiere:s-
0177         ver los PAsos que_están ahÍ-
0178         (---)
0179         lo obSERvas-
0180         (8.4)
0181         CUÁNtas veces uste::d-
0182         ha participado en una charLIta;
0183         (--)
0184   T1:   yo fui una sola VEZ-
0185         nada MÁS;
0186         (3.6)
0187   G1:   pues NAda-
0188         enTONces-
0189         fue un plaCER- (-)
0190         de que_usted me dedicara un poco TIEMpo de su
               TIEMpo- (-)
0191         fírmeme aHÍ-=
0192         =hazme el FAvor;
```

```
0193        (31.6)
0194        GRAcias;
0195        fue un plaCER;
0196        (11.5)
```

Die Gesundheitspromotorin erklärt die Schritte eines korrekten Kondomgebrauchs. Sie schließt ihre Ausführungen mit der Aufforderung ab, Kondome im Mülleimer zu entsorgen und sich anschließend die Hände zu waschen („lo echas en un zafacón y te lavas las manos", Z. 173-174). Dann weist sie die Teilnehmerin auf die Aufklärungsbroschüren hin, in der sie die vermittelten Informationen nachlesen kann („si quieres ver los pasos que están ahí [...] lo observas", Z. 176-179). Nach einer längeren Stille (Z. 180) erkundigt sie sich bei der Teilnehmerin, an wie vielen Aufklärungsgesprächen diese bereits teilgenommen hat („cuántas veces usted ha participado en una charlita", Z. 181-182). Die Teilnehmerin antwortet („yo fui una sola vez nada más", Z. 184-185) und es folgt eine weitere Stille (Z. 186). Mit der Verwendung des beendigungsindizierenden Diskursmarkers „pues nada" (Z. 187) signalisiert die Promotorin ihre Absicht, den eingeschlagenen Weg weiterzugehen. Sie bedankt sich für die in Anspruch genommene Zeit („fue un placer [...] de que usted me dedicara un poco tiempo de su tiempo", Z. 189-190) und fordert die Teilnehmerin auf, die Anwesenheitsliste zu unterschreiben („fírmeme ahí hazme el favor", Z. 191-192). In den folgenden etwa dreißig Sekunden gehen Promotorin und Teilnehmerin organisatorischen Aktivitäten wie dem Ausfüllen der Liste nach, ohne sich verbal zu äußern. Dann bedankt sich die Gesundheitspromotorin erneut („gracias fue un placer", Z. 194-195) und verlässt mit der Forscherin den Raum.

Im folgenden Ausschnitt aus einem schulbasierten Aufklärungsgespräch gestaltet sich die Gesprächsbeendigung komplexer. Die Gesundheitspromotorin bewegt sich zunächst in Richtung Abschluss, schafft dann jedoch explizitverbal eine Stelle für den Wiedereinstieg in die Sachverhaltsdarstellung, der von einer Teilnehmerin genutzt wird.

Beispiel 10.1-B (DM650077, 31.03.2012, charla 4)

```
0319   G1:  donde el conDÓN-
0320        no esté al alCANce de los NIños;
0321        (--)
0322        el lisTAdo DÓNde va;
```

```
0323            (2.3)
0324    L1:     el lisTAdo,
0325            (--)
0326    G1:     tamBIÉN vamos a estar haciendo las pruebas del
                ve i hache-
0327            GRAtis- (-)
0328            aFUEra; (.)
0329            Eso es- (.)
0330            volunTArio-=
0331            =NO es obligatOrio;
0332            (1.3)
0333            el HEcho de que yO me haga la prueba del
                ve i hAche-
0334            es para saBER mi condición de vIda;
0335            (1.1)
```

Wie auch in Beispiel 10.1-A klärt die Gesundheitspromotorin das Publikum darüber auf, wie Kondome richtig verwendet werden und welche Anwendungsfehler zu vermeiden sind. Sie weist abschließend darauf hin, dass Kondome außerhalb der Reichweite von Kindern entsorgt werden müssen („donde el condón no esté al alcance de los niños", Z. 319-320). Dann erkundigt sich die Promotorin unvermittelt nach dem Stand des Ausfüllens der Teilnehmerliste („el listado dónde va", Z. 322). Sie macht das Publikum auf die Möglichkeit der Teilnahme an einem kostenlosen HIV-Schnelltest in der auf dem Schulhof parkenden Ambulanz aufmerksam („también vamos a estar haciendo las pruebas del ve i hache gratis [...] afuera", Z. 326-328) und erklärt den Sinn eines entsprechenden Tests („el hecho de que yo me haga la prueba del ve i hache es para saber mi condición de vida", Z. 333-334).

Beispiel 10.1-B (Fortsetzung)

```
0335            (1.1)
0336    G1:     YA-[1]
0337            (1.9)
0338            alguna preGUNta,[2]
0339            (1.0)
0340            DÍgame- (-)
0341    T1:     PEro:-
0342            (--)
0343            dice que_en la saliva no se PEga;
0344            (--)
0345            pero si la persona TIEne:-
0346            eh [e:h-
0347    G1:         [SÍ; (-)[3]
```

447

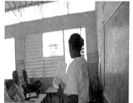 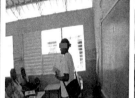 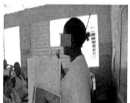

Screenshot 1　　　　　Screenshot 2　　　　　Screenshot 3

Die sich anschließenden langen Pausen (Z. 335 und Z. 337) und die Diskurspartikel („ya", Z. 336) deuten eine neue Aktivität an, die sich auch in der Körperbewegung der Promotorin widerspiegelt: Sie wendet sich vom Publikum ab und macht zwei Schritte in Richtung Lehrerpult (Screenshot 1). Auf halbem Weg dreht sie den Körper wieder in Richtung der Teilnehmer und fragt diese nach Unklarheiten („alguna pregunta", Z. 338, Screenshot 2). Eine Teilnehmerin signalisiert einen Redewunsch und wird von der Promotorin aufgerufen („dígame", Z. 340). Sie stellt eine Frage zur Übertragbarkeit des HI-Virus im Speichel, die von der Promotorin in den folgenden etwa fünfzig Sekunden beantwortet wird (Z. 341-388, Screenshot 3).

Beispiel 10.1-B (Fortsetzung)

```
0389   TX:    ((unverständlich, 5.1 sek))
0390   G1:    alguna pregunta MÁS,[4]
0391   TX:    ((unverständlich, 78.1 sek))[5,6]
```

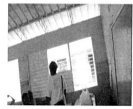 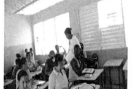 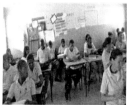

Screenshot 4　　　　　Screenshot 5　　　　　Screenshot 6

Nach Abschluss ihrer knapp einminütigen Erklärungen und einer kurzen Sequenz aus unverständlichen Äußerungen (Z. 389) erkundigt sich die Promotorin nach weiteren Fragen („alguna pregunta más", Z. 390). Sie bewegt sich dabei erneut in Richtung Lehrerpult (Screenshot 4). Als sich niemand zu Wort meldet, geht sie zu einer Teilnehmerin und hilft dieser beim Ausfüllen der Anwesenheitsliste (Screenshot 5). Die restlichen Teilnehmer sitzen still an ihren Plätzen und lesen zum Teil in den Broschüren (Screenshot 6). Dann bricht die Videoaufnahme ab. In der Audioaufnahme sind während der gesamten Sequenz einzelne unverständliche Kommentare und insbesondere Geräusche wie das Rascheln einer Plastiktüte und das Verschieben von Stühlen zu hören (Z. 391). Eine knappe Minute nach der Videoaufzeichnung endet auch die Tonaufzeichnung.

Die Initiative zum Ausstieg aus der Sachverhaltsdarstellung geht nicht nur in den beiden dargestellten Ausschnitten, sondern auch in allen anderen Aufklärungsgesprächen des Korpus von den Gesundheitspromotorinnen aus. Die Teilnehmer können das Angebot zur Gesprächsbeendigung unmittelbar akzeptieren wie in Beispiel 10.1-A, sie können es jedoch auch ausschlagen, indem sie sich wie in Beispiel 10.1-B mit einer Frage oder Äußerung zu Wort melden. Lässt sich die Gesundheitspromotorin auf den teilnehmerseitigen Beitrag ein, ist die Gesprächsbeendigung vorübergehend ausgesetzt. Das Gespräch kehrt in die Sachverhaltsdarstellung zurück, bis die Promotorin eine weitere Gesprächsbeendigungsaktivität initiiert und das Publikum auf einen neuen möglichen Schlusspunkt orientiert.

Eine systematische Abmoderation findet in den untersuchten Aufklärungsgesprächen nicht statt, doch lassen sich bestimmte promotorenseitige Aktivitäten identifizieren, die einen potenziellen Übergang in die Gesprächsbeendigung markieren.

(1) Verweis auf die Teilnehmerliste

Ein Element, das häufig den Abschluss der Sachverhaltsdarstellung anzeigt und eine Beendigungssequenz initiiert, sind promotorenseitige Verweise auf die auszufüllende Teilnehmerliste. Nicht selten schließen sich Gesprächssequenzen an, in denen die Promotorinnen dem Publikum oder einzelnen Teilnehmern plenumsöffentlich oder im kleinen Kreis beim Ausfüllen der Liste behilflich sind:

- „me va a poner su nombre por aquí [...] la edad [...] el sexo [...] y el [...] teléfono [...] y la entrega de condones" (DM650017, Z. 302-308, ähnlich auch DM650022, Z. 244-266)

- „ahí está la lista [...] fírmeme allá [...] en la lista" (DM650019, Z. 414-418, ähnlich auch DM650017, Z. 479-480 und DM650020, Z. 482 sowie im weiteren Verlauf bis Z. 492)
- „quiénes me faltan por inscribirse en el listado por favor" (DM650028, Z. 682, ähnlich auch DM650031, Z. 328, DM650032, Z. 410-419, DM650119, Z. 817)
- „por dónde va el listado por favor [...] cuántos me faltan por inscribirse en el listado" (DM650033, Z. 60-63, ähnlich auch DM650076, Z. 346-348 und DM650079, Z. 330)
- „faltan muchos por el listado [...] por inscribirse en la lista" (DM650074/075, Z. 505-507, ähnlich auch DM650072, Z. 937)

(2) Verweis auf die HIV-Tests

Alternativ oder ergänzend zum Verweis auf die auszufüllende Teilnehmerliste machen die Promotorinnen das Publikum bei vielen Veranstaltungen auf die Möglichkeit aufmerksam, im Anschluss an das Gespräch einen kostenlosen HIV-Test durchführen zu lassen. An entsprechende Hinweise schließen sich gelegentlich ausführliche Anweisungen zum organisatorischen Ablauf der Tests an:

- „nos veremos ahorita [...] el que desea hacerse la prueba" (DM650015, Z. 1731-1736 und im weiteren Verlauf bis Z. 1796)
- „ahí abajo está la unidad para ustedes [...] hacerse la prueba gratuitamente" (DM650016, Z. 1200-1201 sowie im weiteren Verlauf bis Z. 1205)
- „ahí adelante está la ambulancia que estamos haciendo las pruebas [...] totalmente gratis" (DM650117, Z. 424-427, ähnlich auch DM650031, Z. 394 sowie im weiteren Verlauf Z. 401-419, DM650112, Z. 339-347, DM650113/114, Z. 485, DM650115, Z. 317-320 sowie im weiteren Verlauf bis Z. 322, DM650116, Z. 269-270 sowie im weiteren Verlauf bis Z. 323 und DM650118, Z. 922)
- „vamos a estar haciendo la prueba de ve i hache gratis ahí afuera" (DM650076, Z. 359-360 sowie im weiteren Verlauf bis Z. 373, ähnlich auch DM650079, Z. 318-319 sowie im weiteren Verlauf bis Z. 328, DM650081, Z. 322-326 sowie im weiteren Verlauf bis Z. 335 und DM650110, Z. 456-463)

(3) Verweis auf die verteilten Broschüren und Kondome

Neben Verweisen auf die Teilnehmerliste und die HIV-Tests dienen auch Hinweise zu den Aufklärungsbroschüren und zu verteilenden Kondomen als Markierung des nahenden Gesprächsendes:

- „vamos a subir ahora a traerles los preservativos" (DM650016, Z. 1198, ähnlich auch Z. 1213)
- „le vamos a dejar un brochure [...] y le vamos a entregar unos cuantos preservativos" (DM650017, Z. 297-299)
- „hoy le vamos a dejar [...] estos brochures" (DM650019, Z. 405-406 sowie im weiteren Verlauf bis Z. 412, ähnlich auch DM650022, Z. 274-276 und DM650028, Z. 668-673)
- „le dejamos condones" (DM650022, Z. 272)
- „espero que me saquen [...] el provecho necesario a estos brochures [...] que los lean" (DM650027, Z. 2053-2057)

(4) Expliziter Abschluss der Sachverhaltsdarstellung

Kommentare, mittels derer die Promotorinnen die Sachverhaltsdarstellung explizit-verbal abschließen, finden sich nur sehr vereinzelt:

- „estas son las visitas [...] que estamos haciendo hoy por aquí en este sector" (DM650017, Z. 291-293)
- „hemos terminado con usted" (DM650017, Z. 479)
- „yo creo que hemos terminado ya" (DM650028, Z. 664)

(5) Appell zur Reflexion und Weitergabe des erworbenen Wissens

In ebenfalls sehr wenigen Ausnahmefällen fordern die Gesundheitspromotorinnen die Teilnehmer in der Schlusssequenz dazu auf, das erworbene Wissen zu reflektieren und/oder es in ihrem Umfeld weiterzugeben:

- „espero que estos consejos [...] les sirvan para ser multiplicadores" (DM650016, Z. 1216-1220)
- „cuando ya ustedes [...] sepan bien los pasos que tienen que dar para cuidar su salud [...] sirvan de multiplicador en su comunidad" (DM650027, Z. 2058-2062) und „trata de ser multiplicador" (Z. 2082)
- „así que reflexionen sobre esto" (DM650074/075, Z. 581)

(6) Bedanken für Zeit und Aufmerksamkeit

Ein Kernelement vieler Gesprächsbeendigungen sind Danksequenzen, die Hinweisen auf die Teilnehmerliste, die Broschüren und Kondome und/oder die HIV-Tests vorausgehen oder an entsprechende Kommentare anschließen. Danksagungen werden von den Promotorinnen oftmals wiederholt realisiert und zum Teil von den Teilnehmern und/oder Lehrkräften erwidert:[165]

- „fue un placer y gracias por dedicarme un poco de su tiempo" (DM650020, Z. 494-495, ähnlich auch DM650015, Z. 1728-1729, DM650019, Z. 426-431, DM650021, Z. 801 und Z. 845-846, DM650022, Z. 243-244, DM650023, Z. 770 und Z. 774-776, DM650029/030, Z. 424)
- „yo me siento agradecida de que ustedes me dedicaran estos minutos" (DM650027, Z. 2095-2097, ähnlich auch Z. 2050-2052)
- „gracias por su atención" (DM650115, Z. 314 und Z. 325 und DM650117, Z. 429, ähnlich auch DM650016, Z. 1215, DM650031, Z. 421-423, DM650074/075, Z. 581-582, DM650110, Z. 469)
- „si no tienen más preguntas gracias por su atención" (DM650118, Z. 918-919, ähnlich auch DM650110, Z. 450-453 und DM650112, Z. 332-333)

(7) Bewegung im Raum und Körperhaltung

Ihre gesprächsbeendigende Absicht markieren die Gesundheitspromotorinnen nicht zuletzt durch bestimmte Körperhaltungen und Bewegungen. Sie nutzen den Raum als interaktionsstrukturierende Ressource und zeigen den Teilnehmern mit der Neupositionierung den Beginn einer neuen Aktivität an (siehe hierzu beispielsweise Schmitt 2011: 18). In den schulbasierten Veranstaltungen wenden sie sich vom Publikum ab und/oder gehen durch die Sitzreihen, um den Stand des Ausfüllens der Teilnehmerlisten zu überprüfen. Häufig treten sie dabei in Interaktionskontexte mit einzelnen Personen wie beispielsweise der Lehrkraft (DM650033, Screenshot 1) oder kleinen Teilnehmergruppen (DM650032, Screenshot 2) ein. Da entsprechende Gespräche nicht plenumsöffentlich erfolgen und oftmals in einiger Entfernung zum

---

[165] Zu wechselseitigen Danksequenzen siehe beispielsweise DM650020, Z. 494-500, DM650023, Z. 774-780, DM650027, Z. 2095-2100, DM650029/030, Z. 424-427, DM650113/114, Z. 676-680 und Z. 809-818, DM650118, Z. 919-927.

Aufnahmegerät stattfinden, sind sie in vielen Fällen nur in Bruchstücken zu verstehen. Zum Teil gehen die Promotorinnen nonverbalen Aktivitäten wie dem Zusammenpacken von übriggebliebenen Broschüren und Kondomen nach (DM650079, Screenshot 3).

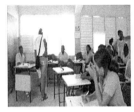
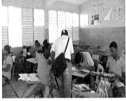
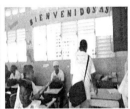

Screenshot 1
(DM650033)

Screenshot 2
(DM650032)

Screenshot 3
(DM650079)

Die zu Beginn des Kapitels dargestellten Ausschnitte 10.1-A und 10.1-B haben verdeutlicht, dass promotorenseitige Aktivitäten zur Initiierung der Gesprächsbeendigung in aller Regel nicht isoliert auftreten, sondern miteinander kombiniert werden. Gerade durch die Häufung verschiedener Elemente zeigen die Gesundheitspromotorinnen an, dass sie sich in Richtung Gesprächsabschluss bewegen. Zugleich geben sie den Teilnehmern immer wieder die Möglichkeit, die Gesprächsbeendigung durch Formulierung eines Beitrags zu unterbrechen und – sofern sich die Gesundheitspromotorinnen auf diesen einlassen – eine Wiederaufnahme des thematisch orientierten Hauptteils zu initiieren.

Der nachfolgend dargestellte Ausschnitt illustriert, dass ein Wiedereinstieg in die Sachverhaltsdarstellung auch mit erheblicher zeitlicher Verzögerung möglich ist.

Beispiel 10.1-C (DM650113/114, 15.04.2012, conversación 4)

```
0481   T1:   porque YO tengo una sobrina que tiene:-
0482         ((erzählt von einer Nichte, 15.3 sek))
0483   L1:   ya Ella (les_está hablAndo) PARte de su vIda;
0484   TX:   ((unverständlich, 77.2 sek))[1, 2, 3]
0485   G1:   <<unverständliche Nebengespräche> MIren=estamos
             haciendo la pruEba GRAtis-
0486         (--)
```

```
0487   L1:   a:h MIren=la prueba es GRAtis=(ahí EH),
0488   G1:   mhm-
0489   L1:   (xxx xxx) gratuItaMENte; (-)
0490         sin (xxx xxx) un PEso-=
0491         =para saBER cómo está su/>
```

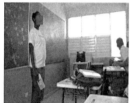
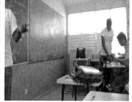
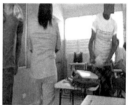

Screenshot 1   Screenshot 2   Screenshot 3

Eine Teilnehmerin initiiert einen nur in Bruchstücken zu verstehenden Beitrag („porque yo tengo una sobrina", Z. 481 sowie Z. 482). Die Lehrerin kommentiert die Äußerungen nach etwa fünfzehn Sekunden und suggeriert mit ihrem Kommentar, dass sie die Erzählung der Teilnehmerin als Abschweifung interpretiert („ya ella les está hablando parte de su vida", Z. 483). Immer mehr Teilnehmer melden sich mit weitgehend unverständlichen und zum Teil überlappend geäußerten Zwischenrufen zu Wort. Die Gesprächssituation zerfällt zunehmend in Einzelunterhaltungen, denen die Promotorin zunächst amüsiert zuhört (Z. 484, Screenshot 1). Nach einiger Zeit tritt sie nach links aus dem Bild (Screenshot 2) und die Lehrerin macht sich auf den Weg zum Lehrerpult (Screenshot 3). Mit ihrem Verhalten signalisieren Promotorin und Lehrkraft, dass sie die entstandenen Gespräche als nicht mehr themenrelevant einschätzen. Dann bricht die Videoaufzeichnung ab. Begleitet von Nebengesprächen weist die Promotorin das Publikum wenige Sekunden später auf die HIV-Tests hin („estamos haciendo la prueba gratis", Z. 485). Die Lehrerin greift den Kommentar auf und setzt zu weiteren Ausführungen an („ah miren la prueba es gratis [...] gratuitamente", Z. 487-489). Die Forscherin betrachtet das Aufklärungsgespräch als beendet und bereitet sich auf das Verlassen des Raumes vor, indem sie nach der Videoaufnahme auch die Audioaufnahme beendet.

Was in den folgenden knapp zwei Minuten geschieht, lässt sich nur ausgehend von der anschließend neu gestarteten Audio- und Videoaufnahme rekonstruieren.

Beispiel 10.1-C (Fortsetzung)

```
((Aufnahme nach 1 Minute und 53 Sekunden neu gestartet))

0492    G2:     QUIEro contestar una pregUnta-=
0493            =(xxx xxx xxx xxx) (que) la prOfe decÍA-
0494    L1:     s:t;
0495    G2:     (cómo se LLAma)-
0496    L1:     SERgio; (.)
0497            [s::t;
0498    G2:     [(xxx xxx) (-)
0499    TX:     (mira=yo)-
0500    G2:     (YO quiero) contestar una pregUnta-=
0501            =que ((unverständlich, 2.2 sek))⁴ decÍa la:
                la prOfe; (-)
0502            cuando Una persona se hace la pruEba- (-)
0503            es para SAber⁵ su condición de salud; (-)
0504            si Es posiTIvo- (.)
```

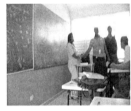 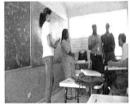

Screenshot 4   Screenshot 5

In der neu gestarteten Audioaufzeichnung ist zu hören, wie eine zweite Gesundheitspromotorin das Wort ergreift und die Beantwortung einer Frage ankündigt („quiero contestar una pregunta", Z. 492). Die Lehrkraft unterstützt sie in der Wiederherstellung der Plenumsöffentlichkeit, indem sie das Publikum mehrmals zur Ruhe mahnt (Z. 494 und Z. 496-497). Als die Gesundheitspromotorin die Aufmerksamkeit der Teilnehmer hat, wiederholt sie ihre Absicht, eine Frage zu beantworten, die von der Lehrkraft offensichtlich nach Abbruch der Audioaufnahme mit Blick auf die HIV-Tests geäußert wurde („yo quiero contestar una pregunta que [...] decía [...] la profe", Z. 500-501). Auf der an dieser Stelle wieder einsetzenden Videoaufzeichnung ist zu sehen, dass sie neben der Lehrkraft in der Nähe des Lehrerpults steht (Screenshot 4). Die Promotorin hält zunächst fest, dass HIV-Tests dazu dienen, sich Klarheit über den eigenen Serostatus zu verschaffen („cuando una persona se hace la prueba [...] es para saber su condición de salud",

Z. 502-503, Screenshot 5). Dann informiert sie das Publikum in einer langen monologisch-unidirektionalen Wissensvermittlungssequenz über die Folgen eines positiven Testausgangs („si es positivo", Z. 504 sowie im weiteren Verlauf bis Z. 675).

Nach mehr als dreieinhalb Minuten initiiert die Promotorin eine Beendigungssequenz, schafft unmittelbar im Anschluss jedoch eine Stelle, an der die Teilnehmer weitere Unklarheiten äußern können (Z. 676-681). Ein Teilnehmer signalisiert einen Redewunsch und wird aufgerufen (Z. 688). Er stellt eine Frage, die von der Promotorin beantwortet wird und an die sich weitere teilnehmerseitige Fragen und promotorenseitige Erklärungen anschließen (Z. 690-787). Eine letzte Frage lässt die Promotorin nicht mehr zu. Mit der Begründung, dass der entsprechende thematische Aspekt bereits behandelt wurde, nimmt sie dem Teilnehmer das Rederecht wieder ab und bringt das Aufklärungsgespräch zu einem Ende. Sie bedankt sich bei den Teilnehmern und der Lehrkraft, die den Dank erwidern (Z. 788-818). Dann setzt die Lehrerin den Unterricht fort (Z. 829).

10.2. Zur Initiierung und Durchführung der Gesprächsbeendigung

Die analysierten Aufklärungsgespräche unterliegen anders als beispielsweise Schulstunden keiner zeitlichen Begrenzung, die gesprächsextern festgelegt ist und sich unter anderem im Klingeln der Schulglocke äußert.[166] Dies hat zur Folge, dass die Interaktanten in jedem beliebigen Moment Zug um Zug aushandeln können, ob sie die Sachverhaltsdarstellung fortführen oder sich in Richtung Gesprächsbeendigung bewegen.

Die Initiative zum Ausstieg aus der Sachverhaltsdarstellung geht wie auch beim Einstieg von den Promotorinnen aus, die das Publikum mittels verschiedener sprachlicher und nichtsprachlicher Aktivitäten auf ein mögliches Gesprächsende orientieren. Zu zentralen und häufig zu findenden beendigungseinleitenden Praktiken gehören Fragen zum Stand des Ausfüllens der Teilnehmerliste und diesbezügliche Hinweise sowie Kommentare zu den verteilten Broschüren und Kondomen und zu den gegebenenfalls stattfinden-

---

[166] Dass die Interaktanten hinsichtlich der zeitlichen Gestaltung große Spielräume haben, zeigt insbesondere die Tatsache, dass die Veranstaltungen eine extreme Varianz aufweisen und sich Gespräche von fünf Minuten Dauer ebenso finden wie Gespräche von mehr als vierzig Minuten Dauer (siehe hierzu Kapitel 4.2).

den HIV-Tests. Unterstützt werden entsprechende Äußerungen durch Körperhaltungen und Bewegungen, die eine baldige Auflösung des Tableaus suggerieren. Eindeutige Indizien für ein nahendes Gesprächsende sind nicht zuletzt Danksequenzen, die von den Promotorinnen zum Teil wiederholt realisiert werden und gelegentlich auf Gegendank stoßen. Abschließende Grußworte sind selten zu hören, was insbesondere der Tatsache geschuldet ist, dass die Interaktionssituation nach promotorenseitigen Gesprächsbeendigungsinitiativen oftmals in Nebengespräche zerfällt, der Geräuschpegel kontinuierlich steigt und/oder die Audio- und Videoaufnahme vor Verlassen des Raumes endet.

Die dargestellten beendigungsinitiierenden Aktivitäten betreffen größtenteils organisatorische Aspekte und treten in aller Regel in gehäufter Form auf. Gerade durch die Kombination nicht mehr themenrelevanter Inhalte signalisieren die Gesundheitspromotorinnen dem Publikum ihre Bereitschaft und Absicht, das Gespräch zu Ende zu bringen. Der Gesprächsabschluss bleibt dennoch ein kooperatives Unterfangen. Die Teilnehmer haben insofern ein Vetorecht, als dass sie die gesprächsbeendigenden Aktivitäten durch Äußern eines neuen oder Wiederholen eines bereits behandelten thematischen Aspekts jederzeit unterbrechen und einen Wiedereinstieg in die Sachverhaltsdarstellung anregen können. Zu einem solchen kommt es, wenn sich die Gesundheitspromotorinnen auf die Teilnehmeräußerungen einlassen, was sie in aller Regel auch tun. Nicht selten schaffen sie den Teilnehmern explizit-verbal den Raum, sich mit einer (weiteren) Frage oder Unklarheit zu Wort zu melden (siehe hierzu auch Kapitel 7.3.1). Zu einem endgültigen Abschluss des Gesprächs kommt es erst dann, wenn keiner der Interaktanten eine weitere Expansion der Sachverhaltsdarstellung für notwendig erachtet und die Promotorinnen zusammen mit der Forscherin den Raum verlassen.

11. Schlussbetrachtung

Die vorliegende Arbeit verstand sich als eine empirische Annäherung an HIV/AIDS-Aufklärungsgespräche, die als ein spezifisches Format der gesundheitlichen Aufklärung betrachtet wurden. Sie setzte sich zum Ziel, die Gespräche als eigenständige Form der mündlichen Wissensvermittlung zu beschreiben und in ihren komplexen kommunikativen Strukturen, Abläufen und Prozessen zu analysieren. Die Untersuchung wählte einen theoretisch fundierten, dabei jedoch stark explorativen Zugang, und entwickelte die zu untersuchenden Fragestellungen an den Daten. Sie basierte auf insgesamt dreiunddreißig in der Dominikanischen Republik audio- und video-aufgezeichneten und anschließend verschrifteten Aufklärungsgesprächen, in denen ehrenamtlich tätige Gesundheitspromotorinnen einem jeweils unterschiedlichen Publikum Gesundheitsinformationen zu HIV/AIDS vermitteln. Den theoretisch-methodischen Rahmen der Arbeit bildet das in der Tradition der ethnomethodologischen Konversationsanalyse stehende Forschungsparadigma der linguistischen Gesprächsanalyse, das sich mit seiner Methodik und seinen Prämissen, Analyseprinzipien und Erkenntnissen als geeignet erwies, das Aufklärungsgespräch in seiner Gesamtheit zu erfassen und als emergentes, durch das sprachlich-interaktive Handeln der Gesprächsteilnehmer erzeugtes Gesprächsformat zu rekonstruieren.

Die Untersuchung ging davon aus, dass sich das Aufklärungsgespräch als ein weitgehend konventionalisiertes Interaktionsmuster mit wiederkehrenden interaktiven Verfahren und sprachlich-kommunikativen Darstellungsformen sozial verfestigt. Im Mittelpunkt stand die Frage, was die Interaktanten tun, um das Gespräch gemeinsam zu konstituieren und die Gesprächsrealität schrittweise und koordiniert herzustellen. Die auf verschiedenen Gesprächsebenen durchgeführten Analysen belegen: Das Aufklärungsgespräch bildet sich als ein Gesprächsformat heraus, das spezifischen Regelhaftigkeiten und einem relativ stabilen inhaltlich-thematischen und gesprächsorganisatorischen Ablauf folgt und sich durch eingespielte Muster, Praktiken und Routinen kennzeichnet. Es wird von den Interaktanten auf eine bestimmte Art und Weise interaktiv realisiert und reproduziert und dient den Mitgliedern der Sprach- und Kulturgemeinschaft als Bezugsrahmen zur Bearbeitung der rekurrenten kommunikativen Aufgabe der gesundheitlichen Aufklärung.

Die Auswertung des Untersuchungsmaterials vermittelt ein umfassendes Bild von den sprachlich-kommunikativen Verhaltensweisen der Interaktanten sowie den typischen und wiederkehrenden interaktiven Prozessen im HIV/AIDS-Aufklärungsgespräch. Die Analysen zeichnen nach, an welchen Gesprächsmustern, Formaten und Routinen sich die Gesprächsteilnehmer in der Verwirklichung des Vorhabens der gesundheitlichen Aufklärung orientieren und unter Rückgriff auf welche kommunikativen Strategien und sprachlichen Mittel sie ihre Aufgaben und Ziele erfüllen. Sie zeigen, dass die Durchführung des Aufklärungsgesprächs ein stark auf die Gesundheitspromotorinnen zentrierter Prozess ist und diese nicht nur die gesprächsstrukturell-organisatorische, sondern auch die inhaltlich-thematische Ausrichtung in entscheidender Weise steuern. Die Promotorinnen zielen auf die konsequente und sukzessive Abarbeitung eines propositionalen Gesamtplans, der sich an biomedizinischen Relevanzen orientiert und HIV/AIDS auf die objektivierbaren und wissenschaftlich fassbaren Dimensionen der Krankheit reduziert. Der Gesamtplan sieht die Vermittlung von Wissen zur Beschaffenheit und Wirkweise von HIV und AIDS, zu den Übertragungswegen und Nichtübertragungswegen, zum Infektions- und Krankheitsverlauf, zu den Diagnose- und Therapiemöglichkeiten sowie zum Kondomgebrauch als der primären Strategie einer Infektionsvermeidung vor. Persönliche Deutungs- und Erlebensmuster und subjektive Sichtweisen werden allenfalls am Rande behandelt. Teilnehmerseitige Relevanzen werden bearbeitet, sofern sie sich adäquat in den propositionalen Gesamtplan einfügen und/oder zu einer Aufklärungsbotschaft umfunktionieren lassen.

Als Schablone für die Durchführung der Aufklärungsgespräche dient die Schule als eine alltägliche und den Interaktanten vertraute Institution. Die untersuchten Aufklärungsgespräche tragen deutlich sichtbare Züge von Unterrichtskommunikation, und zwar sowohl mit Blick auf die thematische Entwicklung als auch auf die Verteilung von Redeanteilen und die Mechanismen des Sprecherwechsels. Die Gesundheitspromotorinnen positionieren sich als die für die Wissensvermittlung und interaktiv-sequenzielle Organisation zuständigen Gesprächsteilnehmer. Sie agieren als primäre Sprecherinnen und verweisen die Teilnehmer in die Rolle der aufzuklärenden Rezipienten, die diese akzeptieren und sich rollenspezifisch verhalten. Die Teilnehmer zeigen eine insgesamt große Vertrautheit mit dem sprachlich-kommunikativen Handeln im Aufklärungsgespräch, was sich in der Verwendung typischer Sprechhandlungen, Muster und Aktivitäten äußert. Sie rechnen beispielsweise mit der Initiierung von IRF-Sequenzen und lösen die etablierten konditionellen Relevanzen bereitwillig ein. Nicht selten reproduzieren sie Aufklärungsbotschaften und bringen Inhalte in die Interaktion ein, die auch die Gesundheitspromotorinnen typischerweise thematisieren und die den Teilnehmern aus bereits besuchten Veranstaltungen bekannt zu sein scheinen. Die Durchführung der untersuchten Gespräche erfolgt in hohem Maße routiniert, was unterstreicht, dass sich das Aufklärungsgespräch im dominikanischen Kontext als konventionalisiertes Interaktionsmuster mit einem relativ stabilen inhaltlich-thematischen und gesprächsorganisatorischen Ablauf sowie wiederkehrenden interaktiven Verfahren, sprachlich-kommunikativen Darstellungsformen und eingespielten Mustern und Praktiken sozial verfestigt.

Die Ziele, Charakteristika und Schwierigkeiten der untersuchten Aufklärungsgespräche decken sich mit denen, die mit Blick auf gesundheitliche Aufklärung im Allgemeinen beschrieben wurden: Die Gespräche verfolgen einen in erster Linie primärpräventiven Ansatz. Sie zielen auf eine Verhaltensänderung beim Einzelnen, den sie mittels Kommunikation und Information von der Notwendigkeit eines bestimmten gesundheitsförderlichen und krankheitsvermeidenden Handelns – insbesondere der Nutzung von Kondomen – zu überzeugen versuchen. Die Teilnehmer der Gespräche sollen sich der Gefahren von HIV/AIDS bewusst werden oder bleiben, Wissen über Ursachen, Ansteckungswege und biomedizinische Zusammenhänge erwerben, vertiefen oder auffrischen sowie ungefährliche Handlungsoptionen und Schutzmaßnahmen kennenlernen und zu deren dauerhafter Umsetzung motiviert werden. Die Wissensvermittlung erfolgt dabei hochgradig standardisiert und fokussiert die Vermittlung rationaler Fakten und Erkenntnisse. Besonders deutlich wird dies in der von den Gesundheitspromotorinnen immer wieder anvisierten Auflösung der Akronyme HIV und AIDS in ihre einzelnen Komponenten, deren Kenntnis für eine erfolgreiche Umsetzung der propagierten Präventionsbotschaften – Abstinenz, Treue, Kondomgebrauch – als nicht zwangsläufig notwendig erscheint.

Der Wissenstransfer bedient sich zahlreicher veranschaulichender Strategien und Verfahren wie Metaphern, Konkretisierungen und Szenarios, weist abgesehen davon jedoch einen lediglich geringen Bezug zur Lebenswelt und zum soziokulturellen Umfeld der Teilnehmer sowie zu deren persönlichem Alltag und den dort verankerten Lebensgewohnheiten auf. Die vermittelten Kenntnisse bleiben auf einer relativ abstrakten und kaum individualisierten Ebene, was sich angesichts der Massenhaftigkeit vieler Gesprächssituationen möglicherweise nicht anders bewerkstelligen lässt, von den Teilnehmern jedoch ein hohes Maß an eigenen Anpassungs- und Umsetzungsleistungen erfordert. Die Gesundheitspromotorinnen bemühen sich um eine allgemeinverständliche Präsentation des zu vermittelnden Wissens und zeigen das richtige Verhalten anschaulich und nachvollziehbar auf, berücksichtigen dabei aber nicht, in welche sozialen, kulturellen und ökonomischen Abhängigkeitsstrukturen ein Individuum eingebunden ist und welche psychosozialen Dynamiken in ihm wirken. Sie präsentieren idealtypische und vermeintlich einfache Lösungen, ohne darauf einzugehen, welche Barrieren deren Integration in den jeweils individuellen Alltag erschweren und wie Hindernisse umgangen werden können. Teilnehmerseitige Einwände wie die fehlende Gefühlsechtheit von Kondomen oder die Treue zu einem festen Partner entkräften sie beispielsweise mit dem Hinweis, dass in Zeiten von HIV/AIDS schlichtweg kein Weg an Kondomen vorbeiführt und der Verzicht von einem unverantwortlichen Handeln des jeweiligen Individuums zeugt. Dies unterstreicht, dass die Wissensvermittlung *top-down* und relativ starr von den Promotorinnen zu den Teilnehmern verläuft. Die Gesundheitspromotorinnen positionieren sich als diejenigen, die über das relevante, hegemoniale und naturwissenschaftliche Wissen verfügen und in deren Verantwortung es liegt, es dem Publikum aus vermeintlich unwissenden Rezipienten zu vermitteln. Die Entwicklung alltagstauglicher und praktikabler Lösungen für den Transfer der Aufklärungsbotschaften in den individuellen Lebensstil und für den Umgang mit Verführungssituationen und Rückschlägen verbleibt bei den Teilnehmern (siehe hierzu auch Brünner/ Lalouschek 2010: 327, 331).

Die Gesundheitspromotorinnen stehen in einem Spannungsfeld, das sich aus ihrer Rolle als *Peer Educators* ergibt. Sie stammen aus demselben soziokulturellen Umfeld wie die Teilnehmer der untersuchten Gespräche, was sich nicht zuletzt in ihrem interaktiven Verhalten widerspiegelt: Die Promotorinnen legen großen Wert darauf, die zu vermittelnden Aufklärungsinformationen anschaulich zu gestalten und an das vermeintliche Lebensumfeld der Teilnehmer und die dort verbreiteten Ansichten, Kenntnisse und Meinungen anzubinden. Eindeutiges Indiz hierfür sind die zahlreichen Veranschaulichungsverfahren und insbesondere das beschriebene Muster der Redewiedergabe sowie die Verwendung populär- und vulgärsprachlicher statt fachsprachlicher Ausdrucksweisen und die allgemeinsprachliche Umschreibung von Fachbegriffen. Auf der anderen Seite sind die Promotorinnen sehr darum bemüht, dem Aufklärungsgespräch einen Anschein von Wissenschaftlichkeit zu geben, was sich beispielsweise im Gebrauch bestimmter Fachwörter und der Untermauerung der vermittelten Informationen durch Zahlenangaben und statistische Werte zeigt. Die Gesundheitspromotorinnen stehen zwischen den beiden für *Peer Educators* typischen Aufgaben, sich einerseits als Experten und andererseits als ebenbürtige Gesprächspartner zu positionieren. Sie müssen von den Teilnehmern als glaubhafte Kommunikatoren wahrgenommen werden, die das richtige Aufklärungswissen transportieren, dürfen andererseits jedoch nicht zu autoritär auftreten, um einer Ablehnung der vermittelten Botschaften vorzubeugen.

Die untersuchten Aufklärungsgespräche erscheinen wie inhaltlich breit angelegte Aufklärungsarbeit, die das Publikum und dessen Ansichten und Vorkenntnisse einbezieht. Je genauer man jedoch hinsieht, desto deutlicher treten die Standardisierung der Informationsvermittlung und die starke Fokussierung auf wissenschaftlich-rationale Inhalte zutage. Für ein entsprechendes wissensvermittelndes Vorgehen spricht die Tatsache, dass Jugendliche und junge Erwachsene über Vorkenntnisse zu HIV/AIDS verfügen, Mythen und falsche Vorstellungen aber dennoch weit verbreitet sind (Beasley/ Valerio/ Bundy 2008: 14, 18). McKee, Bertrand und Becker-Benton halten beispielsweise fest: „Evidence has shown that many people at the community level do not understand the difference between the stages of infection and the disease, including the fact that years of relatively healthy living can lie between them" (McKee/ Bertrand/ Becker-Benton 2004: 29).

Inwiefern die vermittelten Informationen bei den Rezipienten ankommen und zu einer Verhaltensänderung führen, lässt sich im Rahmen der vorliegenden Arbeit nicht beantworten. Die Untersuchung stellt keine Wirkungsanalyse dar und erlaubt keine fundierte Aussage bezüglich der Frage, ob die Teilnehmer die Informationen verstehen, wie sie die propagierten Aufklärungsbotschaften annehmen und welche handlungspraktischen Konsequenzen sie aus dem Aufklärungsgespräch ziehen. Die Analysen lassen bestimmte Schlussfolgerungen zu, die in weiterführenden qualitativen und quantitativen Studien zu überprüfen wären. Als fraglich erweisen sich insbesondere der hohe Grad an Standardisierung und die starke Fokussierung auf die Vermittlung objektivierbaren Wissens bei weitgehender Ausblendung psychosozialer und gesellschaftlicher Dimensionen. Die im Verlauf der Untersuchung gemachten Beobachtungen können zu einer Reflexion der untersuchten Aufklärungsgespräche anregen und zu einer Optimierung des entsprechenden Formats der gesundheitlichen Aufklärung beitragen. Interessante Erkenntnisse verspricht nicht zuletzt auch der Vergleich mit ähnlichen *face-to-face*-Gesprächen in anderen Sprach- und Kulturräumen.

12. Bibliographie

Academia Dominicana de la Lengua (2013): Diccionario del Español Dominicano. Santo Domingo: Editora Judicial.

Adamchak, Susan E. (2006): Youth Peer Education in Reproductive Health and HIV/AIDS: Progress, Process, and Programming for the Future. Online verfügbar: https://www.k4health.org/sites/default/files/Peer%20Education%20Overview.pdf (letzter Zugriff: 05.04.2017).

Altgeld, Thomas/ Kolip, Petra (2009): Konzepte und Strategien der Gesundheitsförderung. In: Hurrelmann, Klaus/ Klotz, Theodor/ Haisch, Jochen (Hrsg.): Lehrbuch Prävention und Gesundheitsforschung. Zweite, überarbeitete Auflage. Bern: Hans Huber. Seite 41-50.

Amort, Frank Michael/ Kuderna, Claudia (2007): HIV-Prävention und Sexualverhalten. Wo liegt Potenzial für eine Verbesserung der Prävention? In: Bundesgesundheitsblatt – Gesundheitsforschung – Gesundheitsschutz 4/2007. Seite 442-448.

Antonovsky, Aaron (1979): Health, Stress and Coping. New Perspectives on Mental and Physical Well-Being. San Francisco: Jossey-Bass.

Antonovsky, Aaron (1987): Unravelling the Mystery of Health. How People Manage Stress and Stay Well. San Francisco: Jossey-Bass.

Arbeitsgruppe Braunschweig (1983): Zum Verhältnis von Haupt- und Nebenkommunikation im Unterricht. In: Ehlich, Konrad/ Rehbein, Jochen (Hrsg.): Kommunikation in Schule und Hochschule. Linguistische und ethnomethodologische Analysen. Tübingen: Narr. Seite 102-129.

Arminen, Illka (2005): Institutional Interaction. Studies of Talk at Work. Burlington: Ashgate.

Auer, Peter (1986): Kontextualisierung. In: Studium Linguistik 19. Seite 22-47.

Auer, Peter (1992): Introduction: John Gumperz' Approach to Contextualization. In: Auer, Peter/ di Luzio, Aldo (Hrsg.): The Contextualization of Language. Amsterdam/ Philadelphia: John Benjamins. Seite 1-37.

Auer, Peter (2013): Sprachliche Interaktion. Eine Einführung anhand von 22 Klassikern. Zweite, aktualisierte Auflage. Berlin/ Boston: De Gruyter.

Barnett, Tony/ Whiteside, Alan (2006): AIDS in the Twenty-First Century. Disease and Globalization. Basingstoke/ New York: Palgrave MacMillan.

Baumann, Eva/ Hurrelmann, Klaus (2014): Gesundheitskommunikation: Eine Einführung. In: Hurrelmann, Klaus/ Baumann, Eva (Hrsg.): Handbuch Gesundheitskommunikation. Bern: Hans Huber. Seite 8-17.

Bayerisches Staatsministerium für Gesundheit und Pflege (2017): ‚Mit Sicherheit besser'. Online verfügbar: http://www.mitsicherheitbesser.de/ (letzter Zugriff: 03.04.2017).

Bayerisches Staatsministerium für Umwelt und Gesundheit (2012): Informationen zu HIV und AIDS. München.

Beasley, Michael/ Valerio, Alexandria/ Bundy, Donald A. P. (2008): Programa de Educación Afectivo Sexual (PEAS), the Dominican Republic. In: Beasley, Michael/ Valerio, Alexandria/ Bundy, Donald A. P. (Hrsg.): A Sourcebook of HIV/AIDS Prevention Programs. Volume 2. Education Sector-Wide Approaches. Washington, D. C.: The World Bank. Seite 3-21.

Beck, Rose Marie (2009): ‚Tusidanganyane – Machen wir uns doch nichts vor!' – Wissensproduktion und HIV-Prävention in Nairobi (Kenia). In: Gesprächsforschung – Online-Zeitschrift zur verbalen Interaktion 10. Seite 292-352.

Becker-Mrotzek, Michael (2011): Der Erzählkreis als Exempel für die Besonderheiten der Unterrichtskommunikation. In: Osnabrücker Beiträge zur Sprachtheorie 80. Seite 31-45.

Becker-Mrotzek, Michael/ Vogt, Rüdiger (2001): Unterrichtskommunikation. Linguistische Analysemethoden und Forschungsergebnisse. Tübingen: Niemeyer.

Beckers, Katrin (2012): Kommunikation und Kommunizierbarkeit von Wissen. Prinzipien und Strategien kooperativer Wissenskonstruktion. Berlin: Erich Schmidt.

Bergmann, Jörg (1987): Klatsch. Zur Sozialform der diskreten Indiskretion. Berlin/ New York: De Gruyter.

Bergmann, Jörg (1994): Ethnomethodologische Konversationsanalyse. In: Fritz, Gerd/ Hundsnurscher, Franz (Hrsg.): Handbuch der Dialoganalyse. Tübingen: Niemeyer. Seite 1-22.

Bergmann, Jörg (1995): Konversationsanalyse. In: Flick, Uwe/ Kardorff, Ernst von/ Keupp, Heiner/ Rosenstiel, Lutz von/ Wolff, Stephan (Hrsg.): Handbuch Qualitative Sozialforschung: Grundlagen, Konzepte, Methoden und Anwendungen. Zweite Auflage. Weinheim: Beltz/ PsychologieVerlags-Union. Seite 213-218.

Bergmann, Jörg (2001): Das Konzept der Konversationsanalyse. In: Brinker, Klaus/ Antos, Gerd/ Heinemann, Wolfgang/ Sager, Sven F. (Hrsg.): Text- und Gesprächslinguistik. Ein internationales Handbuch zeitgenössischer Forschung. Berlin/ New York: De Gruyter. Seite 919-927.

Bergmann, Jörg/ Quasthoff, Uta (2010): Interaktive Verfahren der Wissensgenerierung: Methodische Problemfelder. In: Dausendschön-Gay, Ulrich/ Domke, Christine/ Ohlhus, Sören (Hrsg.): Wissen in (Inter-)Aktion. Verfahren der Wissensgenerierung in unterschiedlichen Praxisfeldern. Berlin/ New York: De Gruyter. Seite 21-34.

Biere, Bernd Ulrich/ Liebert, Wolf-Andreas (Hrsg.) (1997): Metaphern, Medien, Wissenschaft. Zur Vermittlung der AIDS-Forschung in Presse und Rundfunk. Opladen: Westdeutscher Verlag.

Birkner, Karin (2011): Vorwort. In: Birkner, Karin/ Meer, Dorothee (Hrsg.): Institutionalisierter Alltag: Mündlichkeit und Schriftlichkeit in unterschiedlichen Praxisfeldern. Mannheim: Verlag für Gesprächsforschung. Seite 2-7. Online verfügbar: www.verlag-gespraechsforschung.de/2011/pdf/institution.pdf (letzter Zugriff: 05.04.2017).

Birkner, Karin/ Ehmer, Oliver (Hrsg.) (2013): Veranschaulichungsverfahren im Gespräch. Mannheim: Verlag für Gesprächsforschung. Online verfügbar: www.verlag-gespraechsforschung.de/2013/pdf/veranschaulichungsverfahren.pdf (letzter Zugriff: 05.04.2017).

Birkner, Karin/ Meer, Dorothee (2011): Institutionalisierter Alltag: Mündlichkeit und Schriftlichkeit in unterschiedlichen Praxisfeldern. Mannheim: Verlag für Gesprächsforschung. Online verfügbar: www.verlag-gespraechsforschung.de/2011/pdf/institution.pdf (letzter Zugriff: 05.04.2017).

Blättner, Beate (2014): Gesundheitsbildung. Online verfügbar: http://www.leitbegriffe.bzga.de/alphabetisches-verzeichnis/gesundheitsbildung/ (letzter Zugriff: 02.02.2017).

Bock, Werner/ Schafberger, Armin (2015): Diagnostisches Fenster: Ab 2015 von 12 auf 6 Wochen verkürzt. Online verfügbar: http://www.aidshilfe.de/de/verbandsnewsletter/diagnostisches-fenster-ab-2015-von-12-auf-6-wochen-verkuerzt (letzter Zugriff: 21.09.2015).

Bonfadelli, Heinz (2014a): Gesundheitskampagnen. In: Hurrelmann, Klaus/ Baumann, Eva (Hrsg.): Handbuch Gesundheitskommunikation. Bern: Hans Huber. Seite 360-375.

Bonfadelli, Heinz (2014b): Gesundheitskommunikation: Ein Forschungsfeld in Bewegung. In: Baumann, Eva/ Hastall, Matthias R./ Rossmann, Constanze/ Sowka, Alexandra (Hrsg.): Gesundheitskommunikation als Forschungsfeld der Kommunikations- und Medienwissenschaft. Baden-Baden: Nomos. Seite 15-35.

Bonfadelli, Heinz/ Friemel, Thomas (2006): Kommunikationskampagnen im Gesundheitsbereich. Grundlagen und Anwendungen. Konstanz: UVK Verlagsgesellschaft.

Bowles, Hugo (2006): Conversation Analysis and Health Communication: Updating a Developing Relationship. In: Gotti, Maurizio/ Salager-Meyer, Françoise (Hrsg.): Advances in Medical Discourse Analysis: Oral and Written Contexts. Bern: Peter Lang. Seite 43-64.

Bräuer, Christoph (2011): Die Unterrichtsrahmenanalyse – ein Beobachtungsinstrument für die praktische Forschung wie die forschende Praxis. In: Osnabrücker Beiträge zur Sprachtheorie 80. Seite 13-30.

Brinker, Klaus/ Hagemann, Jörg (2001): Themenstruktur und Themenentfaltung in Gesprächen. In: Brinker, Klaus/ Antos, Gerd/ Heinemann, Wolfgang/ Sager, Sven F. (Hrsg.): Text- und Gesprächslinguistik. Ein internationales Handbuch zeitgenössischer Forschung. Berlin/ New York: De Gruyter. Seite 1252-1263.

Brinker, Klaus/ Sager, Sven F. (2001): Linguistische Gesprächsanalyse. Eine Einführung. Dritte, durchgesehene und ergänzte Auflage. Berlin: Erich Schmidt.

Briz Gómez, Antonio (1996): El Español Coloquial: Situación y Uso. Madrid: Arco Libros.

Briz Gómez, Antonio (1998): El Español Coloquial en la Conversación: Esbozo de Pragmapragmática. Barcelona: Ariel.

Bromme, Rainer/ Jucks, Regina/ Rambow, Riklef (2004): Experten-Laien-Kommunikation im Wissensmanagement. In: Reinmann, Gaby/ Mandl, Heinz (Hrsg.): Der Mensch im Wissensmanagement: Psychologische Konzepte zum besseren Verständnis und Umgang mit Wissen. Göttingen: Hogrefe. Seite 176-188. Online verfügbar: http://www.forschungsnetzwerk.at/downloadpub/experte-laien-kommunikation.pdf (letzter Zugriff: 05.04.2017).

Bromme, Rainer/ Rambow, Riklef (2001): Experten-Laien-Kommunikation als Gegenstand der Expertiseforschung: Für eine Erweiterung des psychologischen Bildes vom Experten. In: Silbereisen, Rainer K./ Reitzle, Matthias (Hrsg.): Psychologie 2000. Bericht über den 42. Kongress der Deutschen Gesellschaft für Psychologie in Jena 2000. Lengerich: Pabst Science Publishers. Seite 541-550. Online verfügbar: http://akomm.ekut.kit.edu/downloads/2001_3_Experten_Laien_Kommunikation.pdf (letzter Zugriff: 05.04.2017).

Brown, Penelope/ Levinson, Stephen C. (1987): Politeness: Some Universals in Language Usage. Cambridge: Cambridge University Press.

Brünner, Gisela (2005a): Arzt-Patient-Kommunikation als Experten-Laien-Kommunikation. In: Neises, Mechthild/ Ditz, Susanne/ Spranz-Fogasy, Thomas (Hrsg.): Psychosomatische Gesprächsführung in der Frauenheilkunde. Ein interdisziplinärer Ansatz zur verbalen Intervention. Stuttgart: Wissenschaftliche Verlagsgesellschaft. Seite 90-109.

Brünner, Gisela (2005b): Kommunikation in institutionellen Lehr-Lern-Prozessen. Diskursanalytische Untersuchungen zu Instruktionen in der betrieblichen Ausbildung. Radolfzell: Verlag für Gesprächsforschung. Online verfügbar: www.verlag-gespraechsforschung.de/2005/pdf/lernen.pdf (letzter Zugriff: 05.04.2017).

Brünner, Gisela (2011): Gesundheit durchs Fernsehen: Linguistische Untersuchungen zur Vermittlung medizinischen Wissens und Aufklärung in Gesundheitssendungen. Duisburg: Universitätsverlag Rhein-Ruhr.

Brünner, Gisela (2013): Vermittlungsstrategien in Gesundheitssendungen: Die Rolle von Metaphern, Vergleichen und anderen Verfahren der Veranschaulichung. In: Birkner, Karin/ Ehmer, Oliver (Hrsg.): Veranschaulichungsverfahren im Gespräch. Mannheim: Verlag für Gesprächsforschung. Seite 18-43. Online verfügbar: www.verlag-gespraechsforschung.de/2013/pdf/veranschaulichungsverfahren.pdf (letzter Zugriff: 05.04.2017).

Brünner, Gisela/ Gülich, Elisabeth (2002): Verfahren der Veranschaulichung in der Experten-Laien-Kommunikation. In: Brünner, Gisela/ Gülich, Elisabeth (Hrsg.): Krankheit verstehen. Interdisziplinäre Beiträge zur Sprache in Krankheitsdarstellungen. Bielefeld: Aisthesis Verlag. Seite 17-93.

Brünner, Gisela/ Lalouschek, Johanna (2010): Gesundheitsinformation im Fernsehen. Gesunde Ernährung in klassischen und neuen Sendungsformaten. In: Dausendschön-Gay, Ulrich/ Domke, Christine/ Ohlhus, Sören (Hrsg.): Wissen in (Inter-) Aktion. Verfahren der Wissensgenerierung in unterschiedlichen Praxisfeldern. Berlin/ New York: De Gruyter. Seite 315-346.

Bundeszentrale für gesundheitliche Aufklärung (2017): ‚Gib Aids keine Chance'. Online verfügbar: https://www.gib-aids-keine-chance.de/ (letzter Zugriff: 03.04.2017).

Busch, Albert/ Spranz-Fogasy, Thomas (Hrsg.) (2015): Handbuch Sprache in der Medizin. Berlin: De Gruyter.

Cáceres, Carlos F. (2003): La Prevención del VIH/SIDA en América Latina y el Caribe. Washington, D.C.: Banco Interamericano de Desarrollo. Online verfügbar: www.portalsida.org/repos/getdocument.pdf (letzter Zugriff: 05.04.2017).

Cameron, Deborah/ Kulick, Don (2006): Language and Sexuality. Cambridge: Cambridge University Press.

Caplan, Gerald (1964): Principles of Preventive Psychiatry. New York/ London: Basic Books.

CARISMA (2011): Dominican Republic. Online verfügbar: http://www.carisma-pancap.org/where-we-work/dominican-republic?showall =1 (letzter Zugriff: 10.10.2011).

Ciapuscio, Guiomar E. (2003): Formulation and Reformulation Procedures in Verbal Interactions between Experts and (Semi-)Laypersons. In: Discourse Studies 5 (2). Seite 207-233.

Clark, Herbert H. (1996): Using Language. Cambridge: Cambridge University Press.

Clark, Herbert H./ Carlson, Thomas B. (1982): Hearers and Speech Acts. In: Language 58 (2). Seite 332-373.

Clark, Herbert H./ Marshall, Catherine R. (1981): Definite Reference and Mutual Knowledge. In: Joshi, A. K./ Webber, B. L./ Sag, I. A. (Hrsg.): Elements of Discourse Understanding. Cambridge: Cambridge University Press. Seite 10-63.

Czyzewski, Marek/ Drescher, Martina/ Gülich, Elisabeth/ Hausendorf, Heiko (1995): Selbst- und Fremdbilder im Gespräch. Theoretische und methodologische Aspekte. In: Czyzewski, Marek/ Gülich, Elisabeth/ Hausendorf, Heiko/ Kastner, Maria (Hrsg.): Nationale Selbst- und Fremdbilder im Gespräch. Kommunikative Prozesse nach der Wiedervereinigung Deutschlands und dem Systemwandel in Ostmitteleuropa. Opladen: Springer Verlag für Sozialwissenschaften. Seite 11-81.

Dausendschön-Gay, Ulrich/ Domke, Christine/ Ohlhus, Sören (2010): Einleitung ‚Wissen in (Inter-) Aktion'. In: Dausendschön-Gay, Ulrich/ Domke, Christine/ Ohlhus, Sören (Hrsg.): Wissen in (Inter-) Aktion. Verfahren der Wissensgenerierung in unterschiedlichen Praxisfeldern. Berlin/ New York: De Gruyter. Seite 1-19.

Dayton, Julia/ Merson, Michael H. (2000): HIV Prevention in Developing Countries. In: Peterson, John L./ DiClemente, Ralph (Hrsg.): Handbook of HIV Prevention. New York/ Boston/ Dordrecht/ London/ Moskau: Kluwer Academic/ Plenum Publishers. S. 225-243.

Dennin, Reinhard H./ Doese, D./ Theobald, Werner/ Lafrenz, Michael (2007): HIV-Infektion – Grenzen der Präventionskonzepte. Überlegungen zur Verantwortung der Betroffenen, der Politik und der Gesellschaft. In: Bundesgesundheitsblatt – Gesundheitsforschung – Gesundheitsschutz 4/2007. Seite 458-464.

Deppermann, Arnulf (2000): Ethnographische Gesprächsanalyse: Zu Nutzen und Notwendigkeit von Ethnographie für die Konversationsanalyse. In: Gesprächsforschung – Online-Zeitschrift zur verbalen Interaktion 1. Seite 96-124. Online verfügbar: www.gespraechsforschung-ozs.de/heft2000/ga-deppermann.pdf (letzter Zugriff: 05.04.2017).

Deppermann, Arnulf (2008): Gespräche analysieren. Eine Einführung. Vierte Auflage. Wiesbaden: Verlag für Sozialwissenschaften.

Deppermann, Arnulf (2013): Analytikerwissen, Teilnehmerwissen und soziale Wirklichkeit in der ethnographischen Gesprächsanalyse. In: Hartung, Martin/ Deppermann, Arnulf (Hrsg.): Gesprochenes und Geschriebenes im Wandel der Zeit. Festschrift für Johannes Schwitalla. Mannheim: Verlag für Gesprächsforschung. Seite 32-59. Online verfügbar: www.verlag-gespraechs forschung.de/2013/pdf/festschrift-schwitalla.pdf (letzter Zugriff: 05.04.2017).

Deppermann, Arnulf (2015): Wissen im Gespräch: Voraussetzung und Produkt, Gegenstand und Ressource. In: LiSt – Interaction and Linguistic Structures 57. Seite 1-31. Online verfügbar: http://www.inlist.uni-bayreuth.de/issues/57/ (letzter Zugriff: 05.04.2017).

Deutsche AIDS-Hilfe (2017). Online verfügbar: https://www.aidshilfe.de/ (letzter Zugriff: 03.04.2017).

Díaz, Norma (2002): La Diáspora Haitiana: Desde la Periferia hacia la Periferia. Contactos en ‚Hispaniola'. In: Díaz, Norma/ Ludwig, Ralph/ Pfänder, Stefan (Hrsg.): La Romania Americana. Procesos Lingüísticos en Situaciones de Contacto. Madrid/ Frankfurt am Main: Iberoamericana/ Vervuert. Seite 279-325.

Diccionario Libre (2017): ‚dar brocha'. Online verfügbar: http://diccionario libre.com/definicion/dar-brocha (letzter Zugriff: 05.04.2017).

Dilger, Hansjörg (2000): ‚Aids ist ein Unfall': Metaphern und Bildlichkeit in AIDS-Diskursen Tansanias. In: Afrika Spectrum 35. Seite 165-182.

Dilger, Hansjörg (2005): Leben mit Aids. Krankheit, Tod und soziale Beziehungen in Afrika. Eine Ethnographie. Frankfurt am Main/ New York: Campus Verlag.

Donohew, Lewis/ Ray, Eileen Berlin (1990): Introduction: Systems Perspectives on Health Communication. In: Ray, Eileen Berlin / Donohew, Lewis (Hrsg.): Communication and Health. Systems and Applications. Hillsday: Lawrence Erlbaum Associates. Seite 3-8.

Drescher, Martina (2004): Zur Interkulturalität der Wissenskommunikation. Das Beispiel der HIV/AIDS-Prävention in Burkina Faso. In: Gesprächsforschung – Online-Zeitschrift zur verbalen Interaktion 5. Seite 118-147. Online verfügbar: www.gespraechsforschung-online.de/heft2004/ga-drescher.pdf (letzter Zugriff: 05.04.2017).

Drescher, Martina (2007): Global and Local Alignments in HIV/AIDS Prevention Trainings: A Case Study from Burkina Faso. In: Communication & Medicine 4 (1). Seite 3-14.

Drescher, Martina (2008a): Einführendes Referat zum Thema ‚Sprache, Diskurs und Gesundheit'. Online verfügbar: https://epub.uni-bayreuth.de/ 584/1/Drescher_Erlangen_07_11_08.pdf (letzter Zugriff: 05.03.2015).

Drescher, Martina (2008b): Im Spannungsfeld von Emotion und Tabu: Das Beispiel der HIV/AIDS-Prävention in Burkina Faso. In: Bulletin Suisse de Linguistique Appliquée 88. Seite 115-141.

Drescher, Martina (2008c): La reformulation dans la prévention contre le VIH/Sida: l'exemple du Burkina Faso. In: Schuwer, Martine/ Le Bot, Marie-Claude/ Richard, Elisabeth (Hrsg.): Pragmatique de la reformulation. Types de discours – Interactions didactiques. Rennes: Presses Universitaires de Rennes. Seite 39-54.

Drescher, Martina (2010): Contextualizing Local Knowledge: Reformulations in HIV/AIDS Prevention in Burkina Faso. In: Higgins, Christina/ Norton, Bonny (Hrsg.): Language and HIV/AIDS. Bristol: Multilingual Matters. Seite 197-213.

Drescher, Martina (2012): La gestion des tabous dans la communication sur le VIH/Sida en Afrique francophone. In: Reutner, Ursula/ Schafroth, Elmar (Hrsg.): Political Correctness. Aspectos políticos, sociales, literarios y mediáticos de la censura lingüística. Aspetti politici, sociali, letterari e mediatici della censura linguistica. Aspects politiques, sociaux, littéraires et médiatiques de la censure linguistique. Frankfurt am Main: Peter Lang. Seite 389-402.

Drescher, Martina (2015): Zwischen Nichtwissen und Wissen: Plakate als Medium der HIV/Aids-Prävention im frankophonen Afrika. In: Zeitschrift für Angewandte Linguistik 63 (1). Seite 169-201.

Drescher, Martina/ Klaeger, Sabine (2006): Einleitung. In: Drescher, Martina/ Klaeger, Sabine (Hrsg.): Kommunikation über HIV/Aids. Interdisziplinäre Beiträge zur Prävention im subsaharischen Afrika. Berlin: Lit. Seite 1-14.

Drescher, Martina/ Klaeger, Sabine (Hrsg.) (2006): Kommunikation über HIV/Aids. Interdisziplinäre Beiträge zur Prävention im subsaharischen Afrika. Berlin: Lit.

Drew, Paul/ Heritage, John (1992): Analyzing Talk at Work: An Introduction. In: Drew, Paul/ Heritage, John (1992): Talk at Work. Interaction in Institutional Settings. Cambridge: Cambridge University Press. Seite 3-65.

Edgar, Timothy/ Noar, Seth M./ Freimuth, Vicky S. (2008): Preface. In: Edgar, Timothy/ Noar, Seth M./ Freimuth, Vicky S. (Hrsg.): Communication Perspectives on HIV/AIDS for the 21st Century. New York/ London: Lawrence Erlbaum Associates. Seite XI-XVIII.

Ehlich, Konrad (1980): Der Alltag des Erzählens. In: Ehlich, Konrad (Hrsg.): Erzählen im Alltag. Frankfurt am Main: Suhrkamp. Seite 11-27.

Ehlich, Konrad/ Rehbein, Jochen (1976): Halbinterpretative Arbeitstranskriptionen (HIAT). In: Linguistische Berichte 45. Seite 21-41.

Ehlich, Konrad/ Rehbein, Jochen (1986): Muster und Institution: Untersuchungen zur schulischen Kommunikation. Tübingen: Narr.

Ehmer, Oliver (2011): Imagination und Animation. Die Herstellung mentaler Räume durch animierte Rede. Berlin/ New York: De Gruyter.

Elder, John P. (2001): Behavior Change and Public Health in the Developing World. Thousand Oaks/ London/ New Delhi: Sage Publications.

Escobar Pinzón, Luis Carlos/ Sweers, Holger (2007): Prävention der HIV-Übertragung – was ist wünschenswert, was ist machbar? In: Bundesgesundheitsblatt – Gesundheitsforschung – Gesundheitsschutz 4/2007. Seite 454-457.

Farmer, Paul (1992/2006): AIDS and Accusation. Haiti and the Geography of Blame. Updated with a New Preface. Berkeley/ Los Angeles/ London: University of California Press.

Flay, Brian R./ Burton, Dee (1990): Effective Mass Communication Strategies for Health Campaigns. In: Atkin, Charles/ Wallack, Lawrence (Hrsg.): Mass Communication and Public Health. Complexities and Conflicts. Newbury Park/ London/ New Delhi: Sage Publications. Seite 129-192.

Forytta, Claus/ Linke, Jürgen (1983): Unterrichtsstrategien zur Abwehr von Schülerwissen. Zwei Beispiele. In: Ehlich, Konrad/ Rehbein, Jochen (Hrsg.): Kommunikation in Schule und Hochschule. Linguistische und ethnomethodologische Analysen. Tübingen: Narr. Seite 39-58.

Foucault, Michel (1977): Überwachen und Strafen. Frankfurt am Main: Suhrkamp.

Franzkowiak, Peter (2015): Biomedizinische Perspektive. Online verfügbar: http://www.leitbegriffe.bzga.de/alphabetisches-verzeichnis/biomedizinische-perspektive/ (letzter Zugriff: 02.02.2017).

Freimuth, Vicki S. (1990): The Chronically Uninformed: Closing the Knowledge Gap in Health. In: Ray, Eileen Berlin / Donohew, Lewis (Hrsg.): Communication and Health: Systems and Applications. Hillsdale: Lawrence Erlbaum Associates. Seite 171-186.

Fromm, Bettina/ Baumann, Eva/ Lampert, Claudia (2011): Gesundheitskommunikation und Medien. Ein Lehrbuch. Stuttgart: Kohlhammer.

Früh, Hannah (2014): Wahrnehmung und Verarbeitung von Gesundheitsrisiken. In: Hurrelmann, Klaus/ Baumann, Eva (Hrsg.): Handbuch Gesundheitskommunikation. Bern: Hans Huber. Seite 414-423.

Furchner, Ingrid (1999): Medizinische Aufklärung im Fernsehen – Die Rolle der Moderatorin zwischen Expertin und Nichtexpertin. In: Becker-Mrotzek,

Michael/ Doppler, Christine (Hrsg.): Medium Sprache im Beruf. Eine Aufgabe für die Linguistik. Tübingen: Narr. Seite 179-197.

Garfinkel, Harold (1963): A Conception of, and Experiments with, ‚Trust' as a Condition of Stable Concerted Actions. In: Harvey, O. J. (Hrsg.): Motivation and Social Interaction: Cognitive Determinants. New York: Ronald Press. Seite 187-238.

Garfinkel, Harold (1967): Studies in Ethnomethodology. Englewood Cliffs: Prentice Hal.

Goffman, Erving (1963): Behavior in Public Places. Notes on the Social Organization of Gatherings. London: Free Press.

Goffman, Erving (1979): Footing. In: Semiotica 25. Seite 1-29.

Grice, Herbert Paul (1975): Logic and Conversation. In: Cole, Peter/ Morgan, Jerry L. (Hrsg.): Speech Acts. New York: Academic Press. Seite 41-58.

Groß, Alexandra (2015): Asymmetrie und (Patienten-) Expertise in der HIV-Sprechstunde. In: Spranz-Fogasy, Thomas/ Busch, Albert (Hrsg.): Handbuch Sprache in der Medizin. Berlin: De Gruyter. Seite 282-299.

Groß, Alexandra/ Harren, Inga (2016): Einleitung: Wissen in institutioneller Interaktion. In: Groß, Alexandra/ Harren, Inga (Hrsg.): Wissen in institutioneller Interaktion. Frankfurt am Main: Peter Lang. Seite 7-25.

Grupo de Trabajo sobre Tratamientos del VIH (2013): Transmisión Sexual del VIH. Guía para Entender las Pruebas de Detección y el Riesgo en las Prácticas Sexuales. Barcelona: Grupo de Trabajo sobre Tratamientos del VIH.

Gudjons, Herbert (2003): Frontalunterricht – neu entdeckt. Integration in offene Unterrichtsformen. Bad Heilbrunn: Julius Klinkhardt.

Gülich, Elisabeth (1999): ‚Experten' und ‚Laien': Der Umgang mit Kompetenzunterschieden am Beispiel medizinischer Kommunikation. In: Union der Deutschen Akademien der Wissenschaften/ Sächsische Akademie der Wissenschaften zu Leipzig (Hrsg.): ‚Werkzeug Sprache': Sprachpolitik, Sprachfähigkeit, Sprache und Macht. 3. Symposium der deutschen Akademien der Wissenschaften. Hildesheim/ Zürich/ New York: Georg Olms Verlag. Seite 165-196.

Gülich, Elisabeth (2001): Zum Zusammenhang von alltagsweltlichen und wissenschaftlichen ‚Methoden'. In: Brinker, Klaus/ Antos, Gerd/ Heinemann, Wolfgang/ Sager, Sven F. (Hrsg.): Text- und Gesprächslinguistik. Ein internationales Handbuch zeitgenössischer Forschung. Berlin/ New York: De Gruyter. Seite 1086-1092.

Gülich, Elisabeth (2003): Conversational Techniques Used in Transferring Knowledge between Medical Experts and Non-Experts. In: Discourse Studies 5 (2). Seite 235-263.

Gülich, Elisabeth/ Mondada, Lorenza (2008): Konversationsanalyse. Eine Einführung am Beispiel des Französischen. Tübingen: Max Niemeyer.

Gumperz, John Joseph (1982): Discourse Strategies. Cambridge: Cambridge University Press.

Gumperz, John Joseph (1992): Contextualization Revisited. In: Auer, Peter/ di Luzio, Aldo (Hrsg.): The Contextualization of Language. Amsterdam/ Philadelphia: John Benjamins. Seite 39-53.

Günthner, Susanne (2002): Stimmenvielfalt im Diskurs: Formen der Stilisierung und Ästhetisierung in der Redewiedergabe. In: Gesprächsforschung – Online-Zeitschrift zur verbalen Interaktion 3. Seite 59-80. Online verfügbar: www.gespraechsforschung-online.de/heft2002/ga-guenthner.pdf (letzter Zugriff: 05.04.2017).

Hagemann, Jörg/ Rolf, Eckard (2001): Die Bedeutung der Sprechakttheorie für die Gesprächsforschung. In: Brinker, Klaus/ Antos, Gerd/ Heinemann, Wolfgang/ Sager, Sven F. (Hrsg.): Text- und Gesprächslinguistik. Ein internationales Handbuch zeitgenössischer Forschung. Berlin/ New York: De Gruyter. Seite 885-896.

Hahn, Alois (1991): Paradoxien in der Kommunikation über Aids. In: Gumbrecht, Hans Ulrich/ Pfeiffer, K. Ludwig (Hrsg.): Paradoxien, Dissonanzen, Zusammenbrüche: Situationen offener Epistemologie. Frankfurt am Main: Suhrkamp. Seite 606-618.

Halperin, Daniel T./ de Moya, E. Antonio/ Pérez-Then, Eddy/ Pappas, Gregory/ Garcia Calleja, Jesus M. (2009): Understanding the HIV Epidemic in the Dominican Republic: A Prevention Success Story in the Caribbean? In: Journal of Acquired Immune Deficiency Syndromes 51, Supplement 1. Seite

52-59. Online verfügbar: http://journals.lww.com/jaids/Fulltext/2009/050 11/Understanding_the_HIV_Epidemic_in_the_Dominican.9.aspx (letzter Zugriff: 05.04.2017).

Hankins, C. A./ Stanecki, K. A./ Ghys, P. D./ Marais, H. (2006): The Evolving HIV Pandemic. In: Beck, Eduard J./ Mays, Nicholas/ Whiteside, Alan W./ Zuniga, José M. (Hrsg.): The HIV Pandemic: Local and Global Implications. Oxford: Oxford University Press. Seite 21-35.

Harms, Lisa-Malin (2008): Metaphern im Sprachenkontrast. Kriegsmetaphorik in der politischen Berichterstattung deutscher und französischer Tageszeitungen. In: Metaphorik.de 15/2008. Seite 63-98. Online verfügbar: http://www.metaphorik.de/sites/www.metaphorik.de/files/ journal-pdf/15_2008_harms.pdf (letzter Zugriff: 05.04.2017).

Harren, Inga (2015): Fachliche Inhalte sprachlich ausdrücken lernen. Sprachliche Hürden und interaktive Vermittlungsverfahren im naturwissenschaftlichen Unterrichtsgespräch in der Mittel- und Oberstufe. Mannheim: Verlag für Gesprächsforschung. Online verfügbar: http://www.verlag-gespraechs forschung.de/2015/pdf/unterricht.pdf (letzter Zugriff: 05.04.2017).

Hartog, Jennifer (1993): Laienvorstellungen im genetischen Beratungsgespräch. In: Löning, Petra/ Rehbein, Jochen (Hrsg.): Arzt-Patient-Kommunikation. Analysen zu interdisziplinären Problemen des medizinischen Diskurses. Berlin: De Gruyter. Seite 115-133.

Hastall, Matthias R. (2014): Persuasions- und Botschaftsstrategien. In: Hurrelmann, Klaus/ Baumann, Eva (Hrsg.): Handbuch Gesundheitskommunikation. Bern: Hans Huber. Seite 399-412.

Hausendorf, Heiko (2001): Gesprächsanalyse im deutschsprachigen Raum. In: Brinker, Klaus/ Antos, Gerd/ Heinemann, Wolfgang/ Sager, Sven F. (Hrsg.): Text- und Gesprächslinguistik. Ein internationales Handbuch zeitgenössischer Forschung. Berlin/ New York: De Gruyter. Seite 971-979.

Hawkins, Kirstan/ Valdez, Clarissa (2009): Sexual Debut, Relationships and Condom Use among Young People Aged 15-19 Years in the Bateyes of Dominican Republic. Results from a PEER/FoQus Study. Online verfügbar: http://www.pancap.org/attachments/article/706/Final%20Bateyes%20Youth %20Report%20July%202010.pdf (letzter Zugriff: 05.04.2017).

Heller, Vivien (2011): Die Herstellung kommunikativer Kontexte in familialen Tischgesprächen. In: Birkner, Karin/ Meer, Dorothee (Hrsg.): Institutionalisierter Alltag: Mündlichkeit und Schriftlichkeit in unterschiedlichen Praxisfeldern. Mannheim: Verlag für Gesprächsforschung. Seite 92-116. Online verfügbar: www.verlag-gespraechsforschung.de/2011/pdf/institution.pdf (letzter Zugriff: 05.04.2017).

Henne, Helmut/ Rehbock, Helmut (2001): Einführung in die Gesprächsanalyse. Vierte, durchgesehene und bibliographisch ergänzte Auflage. Berlin/ New York: De Gruyter.

Heritage, John (1992): Garfinkel and Ethnomethodology. Cambridge: Polity Press.

Heritage, John (1995): Conversation Analysis: Methodological Aspects. In: Quasthoff, Uta (Hrsg.): Aspects of Oral Communication. Berlin: De Gruyter. Seite 391-418.

Heritage, John (2001): Ethno-Sciences and their Significance for Conversation Linguistics. In: Brinker, Klaus/ Antos, Gerd/ Heinemann, Wolfgang/ Sager, Sven F. (Hrsg.): Text- und Gesprächslinguistik. Ein internationales Handbuch zeitgenössischer Forschung. Berlin/ New York: De Gruyter. Seite 980-919.

Heritage, John (2004): Conversation Analysis and Institutional Talk. Analyzing Data. In: Silverman, David (Hrsg.): Qualitative Research. Theory, Method and Practice. Second Edition. London/ Thousand Oaks/ New Delhi: Sage Publications. Seite 222-245.

Heritage, John (2012): Epistemics in Action: Action Formation and Territories of Knowledge. In: Research on Language and Social Interaction 45 (1). Seite 1-29. Online verfügbar: http://www.sscnet.ucla.edu/soc/faculty/heritage/Site/Publications_files/EPISTEMICS_IN_ACTION.pdf (letzter Zugriff: 05.04.2017).

Higgins, Christina/ Norton, Bonny (2010): Introduction. Applied Linguistics, Local Knowledge and HIV/AIDS. In: Higgins, Christina/ Norton, Bonny (Hrsg.): Language and HIV/AIDS. Bristol: Multilingual Matters. Seite 1-19.

Higgins, Christina/ Norton, Bonny (Hrsg.) (2010): Language and HIV/AIDS. Bristol: Multilingual Matters.

Hindelang, Götz (1986): Informieren – Reagieren im ärztlichen Aufklärungsgespräch. In: Hundsnurscher, Franz/ Weigand, Edda (Hrsg.): Dialoganalyse. Referate der 1. Arbeitstagung. Tübingen: Niemeyer. Seite 143-155.

Hirschmann, Olaf (2006): Kultur und HIV/Aids-Prävention in Afrika südlich der Sahara. In: Drescher, Martina/ Klaeger, Sabine (Hrsg.): Kommunikation über HIV/Aids. Interdisziplinäre Beiträge zur Prävention im subsaharischen Afrika. Berlin: Lit. Seite 261-277.

Hohmann, Christina (2006): HIV. Der Ursprung des Killervirus. In: Pharmazeutische Zeitung Online 48. Online verfügbar: http://www.pharmazeutischezeitung.de/index.php?id=2314 (letzter Zugriff: 03.04.2017).

Hurrelmann, Klaus/ Klotz, Theodor/ Haisch, Jochen (2009): Einführung: Krankheitsprävention und Gesundheitsförderung. In: Hurrelmann, Klaus/ Klotz, Theodor/ Haisch, Jochen (Hrsg.): Lehrbuch Prävention und Gesundheitsförderung. Zweite, überarbeitete Auflage. Bern: Verlag Hans Huber. Seite 11-19.

Hurrelmann, Klaus/ Leppin, Anja (2001): Moderne Gesundheitskommunikation – eine Einführung. In: Hurrelmann, Klaus/ Leppin, Anja (Hrsg.): Moderne Gesundheitskommunikation. Vom Aufklärungsgespräch zur E-Health. Bern/ Göttingen/ Toronto/ Seattle: Hans Huber. Seite 9-21.

Hurrelmann, Klaus/ Richter, Matthias (2013): Gesundheits- und Medizinsoziologie. Eine Einführung in sozialwissenschaftliche Gesundheitsforschung. Weinheim/ Basel: Beltz Juventa.

Hutchby, Ian/ Wooffitt, Robin (1999): Conversation Analysis. Principles, Practices and Applications. Cambridge: Polity Press.

Jackson, Lorraine D./ Duffy, Bernard K. (1998): Preface. In: Jackson, Lorraine D./ Duffy, Bernard K. (Hrsg.): Health Communication Research. A Guide to Developments and Directions. Westport: Greenwood Press. Seite IX-XIV.

Jann, Nina (erscheint): Das neue AIDS? Die Diskursivierung von HIV und AIDS im SPIEGEL von 1996-2013. In: Groß, Alexandra/ Pech, Ramona/ Vlassenko, Ivan (Hrsg.): HIV/AIDS. Interdisziplinäre Perspektiven. Münster: Lit.

Jansen, Silke (2010): ‚Yo No Hablo Patúa, Pero Me Defiendo'. Sprachkontakt und Kontaktvarietäten im dominikanisch-haitianischen Grenzgebiet. In: Romanische Forschungen 122. Seite 153-182.

Jayyusi, Lena (1984): Categorization and the Moral Order. Boston/ London/ Melbourne/ Henley: Routledge & Kegan Paul.

Jayyusi, Lena (1991): Values and Moral Judgement: Communicative Praxis as Moral Order. In: Button, Graham (Hrsg.): Ethnomethodology and the Human Sciences. Cambridge: Cambridge University Press. Seite 227-251.

Jazbinsek, Dieter (2000): Gesundheitskommunikation. Erkundungen eines Forschungsfeldes. In: Jazbinsek, Dieter (Hrsg.): Gesundheitskommunikation. Wiesbaden: Westdeutscher Verlag/ Springer. Seite: 11-31.

Jefferson, Gail (1984): Transcript Notation. In: Atkinson, J. Maxwell/ Heritage, John (Hrsg.): Structures of Social Action: Studies in Conversational Analysis. Cambridge: Cambridge University Press. Seite IX-XVI.

Jucks, Regina (2001): Was verstehen Laien? Die Verständlichkeit von Fachtexten aus der Sicht von Computer-Experten. Münster/ New York/ München/ Berlin: Waxmann.

Jütte, Robert (2004): Von den medizinischen Sekten des 19. Jahrhunderts zu den unkonventionellen Richtungen von heute – Anmerkungen eines Medizinhistorikers. In: Materialdienst. Evangelische Zentralstelle für Weltanschauungsfragen 10/2004. Seite 363-375. Online verfügbar: http://www.ezw-berlin.de/downloads/Materialdienst_10_2004.pdf (letzter Zugriff: 23.05.2018).

Kallmeyer, Werner (2000): Beraten und Betreuen. Zur gesprächsanalytischen Untersuchung von helfenden Interaktionen. In: Zeitschrift für qualitative Bildungs-, Beratungs- und Sozialforschung 2. Seite 227-252.

Kallmeyer, Werner (2005): Qualitative Methoden. In: Ammon, Ulrich/ Dittmar, Norbert/ Mattheier, Klaus J./ Trudgill, Peter (Hrsg.): Soziolinguistik. Ein internationales Handbuch zur Wissenschaft von Sprache und Gesellschaft. Berlin/ New York: De Gruyter. Seite 978-992.

Kardorff, Ernst von (1995): Prävention: Wissenschaftliche und politische Desiderate. In: Diskurs 1. Seite 6-14.

Kelly, Michael J./ Bain, Brendan (2005): Education and HIV/AIDS in the Caribbean. Kingston: Ian Randle.

Keppler, Angela (1987): Der Verlauf von Klatschgesprächen. In: Zeitschrift für Soziologie 16 (4). Seite 288-302.

Kerbrat-Orecchioni, Catherine (2001): Gesprächsanalyse im Bereich der romanischen Sprachen. In: Brinker, Klaus/ Antos, Gerd/ Heinemann, Wolfgang/ Sager, Sven F. (Hrsg.): Text- und Gesprächslinguistik. Ein internationales Handbuch zeitgenössischer Forschung. Berlin/ New York: De Gruyter. Seite 998-1004.

Kleemann, Frank/ Krähnke, Uwe/ Matuschek, Ingo (2013): Interpretative Sozialforschung. Eine Einführung in die Praxis des Interpretierens. Zweite, korrigierte und aktualisierte Auflage. Wiesbaden: Springer.

Klein, Stefan/ Bahnsen, Ulrich (2000): Die Brutstätte der Seuche. Ist ein Polio-Impfstoff die Ursache von Aids? Der Verdacht ist vorerst entkräftet, der Streit geht weiter. In: ZEIT Online. Online verfügbar: http://www.zeit.de/2000/38/200038_aids.xml (letzter Zugriff: 03.04.2017).

Klump, Andre (2007): ‚La Penetración Haitiana' – Influencias Léxicas del Criollo de Base Francesa en el Español Dominicano. In: Mihatsch, Wiltrud/ Sokol, Monika (Hrsg.): Language Contact and Language Change in the Caribbean and Beyond. Frankfurt am Main: Peter Lang. Seite 191-204.

Knuchel, Daniel (erscheint): ‚Old' AIDS – ‚New' AIDS in Der Spiegel. A Corpus Linguistic Approach to Conceptualisations of HIV/AIDS. In: Groß, Alexandra/ Pech, Ramona/ Vlassenko, Ivan (Hrsg.): HIV/AIDS. Interdisziplinäre Perspektiven. Münster: Lit.

König, Katharina (2013): Generalisieren, Moralisieren – Redewiedergabe in narrativen Interviews als Veranschaulichungsverfahren zur Wissensübermittlung. In: Birkner, Karin/ Ehmer, Oliver (Hrsg.): Veranschaulichungsverfahren im Gespräch. Mannheim: Verlag für Gesprächsforschung. Seite 201-223. Online verfügbar: www.verlag-gespraechsforschung.de/2013/pdf/veranschaulichungsverfahren.pdf (letzter Zugriff: 05.04.2017).

Koshik, Irene (2002): Designedly Incomplete Utterances: A Pedagogical Practice for Eliciting Knowledge Displays in Error Correction Sequences. In: Research on Language and Social Interaction 35 (3). Seite 277-309.

Krane, Elisabeth (2015): Gesundheitsberatung. Online verfügbar: http://www.leitbegriffe.bzga.de/alphabetisches-verzeichnis/gesundheitsberatung/ (letzter Zugriff: 02.02.2017).

Krause, Regina/ Eisele, Hans/ Lauer, Rüdiger/ Schulz, Karl-Heinz (1989): Gesundheit verkaufen? Praxis der Gesundheitskommunikation. Sankt Augustin: Asgrad.

Kreps, Gary L. (1990): Communication and Health Education. In: Ray, Eileen Berlin / Donohew, Lewis (Hrsg.): Communication and Health. Systems and Applications. Hillsday: Lawrence Erlbaum Associates. Seite 187-203.

Kreps, Gary L. (2003): Trends and Directions in Health Communication Research. In: Bleicher, Joan/ Lampert, Claudia (Hrsg.): Medien & Kommunikationswissenschaft – Themenheft ‚Gesundheit in den Medien' 51 (3/4). Seite 353-365.

Kreps, Gary L./ Query, James L./ Bonaguro, Ellen W. (2014): Die interdisziplinäre Erforschung der Gesundheitskommunikation und ihre Beziehung zur Kommunikationswissenschaft. In: Schorr, Angela (Hrsg.): Gesundheitskommunikation. Psychologische und interdisziplinäre Perspektiven. Baden-Baden: Nomos. Seite 29-54.

Kreps, Gary L./ Thornton, Barbara C. (1992): Health Communication. Theory and Practice. Second Edition. Prospect Heights: Waveland Press.

Küster, Rainer (1978): Militärmetaphorik im Zeitungskommentar. Darstellung und Dokumentation an Leitartikeln der Tageszeitungen ‚Die Welt' und ‚Süddeutsche Zeitung'. Göppingen: Kümmerle.

Labov, William (1972): Sociolinguistic Patterns. Philadelphia: University of Pennsylvania Press.

Lakoff, George/ Johnson, Mark (1980): Metaphors We Live By. Chicago: University of Chicago Press.

Lalouschek, Johanna (2005): Inszenierte Medizin. Ärztliche Kommunikation, Gesundheitsinformation und das Sprechen über Krankheit in Medizinsendungen und Talkshows. Radolfzell: Verlag für Gesprächsforschung.

Online verfügbar: http://www.verlag-gespraechsforschung.de/2005/pdf/medizintalk.pdf (letzter Zugriff: 05.04.2017).

Lalouschek, Johanna/ Brünner, Gisela (2010): Von der Selbstkasteiung zum Genuss. Zum Wandel der Diskurse über Diät und richtige Ernährung in Gesundheitssendungen des Fernsehens. In: De Cillia, Rudolf/ Gruber, Helmut/ Krzyżanowski, Michał/ Menz, Florian (Hrsg.): Diskurs – Politik – Identität. Festschrift für Ruth Wodak zum 60. Geburtstag. Tübingen: Stauffenburg. Seite 137-148.

Lalouschek, Johanna/ Menz, Florian/ Wodak, Ruth (1990): Alltag in der Ambulanz. Gespräche zwischen Ärzten, Schwestern und Patienten. Tübingen: Narr.

Landgrebe, Jeanette (2012): ‚I Think - You Know' - Two Epistemic Stance Markers and their Significance in an Innovation Process. In: Nordica Helsingiensia 30. Seite 107-131. Online verfügbar: https://helda.helsinki.fi/bitstream/handle/10138/37525/Jeanette%20Landgrebe.pdf?sequence=1 (letzter Zugriff: 05.04.2017).

Legewie, Heiner (1995): Feldforschung und teilnehmende Beobachtung. In: Flick, Uwe/ Kardorff, Ernst von/ Keupp, Heiner/ Rosenstiel, Lutz von/ Wolff, Stephan (Hrsg.): Handbuch Qualitative Sozialforschung: Grundlagen, Konzepte, Methoden und Anwendungen. Zweite Auflage. Weinheim: Beltz/ PsychologieVerlagsUnion. Seite 189-193.

Leppin, Anja (2009): Konzepte und Strategien der Krankheitsprävention. In: Hurrelmann, Klaus/ Klotz, Theodor/ Haisch, Jochen (Hrsg.): Lehrbuch Prävention und Gesundheitsförderung. Zweite, überarbeitete Auflage. Bern: Hans Huber. Seite 31-40.

Liebert, Wolf-Andreas (1995): Metaphernbereiche der virologischen Aidsforschung. In: Lexicology 1. Seite 142-182.

Linke, Angelika/ Nussbaumer, Markus/ Portmann, Paul R. (2004): Studienbuch Linguistik. Fünfte, erweiterte Auflage. Tübingen: Niemeyer.

Löning, Petra (1994): Versprachlichung von Wissensstrukturen bei Patienten. In: Redder, Angelika/ Wiese, Ingrid (Hrsg.): Medizinische Kommunikation. Diskurspraxis, Diskursethik, Diskursanalyse. Opladen: Westdeutscher Verlag. Seite 97-114.

Löning, Petra (2001): Gespräche in der Medizin. In: Brinker, Klaus/ Antos, Gerd/ Heinemann, Wolfgang/ Sager, Sven F. (Hrsg.): Text- und Gesprächslinguistik. Ein internationales Handbuch zeitgenössischer Forschung. Berlin/ New York: De Gruyter. Seite 1576-1588.

Löning, Petra/ Rehbein, Jochen (Hrsg.) (1993): Arzt-Patienten-Kommunikation. Analysen zu interdisziplinären Problemen des medizinischen Diskurses. Berlin/ New York: De Gruyter.

Lucius-Hoene, Gabriele/ Deppermann, Arnulf (2004): Narrative Identität und Positionierung. In: Gesprächsforschung – Online-Zeitschrift zur verbalen Interaktion 5. Seite 166-183. Online verfügbar: www.gespraechsforschung-online.de/heft2004/ga-lucius.pdf (letzter Zugriff: 05.04.2017).

Lüders, Manfred (2003): Unterricht als Sprachspiel. Eine systematische und empirische Studie zum Unterrichtsbegriff und zur Unterrichtssprache. Bad Heilbrunn: Julius Klinkhardt.

Lupton, Deborah (1994): Moral Threats and Dangerous Desires. AIDS in the News Media. London: Taylor & Francis.

Maharaj, Priya E. (2009): The Institutionalization of HIV-AIDS-Related Prejudice. In: Jones, Adele D./ Padmore, Jacqueline A./ Maharaj, Priya E. (Hrsg.): HIV-AIDS and Social Work Practice in the Caribbean. Theory, Issues and Innovation. Kingston/ Miami: Ian Randle Publishers. Seite 3-18.

Mann, Frido (1984): Aufklärung in der Medizin. Theorie – Empirische Ergebnisse – Praktische Anleitung. Stuttgart/ New York: Schattauer.

Marcus, Ulrich (2007a): Präventionsstrategien zur Eindämmung der HIV-Epidemie. In: Bundesgesundheitsblatt – Gesundheitsforschung – Gesundheitsschutz 4/2007. Seite 412-421.

Marcus, Ulrich (2007b): XVI. Internationale AIDS-Konferenz – Time to Deliver. In: Bundesgesundheitsblatt – Gesundheitsforschung – Gesundheitsschutz 4/2007. Seite 500-514.

Mayer, Kenneth H./ Pizer, Hank F. (Hrsg.) (2009): HIV Prevention: A Comprehensive Approach. London/ Burlington/ San Diego: Academic Press/ Elsevier.

Mazeland, Harrie (1983): Sprecherwechsel in der Schule. In: Ehlich, Konrad/ Rehbein, Jochen (Hrsg.): Kommunikation in Schule und Hochschule. Linguistische und ethnomethodologische Analysen. Tübingen: Narr. Seite 77-101.

McHoul, Alexander (1978): The Organization of Turns at Formal Talk in the Classroom. In: Language in Society 7. Seite 182-213.

McKee, Neill/ Bertrand, Jane T./ Becker-Benton, Antje (2004): Strategic Communication in the HIV/AIDS Epidemic. New Delhi/ Thousand Oaks/ London: Sage Publications.

Meer, Dorothee (2011): Kommunikation im Alltag – Kommunikation in Institutionen: Überlegungen zur Ausdifferenzierung einer Opposition. In: Birkner, Karin/ Meer, Dorothee (Hrsg.): Institutionalisierter Alltag: Mündlichkeit und Schriftlichkeit in unterschiedlichen Praxisfeldern. Mannheim: Verlag für Gesprächsforschung. Seite 28-50. Online verfügbar: www.verlag-gespraechsforschung.de/2011/pdf/institution.pdf (letzter Zugriff: 05.04.2017)

Mehan, Hugh (1985): The Structure of Classroom Discourse. In: Van Dijk, Teun Adrianus (Hrsg.): Handbook of Discourse Analysis. Volume 3. Discourse and Dialogue. London: Academic Press, 1985. Seite 119-131.

Moliner, María (1998): Diccionario de Uso del Español. Segunda Edición. Leganés: Gredos.

Morek, Miriam (2012): Kinder erklären – Interaktionen in Familie und Unterricht im Vergleich. Tübingen: Stauffenburg.

Mosbach, Silke (2015): Tablet-Computer im Klassenzimmer. Eine kommunikationswissenschaftliche Perspektive auf den Einsatz von Tablet-Computern im Unterricht. Mannheim: Verlag für Gesprächsforschung. Online verfügbar: http://www.verlag-gespraechsforschung.de/2015/pdf/ Tablet-Computer%20im%20Klassenzimmer.pdf (letzter Zugriff: 05.04.2017)

MOSCTHA (2013): Quienes Somos. Online verfügbar: http://www.mosctha. org/es/quienesosmos.html (letzter Zugriff: 15.07.2013).

Mroczynski, Robert (2014): Gesprächslinguistik. Eine Einführung. Tübingen: Narr.

Nathaniel-deCaires, Karene-Anne (2009): Introduction: Lived Experiences of HIV-AIDS in the Caribbean – Contextualizing Social Work Practice. In: Jones, Adele D./ Padmore, Jacqueline/ Maharaj, Priya E. (Hrsg.): HIV-AIDS and Social Work Practice in the Caribbean. Theory, Issues and Innovation. Kingston/ Miami: Ian Randle Publishers. Seite IX-XVIII.

Neises, Mechthild/ Ditz, Susanne/ Spranz-Fogasy, Thomas (Hrsg.) (2005): Psychosomatische Gesprächsführung in der Frauenheilkunde. Ein interdisziplinärer Ansatz zur verbalen Intervention. Stuttgart: Wissenschaftliche Verlagsgesellschaft.

Nöcker, Guido (2010a): Gesundheitliche Aufklärung und Gesundheitserziehung. Online verfügbar: http://www.bzga.de/leitbegriffe/?id=angebote&idx=102 (letzter Zugriff: 15.10.2015).

Nöcker, Guido (2010b): Gesundheitskommunikation und Kampagnen. Online verfügbar: http://www.leitbegriffe.bzga.de/bot_angebote_idx-155.html (letzter Zugriff: 16.10.2015).

Northouse, Laurel Lindhout/ Northouse, Peter Guy (1998): Health Communication. Strategies for Health Professionals. Stamford: Appleton and Lange.

Nückles, Matthias (2001): Perspektivenübernahme von Experten in der Kommunikation mit Laien. Eine Experimentalserie im Internet. Münster/ New York/ München/ Berlin: Waxmann.

Nystrand, Martin (1997): Dialogic Instruction: When Recitation Becomes Conversation. In: Nystrand, Martin/ Gamoran, Adam/ Kachur, Robert/ Prendergast, Catherine (Hrsg.): Opening Dialogue: Understanding the Dynamics of Language and Learning in the English Classroom. New York/ London: Teachers College Press. Seite 1-29.

Ortiz López, Luis A. (2010): El Español y el Criollo Haitiano: Contacto Lingüístico y Adquisición de Segunda Lengua. Madrid/ Frankfurt am Main: Iberoamericana/ Vervuert.

Ose, Dominik/ Hurrelmann, Klaus (2009): Mediale Kommunikationsstrategien der Prävention und Gesundheitsförderung. In: Hurrelmann, Klaus/ Klotz, Theodor/ Haisch, Jochen (Hrsg.): Lehrbuch Prävention und Gesundheitsförderung. Zweite, überarbeitete Auflage. Bern: Hans Huber. Seite 397-406.

Padilla, Mark (2007): Caribbean Pleasure Industry. Tourism, Sexuality, and AIDS in the Dominican Republic. Chicago/ London: The University of Chicago Press.

PANCAP/ Lehmann, Luise (2008): The Regional Model Condom Policy. Online verfügbar: http://www.carisma-pancap.org/attachments/180_Regional %20Model%20Condom%20Policy.pdf (letzter Zugriff: 10.10.2011).

Partheymüller, Doris (1994): Moderatorenfragen in der populärwissenschaftlichen Vermittlung medizinischen Wissens – eine exemplarische Analyse. In: Redder, Angelika/ Wiese, Ingrid (Hrsg.): Medizinische Kommunikation. Diskurspraxis, Diskursethik, Diskursanalyse. Opladen: Westdeutscher Verlag. Seite 132-143.

Pech, Ramona (2014): Versprachlichte Körperlichkeit. Eine Fallstudie zur HIV/AIDS-Prävention in der Dominikanischen Republik. In: Hiergeist, Teresa/ Linzmeier, Laura/ Gillhuber, Eva/ Zubarik, Sabine (Hrsg.): Corpus. Beiträge zum 29. Forum Junge Romanistik. Frankfurt am Main: Peter Lang. Seite 341-357.

Pech, Ramona (2015): Experts and Non-Experts in Interaction: The Case of Request Sequences in HIV/AIDS Prevention Talks. In: Barzen, Jessica Stefanie/ Geiger, Hanna Lene/ Jansen, Silke (Hrsg.): La Española – Isla de Encuentros. Hispaniola – Island of Encounters. Tübingen: Narr. Seite 101-115.

Pech, Ramona (2016): ‚creo que e:s=si no me equivoco=el VI:rus (--) de SIda' – Zur interaktiven Wissensaushandlung im dominikanischen HIV/AIDS-Aufklärungsgespräch. In: Groß, Alexandra/ Harren, Inga (Hrsg.): Wissen in institutioneller Interaktion. Frankfurt am Main: Peter Lang. Seite 207-241.

Peräkylä, Anssi/ Silverman, David (1991): Reinterpreting Speech-Exchange Systems: Communication Formats in AIDS Counselling. In: Sociology 25 (4). Seite 627-651.

Pérez Guerra, Irene (1999): Contacto Lingüístico Dominicano-Haitiano en República Dominicana: Datos para su Estudio. In: Ortiz López, Luis A.

(Hrsg.): El Caribe Hispánico: Perspectivas Lingüísticas Actuales. Madrid/ Frankfurt am Main: Iberoamericana/ Vervuert. Seite 317-331.

Pittam, Jeffrey/ Gallois, Cynthia (2002): The Language of Fear: The Communication of Intergroup Attitudes in Conversations about HIV and AIDS. In: Fussell, Susan R. (Hrsg.): The Verbal Communication of Emotions. Interdisciplinary Perspectives. Mahwah/ London: Lawrence Erlbaum Associates. Seite 209-229.

Pomerantz, Anita/ Fehr, B. J. (2000): Análisis de la Conversación: Enfoque del Estudio de la Acción Social como Prácticas de Producción de Sentido. In: Dijk, Teun A. van (Hrsg.): El Discurso como Estructura y Proceso. Barcelona: Gedisa. Seite 101-139.

Pott, Elisabeth (2007): AIDS-Prävention in Deutschland. In: Bundesgesundheitsblatt – Gesundheitsforschung – Gesundheitsschutz 4/2007. Seite 422-431.

Profamilia (2013): Lo que Somos. Online verfügbar: http://www.profamilia.org.do/pageview.aspx?ArticleID=1 (letzter Zugriff: 15.07.2013).

PSI/ PANCAP/ KfW Entwicklungsbank (2006): TRaC Survey. Baseline, Bateyes Project, PSI República Dominicana. Online verfügbar: http://www.pancap.org/attachments/article/693/TRaCBateyes.pdf (letzter Zugriff: 05.04.2017).

Quasthoff, Uta (1990): Das Prinzip des primären Sprechers, das Zuständigkeitsprinzip und das Verantwortungsprinzip. Zum Verhältnis von ‚Alltag' und ‚Institution' am Beispiel der Verteilung des Rederechts in Arzt-Patient-Interaktionen. In: Ehlich, Konrad/ Koerfer, Armin/ Redder, Angelika/ Weingarten, Rüdiger (Hrsg.): Medizinische und therapeutische Kommunikation. Wiesbaden: Springer. Seite 66-81.

Rabenstein, Kerstin (2010): Was ist Unterricht? Modelle im Vergleich. In: Schelle, Carla/ Rabenstein, Kerstin/ Reh, Sabine (Hrsg.): Unterricht als Interaktion. Ein Fallbuch für die Lehrerbildung. Bad Heilbrunn: Julius Klinkhardt. Seite 25-42.

Rambow, Riklef (2004): Entwerfen und Kommunikation. In: Ausdruck und Gebrauch. Dresdner wissenschaftliche Halbjahreshefte für Architektur, Wohnen, Umwelt 4. Seite 103-124.

Real Academia Española (2017a): ‚brocha'. Online verfügbar: http://dle.rae.es/?id=689vyII|68BBWr6 (letzter Zugriff: 05.04.2017).

Real Academia Española (2017b): ‚anticuerpo'. Online verfügbar: http://dle.rae.es/?id=2r0x9Is (letzter Zugriff: 05.04.2017).

Real Academia Española (2017c): ‚baba'. Online verfügbar: http://dle.rae.es/?id=4iCQ7Kw|4iDdgrV (letzter Zugriff: 05.04.2017).

Real Academia Española (2017d): ‚botar'. Online verfügbar: http://dle.rae.es/?id=5yH2JRv (letzter Zugriff: 05.04.2017).

Real Academia Española (2017e): ‚algo'. Online verfügbar: http://dle.rae.es/?id=1nUry2t (letzter Zugriff: 05.04.2017).

Redder, Angelika (1984): Modalverben im Unterrichtsdiskurs. Pragmatik der Modalverben am Beispiel eines institutionellen Diskurses. Tübingen: Max Niemeyer.

Redder, Angelika/ Wiese, Ingrid (Hrsg.) (1994): Medizinische Kommunikation. Diskurspraxis, Diskursethik, Diskursanalyse. Opladen: Westdeutscher Verlag.

Reger, Harald (1977): Die Metaphorik in der konventionellen Tagespresse. In: Muttersprache 87. Seite 259-279.

Rehbein, Jochen (1985): Institutionelle Veränderungen. Fokustätigkeit, Fragen und sprachliche Muster am Beispiel einer Geschichts- und Biologiestunde. In: Kokemohr, Rainer/ Marotzki, Winfried (Hrsg.): Interaktionsanalysen in pädagogischer Absicht. Frankfurt am Main/ Bern/ New York: Peter Lang. Seite 11-45.

Reifegerste, Doreen (2014): Gesundheitskommunikation für schwer erreichbare Zielgruppen. In: Hurrelmann, Klaus/ Baumann, Eva (Hrsg.): Handbuch Gesundheitskommunikation. Bern: Hans Huber. Seite 170-181.

Richert, Peggy (2005): Typische Sprachmuster der Lehrer-Schüler-Interaktion. Empirische Untersuchung zur Feedbackkomponente in der unterrichtlichen Interaktion. Bad Heilbrunn: Julius Klinkhardt.

Rogers, Everett M. (1996): The Field of Health Communication Today: An Up-to-Date Report. In: Journal of Health Communication 1. Seite 15-23.

Rompel, Matthias (2006): ‚Prevention is like telling people: Ey, stop loving'. Ansätze und Problemfelder massenmedial vermittelter Aids-Prävention im südlichen Afrika. In: Drescher, Martina/ Klaeger, Sabine (Hrsg.): Kommunikation über HIV/Aids. Interdisziplinäre Beiträge zur Prävention im subsaharischen Afrika. Berlin: Lit. Seite 219-235.

Rosenberg, Katharina (2011): Wissensdivergenzen in der interkulturellen Experten-Laien-Kommunikation: Migranten und Behörden in Argentinien und Deutschland. In: Birkner, Karin/ Meer, Dorothee (Hrsg.): Institutionalisierter Alltag: Mündlichkeit und Schriftlichkeit in unterschiedlichen Praxisfeldern. Mannheim: Verlag für Gesprächsforschung. Seite 117-148. Online verfügbar: www.verlag-gespraechsforschung.de/2011/pdf/institution.pdf (letzter Zugriff: 05.04.2017).

Rosenbrock, Rolf (2007): AIDS-Prävention – ein Erfolgsmodell in der Krise. In: Bundesgesundheitsblatt – Gesundheitsforschung – Gesundheitsschutz 4/2007. Seite 432-441.

Roski, Reinhold (2014): Akteure der Gesundheitskommunikation und ihre Zielgruppen. In: Hurrelmann, Klaus/ Baumann, Eva (Hrsg.): Handbuch Gesundheitskommunikation. Bern: Hans Huber. Seite 348-359.

Rossmann, Constanze/ Hastall, Matthias R. (2013): Gesundheitskommunikation als Forschungsfeld der deutschsprachigen Kommunikationswissenschaft: Bestandsaufnahme und Ausblick. In: Rossmann, Constanze/ Hastall, Matthias R. (Hrsg.): Medien und Gesundheitskommunikation. Befunde, Entwicklungen, Herausforderungen. Baden-Baden: Nomos. Seite 9-15.

Rossmann, Constanze/ Ziegler, Lena (2013): Gesundheitskommunikation: Medienwirkungen im Gesundheitsbereich. In: Schweiger, Wolfgang/ Fahr, Andreas (Hrsg.): Handbuch Medienwirkungsforschung. Wiesbaden: Springer. Seite 385-400.

Ruhrmann, Georg/ Guenther, Lars (2014): Medienberichterstattung über Gesundheitsrisiken. In: Hurrelmann, Klaus/ Baumann, Eva (Hrsg.): Handbuch Gesundheitskommunikation. Bern: Hans Huber. Seite 184-194.

Sacks, Harvey (1971): Das Erzählen von Geschichten innerhalb von Unterhaltungen. In: Kjolseth, Rolf/ Sack, Fritz (Hrsg.): Zur Soziologie der

Sprache. Ausgewählte Beiträge vom 7. Weltkongreß der Soziologie. Opladen: Westdeutscher Verlag. Seite 307-317.

Sacks, Harvey (1984): Notes on Methodology. In: Atkinson, John Maxwell/ Heritage, John (Hrsg.): Structure of Social Action: Studies in Conversation Analysis. Cambridge: Cambridge University Press. Seite 21-27.

Sacks, Harvey (1987): On the Preferences for Agreement and Contiguity in Sequences in Conversation. In: Button, Graham/ Lee, John R. E. (Hrsg.): Talk and Social Organization. Clevedon/ Philadelphia: Multilingual Matters. Seite 54-69.

Sacks, Harvey (1992): Lectures on Conversation. Oxford: Blackwell.

Sacks, Harvey/ Schegloff, Emanuel A./ Jefferson, Gail (1974): A Simplest Systematics for the Organization of Turn-Taking for Conversation. In: Language 50 (1). Seite 696-735.

Sager, Sven F. (2001): Formen und Probleme der technischen Dokumentation von Gesprächen. In: Brinker, Klaus/ Antos, Gerd/ Heinemann, Wolfgang/ Sager, Sven F. (Hrsg.): Text- und Gesprächslinguistik. Ein internationales Handbuch zeitgenössischer Forschung. Berlin/ New York: De Gruyter. Seite 1022-1033.

Sator, Marlene/ Spranz-Fogasy, Thomas (2011): Medizinische Kommunikation. In: Knapp, Karlfried/ Antos, Gerd/ Becker-Mrotzek, Michael/ Deppermann, Arnulf/ Göpferich, Susanne/ Grabowski, Joachim/ Klemm, Michael/ Villiger, Claudia (Hrsg.): Angewandte Linguistik. Ein Lehrbuch. Tübingen: Francke. Seite 376-393.

Schank, Gerd (1981): Untersuchungen zum Ablauf natürlicher Dialoge. München: Max Hueber Verlag.

Schegloff, Emanuel A. (1972): Notes on a Conversational Practice: Formulating Place. In: Sudnow, David (Hrsg.): Studies in Social Interaction. New York: The Free Press. Seite 75-119.

Schegloff, Emanuel A. (1980): Preliminaries to Preliminaries: ‚Can I Ask You a Question' Presequences. In: Sociological Inquiry 50 (3-4). Seite 104-152.

Schegloff, Emanuel A. (1986): The Routine as Achievement. In: Human Studies 9. Seite 111-151.

Schegloff, Emanuel A./ Jefferson, Gail/ Sacks, Harvey (1977): The Preference for Self-Correction in the Organization of Repair in Conversation. In: Language 53 (1). Seite 361-382.

Schegloff, Emanuel A./ Sacks, Harvey (1973): Opening Up Closings. In: Semiotica VIII (4). Seite 289-327.

Scherr, Sebastian (2014): Gesundheit in den Medien und die Bedeutung von Medieninhalten für die Gesundheit. In: Hurrelmann, Klaus/ Baumann, Eva (Hrsg.): Handbuch Gesundheitskommunikation. Bern: Hans Huber. Seite 239-252.

Schlobinski, Peter (1996): Empirische Sprachwissenschaft. Opladen: Westdeutscher Verlag.

Schmitt, Reinhold (1993): Kontextualisierung und Konversationsanalyse. In: Deutsche Sprache 21. Seite 326-354.

Schmitt, Reinhold (2011): Unterricht ist Interaktion! Zur Rahmung des Bandes. In: Schmitt, Reinhold (Hrsg.): Unterricht ist Interaktion! Analysen zur De-facto-Didaktik. Mannheim: Institut für Deutsche Sprache. Seite 7-30.

Schnabel, Peter-Ernst (2009): Kommunikation im Gesundheitswesen – Problemfelder und Chancen. In: Roski, Reinhold (Hrsg.): Zielgruppengerechte Gesundheitskommunikation. Akteure – Audience Segmentation – Anwendungsfelder. Wiesbaden: Verlag für Sozialwissenschaften. Seite 33-55.

Schnabel, Peter-Ernst (2014): Soziologische Grundlagen der Gesundheitskommunikation. In: Hurrelmann, Klaus/ Baumann, Eva (Hrsg.): Handbuch Gesundheitskommunikation. Bern: Hans Huber. Seite 51-63.

Schorr, Angela (2014): Gesundheitskommunikation: Psychologische und interdisziplinäre Perspektiven. In: Schorr, Angela (Hrsg.): Gesundheitskommunikation. Psychologische und interdisziplinäre Perspektiven. Baden-Baden: Nomos. Seite 13-26.

Schu, Josef (2001): Formen der Elizitation und das Problem der Natürlichkeit von Gesprächen. In: Brinker, Klaus/ Antos, Gerd/ Heinemann, Wolfgang/

Sager, Sven F. (Hrsg.): Text- und Gesprächslinguistik. Ein internationales Handbuch zeitgenössischer Forschung. Berlin/ New York: De Gruyter. Seite 1013-1021.

Schulz, Peter J./ Hartung, Uwe (2014): Trends und Perspektiven der Gesundheitskommunikation. In: Hurrelmann, Klaus/ Baumann, Eva (Hrsg.): Handbuch Gesundheitskommunikation. Bern: Hans Huber. Seite 20-33.

Schuster, Hermann (2006): ‚Der Geist ist willig, aber das Fleisch ist stark'. Aids-Prävention im Spannungsfeld von Vernunft, Trieb und Gefühl. In: Drescher, Martina/ Klaeger, Sabine (Hrsg.): Kommunikation über HIV/Aids. Interdisziplinäre Beiträge zur Prävention im subsaharischen Afrika. Berlin: Lit. Seite 279-293.

Schütz, Alfred/ Luckmann, Thomas (1975): Strukturen der Lebenswelt. Neuwied/ Darmstadt: Luchterhand.

Schwitalla, Johannes (2001): Gesprochene-Sprache-Forschung und ihre Entwicklung zu einer Gesprächsanalyse. In: Brinker, Klaus/ Antos, Gerd/ Heinemann, Wolfgang/ Sager, Sven F. (Hrsg.): Text- und Gesprächslinguistik. Ein internationales Handbuch zeitgenössischer Forschung. Berlin/ New York: De Gruyter. Seite 896-903.

Selting, Margret (1995): Prosodie im Gespräch. Aspekte einer interaktionalen Phonologie der Konversation. Tübingen: Niemeyer.

Selting, Margret (2001): Probleme der Transkription verbalen und paraverbalen/prosodischen Verhaltens. In: Brinker, Klaus/ Antos, Gerd/ Heinemann, Wolfgang/ Sager, Sven F. (Hrsg.): Text- und Gesprächslinguistik. Ein internationales Handbuch zeitgenössischer Forschung. Berlin/ New York: De Gruyter. Seite 1059-1068.

Selting, Margret/ Auer, Peter/ Barden, Birgit/ Bergmann, Jörg/ Couper-Kuhlen, Elizabeth/ Günthner, Susanne/ Quasthoff, Uta/ Meier, Christoph/ Schlobinski, Peter/ Uhmann, Susanne (1998): Gesprächsanalytisches Transkriptionssystem (GAT). In: Linguistische Berichte 173. Seite 91-122.

Selting, Margret/ Auer, Peter/ Barth-Weingarten, Dagmar/ Bergmann, Jörg/ Bergmann, Pia/ Birkner, Karin/ Couper-Kuhlen, Elizabeth/ Deppermann, Arnulf/ Gilles, Peter/ Günthner, Susanne/ Hartung, Martin/ Kern, Friederike/ Mertzlufft, Christine/ Meyer, Christian/ Morek, Miriam/ Oberzaucher, Frank/

Peters, Jörg/ Quasthoff, Uta/ Schütte, Wilfried/ Stukenbrock, Anja/ Uhmann, Susanne (2009): Gesprächsanalytisches Transkriptionssystem 2 (GAT 2). In: Gesprächsforschung - Online-Zeitschrift zur verbalen Interaktion 10. Seite 353-402. Online verfügbar: www.gespraechsforschung-ozs.de/heft2009/px-gat2.pdf (letzter Zugriff: 05.04.2017).

Sidnell, Jack (2010): Conversation Analysis. An Introduction. Chichester: Wiley-Blackwell.

Sidnell, Jack/ Stivers, Tanya (2013): The Handbook of Conversation Analysis. Chichester: Wiley-Blackwell.

Signitzer, Benno (2001): Ansätze und Forschungsfelder der Health Communication. In: Hurrelmann, Klaus/ Leppin, Anja (Hrsg.): Moderne Gesundheitskommunikation. Vom Aufklärungsgespräch zur E-Health. Bern/ Göttingen/ Toronto/ Seattle: Verlag Hans Huber. Seite 22-35.

Signitzer, Benno (2013): Gesundheitskommunikation als Lehrgebiet. In: Rest, Franz/ Spatzier, Astrid/ Wehmeier, Stefan (Hrsg.): Benno Signitzer. Von erlebbarem Wissen und Verwissenschaftlichung. Wiesbaden: Springer. Seite 307-315.

Silverman, David/ Peräkylä, Anssi (1990): AIDS-Counselling: The Interactional Organization of Talk about ‚Delicate' Issues. In: Sociology of Health and Illness 12. Seite 293-318.

Sinclair, John McHardy/ Coulthard, Richard Malcolm (1975): Towards an Analysis of Discourse. Oxford: Oxford University Press.

Sontag, Susan (2005): Krankheit als Metapher. Aids und seine Metaphern. Zweite Auflage. Frankfurt am Main: Fischer Taschenbuch Verlag.

Spatzier, Astrid/ Signitzer, Benno (2014): Ansätze und Forschungsfelder der Gesundheitskommunikation. In: Hurrelmann, Klaus/ Baumann, Eva (Hrsg.): Handbuch Gesundheitskommunikation. Bern: Hans Huber. Seite 34-50.

Spiegel Online (2013): Weniger Kondome. Experten befürchten Rückschläge beim Kampf gegen Aids. Online verfügbar: http://www.spiegel.de/gesundheit/diagnose/hiv-experten-befuerchten-rueckschlaege-beim-kampf-gegen-aids-a-924043.html (letzter Zugriff: 25.09.2013).

Spiegel, Carmen (2006): Unterricht als Interaktion. Gesprächsanalytische Studien zum kommunikativen Spannungsfeld zwischen Lehrern, Schülern und Institution. Radolfzell: Verlag für Gesprächsforschung. Online verfügbar: www.verlag-gespraechsforschung.de/2006/pdf/unterricht.pdf (letzter Zugriff: 05.04.2017).

Spiegel, Carmen/ Spranz-Fogasy, Thomas (2001): Aufbau und Abfolge von Gesprächsphasen. In: Brinker, Klaus/ Antos, Gerd/ Heinemann, Wolfgang/ Sager, Sven F. (Hrsg.): Text- und Gesprächslinguistik. Ein internationales Handbuch zeitgenössischer Forschung. Berlin/ New York: De Gruyter. Seite 1241-1251.

Spranz-Fogasy, Thomas/ Deppermann, Arnulf (2001): Teilnehmende Beobachtung in der Gesprächsanalyse. In: Brinker, Klaus/ Antos, Gerd/ Heinemann, Wolfgang/ Sager, Sven F. (Hrsg.): Text- und Gesprächslinguistik. Ein internationales Handbuch zeitgenössischer Forschung. Berlin/ New York: De Gruyter. Seite 1007-1013.

Stillwaggon, Eileen (2006): Determinants of the HIV Pandemic in Developing Countries. In: Beck, Eduard J./ Mays, Nicholas/ Whiteside, Alan W./ Zuniga, José M. (Hrsg.): The HIV Pandemic: Local and Global Implications. Oxford: Oxford University Press. Seite 50-64.

Stöckel, Sigrid (2009): Geschichte der Prävention und Gesundheitsförderung. In: Hurrelmann, Klaus/ Klotz, Theodor/ Haisch, Jochen (Hrsg.): Lehrbuch Prävention und Gesundheitsförderung. Zweite, überarbeitete Auflage. Bern: Verlag Hans Huber. Seite 21-29.

Strathdee, Steffanie A./ Neweill, Marie-Louise/ Inacio Bastos, Francisco/ Patterson, Thomas L. (2006): HIV Prevention Programmes: An Overview. In: Beck, Eduard J./ Mays, Nicholas/ Whiteside, Alan W./ Zuniga, José M. (Hrsg.): The HIV Pandemic: Local and Global Implications. Oxford: Oxford University Press. Seite 67-85.

Ten Have, Paul (2014): Bibliography on Membership Categorization Analysis. Online verfügbar: www.paultenhave.nl/MCA-bib.pdf (letzter Zugriff: 27.07.2016).

The German HIV Peer Review Group (2008): German Contributions to the Caribbean AIDS Response: Development Cooperation in a Specific

Epidemiological Context. Online verfügbar: http://german-practice-collection.org/en/successful-programmes/hiv/german-contributions-to-the-caribbean-aids-response (letzter Zugriff: 25.07.2013).

The German HIV Peer Review Group (2009): TV Soap Operas in HIV Education: Reaching out with Popular Entertainment. Online verfügbar: http://german-practice-collection.org/en/successful-programmes/hiv/tv-soap-operas-in-hiv-education-reaching-out-with-popular-entertainment (letzter Zugriff: 18.07.2013).

The World Bank (2001): HIV/AIDS in the Caribbean. Issues and Options. Washington, D.C.: The World Bank.

Tiittula, Liisa (2001): Formen der Gesprächssteuerung. In: Brinker, Klaus/ Antos, Gerd/ Heinemann, Wolfgang/ Sager, Sven F. (Hrsg.): Text- und Gesprächslinguistik. Ein internationales Handbuch zeitgenössischer Forschung. Berlin/ New York: De Gruyter. Seite 1361-1374.

Tillis, Antonio D. (2014): Contextualizing ‚Race' in the Dominican Republic. Discourses on Whitening, Nationalisms, and Anti-Haitianism. In: Barnes, Sandra L./ Robinson, Zandria F./ Wright, Earl (Hrsg.): Repositioning Race. Prophetic Research in a Postracial Obama Age. Albany: Suny Press. Seite 139-150.

Todo Expertos (o. J.): ‚¿Puedo quedar embaraza porque mi novio me halla hecho brocha?' Online verfügbar: http://www.todoexpertos.com/categorias/familia-y-relaciones/embarazo/respuestas/f4f7hwatmx98y/puedo-quedar-embaraza-porque-mi-novio-me-halla-hecho-brocha (letzter Zugriff: 05.04.2017).

Tu Babel (2017a): ‚dar brocha'. Online verfügbar: http://www.tubabel.com/definicion/50719-dar-brocha (letzter Zugriff: 05.04.2017).

Tu Babel (2017b): ‚dar brocha'. Online verfügbar: http://www.tubabel.com/definicion/47678-dar-brocha (letzter Zugriff: 05.04.2017).

Tu Babel (2017c): ‚dar brocha'. Online verfügbar: http://www.tubabel.com/definicion/47680-dar-brocha (letzter Zugriff: 05.04.2017).

Tusón Valls, Amparo (1997): El Análisis de la Conversación. Barcelona: Ariel.

Tusón Valls, Amparo (2002): El Análisis de la Conversación: Entre la Estructura y el Sentido. In: Estudios de Sociolingüística 3 (1). Seite 133-153.

Ulucan, Sibel (2000): Die Metaphorik in politischen Leitartikeln und Kommentaren der spanischen Tageszeitungen ‚El País' und ‚El Mundo'. In: Metaphorik.de. Online verfügbar: http://www.metaphorik.de/sites/www.metaphorik.de/files/article/ulucan-poltische-leitartikel.pdf (letzter Zugriff: 05.04.2017).

UNAIDS (1999): Peer Education and HIV/AIDS: Concepts, Uses and Challenges. Online verfügbar: http://www.unaids.org/sites/default/files/media_asset/jc291-peereduc_en_0.pdf (letzter Zugriff: 26.02.2017).

UNAIDS (2011): World AIDS Day Report 2011. Online verfügbar: http://www.unaids.org/en/media/unaids/contentassets/documents/unaidspublication/2011/JC2216_WorldAIDSday_report_2011_en.pdf (letzter Zugriff: 31.01.2012).

UNAIDS (2012a): Hoja Informativa Regional 2012. América Latina y el Caribe. Online verfügbar: http://www.unaids.org/en/media/unaids/contentassets/documents/epidemiology/2012/gr2012/2012_FS_regional_la_caribbean_es.pdf (letzter Zugriff: 15.07.2013).

UNAIDS (2012b): World AIDS Day Report 2012. Results. Online verfügbar: http://www.unaids.org/en/resources/campaigns/20121120_globalreport2012/results (letzter Zugriff: 05.04.2017).

UNAIDS (2014): Informe Nacional sobre los Avances en la Respuesta al Sida. Seguimiento a la Declaración Política de las Naciones Unidas sobre el VIH y el SIDA, 2011. Online verfügbar: http://www.unaids.org/sites/default/files/country/documents//DOM_narrative_report_2014.pdf (letzter Zugriff: 28.01.2017).

UNAIDS (2016a): Get on the Fast-Track. The Life-Cycle Approach to HIV. Online verfügbar: http://www.unaids.org/sites/default/files/media_asset/Get-on-the-Fast-Track_en.pdf (letzter Zugriff: 28.01.2017).

UNAIDS (2016b): World AIDS Day 2016. Fact Sheet. Online verfügbar: http://www.unaids.org/sites/default/files/media_asset/UNAIDS_FactSheet_en.pdf (letzter Zugriff: 28.01.2017).

UNAIDS (2017a): Countries. Online verfügbar: http://www.unaids.org/en/regionscountries/countries (letzter Zugriff: 05.04.2017).

UNAIDS (2017b): Dominican Republic. HIV and AIDS Estimates. Online verfügbar: http://www.unaids.org/en/regionscountries/countries/dominican republic/ (letzter Zugriff: 28.01.2017).

Vlassenko, Ivan (2015): Sprechen über HIV/AIDS: Narrative Rekonstruktionen und multimodale Metaphern zur Darstellung von subjektiven Krankheitstheorien. Berlin: Lit.

Vogt, Rüdiger (2011): Gesprächsfähigkeit im Unterricht. In: Knapp, Karlfried/ Antos, Gerd/ Becker-Mrotzek, Michael/ Deppermann, Arnulf/ Göpferich, Susanne/ Grabowski, Joachim/ Klemm, Michael/ Villiger, Claudia (Hrsg.): Angewandte Linguistik. Ein Lehrbuch. Dritte, vollständig überarbeitete und erweiterte Auflage. Tübingen/ Basel: Francke. Seite 78-103.

Weitkunat, Rolf/ Schlipköter, Ursula (2009): Prävention von Infektionskrankheiten. In: Hurrelmann, Klaus/ Klotz, Theodor/ Haisch, Jochen (Hrsg.): Lehrbuch Prävention und Gesundheitsförderung. Zweite, überarbeitete Auflage. Bern: Verlag Hans Huber. Seite 155-164.

Wichter, Sigurd (1995): Vertikalität von Wissen. Zur vergleichenden Untersuchung von Wissens- und insbesondere Wortschatzstrukturen bei Experten und Laien. In: Zeitschrift für Germanistische Linguistik 23 (3). Seite 284-313.

Wiese, Ingrid (1994): Zum Einfluß der ärztlichen Aufklärung auf Krankheitswissen und Sprachgebrauch bei Patienten mit chronischen Krankheiten. In: Redder, Angelika/ Wiese, Ingrid (Hrsg.): Medizinische Kommunikation. Diskurspraxis, Diskursethik, Diskursanalyse. Opladen: Westdeutscher Verlag. Seite 115-124.

Wilson, Thomas P. (1991): Social Structure and the Sequential Organization of Interaction. In: Boden, Deirdre/ Zimmermann, Don H. (Hrsg.): Talk and Social Structure. Studies in Ethnomethodology and Conversation Analysis. Cambridge: University of California Press. Seite 22-43.

Wyßuwa, Franziska/ Beier, Frank (2013): Beispielerzählungen und Szenarioentwicklung in der Weiterbildung als Veranschaulichungen von Wissen und

Relevanzen. In: Birkner, Karin/ Ehmer, Oliver (Hrsg.): Veranschaulichungsverfahren im Gespräch. Mannheim: Verlag für Gesprächsforschung. Seite 133-155.

Yahoo Respuestas (o. J.): ¿quiero darle brocha a mi novia? Online verfügbar: https://espanol.answers.yahoo.com/question/index?qid=20110612020159AAeDnK0 (letzter Zugriff: 05.04.2017).

Zabeton (o. J.): Por Qué ‚Dar Brocha' es Sexualmente ilógico. Online verfügbar: http://zabeton.blogspot.de/2011/01/por-que-dar-brocha-es-sexualmente.html (letzter Zugriff: 05.04.2017).

Zinkant, Kathrin (2006): AIDS. Wurzel einer Pandemie. In: ZEIT Online. Online verfügbar: http://www.zeit.de/online/2006/22/aids-virus-herkunft (letzter Zugriff: 03.04.2017).

13. Anhang

13.1. Aufklärungsbroschüren

Bei den Aufklärungsveranstaltungen werden bei ausreichender Verfügbarkeit die beiden nachfolgend dargestellten Aufklärungsbroschüren verteilt.

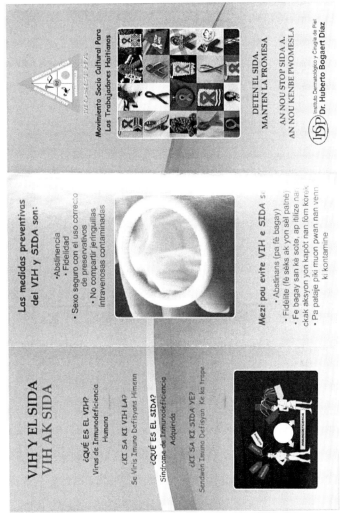

Abbildung 8: Außenseite der Aufklärungsbroschüre „HIV/AIDS"
(Quelle: MOSCTHA)

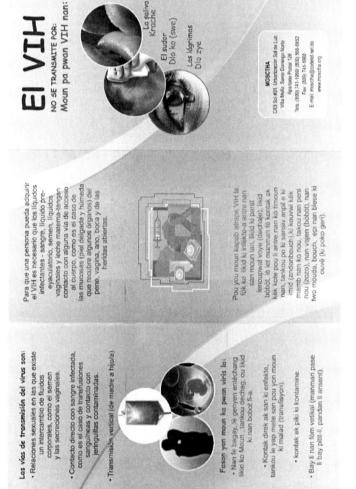

Abbildung 9: Innenseite der Aufklärungsbroschüre „HIV/AIDS"
(Quelle: MOSCTHA)

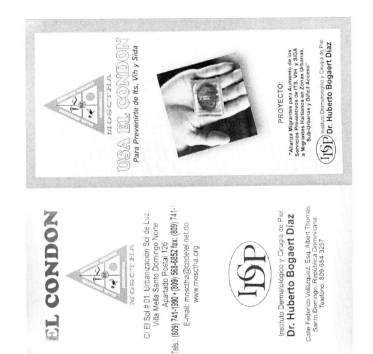

Abbildung 10: Außenseite der Aufklärungsbroschüre „Kondomgebrauch"
(Quelle: MOSCTHA)

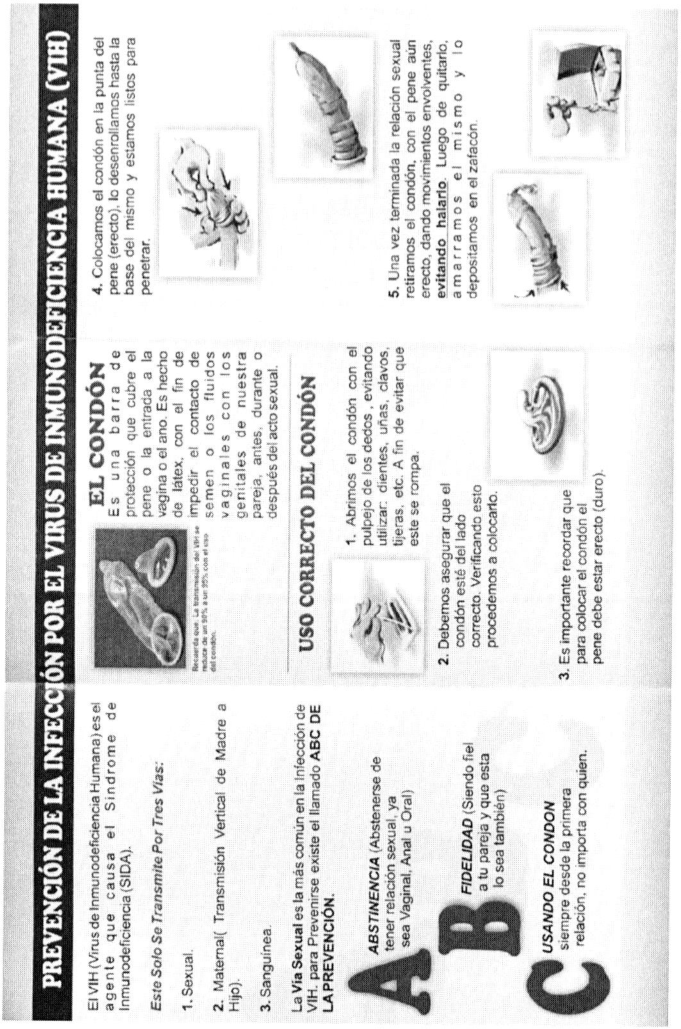

PREVENCIÓN DE LA INFECCIÓN POR EL VIRUS DE INMUNODEFICIENCIA HUMANA (VIH)

El VIH (Virus de Inmunodeficiencia Humana) es el agente que causa el Sindrome de Inmunodeficiencia (SIDA).

Este Solo Se Transmite Por Tres Vías:

1. Sexual.

2. Maternal(Transmisión Vertical de Madre a Hijo).

3. Sanguínea.

La **Vía Sexual** es la más común en la Infección de VIH. para Prevenirse existe el llamado **ABC DE LA PREVENCIÓN.**

A ***ABSTINENCIA*** (Abstenerse de tener relación sexual, ya sea Vaginal, Anal u Oral)

B ***FIDELIDAD*** (Siendo fiel a tu pareja y que esta lo sea también)

C ***USANDO EL CONDON*** siempre desde la primera relación, no importa con quien.

Recuerda que: La transmisión del VIH se reduce de un 90% a un 95% con el uso del condón.

EL CONDÓN

Es una barra de protección que cubre el pene o la entrada a la vagina o el ano. Es hecho de látex, con el fin de impedir el contacto de semen o los fluidos vaginales con los genitales de nuestra pareja, antes, durante o después del acto sexual.

USO CORRECTO DEL CONDÓN

1. Abrimos el condón con el pulpejo de los dedos , evitando utilizar: dientes, uñas, clavos, tijeras, etc. A fin de evitar que este se rompa.

2. Debemos asegurar que el condón esté del lado correcto. Verificando esto procedemos a colocarlo.

3. Es importante recordar que para colocar el condón el pene debe estar erecto (duro).

4. Colocamos el condón en la punta del pene (erecto), lo desenrollamos hasta la base del mismo y estamos listos para penetrar.

5. Una vez terminada la relación sexual retiramos el condón, con el pene aún erecto, dando movimientos envolventes, **evitando halarlo**. Luego de quitarlo, amarramos el mismo y lo depositamos en el zafacón.

Abbildung 11: Innenseite der Aufklärungsbroschüre „Kondomgebrauch“ (Quelle: MOSCTHA)

13.2. Transkriptionskonventionen

Die Transkription der Daten basiert auf den Transkriptionskonventionen nach GAT 2 (Selting et al. 2009).

(.)	Mikropause bis 0.2 Sekunden Dauer
(-)	Kurze Pause von 0.2 bis 0.5 Sekunden Dauer
(--)	Mittlere Pause von 0.5 bis 0.8 Sekunden Dauer
(---)	Längere Pause von 0.8 bis 1.0 Sekunden Dauer
(1.2)	Pause von 1.2 Sekunden Dauer
[	Beginn einer Überlappung
qué_es	Verschleifung
eh, mhm	(Verzögerungs-/Rückmelde-) Signal
NO_o	Zweisilbige Artikulation
<<lachend> >	Sprachbegleitende para- und außersprachliche Handlungen oder Ereignisse mit Reichweite
((lacht))	Para- und außersprachliche Handlungen oder Ereignisse
<<französische Aussprache> >	Interpretierende Kommentare mit Reichweite
(xxx xxx xxx)	Unverständliche Passage nach Silbenanzahl
((unverständlich, 2.1 sek))	Unverständliche Passage mit Angabe der Dauer
((...))	Auslassung im Transkript
(he)	Vermuteter Wortlaut
(vamos/damos)	Mögliche Alternativen
enferme/	Wortabbruch
aCENto	Fokusakzent
a!CEN!to	Starker Fokusakzent
acEnto	Nebenakzent
=	Schneller, unmittelbarer Anschluss neuer Sprecherbeiträge oder Segmente

:	Dehnung von 0.2 bis 0.5 Sekunden Dauer
: :	Dehnung von 0.5 bis 0.8 Sekunden Dauer
: : :	Dehnung von 0.8 bis 1.0 Sekunden Dauer
'	Tonhöhenbewegung am Ende von Intonationsphrasen steigend
–	Tonhöhenbewegung am Ende von Intonationsphrasen gleichbleibend
;	Tonhöhenbewegung am Ende von Intonationsphrasen fallend
<<f> >	Laut
<<ff> >	Sehr laut
<<p> >	Leise
<<pp> >	Sehr leise
<<cresc> >	Lauter werdend
<<dim> >	Leiser werdend
<<all> >	Schnell
<<len> >	Langsam
<<acc> >	Schneller werdend
<<rall> >	Langsamer werdend

Tabelle 5: Transkriptionskonventionen (nach GAT 2)

Danksagung

Die vorliegende Arbeit wäre niemals zustande gekommen, hätten mich nicht zahlreiche Menschen auf meinem Weg begleitet.

Mein Dank gebührt zuerst meiner Doktormutter Prof. Dr. Martina Drescher für die intensive Betreuung, ihr allzeit offenes Ohr und ihren kompetenten fachlichen und persönlichen Rat. Prof. Dr. Werner Kallmeyer danke ich herzlich für die Zweitbegutachtung der vorliegenden Arbeit.

Allen Freunden, Mitdoktoranden und Kollegen an der Universität Bayreuth danke ich für die stets gute Zusammenarbeit, für viele konstruktive Ideen und anregende Diskussionen sowie ihre häufig aufmunternden Worte: Alexandra, Carolin, Helene, Ivan, Karin, Katrin, Melanie und Rémi. Mein Dank gebührt des Weiteren meinen Hilfskräften Claudia und Katharina.

Für die finanzielle Förderung danke ich dem Stipendienprogramm nach dem Bayerischen Eliteförderungsgesetz sowie der Stabsabteilung Chancengleichheit und der Graduate School der Universität Bayreuth.

Allen angestellten und ehrenamtlichen Mitarbeitern der Organisationen MOSCTHA und Profamilia danke ich für ihre Hilfe bei der Datenerhebung und die Bereitschaft, mich an ihrer Aufklärungsarbeit teilhaben zu lassen.

Bei allen meinen Freunden, Verwandten und Bekannten bedanke ich mich für ihre stete Hilfsbereitschaft und die vielen schönen Momente, die sie mir neben der Arbeit an der Dissertation beschert haben.

Ein besonderer Dank gebührt meinen Eltern, die mir den eingeschlagenen Weg ermöglicht haben und mir immer unterstützend zur Seite standen. Meinem Bruder Manuel danke ich für die vielen kleineren und größeren Hilfestellungen, die er mir in den vergangenen Jahren zukommen ließ.

Zuletzt möchte ich meinem Mann Oliver und meinen Kindern Luca und Maya danken, denen ich die vorliegende Arbeit widme. Ich danke euch von ganzem Herzen für die vielen Stunden, Tage und Wochen, die ihr mich entbehren musstet, für die Kraft, die ihr mir gerade in schwierigen Phasen gegeben habt, für eure uneingeschränkte Hilfe, eure unendliche Geduld und eure bedingungslose Liebe.

September 2018   Ramona Pech